呼吸リハビリテーションの理論と技術

改訂第2版

監修 **本間生夫**
東京有明医療大学副学長

編集 **田中一正**
昭和大学富士吉田教育部教授

柿崎藤泰
文京学院大学保健医療技術学部理学療法学科教授

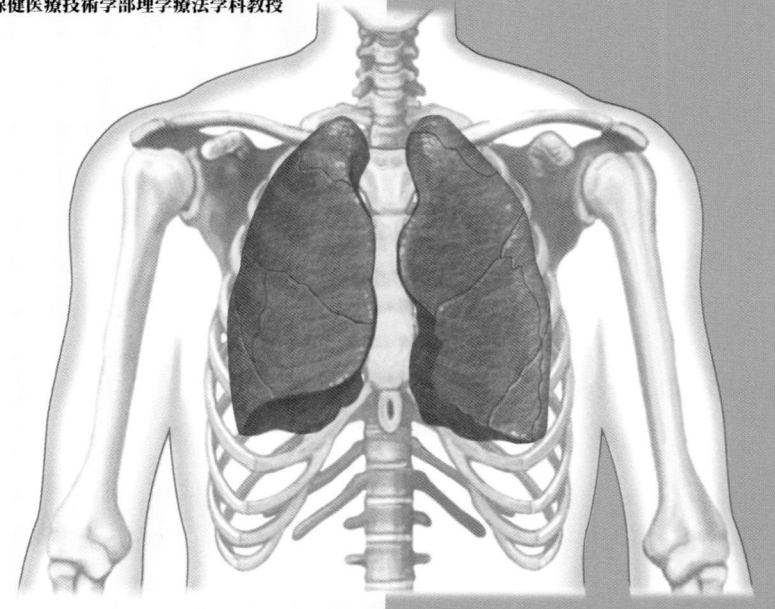

MEDICAL VIEW

本書では，厳密な指示・副作用・投薬スケジュール等について記載されていますが，これらは変更される可能性があります．本書で言及されている薬品については，製品に添付されている製造者による情報を十分にご参照ください．

The Rehabilitation for Reconstructing the Respiratory Conditioning, 2nd edition
(ISBN 978-4-7583-1495-4 C3347)

Editors : Ikuo Homma
　　　　 Kazumasa Tanaka
　　　　 Fujiyasu Kakizaki

2003. 10. 10　1st ed
2014. 12. 30　2nd ed

©MEDICAL VIEW, 2014
Printed and Bound in Japan

Medical View Co., Ltd.
2-30 Ichigayahonmuracho, Shinjyukuku, Tokyo, 162-0845, Japan
E-mail　ed@medicalview.co.jp

第2版　序文

　呼吸器障害者のリハビリテーションの目的は運動耐用能の向上と呼吸困難感の減弱であり，これにより患者の生活の質も向上する．近年，運動耐用能の向上の維持を鑑み，日常生活動作の活動量を計測し，日常活動への寄与を主体に考える身体運動療法の推進が行われている．しかしながら，運動耐用能を高めるためのトレーニングは呼吸困難感を増強させてしまい，多くの患者は効果的な運動強度に上げる前に呼吸困難感を覚え，運動が制限されてしまう問題を抱えてもいる．

　呼吸器障害のリハビリテーションで最も悩まされる訴えは，この「呼吸困難感」ではないだろうか．呼吸困難感は身体を護るための防御反応ではあるが，感覚の一つであり，その感じ方はさまざまで経験値によっても左右される閾値反応でもある．

　呼吸器障害患者では，横隔膜呼吸を行おうにも，胸郭が硬くなりその可動性が低下し，呼吸補助筋を多用しての呼吸となる．胸郭の呼吸運動障害を伴うと身体の中心である体幹の機能も低下させる要因となり身体そのものの制御が難しくなり，「呼吸困難感」と相まって日常生活レベルにおいても早期に疲労を感じてしまう．

　本書では，呼吸筋が身体の支持構成筋であることを念頭に，呼吸運動を司るchest wallという胸郭ボックスの活用を有効にするための呼吸運動療法を主軸として構成した．

　本来，外呼吸である換気は身体の産業廃棄物である二酸化炭素を廃棄し，体内の酸塩基平衡を調節し，生体反応を正しくコントロールする役目を担っている．しかし，この目的のほかにも呼吸は随意的に深さや早さを変え，悲しみや喜びなどの感情すなわち情動によっても不随意的に変化する．そこに人間らしさがあると共に調節の難しさがある点にも注目し，「呼吸困難感」を呼吸リハビリテーションの中心にすえて構成を試みた．

　初版を刊行した後においても，呼吸リハビリテーションの理論と技術の躍進は目覚しいものがあり，今回新たな視点を入れた理論と技術を考える機会を得た．運動耐用能向上から日常生活動作への活性化を目指した方法論などが充実し，周術期のベッドサイドで行われてきた呼吸理学療法を取り巻く環境も，単に早期離床を促すのではなく，より健康な状態での離床に寄与する急性期呼吸理学療法として，この十数年で大きく変化した．

　本書では，まず呼吸のメカニズムを理解し，呼吸困難対策を行いながら実施すべき呼吸リハビリテーションを，医学の基礎研究者である生理学の先生方と医療の管理指示者である医師とコンディショニングを確立する技術者である理学療法士のコラボレーションチームにより，ご執筆いただいた．

　本書の編集に当たりご尽力頂いたメジカルビュー社 間宮卓治氏に心より感謝申し上げる．

　本書が，呼吸リハビリテーションに携わられる方々に，呼吸器障害患者さんを迎え入れる参考図書としてご活用いただければ幸いである．

20014年11月

本間生夫
田中一正
柿崎藤泰

第1版「呼吸運動療法の理論と技術」 序文

　呼吸器障害者のリハビリテーションの目的は運動耐用能の向上と呼吸困難感の減弱であり，これにより患者の生活の質も向上する。しかし，運動耐容能を高めるためのトレーニングは呼吸困難感を増強させてしまい，多くの患者は効果的な運動強度に上げる前に呼吸困難感を覚え，運動が制限されてしまう。

　呼吸器障害のリハビリテーションで最も悩まされる訴えは，この「呼吸困難感」ではないだろうか。この呼吸困難感のために運動導入や継続を妨げられることを多く経験する。呼吸困難感は身体を護るための防御反応ではあるが，感覚のひとつであり，その感じ方は様々で，経験値によっても左右される閾値反応である。

　人がこの地球上で生きるためには，呼吸により酸素を体内に取り込み，二酸化炭素を排出することにより，十分な身体エネルギーを得る必要がある。

　しかし，身体が捻じれたり上半身が傾いたりして骨盤—体幹バランスの悪い状態で下肢トレーニングをしたり，頚部の筋肉でつり上がったままの肩の状態でいくら上肢のトレーニングをしても，胸郭の動きを伴って受動的に換気する肺を十分に活用しての呼吸は不可能である。

　また，慢性呼吸器疾患をはじめとする呼吸障害性疾患では，胸郭は硬くなり，その可動性は低下し，このような状態では換気に十分な呼吸運動は得られず，運動耐容能も低下する。胸郭の呼吸運動障害を伴うと，身体の中心である体幹の機能をも低下させる要因となり，身体そのものを制御し難くなり，日常生活レベルの運動でも早期に疲労を感じてしまう。

　表題の『呼吸運動療法』とは，上記のような状態から脱し，呼吸運動を正常化させるために行わなければならない理学療法を意味する新しい言葉である。呼吸器疾患々者が重力下で選択的に姿勢を制御し，体幹を下肢上にのせ，安定した状態で身体運動を円滑に行うことのできる立位システムを再構築し，負荷のかからない呼吸を身につけるための訓練方法と位置付けたい。

　本書では，上手な呼吸を指導するためにまず呼吸を，続いて最も難解である症状の一つ呼吸困難感を生理学的に理解し，呼吸困難対策を講じながら行うべき呼吸運動療法を，医療の管理指示者である医師とコンディショニングを確立する技術者である理学療法士のコラボレーションチームにより，執筆いただいた。

　2003年7月31日，呼吸管理学会，日本呼吸器学会，日本理学療法士協会による「呼吸リハビリテーションマニュアル−運動療法」が発行された。本邦での運動療法は，この内容をガイドラインとして今後多くの検証がなされるべきものであり，本書では総論としての運動療法指導を控え，各病態への対応とした。呼吸リハビリテーションに携わる方々に本書を呼吸運動療法実践の書として御利用いただければ幸いである。

2003年9月

本間生夫
田中一正
柿崎藤泰

執筆者一覧

監修

本間生夫　　東京有明医療大学副学長

編集

田中一正　　昭和大学富士吉田教育部教授
柿崎藤泰　　文京学院大学保健医療技術学部理学療法学科教授

執筆者(掲載順)

山田峰彦
昭和大学医学部生理学講座生体調節機能学部門兼任講師

泉崎雅彦
昭和大学医学部生理学講座生体調節機能学部門教授

本間生夫
東京有明医療大学副学長

政岡ゆり
昭和大学医学部生理学講座生体調節機能学部門講師

成島道昭
昭和大学横浜市北部病院副院長

桑平一郎
東海大学医学部付属東京病院呼吸器内科教授

中山秀章
東京医科大学呼吸器内科学分野准教授

金子教宏
亀田京橋クリニック副院長

桂　秀樹
東京女子医科大学八千代医療センター呼吸器内科教授

高橋仁美
市立秋田総合病院リハビリテーション科技師長

塩谷隆信
秋田大学大学院医学系研究科保健学専攻教授

玉木　彰
兵庫医療大学大学院医療科学研究科
リハビリテーション科学領域教授

安藤守秀
大垣市民病院呼吸器内科部長

木原秀樹
長野県立こども病院リハビリテーション科

石川悠加
国立病院機構八雲病院小児科医長

三浦利彦
国立病院機構八雲病院理学療法室長

髙田順子
東京ベイ・浦安市川医療センターリハビリテーション室

鵜澤吉宏
亀田総合病院リハビリテーション室副室長

角本貴彦
IMS(イムス)グループ板橋中央総合病院
リハビリテーション科技士長

柿崎藤泰
文京学院大学保健医療技術学部理学療法学科教授

宮川哲夫
昭和大学保健医療学部理学療法学科教授

CONTENTS

呼息筋 x
吸息筋 xi
肺区画 xii

I．生理学の知識

呼吸器系の基本構造と弾性的性質 ....山田峰彦 2
- 呼吸の目的 2
- 呼吸器系の基本構造 2
- 呼吸器系の基本的な働き 3
- 換気のメカニクス 4

肺における換気とガス交換 ....山田峰彦 12
- 換気とガス交換の理解に必要な基礎知識 12
- 換気とガス交換の生理学 14

血液による酸素と二酸化炭素の運搬の仕組み ....泉崎雅彦 24
- 酸素(O_2)の運搬 24
- 二酸化炭素(CO_2)の運搬 28

呼吸中枢と呼吸調節 ....本間生夫 31
- 呼吸運動出力と下降経路 31
- 呼吸調節 35

呼吸困難感のメカニズム ....泉崎雅彦 38
- 呼吸困難感のメカニズム 39
- motor command theory 39
- 呼吸困難感発生に対する受容器の関与 40
- 末梢ミスマッチによる呼吸困難感 42

調息 －心と呼吸の関わりからの検討－ ....政岡ゆり 44
- 呼吸に関連した3つの脳内部位 44
- 情動と呼吸 44
- 社会のなかでの呼吸 48

II. 診断と評価

呼吸のフィジカルアセスメント ……………………………………成島道昭 52
- 身体診察の手順 ………………………………………………………52
- 主要徴候 ………………………………………………………………59

呼吸機能検査 …………………………………………………………桑平一郎 64
- 肺気量分画の測定 ……………………………………………………64
- フローボリューム曲線 ………………………………………………67
- N_2洗い出し曲線 ……………………………………………………69
- 拡散能力 ………………………………………………………………72

運動負荷検査・身体活動量計測 ………………………………………中山秀章 76
- 身体活動と運動 ………………………………………………………76
- 運動と運動耐容能 ……………………………………………………76
- 運動負荷検査 …………………………………………………………77
- 身体活動量計測 ………………………………………………………83

画像診断 ………………………………………………………………金子教宏 89
- 胸部X線像の基本的な読み方 ………………………………………89
- 異常陰影の読み方 ……………………………………………………91
- 胸部CT像の基本的な読み方 ………………………………………97
- 病態と画像診断 ………………………………………………………101

III. 理論と技術

発作性呼吸障害 ………………………………………………………桂　秀樹 106
- 気管支喘息の疾患概念 ………………………………………………106
- 気管支喘息に対する呼吸リハビリテーション ……………………108
- 気管支喘息に対する呼吸リハビリテーション・プログラム ……109
- まとめ …………………………………………………………………113

閉塞性換気障害 ……………………………………………高橋仁美・塩谷隆信 116
- COPDの概念と定義 …………………………………………………116
- COPDの病態生理 ……………………………………………………117
- COPDの病期分類と安定期の管理 …………………………………118
- COPDに対する呼吸リハビリテーション …………………………120
- COPDに対する呼吸リハビリテーションの評価 …………………121
- COPDに対する呼吸リハビリテーションのエビデンス …………131

拘束性換気障害 ......玉木 彰 135
- ■拘束性換気障害の病態 135
- ■拘束性換気障害を呈する疾患 136
- ■拘束性換気障害に対する呼吸リハビリテーション 140
- ■拘束性換気障害に対する呼吸リハビリテーションの評価 140
- ■拘束性換気障害に対する呼吸リハビリテーションの実際 142
- ■拘束性換気障害に対する呼吸リハビリテーションのエビデンス 145

急性期呼吸理学療法 ......安藤守秀 148
- ■急性期呼吸理学療法(急性期呼吸リハビリテーション)とは 148
- ■急性期呼吸理学療法のエビデンス 148
- ■急性期呼吸理学療法の対象疾患 150
- ■急性期呼吸理学療法に用いられる手技 150
- ■リクルートメントと気道管理 151
- ■急性期呼吸理学療法の実施の形態 152
- ■急性期呼吸理学療法の理論 153
- ■酸素化の障害とそのコントロール 153
- ■換気の障害とそのコントロール 155
- ■呼吸管理に関連した合併症の防止のために 157
- ■まとめ 160

急性期呼吸理学療法(小児) ......木原秀樹 162
- ■新生児・小児における呼吸の特徴 162
- ■新生児・小児の呼吸器疾患と治療 162
- ■新生児・小児の急性期呼吸理学療法の目的と評価 165
- ■新生児・小児の急性期呼吸理学療法の手順と方法 166
- ■新生児・小児の急性期呼吸理学療法の禁忌とリスク 168
- ■症例呈示 170
- ■NICUにおける呼吸理学療法のガイドラインの概要 171

小児 ......石川悠加・三浦利彦 172
- ■代表的疾患の病態生理 172
- ■理学療法の特徴 174
- ■評価 175
- ■理学療法プログラム 178
- ■効果と限界 181
- ■症例呈示 183

IV. 手技

肺拡張療法と排痰法 …………………………………高田順子 186
- 肺拡張療法と排痰法の定義と目的 …………………………186
- 肺拡張療法と排痰法に必要な知識 …………………………186
- 肺拡張療法 …………………………………………………189
- 排痰法 ………………………………………………………192

気道吸引 ………………………………………………鵜澤吉宏 204
- 気道吸引の定義と種類 ………………………………………204
- 気道吸引の適応 ………………………………………………205
- 気道吸引の流れ ………………………………………………207

コンディショニング …………………………………角本貴彦 209
- コンディションの評価 ………………………………………209
- コンディショニングの一例−ポジショニング ………………211
- 代表的な呼吸法のコントロール ……………………………212
- 呼吸筋トレーニング …………………………………………215
- シクソトロピーストレッチ …………………………………215

呼吸運動療法 …………………………………………柿崎藤泰 218
- 呼吸器の機能を再建する意義 ………………………………218
- 横隔膜の機能を高める方法 …………………………………218
- 胸郭の機能を高める方法 ……………………………………224

V. 付録

呼吸リハビリテーションのEBM ……………………宮川哲夫 232
- EBMとは何か …………………………………………………232
- EBMに基づいた呼吸リハビリテーションガイドライン ……233
- 胸呼吸リハビリテーションにおけるメタ分析とシステマティックレビュー …237

索引 ………………………………………………………………246

呼息筋

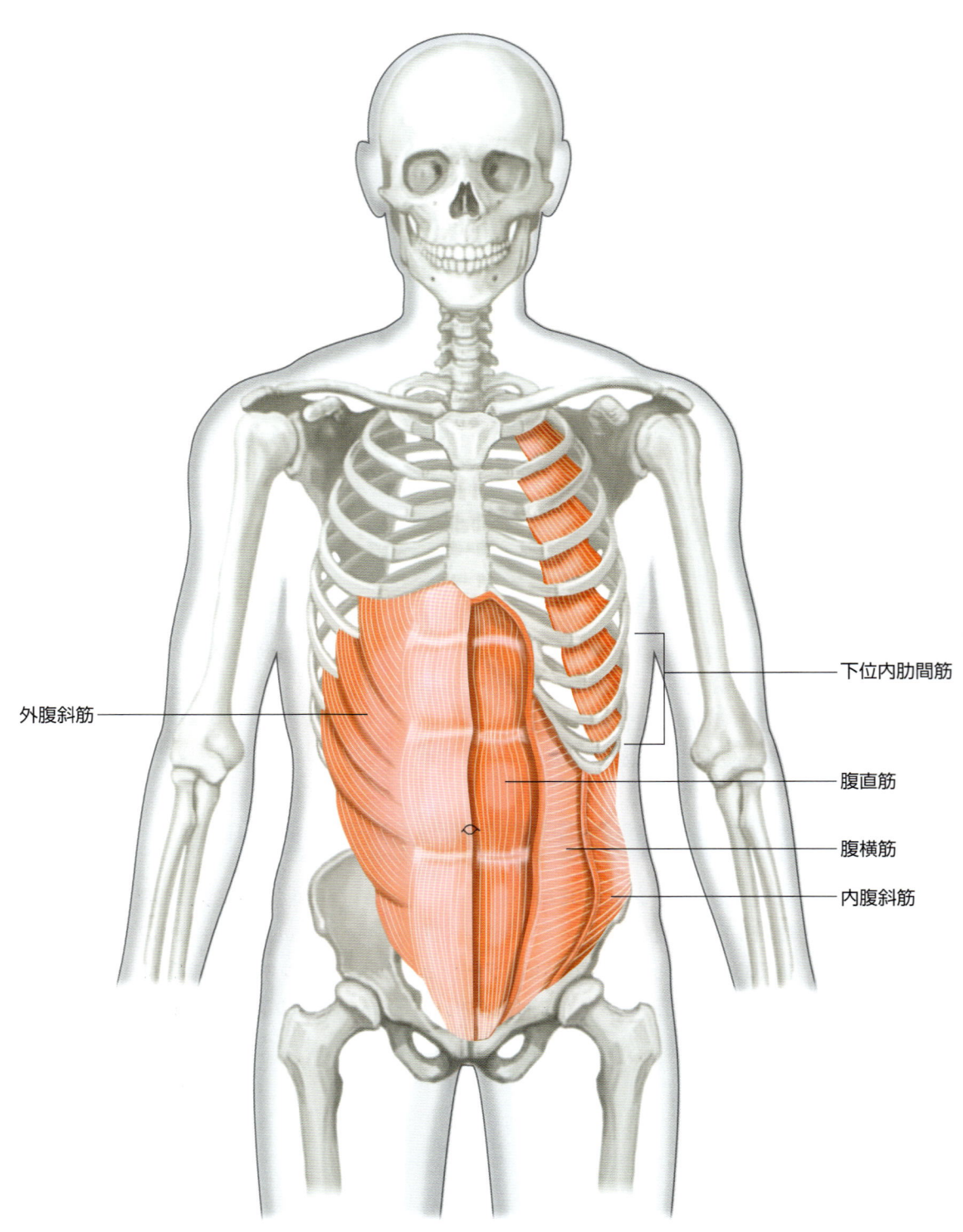

吸息筋

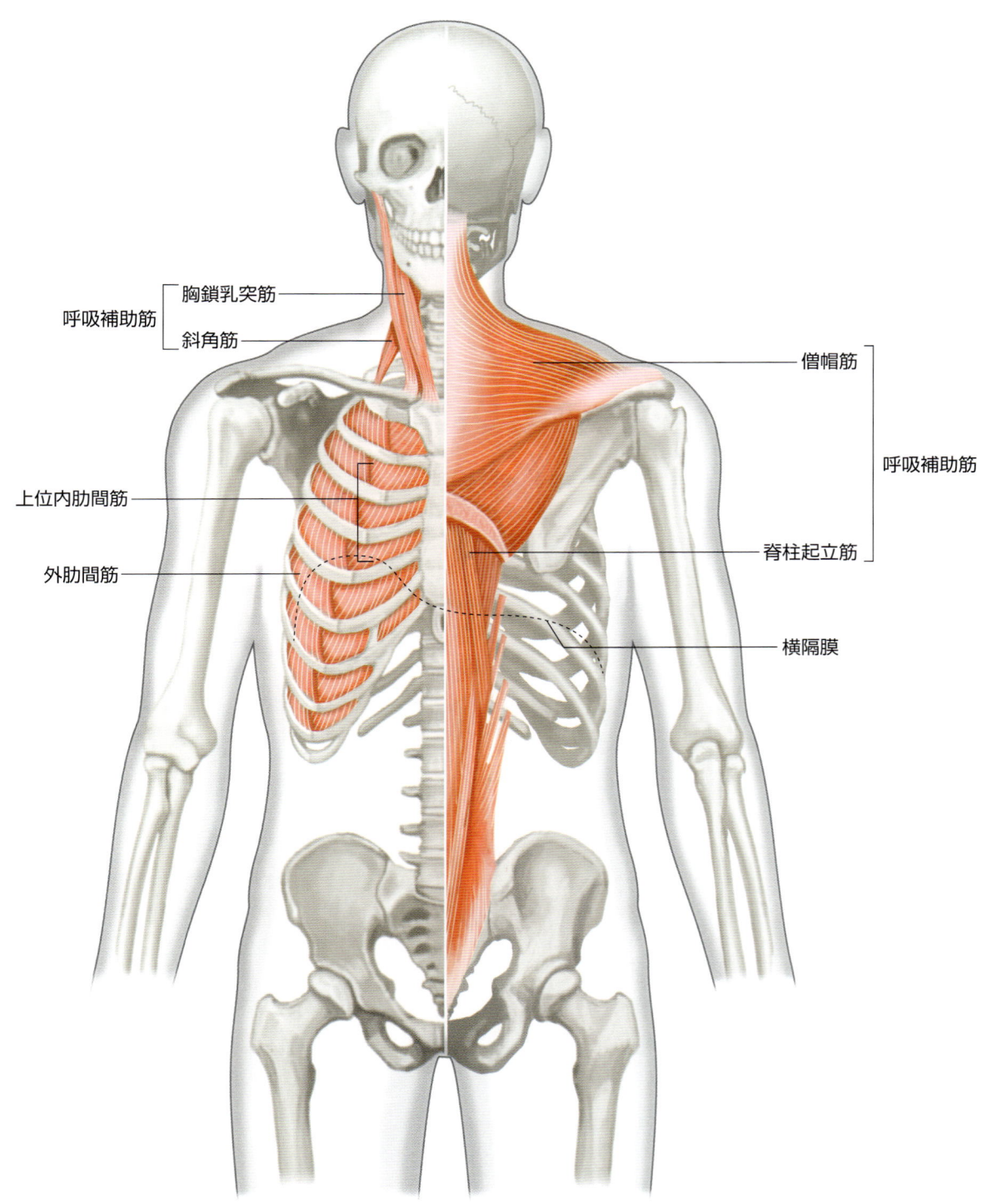

肺区域

前面

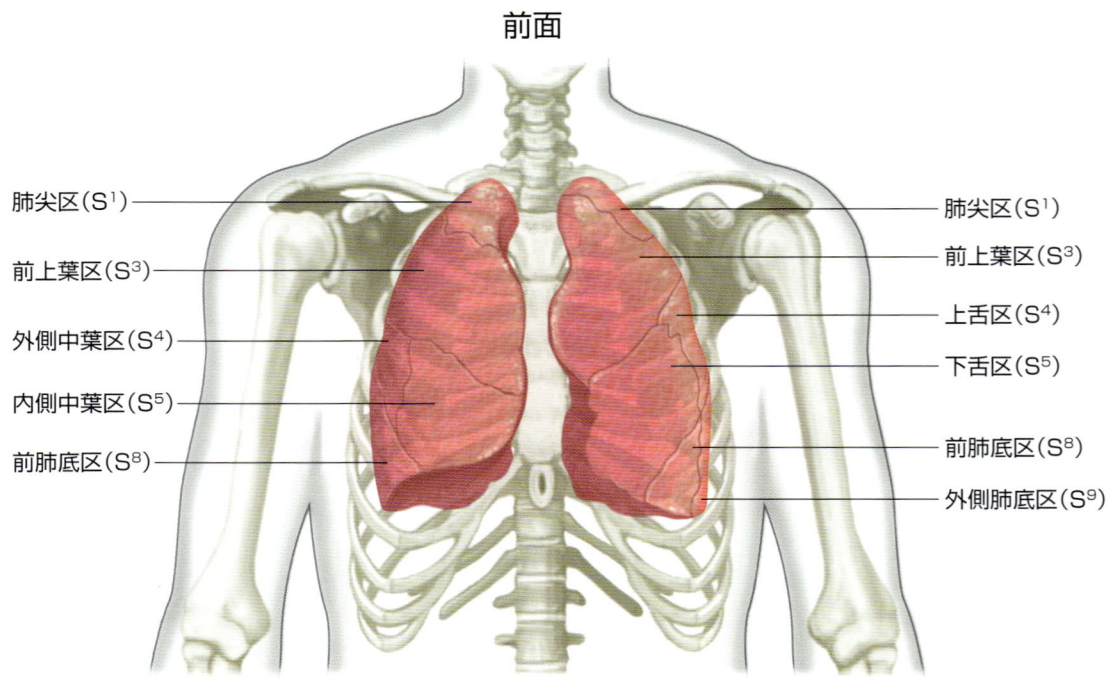

後面

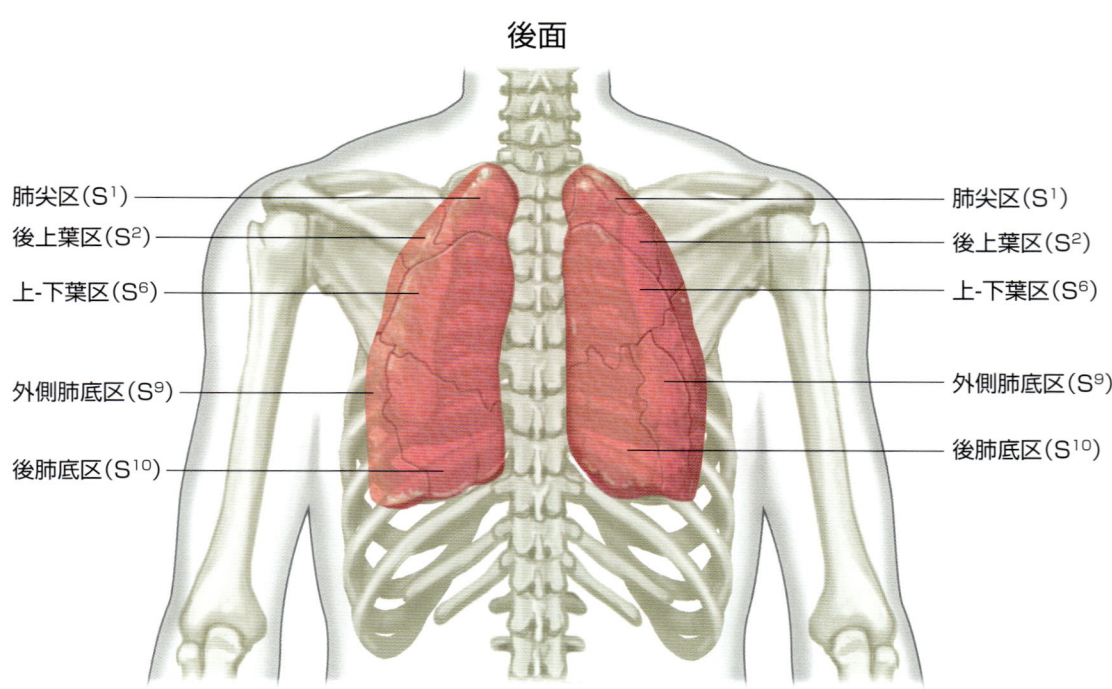

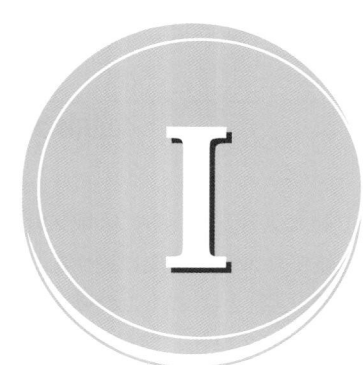

生理学の知識

呼吸器系の基本構造と弾性的性質

肺における換気とガス交換

血液による酸素と二酸化炭素の運搬の仕組み

呼吸中枢と呼吸調節

呼吸困難感のメカニズム

調息　－心と呼吸の関わりからの検討－

I 生理学の知識

呼吸器系の基本構造と弾性的性質

山田峰彦

呼吸の目的

呼吸の主たる目的は組織に必要十分な酸素（O_2）を供給し，一方組織において産生される二酸化炭素（CO_2）を体内から除去することである．

呼吸器系の基本構造

■ 気道（図1）[1]

鼻腔，口腔より肺胞まで至るガスが通過する通路である．気管はまず第5胸椎の高さで左右に1次分岐し，主気管支となる．次いで肺葉気管支，さらに区域気管支と分岐していき16次分岐で終末細気管支に達する．

ここまでを導入気道（導入帯）とよぶ．この導入帯には肺胞が含まれないのでガス交換には関与せず，解剖学的死腔となる．解剖学的死腔の容積は約150mLである．終末細気管支は呼吸細気管支に分岐し，最終的には23分岐で肺胞嚢に達する．呼吸細気管支レベル以下では気管支壁より肺胞が突出しておりガス交換に関与するので，呼吸細気管支より肺胞嚢に至るまでを呼吸帯とよぶ．呼吸帯の容積は約3Lで，肺容積の大部分を占める．

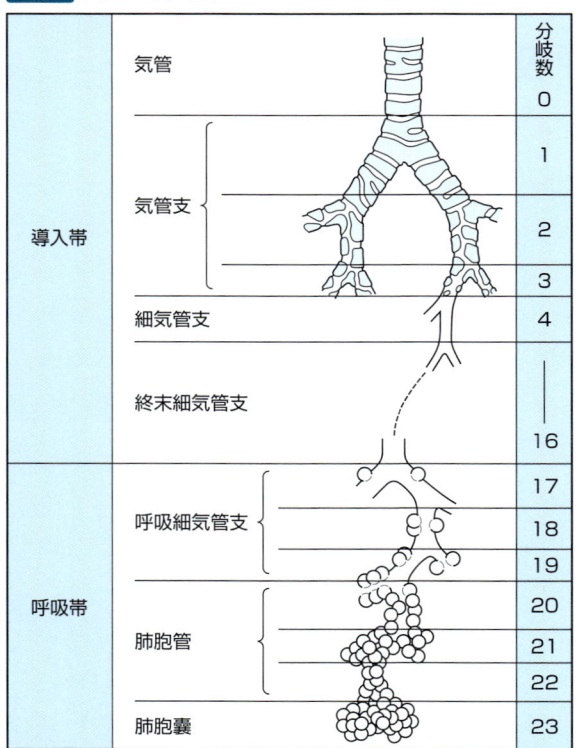

図1 気道の模式図

16分岐の終末細気管支までが導入帯であり，肺胞が存在しないため解剖学的死腔を形成する．17分岐の呼吸細気管支より肺胞までがガス交換に関与する呼吸帯である．

文献1）より引用

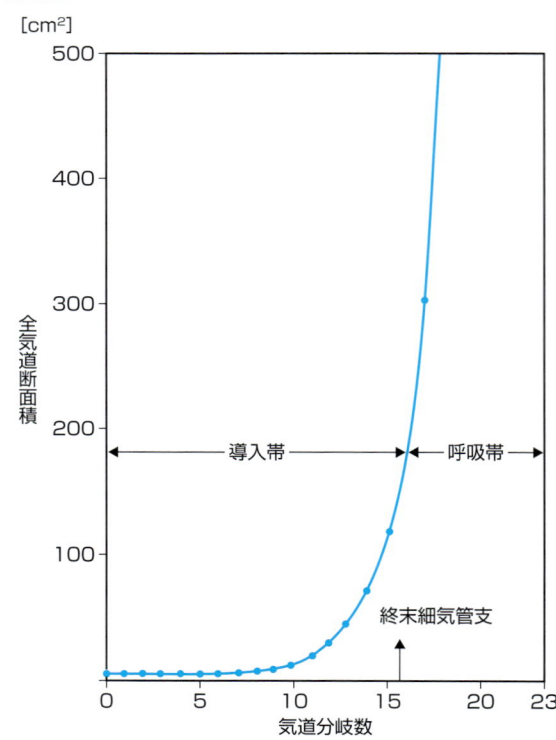

図2 気道分岐数と全気道断面積

呼吸帯では全気道断面積は急激に増加する．そのため，吸入気の気流速度は激減し，以後のガスの移動は主にガス拡散による．

文献1）より引用

図2は気道分岐レベルと全気道断面積との関係を示している。終末細気管支より末梢では全気道断面積が急激に増加していることがわかる[1]。

■肺胞

肺胞は，呼吸の最も本質的な機能であるガス交換が行われる場所である。人間の肺には直径約0.3mmの肺胞が約3億個存在している。

その表面は肺毛細血管に覆われ，気相と液相が接する「血液-ガス関門」が形成されており，ここでO_2とCO_2の拡散によるガス交換が行われる。「血液-ガス関門」の面積は約50～80m^{2}にも達する。すなわち肺は4L程の容積にもかかわらず，無数の肺胞をもつことにより広大なガス交換の場所をもっているのである。

■胸郭と胸腔（図3）

胸郭は肺を入れる箱と考えてよい。脊柱，肋骨，胸骨によって枠組みされており，その底面には横隔膜，肋間には肋間筋（外肋間筋と内肋間筋）が存在している。胸郭と肺との間の胸膜（肺側を臓側胸膜，胸壁側を壁側胸膜とよぶ）により囲まれた気密スペースが胸腔である。胸腔内圧は陰圧となっている。この陰圧により肺は外側に引っ張られ膨らんだ状態で存在している（肺は大気下では虚脱してしまう性質がある）。横隔膜や外肋間筋などの吸気筋の収縮により胸郭の容積が拡大すると胸腔内圧は，より陰圧に傾き，肺の拡張と空気の肺内への流入が発生する。これが吸気である。

呼吸器系の基本的な働き（図4）

呼吸の機能は次の過程に分けられる。

まず肺における換気が必要である。換気とは吸気と呼気の繰り返しからなる働きであり，これによりO_2を多く含む新鮮な空気が肺胞内に流入し，CO_2を多く含む肺胞気が体外へ流出する。この換気には呼吸

図3 胸郭の模式図

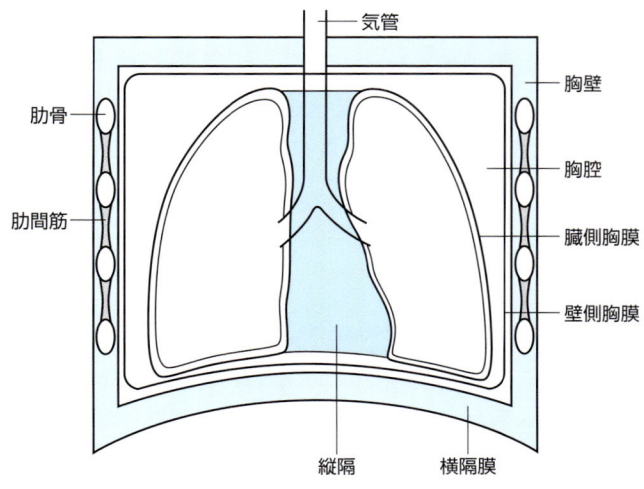

胸郭は肺を入れる箱と考えてよい。胸郭と肺の間の胸膜により囲まれた気密スペースが胸腔である。胸腔内圧は陰圧であり，横隔膜や外肋間筋が収縮し胸郭の容積が拡大すると陰圧が強まり吸気が発生する。

図4 呼吸器系の基本機能

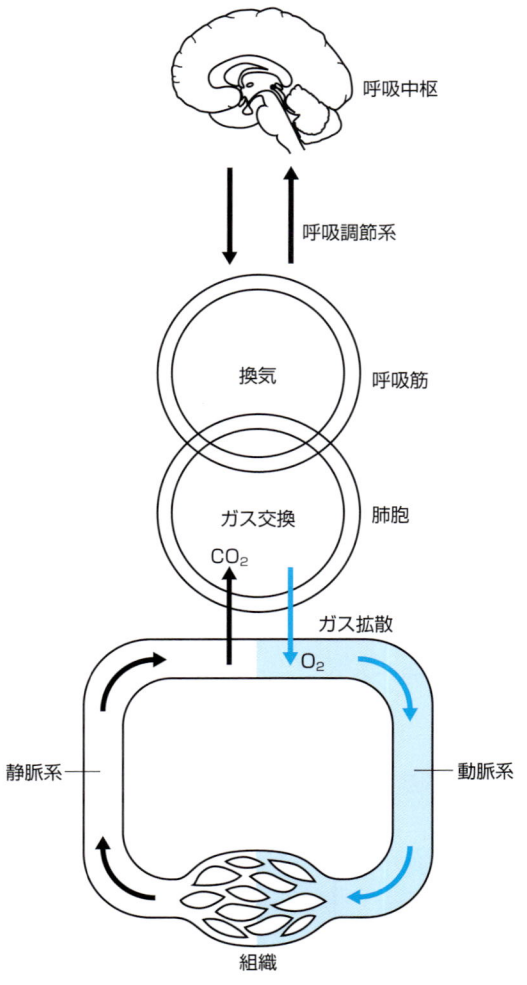

換気は主に呼吸筋の働きにより行われ，換気量は呼吸調節系により一定の動脈血液ガス分圧を保つべく調節されている。ガス交換は肺胞と肺毛細血管の間で拡散により行われる。また，ガス交換の効率は肺胞換気量や換気血流比の影響を大きく受ける。

筋の働きによる胸郭容積の変化が必要不可欠である。

次に肺胞気と肺毛細血管内の血液との間で，O_2とCO_2のガス交換が行われる。ガス交換により混合静脈血は酸素化され，同時に混合静脈血液中の組織で産生されたCO_2が肺胞内に移動する。ガス交換に影響を与える要素としては肺胞換気量，肺の換気血流比，シャント，肺拡散能などがある。これらについては「肺における換気とガス交換」(p.12～)で詳述する。

肺で酸素化された血液(動脈血)は，循環器系の働きにより全身の組織に供給される。また，体にとって必要な肺胞換気量は呼吸調節系の働きにより絶えず調節されている。

換気のメカニクス

呼吸の出発点となる肺の換気を発生せしめる肺・胸郭系の力学的特性(メカニクス)について，なるべく数式は使わずに簡明に述べる。特に呼吸リハビリテーションとの関連が深い弾性体としての呼吸器系の特徴および肺気量を中心に記載する。

■呼吸筋の働き(図5)

換気は肺の拡張と収縮により行われるが，そのエンジンとなるのは呼吸筋の働きによる胸郭の容量変化である。吸気筋の収縮により胸郭の容積が拡大すると胸腔内圧はより陰圧に傾き，肺の拡張と空気の肺内への流入が発生する。最大の吸気筋として機能するのは横隔膜である。正常の安静呼吸状態では胸郭容積拡大の大部分は横隔膜と外肋間筋の働きによる。吸気補助筋としては斜角筋と胸鎖乳突筋があり，それぞれ収縮すると胸郭容積を拡大させる。これらの吸気補助筋は安静呼吸時にはあまり機能していないが，閉塞性肺疾患や運動時などで呼吸仕事量が増大しているときには活発に活動(収縮)する。

「肺-胸郭」系は弾性を有するため，吸気時に能動的に拡張した後，呼気時には受動的に元の容量レベル(後で説明する機能的残気量)に戻る運動特性がある。これは伸ばしたバネが元に戻るのを想像すればよい。このため健常者の安静呼吸の呼気時には呼気筋はほとんど働かない。呼気筋には腹壁筋(腹直筋，内腹斜筋，外腹斜筋，腹横筋)と内肋間筋がある。これらの呼気筋は運動時や深呼吸などの能動的呼気の際に収縮する。腹壁筋が収縮すると腹腔内圧が上昇し，横隔膜が押し上げられ胸郭容積は減少する。内肋間筋が収縮すると肋骨は内下方に動き，胸郭容積は減少する。

■肺気量分画の定義

次に肺の換気を理解するうえで必要な基本的な言語にも相当する肺気量について整理しておく。肺気量は4種類の基本的なvolumeとこれらの組み合わせからなる4種類のcapacityからなる(図6)。

■呼吸器系の弾性的性質

肺や胸郭は弾性体としての性質をもっている。この弾性についての理解が換気のメカニクスを考えるうえで最も重要であるが，その理論説明には物理学が必要であり難解な分野である。ここでは物理学を履修していない読者も想定して，可能な限り数式は控えてイメージ的に理解できるような説明を心がける。

図5 呼吸筋の種類

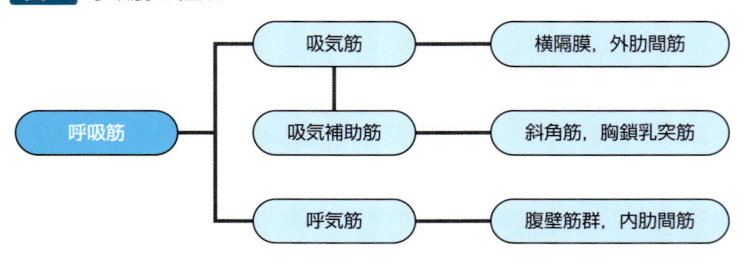

呼吸筋は吸気筋と呼気筋に大別される。最大の吸気筋は横隔膜である。

呼吸器系の基本構造と弾性的性質

◆エラスタンスとコンプライアンス（表1）
・エラスタンス：弾性体の「硬さ」の指標

　弾性体とは，ある一定レベルまでの力をかけて物体を変形させたときに元の形に戻る性質（弾性）をもつ物体をいう。たとえばテニスボールを力いっぱい手で握ると形が変形するが，手の力を抜けばすぐに元の形に戻る。すなわちテニスボールは弾性体であるといえる。次に弾性体の性質の違いを理解するために同じ大きさの軟式テニスボールと硬式テニスボールを用意してその違いについて考えてみよう。

　それぞれのボールを壁に押し付けて同じ形に変形するように手で押した場合，硬式テニスボールのほうが軟式テニスボールより大きい力で押さないと同じように変形しないはずである。このようなとき，硬式テニスボールのほうが軟式テニスボールに比較してエラスタンスがより大きいと表現する。手の力

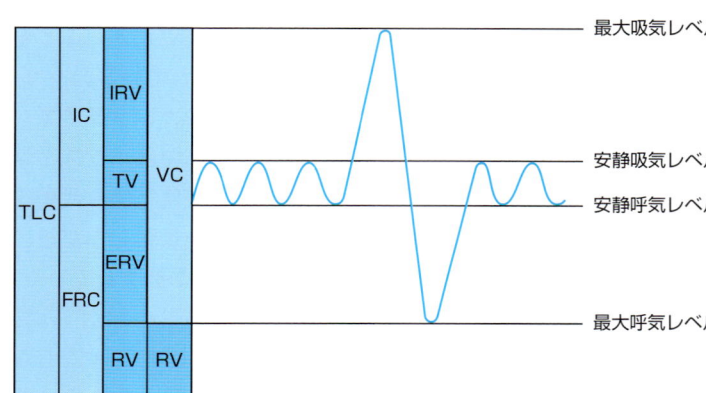

図6　肺気量分画

肺気量は4種類の基本的なvolumeとこれらの組み合わせである4種類のcapacityよりなる。RVおよびRVを含むFRC，TLCの測定はスパイロメータでは測定できないため，ガス希釈法もしくは体プレスチモグラフ法のいずれかで測定される。

●capacity
- TLC（全肺気量）　＝IRV+TV+ERV+RV
- VC（肺活量）　　＝IRV+TV+ERV
- IC（最大吸気量）　＝IRV+TV
- FRC（機能的残気量）＝ERV+RV

●volume

1回換気量 （TV or VT）	安静換気時の1呼吸周期ごとに吸入もしくは呼出される気量
予備吸気量 （IRV）	安静吸気レベルからさらに吸入できる最大の気量
予備呼気量 （ERV）	安静呼気レベルより呼出できる最大の気量
残気量（RV）	最大呼気レベルにおいて肺内に残る気量

TV；tidal volume　IRV；inspiratory reserve volume
ERV；expiratory resereve volume　RV；residual volume

●capacity

全肺気（TLC）	最大吸気レベルで肺内に存在する気量
肺活量（VC）	最大吸気レベルから最大呼気レベルまでゆっくりと呼出させたときの気量
最大吸気（IC）	安静呼気レベルから吸入できる最大の気量
機能的残気量 （FRC）	安静呼気レベルにおいて肺内に存在する気量

TLC；total lung capacity　VC；vital capacity
IC；inspiratory capacity
FRC；functional residual capacity

表1　弾性の概念（テニスボールを用いて）

弾性体の種類	弾性の指標		
	エラスタンス （硬さの指標）	コンプライアンス （伸びやすさの指標）	弾性力（圧） 〔元の大きさに戻るときに発生する力（圧）〕
硬式テニスボール	大きい	小さい	大きい
軟式テニスボール	小さい	大きい	小さい

エラスタンスとコンプライアンスは互いに逆数の関係にある。エラスタンスは"硬さ"を表し，コンプライアンスは"伸びやすさ"を表す。弾性力はエラスタンスと比例関係にある（コンプライアンスとは反比例関係）。

を抜いたとき，両方のボールとも元の形に戻るが，硬式テニスボールのほうが，強く押されていた分だけ，より大きい復元力が発生し遠くまで転がる。

このようにボールが元の形に戻るときに発生する復元力が弾性力である。すなわち，エラスタンスはテニスボール（弾性体）にある一定の変形の程度（単位容量変化量）を生じさせるのに必要な力の程度（単位圧変化量）として求められる。そしてエラスタンスの大きい弾性体（硬式テニスボール）と小さい弾性体（軟式テニスボール）に同じ変形（容量変化）を起こさせたときに発生する弾性力（復元力）は，エラスタンスの大きい弾性体のほうが大きい。

- **コンプライアンス：弾性体の「伸びやすさ」の指標**

エラスタンスの逆数がコンプライアンスである。すなわちコンプライアンスは弾性体がある一定の力（単位圧変化量）あたりに変形する程度（単位容量変化量）として求められる。

硬式テニスボールと軟式テニスボールを同じ圧力で壁に押し付けた場合，硬式テニスボールのほうが軟式テニスボールに比較して変形の程度（単位容量変化量）が少ない。このようなとき，硬式テニスボールは軟式テニスボールに比較してコンプライアンスは小さいと表現する。すなわち硬式テニスボールは

エラスタンスが大きいが，コンプライアンスは小さい。一方，軟式テニスボールはエラスタンスが小さいが，コンプライアンスは大きい。エラスタンスもコンプライアンスも弾性の指標であるが，呼吸生理学の分野では一般的にはコンプライアンスが汎用されている。

◆ **肺コンプライアンス（図7）**

肺にかかっている圧P（胸腔内圧）にさらに力を加えて圧をP＋ΔPまで変化させたときに，肺の容積がVからV＋ΔVまで変化した場合，肺コンプライアンス（C）はC＝ΔV/ΔPにより求められる。肺コンプライアンスが大きいとき（たとえば肺気腫など）は，胸腔内圧の変化に対する肺の容量変化が大きいことを意味し，肺が膨らみやすいことを示している。一方，先に述べたように，エラスタンスはコンプライアンスの逆数（1/C）であり，肺気腫の肺ではエラスタンスが低下している。エラスタンスが低下する代表的疾患である肺気腫の肺は，ある一定量膨らんだ後に元の容量に戻ろうとする弾性収縮力が低下している。

◆ **肺コンプライアンスの求め方**

肺コンプライアンスは，肺にかかる圧変化（すなわち胸腔内圧の変化）とそのときの肺気量変化を求めることにより算出することができる。ここでいう肺コンプライアンスは静的な状態（気流を停止した状態）で

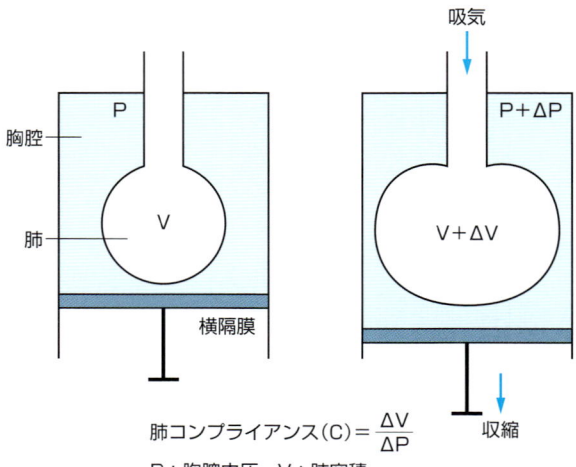

図7 肺コンプライアンスの概念

肺コンプライアンス（C）＝ ΔV/ΔP
P：胸腔内圧　V：肺容積

胸腔内圧（P）のP＋ΔPへの変化に伴い，肺容積（V）がV＋ΔVへ変化したとき，肺コンプライアンス（C）＝ΔV/ΔPにより求められる。通常，胸腔内圧は下部食道内圧で代用し，食道バルーン法により測定する。

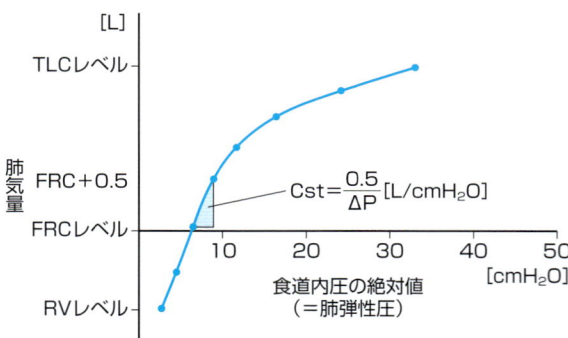

図8 静的肺圧-量曲線

静肺コンプライアンス（Cst）は静的肺圧-量曲線のFRCレベルの食道内圧とFRCより0.5L大きい肺気量での食道内圧との差（ΔP）を求め，0.5/ΔP[L/cmH₂O]として求められる。

の胸腔内圧と肺気量の関係により求められるので，正確には静肺コンプライアンス（Cst）とよぶ。

胸腔内圧を直接測定することは，胸部手術後などで胸腔チューブが挿入されている場合など特殊な状況を除いては不可能である。胸腔内圧と下部食道内圧はほぼ等しいので，食道バルーンを用いて食道内圧を測定し，これを胸腔内圧として代用する方法が行われている。具体的な測定としては食道バルーン挿入後，安静換気の後に最大吸気を行い，数秒間の息ごらえをさせる。このときの食道内圧が最大吸気食道内圧である。次いでゆっくりと呼気を行わせ，一定間隔の呼気量ごとにシャッターにより呼気気流を遮断し，そのときの食道内圧を記録する。こうして得られたデータより，横軸に食道内圧を縦軸に肺気量をとり，肺の静的肺圧-量曲線を作成する（図8）。

口腔内圧から食道内圧（胸腔内圧に相当）を引いた値が肺内外圧差である。また，肺胞内圧から胸腔内圧を引いた値が肺弾性圧である。気流が停止した状態では肺胞内圧は口腔内圧と等しく，ゼロ（大気圧）であるため「［0－食道内圧］：食道内圧の絶対値」が肺弾性圧となる。

すなわち，気流のない状態（静肺状態）では「肺内外圧差＝肺弾性圧＝食道内圧の絶対値」の関係が成り立つ。Cstは，静的肺圧-量曲線のFRCレベルとFRCより0.5L大きい肺気量での食道内圧の差（ΔP）を求め，$0.5/\Delta P (L/cmH_2O)$ として計算して求める（図8）。

◆疾患別の肺コンプライアンス（図9）

主な疾患の静的肺圧-量曲線を示す。肺気腫では正常より左上方にシフトし，傾きは著明に大きくなっている。これは，肺気腫ではCstが上昇，肺弾性圧（弾性収縮力）は低下していることを示している。さらに，肺の肺気量が増加（肺過膨張）していることがわかる。反対に肺線維症では正常より右下方にシフトし，傾きは減少している。これにより肺線維症ではCstが減少し，肺弾性圧が増加，肺気量が減少していることがわかる。

◆肺・胸郭系の静的圧-量曲線（図10）[2]

肺と同様に胸郭にも弾性が存在している。しかし弾性体としての特質は両者で大きく異なる。

図9 各種肺疾患の静的肺圧-量曲線

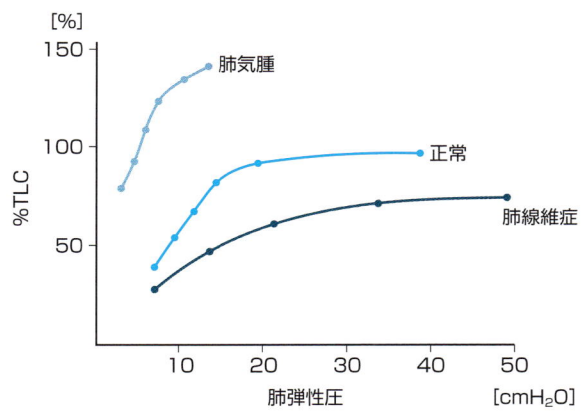

肺気腫では左上方にシフトし静肺コンプライアンス（Cst）の上昇，肺弾性圧の低下，肺気量増大が示されている。肺線維症では右下方にシフトしCstの低下，肺弾性圧の上昇，肺気量減少が示されている。

図10 肺・胸郭系の静的圧-量曲線

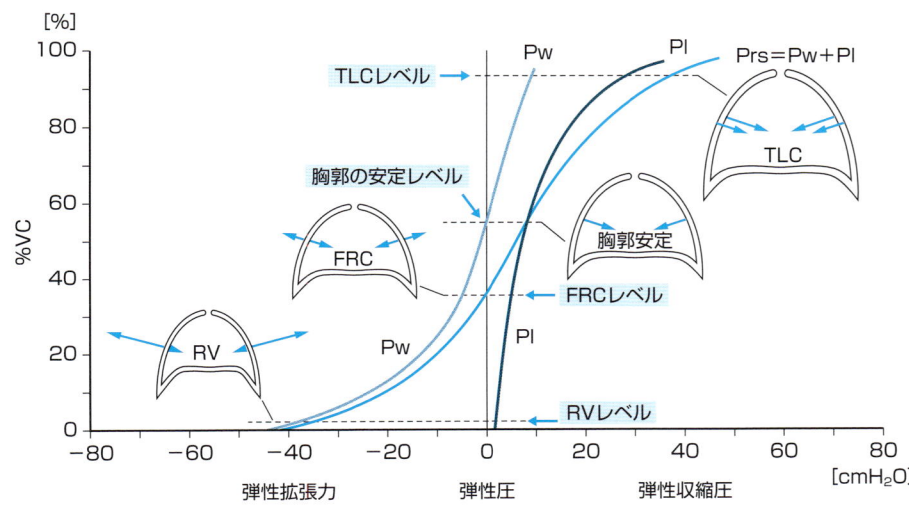

曲線Prsは呼吸器系全体の弾性圧と肺気量との関係を示している。曲線Plは肺の弾性圧と肺気量の関係を示している。曲線Pwは胸郭の弾性圧と肺気量の関係を表している。

文献2）より引用

まず，肺と胸郭を別々に分離したと仮定する。大気圧下では肺は小さく虚脱し，このときの肺容量はRV以下となっている。これは完全虚脱を起こした気胸をイメージすればわかりやすい。一方，大気圧下でかつ呼吸筋を働かせていない状態での胸郭は外向きに広がり，このときの胸郭容量はVCの約55％に相当する。

すなわち，肺と胸郭を別々に考えた場合，大気圧下では肺は収縮（弾性収縮力）しようとし，胸郭は拡張（弾性拡張力）しようとしている。FRCは肺の弾性収縮力と胸郭の弾性拡張力のバランスがとれた肺気量位であり，「肺弾性収縮力＋胸郭弾性拡張力＝0（大気圧）」の関係が成り立つ。健常者ではFRCはVCの40％前後の肺気量位に相当する。

これらの関係は肺・胸郭系の静的圧量曲線の解析により，より明瞭となる。これは横軸に弾性圧を，縦軸に％VCをとり，呼吸器系（肺および胸郭）に発生する圧と肺気量との関係をみたものである（図10）。

・呼吸器系全体の静的圧-量曲線

まず呼吸器系全体の弾性圧と肺気量の関係をみてみる（図10の曲線Prs）。最大吸気を行ったとき（TLCレベル），呼吸器系全体には強い陽圧の弾性圧が生じる。これは最大吸気を行って自分の口を手のひらで閉鎖し，呼吸筋を弛緩させたときに手に感じる圧をイメージすれば理解しやすい。

FRCレベルでは弾性圧は生じず，0（大気圧：呼吸器系に発生する圧は大気圧との差で表す。したがって，0とは大気圧と等しいことを意味する）である。RVレベルでは強い陰圧の弾性圧が生じる。これも最大呼気を行い，次いで手で口腔を閉鎖して呼吸筋をリラックスさせたときに手に感じる圧をイメージすればすぐにわかることである。すなわち呼吸器系の弾性圧は大気圧に対して陽圧の場合は縮もうとする方向の圧（収縮力）であり，陰圧の場合は広がろうとする方向の圧（拡張力）である。曲線Prsより読み取れるように，FRC以上の肺気量では呼吸器系全体の弾性圧は陽圧となり収縮する方向に働き，FRC以下の肺気量では陰圧となり拡張する方向に働く。

・肺の静的圧-量曲線

図10の曲線Plは，肺だけの弾性圧と肺気量との関係を表したものである。肺弾性圧はTLCレベルからRVレベルに至るまで弾性圧は常に陽圧（収縮力）である。この肺弾性圧はTLCレベルで最大となり，RVレベルでは最小となっている。

・胸郭の静的圧-量曲線

曲線Pwは肺を取り除き，胸郭だけと仮定したときの胸郭の弾性圧と肺気量との関係を表している。ここで重要なのはFRCレベルでは胸郭の弾性圧は陰圧（拡張力）であることである。すなわちFRCは肺・胸郭系の静的圧-量曲線で胸郭の弾性圧（拡張力）と肺の弾性圧（収縮力）がつり合うレベルである。また％VCの約55％の肺気量位で胸郭は安定した状態となり，胸郭弾性圧は0となる。この肺気量位より上のレベルでは胸郭弾性圧は陽圧となり，収縮する方向に働くようになる。

最初に述べた呼吸器系全体の静的圧-量曲線は，肺の静的圧-量曲線と胸郭の静的圧量曲線の和であると考えてよい。

肺気量の決定因子

これまで呼吸器系の基本的構造および呼吸器系の弾性的特徴について述べてきた。次にこれまでのまとめとして，肺気量レベルごとの決定因子について述べる。

◆TLCの決定因子と主な病態（図11）

TLCでは肺弾性圧も胸郭弾性圧もともに陽圧であり，収縮力として働いている。

TLCは肺弾性収縮力と胸郭弾性収縮力の和と吸気筋筋力が拮抗した肺気量レベルである。したがって同じ吸気筋力が保持されている場合，肺弾性収縮力が低下する肺気腫ではTLCは増大する。一方，肺弾性収縮力が増加する肺線維症ではTLCは減少する。また，胸郭弾性収縮力が増大する後側彎症や胸郭形成後遺症などではTLCは低下する。また神経筋疾患による吸気筋力低下でもTLCは低下する。

◆FRCの決定因子と主な病態（図12）

FRCは図10に示されるように，肺弾性収縮力と胸郭弾性拡張力がつり合い，呼吸器系全体の弾性圧がゼロとなる肺気量位である。

FRCレベル（安静呼気レベル）では弾性圧がゼロのため，吸気筋も呼気筋もリラックスし，収縮していない。安静換気状態ではこのFRCレベルを起点とし

て換気が行われている。健常者のFRCは%VCの40%前後の肺気量レベルに相当する。FRCを増大させる病態として肺気腫のように肺コンプライアンスが上昇し，弾性収縮力が低下すると図10の曲線Plは左上方にシフトするので，肺弾性収縮圧が曲線Pwの胸郭拡張力とつり合うレベルは上方に移動する。また理論上は曲線Pwを左上方へシフトしたような状態，すなわち胸郭のコンプライアンスが増加し胸郭弾性収縮力が減少するような状態でもFRCは同じく上昇するはずである。しかし実際の臨床において胸郭にこのような病態が発生しFRCが増加する例は，ほとんどない。

次にFRCが減少する病態としては，まず肺線維症に代表される肺コンプライアンスが減少し，肺弾性収縮力が増大する疾患では曲線Plは右下方へシフトする。その結果FRCレベルは減少する。また胸郭コンプライアンスが低下し胸郭弾性収縮力が増大（胸郭弾性拡張力は減少）する後側彎症や胸郭形成後遺症では曲線Pwは右下方にシフトし，FRCレベルは減少する。

その他のFRCに影響を与える病態としては，気道抵抗の上昇によるエアートラップ（空気取り込み現象）がある。これは気道抵抗上昇により呼気気流速度が低下するためである。代表的な疾患としては喘息や慢性閉塞性肺疾患（chronic obstructive pulmonary disease；COPD）がある。

◆RVの決定因子と病態（図13）

RVは最大呼気レベルであり，ここでは「胸郭の弾性拡張力と最小容量まで戻ろうとする肺の弾性収縮力の和」と呼気筋の最大筋力とが拮抗していることにより決定される。

同じ呼気筋力が保持されている場合，曲線Pwが右下方にシフトする後側彎症や胸郭形成後遺症，肥満などでは胸郭の弾性拡張力は減少するためRVは減少する。また，肺弾性収縮力が増加している疾患でもRVは減少する。反対にRVが増大する機序としては，神経筋疾患などによる呼気筋力の低下や気道抵抗増大によるエアートラップが挙げられる。

図11 全肺気量（TLC）の決定因子

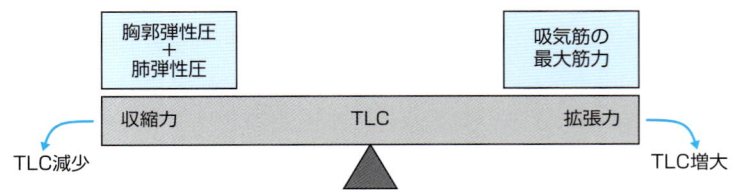

TLCでは肺弾性圧も胸郭弾性圧も共に陽圧であり，収縮力として働いている。
TLCは"肺弾性収縮力と胸郭弾性収縮力の和"と吸気筋が拮抗した肺気量レベルである。

TLC増大－肺弾性収縮力低下：肺気腫など
TLC減少－肺弾性収縮力増加：肺線維症など
　　　　　胸郭弾性収縮力増加：後側彎症，胸郭形成後遺症など
　　　　　吸気筋力低下：神経筋疾患

図12 機能的残気量（FRC）の決定因子

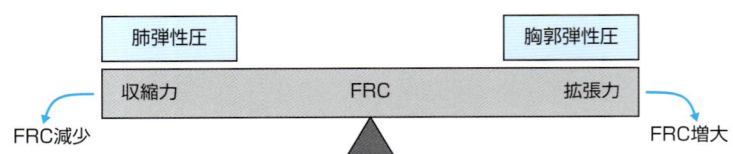

FRCでは肺弾性圧は陽圧であり収縮力として働き，胸郭弾性圧は陰圧であり拡張力として働いている。
FRCはこの肺弾性収縮力と胸郭弾性拡張力がつり合い，呼吸器系全体の弾性圧がゼロとなっているため，呼吸筋はリラックスしている。

FRC増大－肺弾性収縮力低下：肺気腫など
　　その他の因子－気道抵抗圧上昇によるエアートラップによりFRCは上昇する。
　　　　　　　　　COPDなどが代表的疾患である。
FRC減少－肺弾性収縮力増加：肺線維症など
　　　　　胸郭弾性収縮力増加：後側彎症，胸郭形成後遺症など

■抵抗

換気において気体が気道を通過するときの「通りにくさ」を表す指標が抵抗である。抵抗は，気道抵抗と肺組織や胸郭も含めた呼吸器系全体を反映する呼吸抵抗とに分けられる。気道抵抗はボディプレチスモグラフ法により，呼吸抵抗はオッシレーション法により測定される。ここでは気道抵抗を中心に述べる。

◆Poiseuilleの式

気体が管の中を層流で通過するとき，このときの流れに対する抵抗（R）は次の式により決定される。

$$R = \frac{8nl}{\pi r^4}$$

r：管の半径，n：気体の粘性，l：管の長さ

ここで重要なのは，管の径が抵抗にきわめて大きく関与することである。たとえば半径が1/2になれば抵抗は16倍になることがわかる（図14）。

◆気道抵抗を決定する因子

・肺気量

気管支は周囲肺組織の放射状の牽引により支持されている。このため，肺が広がるにつれて気管支の管径が大きくなり気道抵抗は減少する。また肺気腫では，肺組織の破壊によりこの気管支を牽引する張力が低下しており気道抵抗が上昇する。

・気管支壁

喘息や慢性気管支炎では，気道の慢性炎症や気管支平滑筋の収縮により気管支内腔が狭くなり気道抵抗が上昇している。

図13 残気量（RV）の決定因子

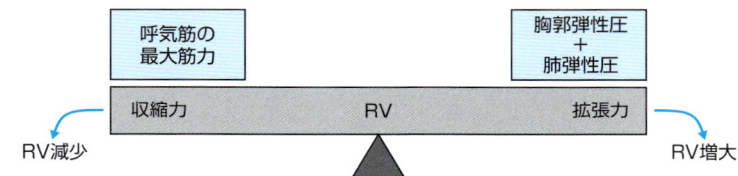

RVでは胸郭弾性圧は陰圧であり拡張力として働き，肺弾性圧は陽圧であり収縮力として働いている。
RVは"胸郭弾性拡張力と肺弾性収縮力の和"と呼気筋の最大筋力が拮抗した肺気量レベルである。

RV増大－肺弾性収縮力低下：肺気腫など
　　　　呼気筋力低下：神経筋疾患
　　　　気道抵抗上昇：COPDなど
RV減少－胸郭弾性拡張力減少：後側彎症，胸郭形成後遺症，肥満など
　　　　肺弾性収縮力増大：肺線維症など

図14 気道抵抗へ影響を与える因子

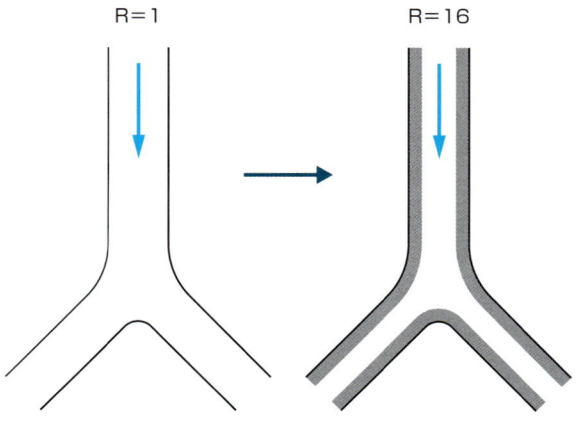

気道の中を気流が層流で流れると仮定した場合，気道半径が半分になれば気道抵抗（R）は16倍となる。

呼吸器系の基本構造と弾性的性質

- **気道抵抗の局在（図15）[3]**

　気道は肺胞に向かって次々と分岐を繰り返していく。1本1本の気道径でみると，末梢気道のほうが上位気道に比較して内径は狭いが，数では圧倒的に末梢気道のほうが多く，総断面積では末梢気道のほうが大きい。このため，気道抵抗に反映するのは主に比較的太い気管支である。気道抵抗の観点からみると末梢気道はいわゆるsilent zoneであり，末梢気道がかなり侵されても気道抵抗はあまり上昇してこないことに注意が必要である。

【文献】
1) 笛木隆三, 富岡眞一 訳：第1章 構造と機能. 呼吸の生理 第3版（West JB：Respiratory Physiology -The Essentials, 5th ed), 1-11, 医学書院, 1997.
2) Agostoni E, Mead J：Statics of the respiratory system. Handbook of Physiology. Section 3, Respiration vol.1, 387-409, American Physiological Society, 1964.
3) 笛木隆三, 富岡眞一 訳：第7章 呼吸のメカニクス. 呼吸の生理 第3版（West JB：Respiratory Physiology -The Essentials, 5th ed), 91-120, 医学書院, 1997.

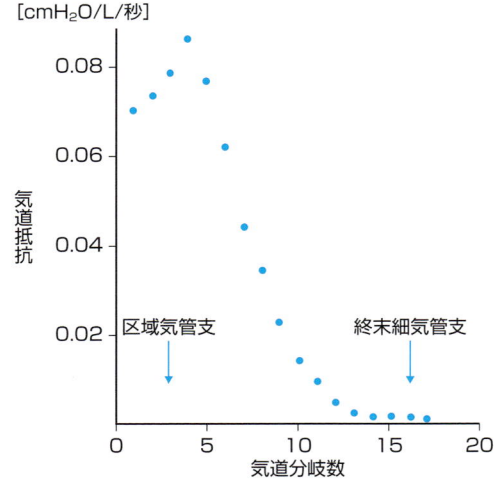

図15 気道抵抗の局在

全気道断面積は末梢気道で急激に増加するため，気道抵抗発生に末梢気道はほとんど関与せず，silent zoneとなっている。したがって，気道抵抗は主に中等大の気管支の状態により決定される。

文献3)より引用

肺における換気とガス交換

山田峰彦

　換気とは吸気と呼気の繰り返しからなる働きである。吸気により酸素（O_2）を多く含む新鮮な吸入気が肺胞内に流入し，呼気により体内で産生された二酸化炭素（CO_2）を含む肺胞気が体外へ流出する。肺胞気と肺毛細血管内の血液との間で，O_2とCO_2のガス交換が行われる。ガス交換により静脈血は酸素化され，同時に静脈血液中のCO_2は肺胞内に移動する。

　本稿では，この換気とガス交換の生理学的基礎およびガス交換に影響を与える主要な病態生理を中心に述べる。

換気とガス交換の理解に必要な基礎知識

■ ガス拡散

　呼吸生理学の分野では主に，O_2，CO_2，窒素（N_2）の3種類のガスが扱われる。これらのガスは分子レベルではお互いに自由に移動し，他の分子との衝突を繰り返している。このガス分子の運動過程を拡散とよぶ。

　ガスの拡散は濃度の高い方から低い方へ向かう性質をもっている（図1）。

■ ガス分圧

　ガスの圧力はガス分子の濃度に比例する（図2）。たとえば，海面レベルでの空気の圧力（大気圧）は760Torrである。空気のガス濃度組成はN_2が約79％，O_2が約21％である（厳密にはCO_2が0.3％含まれている）。したがって，空気中のそれぞれのガス分圧は窒素（P_{N_2}）が約600Torr，酸素（P_{O_2}）が約160Torrである。気体と液体が接しているとき，気体中のガス分子は自由に液体中に飛び込んだり，飛び出している。飛び込む分子の数と飛び出す分子の数が等しい状態を平衡状態とよぶ。気体と液体が平衡状態にあるとき，両方のガス分圧は等しい[1]（図3）。人間の体は大気の中で平衡状態にあり，体液中や呼吸ガスのガス分圧の合計はどのレベルでも大気圧と等しい760Torrである。

図1　ガス拡散の模式図

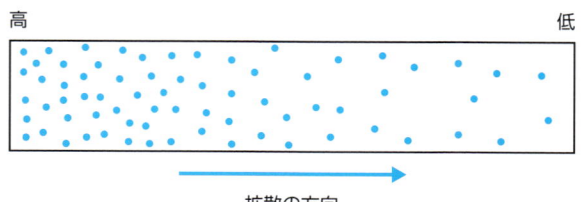

ガス拡散は濃度の高いほうから低いほうへ向かう性質がある。

図2　ガス分圧の概念

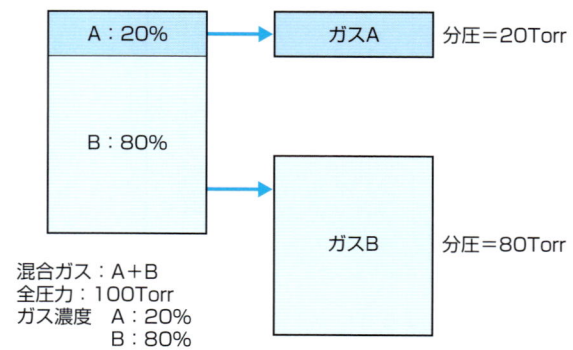

混合ガス（A＋B）の全圧力が100Torr，ガスの濃度組成がA：20％，B：80％である場合，ガスAの分圧は20Torr，ガスBの分圧は80Torrである。

■水蒸気圧

空気は気道内に入ると，気道表面の粘液より蒸発した水蒸気により十分に加湿される。この水分子が蒸発する圧を水蒸気圧とよぶ。水蒸気圧は温度に比例し，高温になるにつれて上昇する。100℃では水蒸気圧は760Torrとなり沸点となる。正常体温である37℃での水蒸気圧（P_{H_2O}）は47Torrである。したがって気道内に入り，水蒸気に飽和された空気の分圧組成はP_{N_2}とP_{O_2}で713Torr，P_{H_2O}が47Torrで，合計760Torrとなる。

■液体を介するガス拡散

血液など液体中であってもガスの拡散は存在する。液体を介するガス拡散は分圧差以外にガスの溶解度に比例し，分子量に反比例する。O_2とCO_2は分子量がほぼ同じであるにもかかわらず，溶解度はCO_2がO_2の約20倍であり，拡散係数も約20倍である。

■酸素カスケード（図4）

大気中の酸素分圧は760×0.21（大気中の酸素濃度）≒160Torrである。吸入気中の酸素分圧は水蒸気で希釈されるため，（760－47）×0.21≒150Torrとなる。肺胞気酸素分圧（P_{AO_2}）は肺毛細血管内の血液より拡散して肺胞内に入るCO_2のために約100Torrまで低下する。動脈血液中の酸素分圧（P_{aO_2}）は90Torrである。肺胞気と動脈血の酸素分圧差（A-aDO_2）は正常では10Torr以下であり，A-aDO_2が増加している場合は肺胞レベルでのガス交換障害を意味する。動脈血が全身の組織に還流され，肺動脈に戻ってきたときの混合静脈血分圧（$P\bar{v}_{O_2}$）は40Torrである。動脈血と混合静脈血の酸素分圧差は「組織に供給された酸素量」を反映している。

以上のような吸入気から混合静脈血に至る酸素分圧の経過は滝の流れのようであり，酸素カスケード（酸素の滝）とよばれている。

図3 気相と液相のガス交換

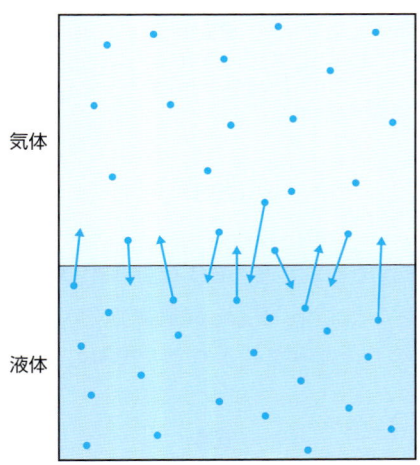

気体と液体が接しているとき，互いに飛び込む分子の数と飛び出す分子の数が等しい状態が平衡状態である。気体中のガスと液体中に溶解したガスが平衡状態にあるとき，両方のガス分圧は等しい。
文献1）より引用改変

図4 酸素カスケード

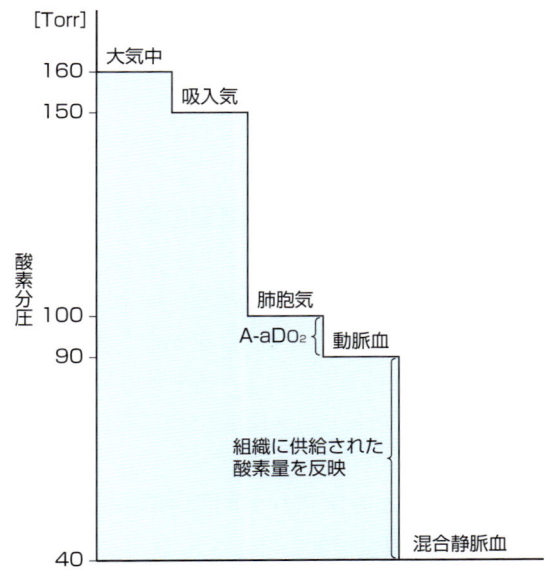

大気，吸入気より混合静脈血に至る酸素分圧の低下経過は滝の流れのようであり，酸素カスケードとよばれる。

換気とガス交換の生理学

■肺胞気と解剖学的死腔気

肺胞にある気体が肺胞気（A）である。この肺胞気がガス交換に関与するガスである。

一方、導入気道（上気道より終末細気管支まで）には肺胞が存在しないため、この部分に存在するガスはガス交換に関与せず、解剖学的死腔気（D）とよばれる。

■解剖学的死腔が換気量に与える影響（図5）

たとえば1回換気量（V_T）が450mLで、解剖学的死腔量が150mLとする。吸気により450mLのガスが肺胞内に入るが、そのうち最初の150mLは新鮮な空気ではなく、死腔気であるため、P_{AO_2}、P_{ACO_2}変化には無関係である。新鮮な空気（大気）：300mLが導入気道を越えた時点でP_{AO_2}は上昇しP_{ACO_2}は低下に転ずる。吸気された新鮮な空気の残りの150mLは肺胞には達せず導入気道にとどまり、ガス交換に関与せず、次の呼気相において洗い出される。呼気終末時には導入気道内は呼気により置換されている。この例のとき、1回換気量（V_T）は450mL、1回死腔換気量（V_D）は150mL、1回肺胞換気量（V_A）は$V_T - V_D = 300$mLと計算される。ここで重要なことは、V_Aは肺胞に入るガス量ではなく、肺胞に入る新鮮な空気の量のことをさすことに注意すべきである。

■分時換気量と分時肺胞換気量の関係

一般的に換気量のパラメータとしては分時換気量（$\dot{V}_E$）と分時肺胞換気量（$\dot{V}_A$）が用いられる。$\dot{V}_E$はV_Tに1分あたりの呼吸回数（f）をかけた値である。$\dot{V}_A$はV_Aにfをかけることにより得られるので、$\dot{V}_A = V_A \times f = (V_T - V_D) \times f$の関係が成り立つ。

■呼吸の深さと呼吸数が分時肺胞換気量に及ぼす影響（図6）

たとえば死腔量が150mLの同一人物が、1回換気量250mLで呼吸回数20回の換気を行った場合と、1回換気量500mLで呼吸回数10回の換気を行った場合を想定する。分時換気量はともに5,000mLであるが、分時肺胞換気量は、
前者では$\dot{V}_A = (250 - 150) \times 20 = 2,000$mLとなり、後者では$\dot{V}_A = (500 - 150) \times 10 = 3,500$mLとなる。したがって、1回換気量500mLの深いゆっくりとした呼吸のほうが肺胞換気量を得るには効率がよい。

■肺胞換気式

健常者のP_{AO_2}は100Torr、P_{ACO_2}は40Torrである。大気中の微量なCO_2を無視すれば呼気中のCO_2はすべて肺胞由来と考えてよい。そこで1分間に排出されるCO_2量（$\dot{V}_{CO_2}$）は肺胞気CO_2濃度（F_{ACO_2}）に分時肺胞換気量（$\dot{V}_A$）を乗することにより求められる。

以上より$\dot{V}_{CO_2} = F_{ACO_2} \times \dot{V}_A$の関係が成り立つ。これより

$$\dot{V}_A = \frac{\dot{V}_{CO_2}}{F_{ACO_2}} \quad \cdots\cdots（式1）$$

が求められる。これを肺胞換気式とよぶ。

すなわち$\dot{V}_A$は1分間に呼出されたCO_2量をF_{ACO_2}で除することにより求めることができる。またP_{ACO_2}はF_{ACO_2}に定数の0.863を乗することにより求められる。すなわち、

$$P_{ACO_2} = 0.863 \times F_{ACO_2} \quad \cdots\cdots（式2）$$

式2を**式1**にあてはめると

$$\dot{V}_A = 0.863 \times \frac{\dot{V}_{CO_2}}{P_{ACO_2}} \quad \cdots\cdots（式3）$$

に変換することができる。またCO_2は生体内で非常に拡散しやすいことより、P_{ACO_2}は動脈血CO_2分圧（$PaCO_2$）とほぼ等しいとみなせるので、**式3**は

$$\dot{V}_A = 0.863 \times \frac{\dot{V}_{CO_2}}{PaCO_2} \quad \cdots\cdots（式4）$$

に変換できる。**式4**は

$$PaCO_2 = 0.863 \times \frac{\dot{V}_{CO_2}}{\dot{V}_A} \quad \cdots\cdots（式5）$$

に変換できる。

式5は特に臨床的有用性が高いので、十分に理解しておくことが重要である。すなわち$PaCO_2$は$\dot{V}_A$と$\dot{V}_{CO_2}$によってのみ規定されている。一般に同じ個

肺における換気とガス交換

図5　解剖学的死腔量と換気量との関係

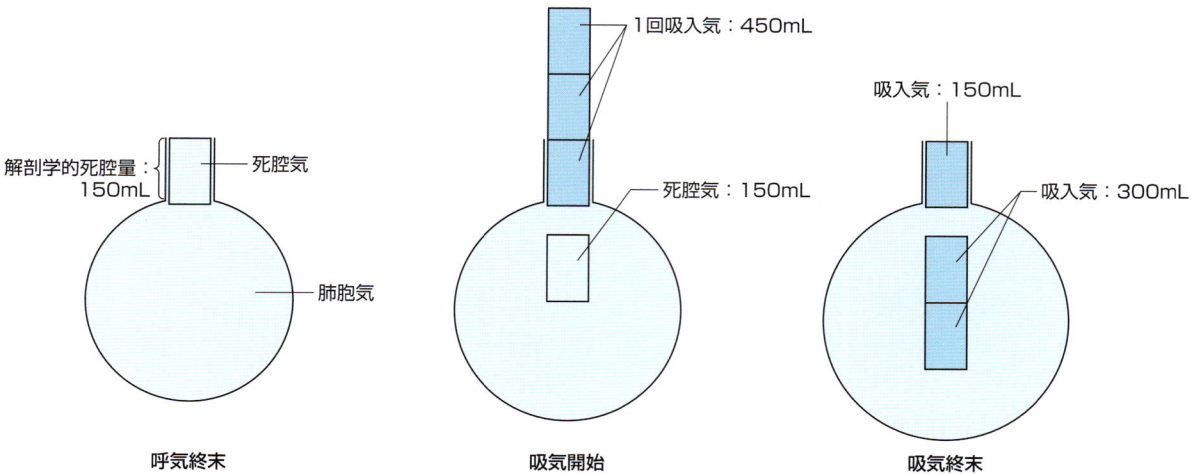

呼気終末　　　吸気開始　　　吸気終末

1回換気量（VT）が450mL，解剖学的死腔量が150mLの場合，1回の換気により肺胞内に入りガス交換に関与する吸入量（1回肺胞換気量）は300mLである。

図6　呼吸の深さと呼吸数が分時肺胞換気量に及ぼす影響

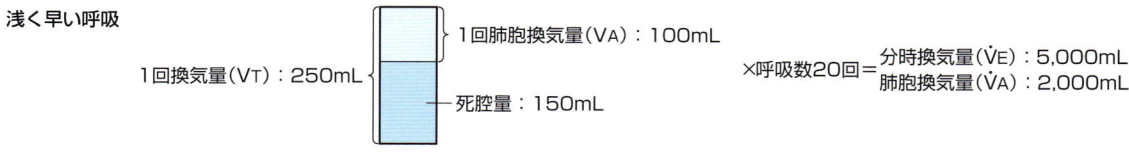

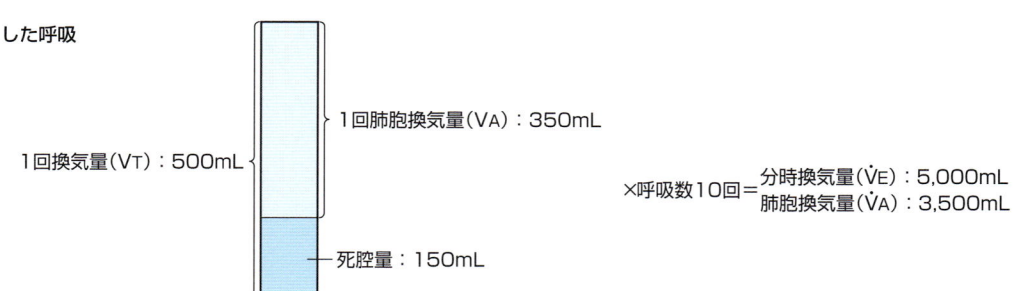

解剖学的死腔の存在により，同じ分時換気量であっても「深いゆっくりした呼吸」のほうが肺胞換気量を得るには，はるかに効率がよい。

体内では$\dot{V}_{CO_2}$はCO_2産生量と等しく，恒常状態では不変である。したがってPa_{CO_2}は$\dot{V}_A$に反比例するといえる（図7）。

たとえば$\dot{V}_A$が半分になったとき，全身の組織で産生されるCO_2量が不変であると仮定すればPa_{CO_2}は2倍に上昇することが式5より容易にわかる。

■肺胞気式

P_{AO_2}とPa_{CO_2}の関係は次の肺胞気式により示すことができる。

$$P_{AO_2} = P_{IO_2} - \frac{Pa_{CO_2}}{R} + F \quad \cdots\cdots （式6）$$

P_{IO_2}は吸入気酸素分圧を示す。Fは補正因子であるが，小さい値なので臨床的には無視しうる。Rは呼吸商（CO_2産生量とO_2消費量の比）を示す。Rの正常値は0.80～0.85の範囲である。また先に述べたように，$P_{ACO_2}≒Pa_{CO_2}$とみなせるので式6は次のように簡易に表すことができる。

$$P_{AO_2} = P_{IO_2} - \frac{Pa_{CO_2}}{0.8}$$
$$= 713 \times F_{IO_2} - \frac{Pa_{CO_2}}{0.8} \quad \cdots\cdots （式7）$$

この式7は式5と並んで臨床的有用性が高いので十分に理解しておく必要がある。

式7より読み取れることは，P_{AO_2}は吸入気の酸素濃度（F_{IO_2}）およびPa_{CO_2}の決定因子である$\dot{V}_A$により決定されることである。たとえば酸素療法により吸入気のF_{IO_2}が上昇すればP_{AO_2}は増加する。また過換気により$\dot{V}_A$が上昇すれば式5よりPa_{CO_2}は低下し，P_{AO_2}は増加する（図8）。

表1に，P_{AO_2}に影響を与える病態についてまとめた。

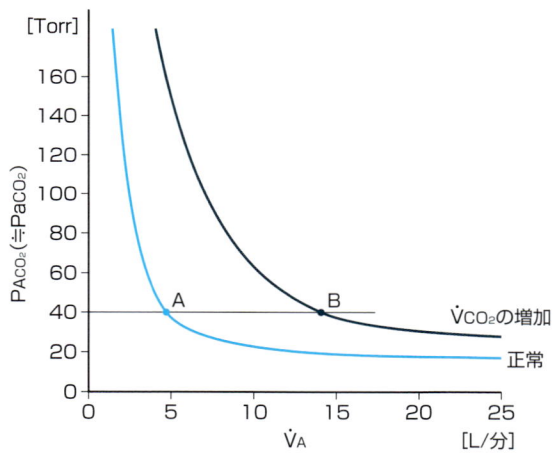

図7 肺胞換気量（$\dot{V}_A$）と肺胞気炭酸ガス分圧（P_{ACO_2}）の関係

P_{ACO_2}は$\dot{V}_A$と反比例の関係にある。CO_2産生量（≒$\dot{V}_{CO_2}$）が増加すると曲線は右上方へシフトし，正常のP_{ACO_2}を保つには換気量が増大（グラフ上のA点→B点）する。

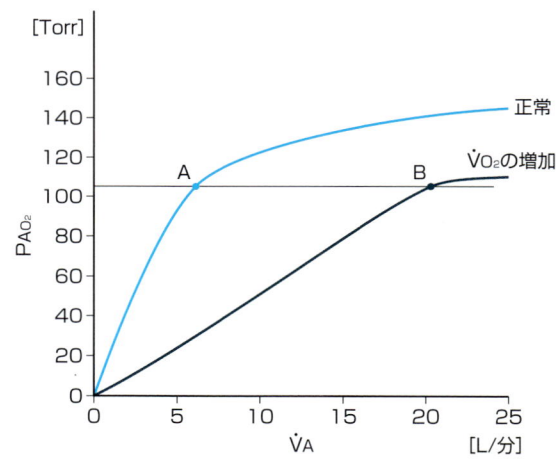

図8 肺胞換気量（$\dot{V}_A$）と肺胞気酸素分圧（P_{AO_2}）の関係

$\dot{V}_A$とP_{AO_2}は比例関係にある。運動時や感染症時など$\dot{V}_{O_2}$（酸素消費量）が増大すると曲線は右下方へシフトし，正常のP_{AO_2}を保つには換気量が増大（グラフ上のA点→B点）する。

表1 肺胞気酸素分圧（P_{AO_2}）に影響を与える因子

P_{AO_2}上昇因子	吸入気酸素濃度（F_{IO_2}）の増加：酸素療法 肺胞換気量（$\dot{V}_A$）の増加：過換気状態
P_{AO_2}低下因子	F_{IO_2}の減少：環境の酸素欠乏 大気圧の低下：高地，飛行機中 $\dot{V}_A$の減少：肺胞低換気状態

■換気と動脈血液ガス分圧との関係

◆Pao₂とPaco₂に及ぼす影響

これまでに学んだ肺胞換気式，肺胞気式の知識より容易に解釈することができる。

$\dot{V}_A$の増大（肺胞過換気）はP_{ACO_2}の低下とP_{AO_2}の上昇をきたす。その結果，当然P_{aCO_2}は低下しP_{aO_2}は上昇する。反対に$\dot{V}_A$の減少（肺胞低換気）はP_{ACO_2}の増加とP_{AO_2}の低下をきたし，P_{aCO_2}は増加しP_{aO_2}は低下する。このとき，肺胞気－動脈血酸素分圧較差（A-aDO₂）の開大はみられない。

つまり，肺胞低換気が高炭酸ガス血症を伴う低酸素血症（Ⅱ型呼吸不全）の病態生理なのである。

◆酸塩基平衡に及ぼす影響

・pHの調節

生体の酸塩基平衡の指標である，動脈血pHは主に肺と腎臓の働きにより，7.35～7.45のレベルに維持されている。pHは重炭酸イオン（HCO_3^-）とP_{aCO_2}とのバランスにより決定されるので，肺胞換気の状態がpHに大きく影響する。

pHは，Henderson-Hasselbalchの式により決定される。

$$pH = 6.1 + \log \frac{[HCO_3^-]}{H_2CO_3}$$

HCO_3^-は腎臓で調節されている。H_2CO_3は血液中に溶解しているCO_2量を反映し，P_{aCO_2}にCO_2の溶解係数である0.03を乗することにより求められる。すなわち

$$pH = 6.1 + \log \frac{[HCO_3^-]}{0.03 \times P_{aCO_2}}$$

の関係が成り立つ。この式より，低換気によりP_{aCO_2}が増加すればpHは減少（すなわち酸性に傾く）し，過換気によりP_{aCO_2}が低下すればpHは上昇（アルカリに傾く）することがわかる。

・アシドーシスとアルカローシス

酸塩基平衡に障害をきたし，pHが病的なレベルまで低下した状態をアシドーシス，上昇した状態をアルカローシスとよぶ。原因により呼吸性と代謝性に分けられる。

呼吸性アシドーシスは先に述べたように肺胞低換気に由来し，呼吸性アルカローシスは肺胞過換気による。呼吸性アシドーシス，アルカローシスに対しては腎臓によるHCO_3^-排泄の調節が起こり，pHを正常化させようとする働きが起きる。これを腎性代償とよぶ。

呼吸性アシドーシスではHCO_3^-は増加，呼吸性アルカローシスではHCO_3^-は低下する。ただ腎性代償の発現には数日間のタイムラグがあり，効果が最大となるのに4日程度かかる。

呼吸に由来しない原因でHCO_3^-が減少した場合は代謝性アシドーシスとなり，HCO_3^-が増加した場合は代謝性アルカローシスとなる。代謝性アシドーシスに対しては呼吸性代償として過換気によりP_{aCO_2}が低下する。代謝性アルカローシスに対しては換気抑制が起こる。

■肺胞におけるガス拡散

ダイナミックな換気の働きにより肺胞内には，常に新鮮な空気が送り届けられる。次に肺胞壁に張りめぐらされた毛細血管内の血液との間で拡散によるガス交換が行われる。以下に，このガス交換の機序について詳述する。

◆肺胞壁の構造（図9）

肺胞膜は肺胞の内面を覆う液層（サーファクタントを含む），肺胞上皮，上皮基底膜，肺胞上皮と肺毛細管の間の間質，肺毛細管基底膜，肺毛細管内皮の6層からなる。

肺胞膜の厚さは平均で0.6μmと非常に薄い。肺胞膜の全表面積は約70m^{2}と広大である。また肺毛細管の直径は約5μmと狭いことより，赤血球の表面は肺毛細管壁に接して移動するため，ガス分子はほとんど血漿を介さず肺胞と赤血球の間を拡散する[2]。

◆肺胞におけるガス拡散に影響を及ぼす因子

呼吸ガス（O_2，CO_2）の肺胞膜における拡散速度に影響を及ぼす因子としては，図10の6因子がある[2]。

・肺胞膜の厚さ

厚さが増す病態としては肺水腫や肺線維症が代表的である。たとえば膜の厚さが2倍になれば，ガス拡散に要する時間は理論上では2倍になる。

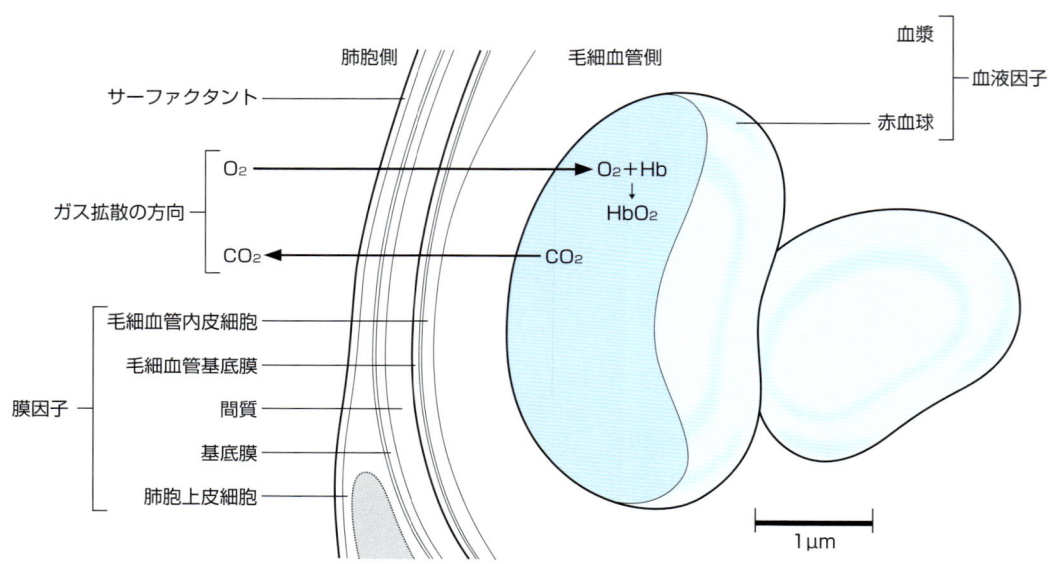

図9 肺胞膜の微細構造とガス交換

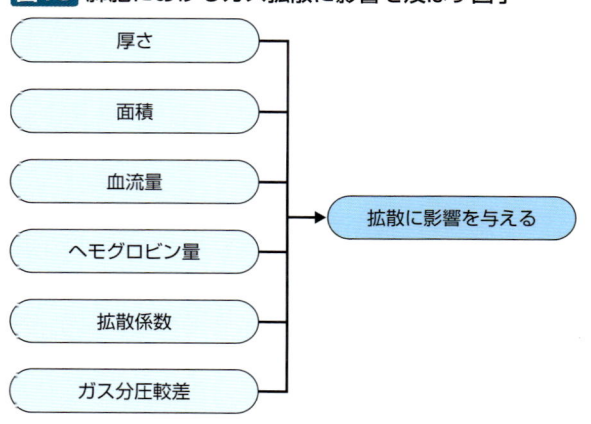

図10 肺胞におけるガス拡散に影響を及ぼす因子

図に示した6因子が拡散に影響を与える。

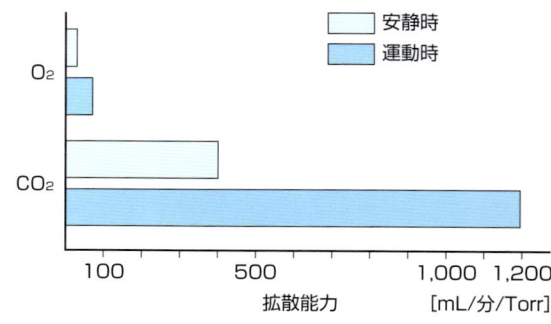

図11 O_2とCO_2の拡散能力の比較

CO_2はO_2に比較してはるかに拡散能力が高い。このため，拡散障害をきたす病態が存在してもCO_2のガス交換に与える影響は少ない。

- **肺胞膜表面積**

  肺胞膜表面積の減少はガス交換面積の減少を意味するのでガスの拡散速度を低下させる。代表的な病態として肺切除術後，肺気腫による肺胞の破壊，消失などが挙げられる。

- **肺毛細血管内血流量**

  血流量の減少は単位時間あたりのガス拡散量を低下させる。代表的病態として肺塞栓症による肺血流の遮断，心臓疾患による心拍出量の減少など。

- **ヘモグロビン量**

  貧血によりヘモグロビン量が減少すれば血流の減少と同様に単位時間あたりのガス拡散量を低下させる。

- **ガス拡散係数**

  ガスの拡散係数は肺胞膜への溶解度ならびにガス分子量により決定される。O_2の拡散係数を1とした場合，CO_2は20.3，N_2は0.53，COは0.81であり，圧倒的にCO_2の拡散係数が高い。拡散係数の違いはそのまま拡散速度の違いと考えてよい。

  つまりCO_2はO_2の20倍の速度で拡散する（図11）。

- **ガス分圧較差**

  肺胞気のガス分圧と毛細血管血液中のガス分圧の差をいう。肺胞膜を介して拡散するガスの量は，このガス分圧較差に比例する。

  O_2のように肺胞気のガス分圧が血液中の分圧より高い場合，肺胞より血液中への拡散が生じる。たとえばP_{AO_2}が低下した場合，O_2のガス拡散量は減少する。CO_2は血液中のガス分圧が肺胞気より高いため，血液より肺胞への拡散が生じる。

◆拡散能の測定

肺胞膜におけるガス拡散能は1Torrの圧較差のもとで，1分間に拡散したガス量である。したがって単位はmL/分/Torrである。

日常臨床検査では直接的にO_2やCO_2の拡散能を測定することは技術的に困難であり，一酸化炭素（CO）の拡散能力が拡散能の指標として用いられている。O_2の拡散係数はCOの1.24倍でありCOの拡散能を測定することにより，O_2の拡散能（CO拡散能×1.24）も間接的に求めることが可能である。

- **O_2の拡散能力**

  成人の安静換気時の酸素拡散能力は21mL/分/Torrである。酸素分圧較差を約11Torrとすると，$11×21≒230$mL/分のO_2が肺胞より毛細管内へ拡散している。運動中は最大で約3倍まで酸素拡散能は増加する。この機序としては，運動に伴う肺胞換気量ならびに心拍出量の増大により，毛細管の拡張によるガス交換面積の増加，換気血流比の適正化などが生じるためとされている。

  ベースに拡散能障害が存在する場合はこの機序が機能せず，運動時に低酸素血症が出現する。

- **CO_2の拡散能力**

  CO_2はO_2の拡散係数の約20倍であり，安静時の拡散能力は約400mL/分/Torr，運動時は最大で1,200mL/分/Torr程度と推測されている[2]（図11）。このようにCO_2はきわめて早いスピードで拡散するため，P_{ACO_2}と毛細血管内のP_{CO_2}はほとんど等しくなっている。

■シャント

◆シャントの基本病態（図12）

シャントとは，肺の換気領域を通過しないで静脈系より動脈系に流れる血液である。健常者においてもシャントは存在する。

気管支動脈の一部は気管支を環流した後，右心系に戻らずに肺静脈に入る。また冠動脈の一部もテベス静脈を経て左室に流入する。これらのシャントは解剖学的シャントとよばれ，健常者では心拍出量の3～5%である。健常者においてもA-aDO_2が存在する理由は，この解剖学的シャントと次に述べる換気血流比（$\dot{V}_A/\dot{Q}$）の不均等による。

病的なシャントをきたす病態としては，肺動静脈瘻，先天性心疾患による心臓内シャントなどの解剖学的異常がある。また，無気肺や肺水腫などにより罹患部位の換気がなくなると，その部分を環流していた血流はシャント血となり，酸素化されることなく左心系に入る。このようなシャントを生理学的シャントとよぶこともある。

シャントの臨床的特徴のポイントとしては，O_2投与に対して反応性が悪いことである。この理由としてシャントが存在する場合，いくらP_{AO_2}を増加させても病変の部位では肺胞気と血流の接触がないので低酸素血症の改善には繋がらない。

◆シャント率の求め方

　酸素化された肺静脈血に，混合静脈血がどの程度混入したかという視点よりシャント率を求めることができる。シャント率を正確に求めるには吸入気を100％O_2にして20〜30分経過してから求める。したがって，シャント率の計算は実地臨床では挿管下で人工呼吸管理を受けている患者が対象となる。

$$全O_2量 = 全血流量 \times 動脈血O_2濃度$$

全O_2量はシャント血のO_2量と終末毛細管血酸素量の和に等しいので，

$$\dot{Q}_T \times CaO_2 = (\dot{Q}_S \times C\bar{v}O_2) + (\dot{Q}_T - \dot{Q}_S)Cc'O_2$$

したがってシャント率($\dot{Q}_S/\dot{Q}_T$)は

$$\frac{\dot{Q}_S}{\dot{Q}_T} = \frac{Cc'O_2 - CaO_2}{Cc'O_2 - C\bar{v}O_2}$$

である。ここで$\dot{Q}_S$はシャント血流，$\dot{Q}_T$は単位時間の心拍出量である。大文字のCは血液中のO_2含量を意味し，$Cc'O_2$は酸素化を受けた肺毛細血管終末のO_2含量である。CaO_2は動脈血のO_2含量，$C\bar{v}O_2$は混合静脈血のO_2含量である。

■換気血流比のガス交換に及ぼす影響

　効率のよいガス交換には肺胞の換気と肺胞を還流する血流とが，マッチしていることが必要である。たとえば，ある肺胞単位において換気が十分にあるにもかかわらず，血流がなければその部分の換気はガス交換に寄与せず生理学的死腔となる。反対に血流はあるが換気がない場合はその血流は生理学的シャント血となりガス交換に寄与しない。

　この換気血流の関係は肺胞換気量/肺毛細管血流量比($\dot{V}_A/\dot{Q}$)により定量的に表される。

　理想的にはこの$\dot{V}_A/\dot{Q}$が1であれば，最もガス交換効率がよいわけである。しかし肺病変のあるときのみならず，正常肺においても主に重力の影響により肺の領域では，$\dot{V}_A/\dot{Q}$は約0.6〜3.3と局所的差異を認める。肺全体での平均値は0.8程度である。

　次にこれらの詳細について考えてみる。

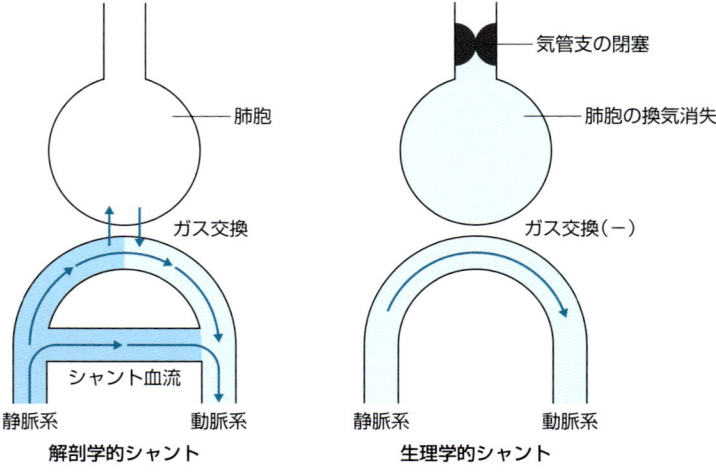

図12 シャントの概念図

シャントは肺の換気領域を通過しないで静脈系より動脈系に流れる血流である。発生機序により解剖学的シャントと生理学的シャントに大別できる。

◆肺胞単位で換気血流比を変化させたときのシミュレーションモデル(図13)

$\dot{V}_A/\dot{Q}$がガス交換に及ぼす影響については,肺胞単位で"$\dot{V}_A/\dot{Q}=1$"の場合,換気がなくなり"$\dot{V}_A/\dot{Q}=0$"の場合,血流がなくなり"$\dot{V}_A/\dot{Q}=$無限大(∞)"の場合の3点をモデルに考えると理解しやすい[3]。

- "$\dot{V}_A/\dot{Q}=1$"の場合(理想的には最もガス交換効率が良い)

吸入気の酸素分圧(P_{IO_2})は150Torr,炭酸ガス分圧(P_{ICO_2})は0である。この肺胞を環流する混合静脈血の酸素分圧($P\bar{v}_{O_2}$)は40Torr,炭酸ガス分圧($P\bar{v}_{CO_2}$)は45Torrである。このときのP_{AO_2}は100Torr,P_{ACO_2}は40Torrとなる。P_{AO_2}は「換気による肺胞内へのO_2供給」と「肺胞から毛細管血へのガス拡散によるO_2供給」とのバランスにより決定されている。P_{ACO_2}は「換気による肺胞外へのCO_2排泄」と「毛細管血から肺胞内へのガス拡散によるCO_2移動」とのバランスにより決定されている。

- "$\dot{V}_A/\dot{Q}=0$"の場合

「換気による肺胞内へのO_2供給」と「換気による肺胞外へのCO_2排泄」が存在しないわけである。したがって,肺胞気は混合静脈血と同じガス分圧で平衡状態となる。

- "$\dot{V}_A/\dot{Q}=$無限大(∞)"の場合

この状態では「肺胞から毛細管血へのガス拡散によるO_2供給」と「毛細管血から肺胞へのガス拡散によるCO_2移動」がないわけである。その結果,肺胞気は吸入気ガス分圧組成と同じになる。

- 換気血流比ラインを示すO_2-CO_2ダイアグラム(図14)

以上のように$\dot{V}_A/\dot{Q}$が低下するにつれて肺胞気は混合静脈血のガス分圧組成に近づき,反対に$\dot{V}_A/\dot{Q}$が上昇するにつれて肺胞気は吸入気のガス分圧組成に近づくわけである。これらの変化を表す方法としてO_2-CO_2ダイアグラムが用いられる[3]。

このダイアグラムではX軸にP_{AO_2}を,Y軸にP_{ACO_2}をプロットしている。ラインのほぼ中央に$\dot{V}_A/\dot{Q}=1$(理想)のポイントがあり,$\dot{V}_A/\dot{Q}$が上昇するにつれてP_{AO_2}-CO_2ポイントはラインの右下に移動していく。ラインの右端が吸入気ガス(I)ポイントである。反対に$\dot{V}_A/\dot{Q}$が低下するにつれてP_{AO_2}-CO_2ポイントはラインの左に移動し,左端が混合静脈血($\bar{v}$)ポイントである。

図13 肺胞単位で換気血流比($\dot{V}_A/\dot{Q}$)を変化させたときのシミュレーション

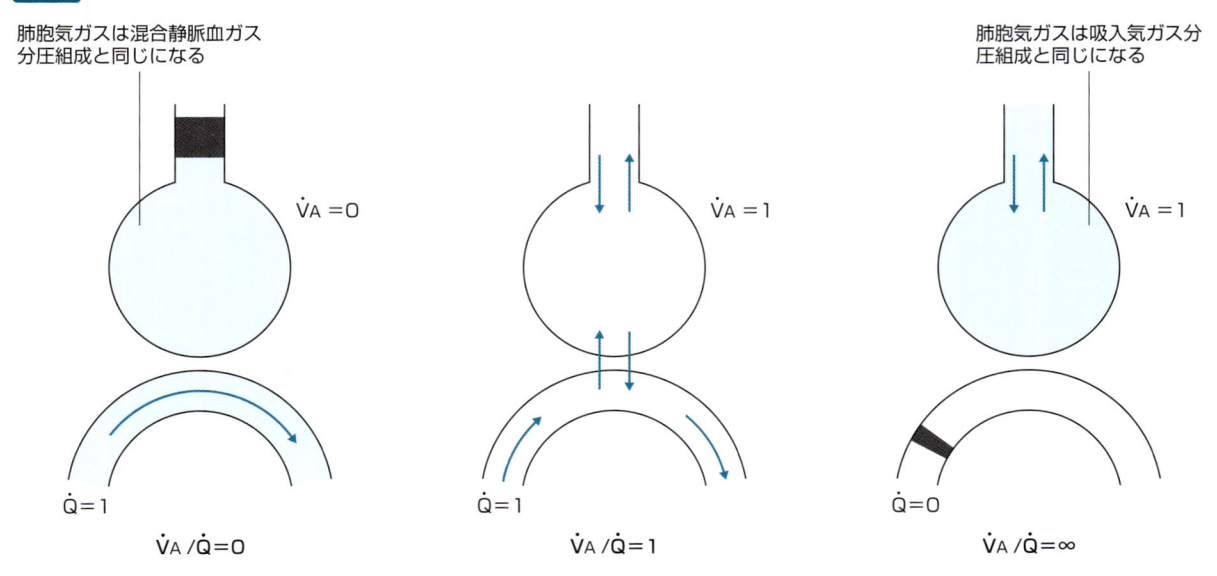

$\dot{V}_A/\dot{Q}$が0に近づくにつれて肺胞気ガス分圧は混合静脈血ガス分圧に近似する。
反対に$\dot{V}_A/\dot{Q}$が∞に近づくにつれて吸入気ガス分圧に近似していく。

■換気血流比の肺局所での変化(図15)

正常肺においても肺底部と肺尖部では，換気と血流の分布に差が認められる。立位の条件において，肺尖部では肺底部に比較して血流と肺胞換気の両者は低くなっている。しかし血流は換気に対して相対的に少なく，$\dot{V}_A/\dot{Q}$は上昇する。一方，肺底部では血流と肺胞換気の両者は増加しているが，増加の程度は血流に対して換気のほうが相対的に少なく，$\dot{V}_A/\dot{Q}$は低下する。

このように，正常肺においても肺の領域により$\dot{V}_A/\dot{Q}$は変化し，生理学的死腔やシャントを形成し，ガス交換の効率に影響を及ぼしている。しかし，運動時には肺尖部の血流が上昇するため$\dot{V}_A/\dot{Q}$は1に近づき，ガス交換効率はよくなる。

■換気血流不均等が肺のガス交換全体に与える影響

これまで述べてきたように，肺上部では$\dot{V}_A/\dot{Q}$の上昇によりP_{AO_2}は高く，肺下部では$\dot{V}_A/\dot{Q}$の低下によりP_{AO_2}は低い。しかし，肺全体での血流は酸素化が悪い肺下部のほうが多いので，P_{aO_2}は混合肺胞気の酸素分圧(P_{AO_2})より低くなる。

■換気血流不均等をきたす代表的疾患

知識を整理する意味も含めて，$\dot{V}_A/\dot{Q}$異常をきたす代表的疾患である慢性閉塞性肺疾患(chronic obstructive pulmonary disease；COPD)の病態生理について最初に考えてみよう。

COPDの病変の主座は末梢細気管支の炎症と肺胞破壊である。細気管支が炎症や気道分泌物のために狭窄や閉塞すればその気道の小葉を形成する肺胞の換気は著しく低下し，$\dot{V}_A/\dot{Q}$は減少する。また肺胞壁破壊が高度にある場合は，肺胞壁の毛細血管が破壊，消失する。その結果，拡散能の障害だけでなく$\dot{V}_A/\dot{Q}$が上昇し，死腔換気様の病態となる。COPDのガス交換障害の機序としてはこれらが総合的に影響している。

次に肺炎や無気肺，肺水腫などの疾患では病変部位の肺胞換気は低下もしくは消失しており，$\dot{V}_A/\dot{Q}$は減少し，その部分を還流する血液は酸素化されない

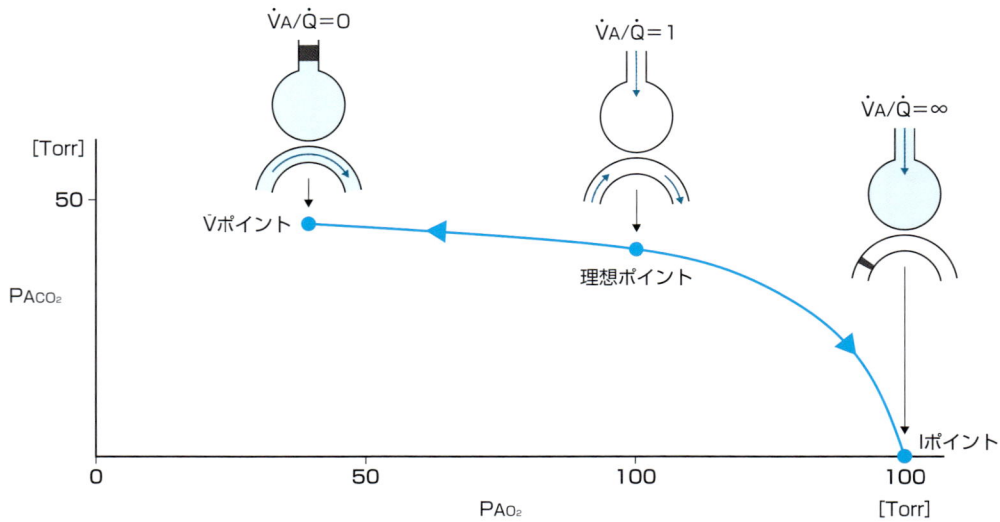

図14 換気血流比曲線を示すO_2-CO_2ダイアグラム

肺胞気のP_{AO_2}-P_{ACO_2}ポイントは，混合静脈血($\bar{V}$)ポイントから吸入気ガス(I)ポイントに向かって$\dot{V}_A/\dot{Q}$が増加するにつれて曲線上を移動する。

文献3)より引用改変

シャント様効果によりガス交換障害が発生している。
　肺血栓塞栓症では，発症直後には病変部位の肺胞換気は保たれているが，血栓により血液環流は減少もしくは消失して$\dot{V}_A/\dot{Q}$は上昇する生理学的死腔効果によりガス交換障害が発生している。

【文献】
1) 毛利昌史，工藤朔二：液体中のガス分圧とは．肺機能テキスト，10，文光堂，1985．
2) 早川弘一 監訳：第39章 ガス交換の生理学的原理．臨床生理学(Guyton AC, Hall JE：Textbook of Medical Physiology, 9th ed)，501-510，医学書院，1999．
3) 笛木隆三，富岡眞一 訳：第5章 換気血流関係．呼吸の生理 第3版 (West JB：Respiratory Physiology-The Essentials, 5th ed)，52-71，医学書院，1997．

図15 立位における換気血流比の肺局所での変化

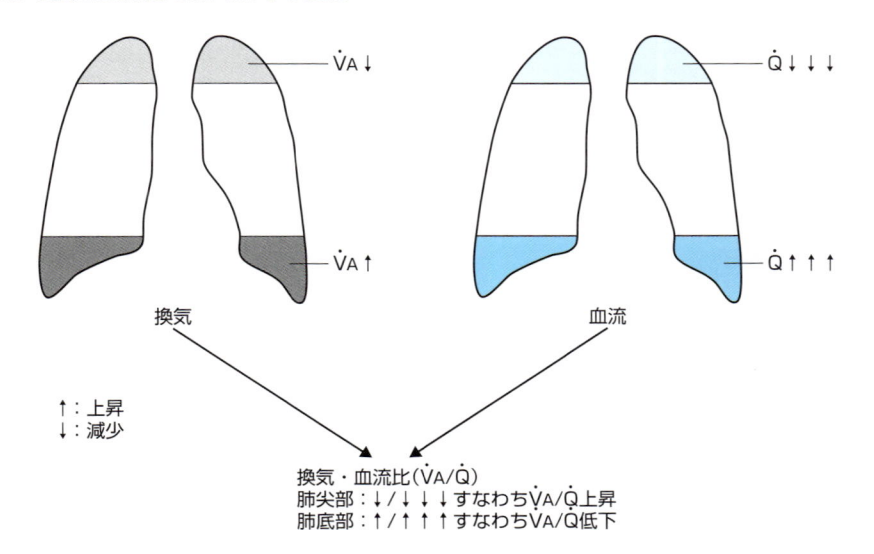

換気・血流比($\dot{V}_A/\dot{Q}$)
肺尖部：↓/↓↓↓↓ すなわち$\dot{V}_A/\dot{Q}$上昇
肺底部：↑/↑↑↑↑ すなわち$\dot{V}_A/\dot{Q}$低下

↑：上昇
↓：減少

換気と血流比の局所的差異の存在のため，$\dot{V}_A/\dot{Q}$は肺局所で変化する。肺尖に近づくにつれて$\dot{V}_A/\dot{Q}$は上昇し，肺底に近づくにつれて$\dot{V}_A/\dot{Q}$は低下する。

血液による酸素と二酸化炭素の運搬の仕組み

泉崎雅彦

筋肉の収縮やイオンの能動輸送をはじめとする生体の活動には，エネルギーが不可欠である。このエネルギーは主に食物として摂取された糖（グルコース）に由来し，アデノシン三リン酸（ATP）の形で高エネルギー分子として貯蔵されている。われわれが呼吸をして酸素（O_2）を体内に取り込んでいる理由は，このATP産生にO_2が必要であるからである。

いわゆる外呼吸によって肺で体内に取り込まれたO_2は，最終的にはO_2を利用してATPを産生する場所，すなわち細胞内のミトコンドリアまで到達しなくてはならない。血液とりわけ赤血球の中にあるヘモグロビンがこのO_2運搬における重要な役割を担っている。O_2は肺でヘモグロビンと結合し，血流に乗って末梢にまで運ばれていく。O_2はそこでヘモグロビンと別れ，血液中から毛細管壁を越えて組織，細胞，ミトコンドリアへと向かっていく。同時にATP産生過程では二酸化炭素（CO_2）が発生するため，各細胞よりCO_2を回収し，その排泄臓器である肺まで運ぶことも血液の重要な役割となっている。

この稿では，このような血液によるO_2とCO_2の運搬の仕組みについて概説する。

酸素（O_2）の運搬

外呼吸によって肺へ取り込まれたO_2は，エネルギー産生を行うためにO_2を必要とする末梢の組織へと血液を介して運搬される。ここでは，肺で血液中に取り込まれたO_2がどのようにして末梢組織にまで到達するのかについて述べる。

■肺胞から血管内への移動

生体は外呼吸によりO_2を含む大気を肺内に取り入れている。この中で肺胞に到達したO_2は肺胞壁を越え，その周囲を網目のように取り巻く肺毛細管内に入り，最初の目標である赤血球内に存在するヘモグロビンをめざす（p.18 図9参照）。

肺胞にあるO_2が血液中にまで到達するまでには，肺胞内を覆う液層（サーファクタント），肺胞上皮，間質，肺毛細管内皮で構成される障壁を越えていかなければならない。この移動はFickの法則に基づく拡散によって受動的に行われる。大気中の酸素分圧は約150Torrであるが，肺胞気中では血液中へのO_2の取り込みがあるため約100Torrとなる。肺毛細管入口での血液（混合静脈血）の酸素分圧（P_{O_2}）は約40Torrである。この肺胞気と混合静脈血の酸素分圧較差が拡散のための駆動圧となる。

O_2のみならず一般に移動する気体量は，気体の圧較差，ガス交換部の面積，拡散係数に比例し，移動距離に反比例する。さらに拡散係数は気体の溶解度に比例する。CO_2はO_2に比べてより拡散しやすいことが知られている。混合静脈血中のCO_2は約46Torr，肺胞気中では約40Torrであり，その圧較差はO_2の1/10であるが，CO_2の溶解度はO_2の20倍あるため，圧較差が小さくても十分拡散することができる。

拡散により肺毛細管内の酵素分圧は最終的に肺胞気酸素分圧（P_{AO_2}）と平衡状態となり，血液は酸素化されて肺毛細管から肺静脈へと流れていく。平衡状態に達するまでの肺毛細管血と肺胞気の接触時間も拡散によるO_2のヘモグロビンまでの移動を決定する重要な因子である（図1）。

血液は絶えず流れている存在であるため，ある一定の時間内にO_2の移動を完了させないと酸素化が終了する前に肺から出て全身の循環系に入ってしまう。平常時に血液が肺毛細管内を通過する時間は約1秒であるが，血液の酸素化の作業は0.25秒以内に終わるとされ十分な時間的余裕がある。たとえ激しい運動をして血流が増加し，毛細血管内の通過時間が短縮しても問題となることはない。しかし肺線維症な

どで肺胞と血液との間にある障壁が肥厚すると，安静時には問題がなくても運動などで血流速度が増してくると拡散障害が顕在化し，低酸素血症の原因となることがある。

■血液中での存在形式

これらの障壁を乗り越えたO_2はまず血液（血漿）に溶解する。溶解するO_2量はHenryの法則に従い，分圧に比例する。PO_2 1Torrあたり血液中には0.003mL/dLのO_2が溶解する。したがって動脈血酸素分圧（PaO_2）は約100Torrであるから，動脈血には0.3mL/dLのO_2が溶解した形で存在している。

ヒトは安静時に毎分250mLのO_2を消費している。O_2が血液に溶解した形でのみ存在するとすれば，毎分83Lもの心拍出量が必要となってしまう。しかし，血液中にはヘモグロビンに結合しているO_2も存在するため，実際の動脈血中のO_2含量は20mL/dLほどあり，必要とされる心拍出量ははるかに少なくて済む。ヘモグロビンは血液のO_2運搬能を飛躍的に増大させることができる（図2）。

ヘモグロビンは赤血球内に存在するO_2結合能を有する蛋白である。1個のヘモグロビン分子は，4つのサブユニット（2つのαサブユニットと2つのβサブユニット）によって構成されている（図3）。それぞれのサブユニットに鉄原子をもつヘムがあり，それぞれにO_2 1分子が結合する。したがって1個のヘモグロビン分子は，4個のO_2分子と結合することができる。血漿中に溶解したO_2は赤血球膜を越えて当面の目標であるヘモグロビンと出会い，そのヘム部分と結合することができるわけである。

通常生体にあるヘモグロビンのO_2結合量は，ヘモグロビン1gあたり1.34mLである。健常者の血液中のヘモグロビン濃度は15g/dLであるから，ヘモグロビンに結合可能な最大O_2量は血液1dLあたり1.34mL/g×15g/dL＝20.1mL/dLとなる。

◆ヘモグロビン酸素解離曲線

ヘモグロビンに結合可能な最大O_2量に対する，実際に血液中でヘモグロビンに結合しているO_2量の割合を酸素飽和度という。ヘモグロビンの酸素飽和度とPO_2の関係を示したのが図4である。

図1 血液中の酸素分圧が肺胞気酸素分圧と平衡に達するまでの時間

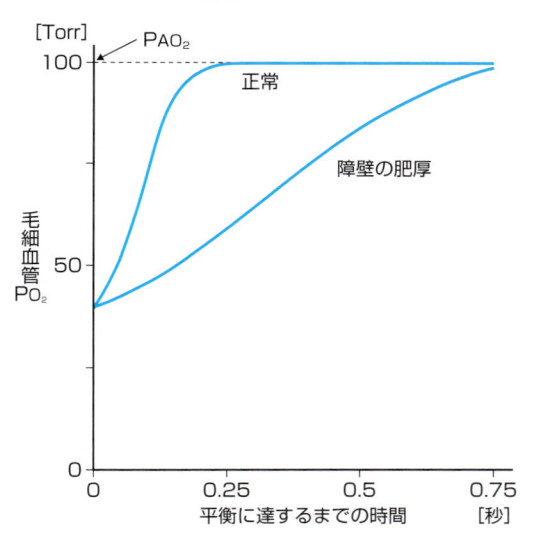

肺毛細管に流入した血液中の酵素分圧は，ほぼ0.25秒以内に肺胞気のPO_2（PAO_2）と平衡に達する。運動時には血液が肺毛細管を流れる時間が短縮する。また肺胞と毛細管までの障壁が肥厚するとO_2の拡散が遅くなり，平衡に達することができずに低酸素血症の原因となりうる。

文献2）Fig18より引用改変

図2 血液中でのO_2の存在形式

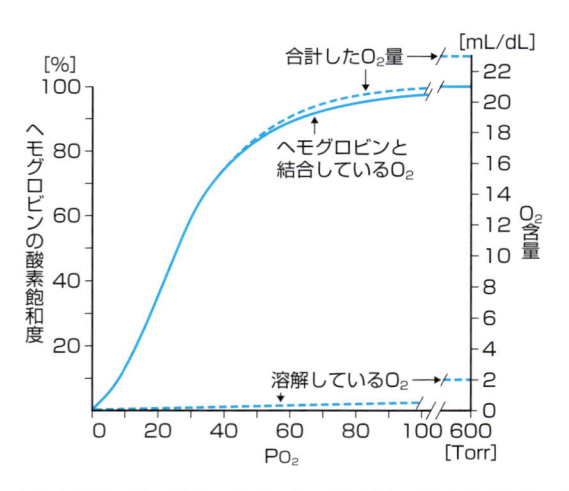

血液中のO_2の大部分はヘモグロビンに結合して存在している。物理的に溶解しているO_2量は少ない。

文献2）Fig47より引用改変

ここで特徴的なのは酸素解離曲線がS字状になっており、O_2のヘモグロビンへの結合しやすさが一定ではないことがわかる。ヘモグロビン1分子には4つのO_2結合部位があるが、まずそのうちのどこかの部位にO_2が結合するとヘモグロビンの立体構造が変化し、次にやってきたO_2はヘモグロビンにより結合しやすくなることが知られている。

このようにO_2が結合しやすくなることをヘモグロビンの酸素親和性が増すというが、このことは次の3番目、4番目のO_2の結合時にもみられ、4番目のO_2のときの酸素親和性は最初のO_2のときに比べはるかに大きくなる。ヘモグロビンの酸素親和性がO_2の結合状況によって変化することが、酸素解離曲線がS字状になることの理由である。

酸素解離曲線がS字状であることは、肺でのO_2の取り込みと末梢での組織供給というヘモグロビンの重要な役割に非常に有利である。まず肺でのO_2の取り込みについて考えてみる。重要なのはPO_2が60Torrと100Torr付近での酸素飽和度の違いがわずか10％程度であるという点である。

たとえば高地では吸入気のPO_2が低下し、動脈血中のPO_2の低下をまねく。PaO_2が100Torrから60Torrへ低下すると、分圧に直接依存する溶解O_2量は確実に減少する。しかし血液中のO_2含量のほとんどを占めるヘモグロビン結合O_2の量の減少は、飽和度の減少から考えるとたかだか10％である。したがって全体としてみた血液中のO_2含量の低下は少なく、低酸素による生体への悪影響を極力抑えることができる。在宅酸素療法などで目標のPO_2を60Torr、もしくは酸素飽和度を90％としているのも、過剰なO_2供給によるナルコーシスなどの発生を防ぎ、かつ組織へのO_2供給を保つという点でバランスされているからである。

次にPaO_2が60Torrより低下している部分に注目してほしい。末梢での組織供給の場面では、O_2は血液中と組織中の酸素分圧較差に応じて血液中から末梢組織へ向けて拡散していく。そこでは酸素飽和度が急激に低下してO_2のヘモグロビンからの解離が進んでいるが、組織でのO_2拡散のための駆動圧となるPO_2の低下は少ない。PO_2の低下を少なくして、より多くのO_2を供給できるという点で非常に合理的である。

図3 ヘモグロビンの構造

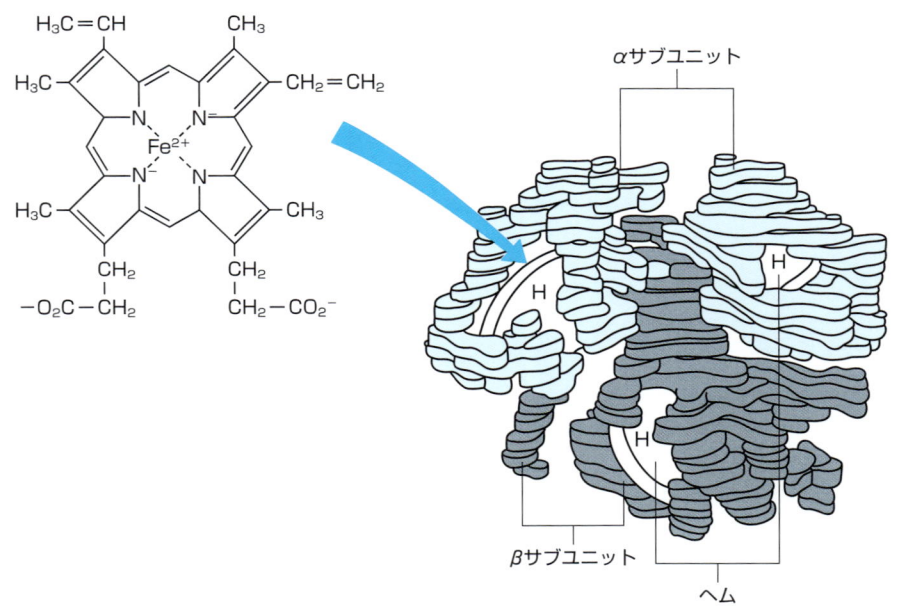

ヘモグロビン分子は、4つのサブユニット（2つのαサブユニットと2つのβサブユニット）によって構成されている。それぞれのサブユニットに鉄原子をもつヘム（H）があり、それぞれに0、1分子が結合する。

文献1）Fig 13.5より引用改変

◆ヘモグロビン酸素解離曲線の移動

図4で示したようなヘモグロビン解離曲線の位置は，実際には一定ではなく多くの因子によって変化する。解離曲線の右方シフト，すなわちヘモグロビンの酸素親和性を低下させる因子には，水素イオン（H^+）濃度（$[H^+]$）の上昇，炭酸ガス分圧の上昇，温度の上昇，赤血球内の2, 3-diphosphoglycerate（DPG）濃度の上昇などが挙げられる（図5）。これらの因子の逆の変化は解離曲線を左方へシフトさせる。

炭酸ガス分圧の上昇によるヘモグロビンの酸素親和性の低下はBohr効果として知られている。赤血球中の炭酸脱水酵素がCO_2と水の反応を触媒し，重炭酸イオン（HCO_3^-）とH^+ができる。

Bohr効果はCO_2自身の影響というよりも，$[H^+]$の上昇による効果と考えられている。この効果は生理的に重要な意義をもっている。炭酸ガス分圧の高いところ，すなわちO_2を利用する末梢領域ではヘモグロビンの酸素親和性が低下し，結果としてより多くのO_2が供給可能となる。一方，肺では炭酸ガス分圧が低いために酸素親和性が高まり，O_2の取り込みがより有利となる。また体温の上昇は$[H^+]$の上昇や炭酸ガス分圧の上昇とともに，運動時の解離曲線の右方シフトに寄与していると考えられている。

2, 3-DPGは赤血球中に分布し，βサブユニットにあるアミノ酸残基と結合してヘモグロビンの立体構造を変化させ，その酸素親和性を低下させる。高地居住や慢性低酸素を伴う疾患が存在すると，ヘモグロビンの酸素親和性が低下することが知られている。2, 3-DPGの増加がその原因と考えられている。酸素親和性の低下により末梢でのヘモグロビンからのO_2放出が促進されるため，低酸素に対する生体の防御システムと考えられている。しかしきわめて高度な低酸素環境では，酸素親和性の低下は肺でのO_2の取り込み低下が問題となり，むしろ組織の酸素化には不利であると考えられている。

■血液中から細胞内への移動

ヘモグロビンに結合したO_2や血漿中に溶解したO_2は，血流に乗ってO_2を必要とする末梢組織にある毛細血管に到着する。そこから血管外液を通って細胞，ミトコンドリアへと拡散していく（図6）。

末梢組織の毛細血管（動脈側）におけるP_{O_2}は95Torr，隣接した血管外液のP_{O_2}は40Torrである。このP_{O_2}の差を駆動圧としてO_2は血管外へと拡散していく。毛細血管中を流れていく過程でO_2は組織に取り込まれ，血中のP_{O_2}は次第に低下し，ヘモグロビンはO_2を放出していく。毛細血管の血中P_{O_2}は40Torrまで低下して，静脈へと流れ込んでいく。

図4 ヘモグロビンの酸素解離曲線

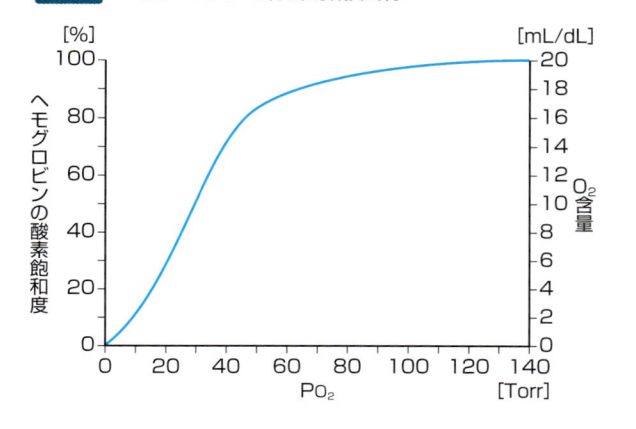

酸素解離曲線がS字状であることは，肺でのO_2の取り込みと末梢での組織供給というヘモグロビンの重要な役割に有利である。

文献3）Fig40.8より引用改変

図5 ヘモグロビンの酸素親和性を低下させる因子

右方シフト
① H^+ ↑
② CO_2 ↑
③ 体温 ↑
④ 2,3-DPG ↑

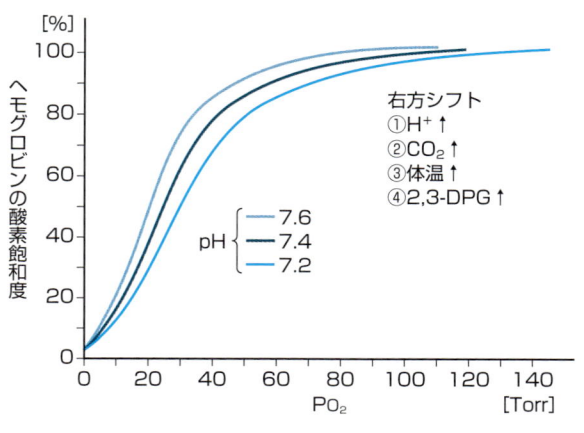

pH { 7.6 / 7.4 / 7.2 }

ヘモグロビンの酸素解離曲線の右方シフト，すなわちヘモグロビンの酸素親和性を低下させる因子には，$[H^+]$の上昇，炭酸ガス分圧の上昇，温度の上昇，赤血球内の2, 3-DPG濃度の上昇などが挙げられる。ここでは，pHが低下すると酸素解離曲線が右方へシフトする様子を示す。

文献3）Fig40.10より引用改変

血管外に出たO₂は圧勾配に従って拡散していく。血管外液のPO₂は，O₂が毛細血管壁から細胞膜に向かって拡散していく過程で低下していく。細胞内にまで拡散した後，最終的にO₂がミトコンドリアで利用されるために必要な圧力は1～3Torrといわれる。このわずかな圧較差をつくり出すことを目的として，生体は巧みに計算されたヘモグロビンをはじめ，呼吸器系や循環系などさまざまなシステムを駆使しているといえる。O₂は最終目的地のミトコンドリアに到達し，生体の活動を担っているエネルギー産生に使われることになる。

二酸化炭素（CO₂）の運搬

　エネルギー産生の過程でO₂が利用されることはすでに述べたが，同時にその過程ではCO₂が産生される（図6）。細胞で産生されたCO₂は，O₂同様血液によって運搬され，外呼吸によって肺から大気中へ放

図6　細胞でのO₂の消費とCO₂の産生

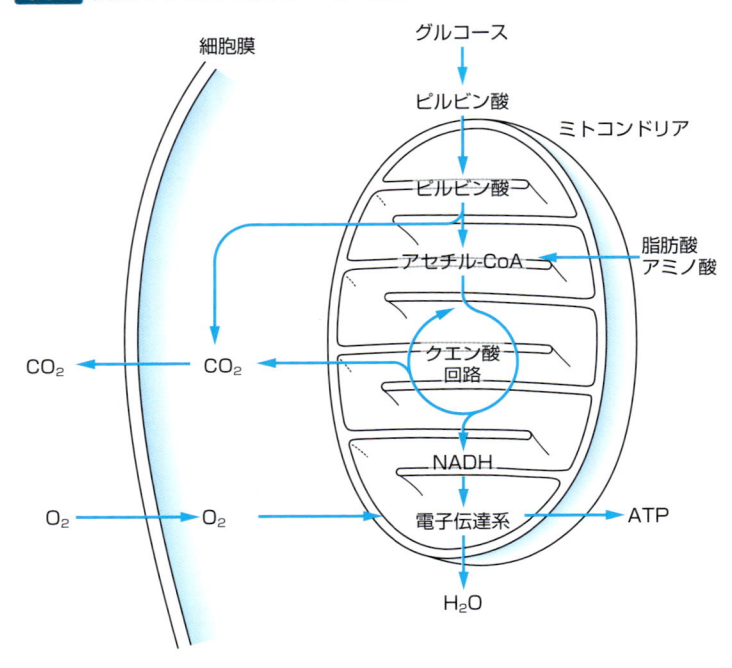

O₂はミトコンドリアでエネルギー（ATP）産生に利用される。その際にCO₂が産生される。

図7　細胞内から血管内までのCO₂の移動

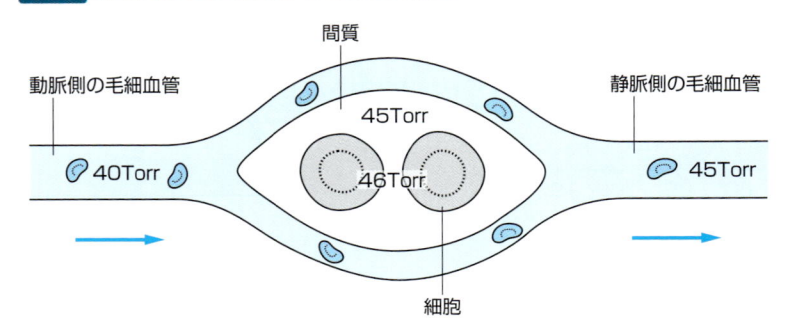

細胞内P_{CO_2}は約46Torr，細胞を取り囲む間質液中のP_{CO_2}は約45Torr，末梢毛細血管の動脈側では40Torrといわれ，この圧差によりCO₂は細胞から血管内にまで移動する。

文献3）Fig40.5より引用改変

血液による酸素と二酸化炭素の運搬の仕組み

出される。ここでは，末梢から肺までどのようにCO_2が運ばれていくのか述べる。

■細胞内から血管内への移動

CO_2は細胞内から血管まで拡散にて移動する（図7）。細胞内P_{CO_2}は約46Torr，細胞を取り囲む間質液中のP_{CO_2}は約45Torr，末梢毛細血管の動脈側では40Torrといわれ，この圧差により細胞から血管内にまで移動する。その後，末梢血管出口付近では間質液中のP_{CO_2}と平衡し，血液中のP_{CO_2}は約45Torrとなり静脈内に流入する。

■血液中での存在形式

細胞内から拡散にて血管内に到達したCO_2は，血液中を主に3種類の形で運搬される。血漿中に物理的に溶解したCO_2，HCO_3^-，蛋白と結合したカルバミノ化合物である。このなかで最も重要なものは，HCO_3^-の形で運搬されるCO_2である（図8）。

◆血漿中に溶解したCO_2

O_2と同様，CO_2の血漿中への物理的溶解量は分圧と溶解度によって決まる。P_{CO_2} 1Torrあたり血液中には0.07mL/dLのCO_2が溶解する。混合静脈血中のP_{CO_2}は45Torr，動脈血中では40Torrであるから，その差は$0.07×(45-40)$で約0.4mL/dLである。つまり組織から加えられたCO_2のうち0.4mLが物理的に溶解した状態で肺まで運搬され，そこで排出される。これは組織で産生されたCO_2全体の約10％を占めている。

◆重炭酸イオン（HCO_3^-）

HCO_3^-は，血液中でCO_2が水と反応することでつくられる。この反応は血漿中でも行われるが，そのスピードは非常にゆっくりとしている。しかし，CO_2が赤血球内に入ると，赤血球中に存在する炭酸脱水酵素

図8 末梢毛細血管でのO_2とCO_2の動き

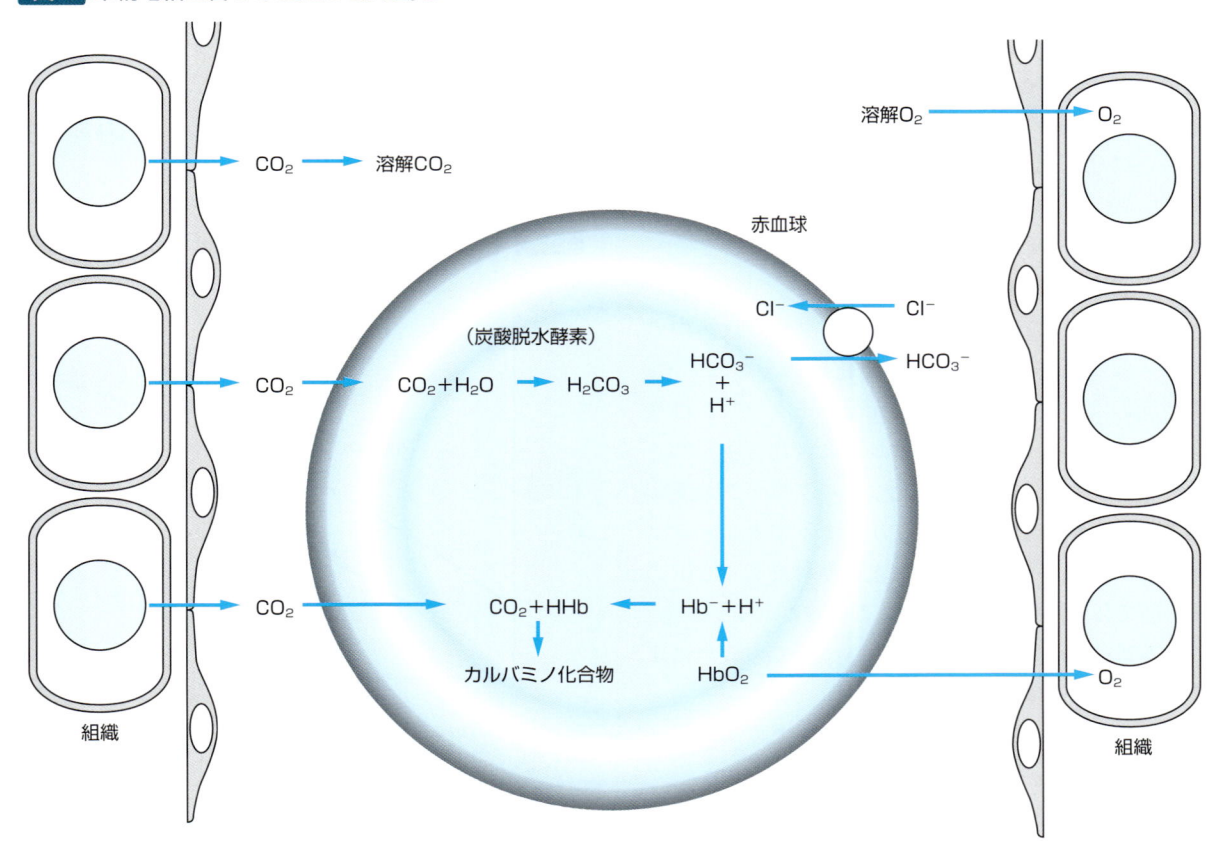

組織で産生されたCO_2は，血液中に入って主に3種類の形で肺まで運搬される。血漿中に物理的に溶解した状態，HCO_3^-，蛋白と結合したカルバミノ化合物である。またO_2を組織に放出したヘモグロビン（Hb）は，H^+緩衝能がより大きい。

によってこの反応は急激に加速する（**式1**）。H_2CO_3は赤血球中ですぐにHCO_3^-とH^+に解離する（**式2**）。

$$CO_2 + H_2O \rightarrow H_2CO_3 \quad \cdots\cdots (\textbf{式1})$$
$$H_2CO_3 \rightarrow H^+ + HCO_3^- \quad \cdots\cdots (\textbf{式2})$$

したがって，CO_2は主に赤血球内においてHCO_3^-に形を変える。CO_2が赤血球内に進入してくるにつれ，上記の反応の結果として赤血球内のHCO_3^-濃度とH^+濃度が高まっていく。H^+は赤血球膜を通過しにくいため，増加したH^+の大部分は赤血球内に存在する緩衝物質であるヘモグロビンと結合する。一方，増加したHCO_3^-は濃度差によって血漿中に出ていく。これがHCO_3^-の形で血液中を運搬されるCO_2である。またHCO_3^-の赤血球外への移動に伴い，電気的中性を保つために塩素イオン（Cl^-）が血漿中から赤血球内に移動してくる。これはCl^-移動（chloride shift）とよばれており，血漿中のClの濃度が動脈よりも静脈で低くなる理由である。

ヘモグロビンによるH^+緩衝能は，酸素化型ヘモグロビンよりも還元型ヘモグロビンでより強い。したがって還元型ヘモグロビンのより多く存在する末梢において，H^+の処理能力が高いということである。このことは上記の反応を進めて赤血球内でのHCO_3^-の産生を高めるため，CO_2をより効率よく末梢より運び去ることができる。

◆カルバミノ化合物

赤血球内に入った一部のCO_2は，グロビン蛋白のアミノ基と反応してカルバミノ化合物を形成する。この反応は可逆性であり，還元型ヘモグロビンは酸素化型ヘモグロビンよりもカルバミノ化合物をつくりやすい。したがって，還元型ヘモグロビンの多い環境である末梢ではCO_2が取り込まれてカルバミノ化合物が形成されやすく，酸素化型ヘモグロビンの多い肺ではCO_2がヘモグロビンより離れやすくなる。この差はCO_2の末梢での取り込み，肺での放出により有利なものである。

またCO_2の中には血漿蛋白と反応してカルバミノ化合物を形成するものもあるが，この量は少なくその相対的な重要性も低い。

■ 肺でのCO_2の放出

末梢組織で産生されたCO_2は，溶解CO_2，HCO_3^-，カルバミノ化合物の3種類の姿で血液中を肺にまで運搬される。肺では末梢で起きた逆の反応が進行する。そしてCO_2は肺胞内に拡散し，外呼吸によって大気中に放散される。

血液のCO_2運搬能はヘモグロビンの酸素化によって低下し，逆に末梢でのように脱酸素化があるとCO_2運搬能は増大する（図9）。この効果はHaldane効果とよばれている。肺ではヘモグロビンの酸素化が行われるため，CO_2の血液から肺胞への移動が促進される。この理由として次のことが挙げられる。ヘモグロビンが酸素化するとカルバミノ化合物をつくりにくくなるため，肺ではカルバミノ化合物を形成しているCO_2がヘモグロビンから離れやすくなる。酸素化によるヘモグロビンのH^+結合能低下も，理由として挙げられる。酸素化によってヘモグロビンから離れたH^+はHCO_3^-と結合する。形成された重炭酸塩（H_2CO_3）は水とCO_2に解離し，CO_2は血液から肺胞内に拡散して放出される。

図9 ヘモグロビンの脱酸素化によるCO_2運搬量の増加

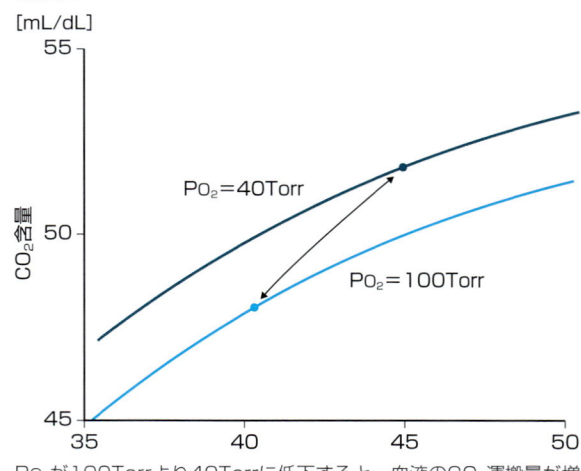

Po_2が100Torrより40Torrに低下すると，血液のCO_2運搬量が増加する。この効果は"Haldane効果"とよばれている。

文献3)Fig40.15より引用改変

【文献】
1) Pocock G, Richards CD : Human Physiology: The Basis of Medicine, Oxford University Press, 1999.
2) West JB : Respiratory Physiology-the essentials, The William & Wilkins Company, 1974.
3) Guyton AC, Hall JE : Textbook of Medical Physiology, 10th ed, WB Saunders, 2000.

生理学の知識

呼吸中枢と呼吸調節

本間生夫

　われわれは普段意識することもなく呼吸し，外界の空気を吸って，吐いての繰り返し運動を休むことなく続けている。呼吸は生体が生きていくために必要な機能であり，数分呼吸が止まるだけで生体に変化が現れ，呼吸停止が長く続くと重篤な状態に陥いり，死に至る。生体を構成する組織，細胞が生きていくためには酸素（O_2）が必要であり，栄養素を燃焼させ，エネルギーをつくりだしている。

　酸素を生体内に取り込むシステムが呼吸器系であり，この呼吸を代謝性呼吸（metabolic breathing）とよぶ。代謝性呼吸では生体が必要とする適量の酸素を取り入れ，代謝の結果生じた二酸化炭素（CO_2）を排出する。生体内にはホメオスターシス（恒常性）を保つために適量のCO_2は必要であり，血中CO_2を一定に保つために，呼吸運動は常に調節されている。この調節系を呼吸調節系とよび，血中，脳脊髄液中のCO_2の量を感知する化学受容器とその活動を伝える感覚神経，末梢からの情報を受け，適切な呼吸運動を生み出す指令をつくりだす呼吸中枢，その出力を伝える運動神経，そして，その出力を機械的運動に変える呼吸筋で構成されている。

　呼吸はホメオスターシスのための代謝性呼吸ばかりでなく，随意的に息を大きくしたり，しばらく止めておくこともできる。また，話をしているときも呼吸筋を使っている。また，不随意性呼吸であっても内的・外的環境の変化により呼吸は変化する。外的環境では気温の変化が大きく作用し，内的環境では悲しみや喜びなど感情の変化が呼吸に大きく作用している。これらの呼吸は代謝性呼吸に対して行動性呼吸（behavioral breathing）とよばれている。感情，すなわち情動により変わる呼吸は特に情動呼吸（emotional breathing）とよばれている。

呼吸運動出力と下降経路（図1）

　呼吸運動出力は脳内でつくられ，脊髄の呼吸筋を支配する運動ニューロンにその出力を送っている。運動ニューロンからは末梢神経を介して呼吸筋の収縮が引き起こされる。

　呼吸筋には胸郭を広げる吸息筋と縮める呼息筋があり，代表的吸息筋は横隔膜と外肋間筋である。安静呼吸時にはこの両者の他に上位第2・3肋間胸骨近傍の内肋間筋も吸息筋として働いている。胸鎖乳突筋など頸部にある筋肉も吸息筋として働いている。

図1 呼吸運動出力と下行経路

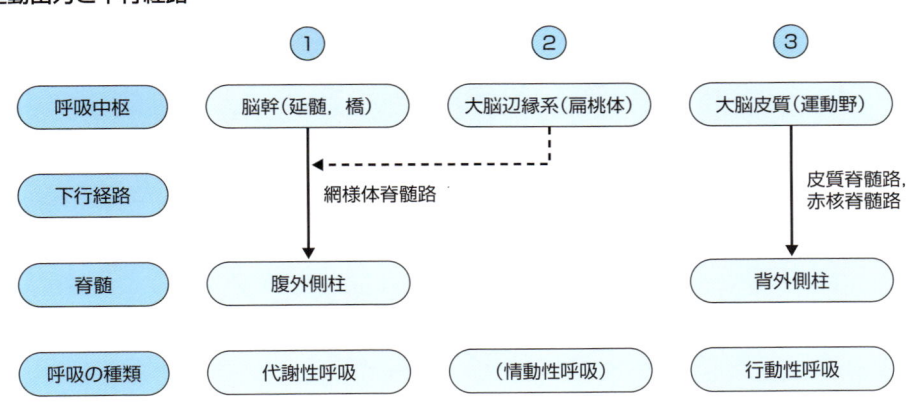

	①	②	③
呼吸中枢	脳幹（延髄，橋）	大脳辺縁系（扁桃体）	大脳皮質（運動野）
下行経路	網様体脊髄路		皮質脊髄路，赤核脊髄路
脊髄	腹外側柱		背外側柱
呼吸の種類	代謝性呼吸	（情動性呼吸）	行動性呼吸

特に斜角筋は安静呼吸時にも活動している。僧帽筋や脊柱起立筋も吸息筋であり，安静時以外に働く筋を総称して補助呼吸筋とよんでいる。一方，代表的呼息筋は腹筋と内肋間筋であり，腹筋のなかでも腹直筋と外腹斜筋は呼息筋として特に慢性閉塞性肺疾患（COPD）患者では鍛える必要があるが，安静呼息時には下位内肋間筋が呼息時に活動している。

これら呼吸筋を支配する末梢神経は脊髄から出ている。肋間筋など胸部の筋肉と腹筋の多くは胸髄から出る肋間神経に支配されている。頸部の呼吸筋は頸髄からの神経に支配されているが，胸郭と腹腔の間にある横隔膜もやはり頸部からの神経に支配されている。C_3-C_5から出る横隔神経である。横隔膜が頸部の神経により支配されているため，交通事故や墜落事故等で脊髄損傷が生じた場合，C_5以下の髄節の傷害では横隔膜が麻痺することはなく，呼吸停止にはならない。C_5以上の頸髄損傷の場合には人工呼吸器が必要となり呼吸依存型頸損となる。

■不随意性呼吸経路と随意性呼吸経路（図2）

脊髄の呼吸運動ニューロンは脳内の呼吸中枢から脊髄内を下る下行経路からの入力を受けている。脊髄内経路は1つではなく2つ存在している。その1つは腹外側柱とよばれるところで，ここは中枢からの網様体脊髄路（reticulospinal tract）が通っている。この経路は不随意性呼吸の経路（involuntary breathing）であり，普段無意識のうちに呼吸筋を動かしている神経活動が伝えられている。腹外側柱のなかでもより内側は呼息活動，より外側は吸息活動の経路となっている。この外側部が傷害されるとリズミカルな呼吸運動は止まるが，咳などは引き起こすことができる。

随意性呼吸経路（voluntary breathing）は呼吸筋以外の四肢の骨格筋を動かす運動神経の経路と同じ経路を下行する。皮質脊髄路（corticospinal tract）とよばれるこの経路は脊髄の背外側柱を下行する。代謝目的以外に随意的に大きく呼吸したり，呼吸をしばし止めたり，声を出すために呼吸筋を動かす指令もこの経路を下行する。興味深いことに，代謝性呼吸は血中のCO_2濃度が上昇すると化学調節系が働き呼吸運動が高まるが，声を出している間はこの調節系は抑制される。

随意性呼吸経路が傷害されても，不随意性呼吸経路が傷害されていなければ呼吸は止まることがない。睡眠中には不随意経路によってのみ呼吸運動が行われている。脳障害を受け脳波が平坦になり意識がなくても，不随意呼吸経路が傷害されていなければ呼吸は止まらない。この場合はいわゆる脳死ではない。脳死とはすべての脳機能が失われた場合である。不随意呼吸経路が傷害されている場合には，覚醒しているときは随意的に呼吸できるが，眠っているときには呼吸が止まってしまう。中枢性睡眠時無呼吸がこれに相当する。「オンディーヌの呪い」ともよばれている。睡眠時無呼吸症候群の大半は気道の閉塞により起こり閉塞性睡眠時無呼吸症候群とよばれている。ピックウィック症候群のように太った人にでやすいが，小顎症などでも起こりやすい。オトガイ舌筋などの筋トーヌスの減少で閉塞することも示されている。

図2 呼吸運動神経の下行経路
INSP：吸息，　EXP：呼息

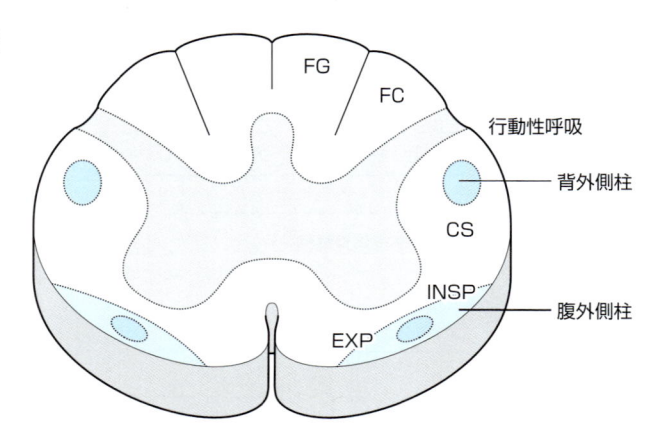

不随意性呼吸出力としては，代謝性呼吸のほかに情動に伴い変化する呼吸出力がある。悲しいときなど独特の呼吸を示すが，不安などネガティブな感情において呼吸数が増加する。その増加の度合いはそれぞれの人がもつ特性不安に相関するともいわれている。その中枢は側頭葉の内側部，大脳辺縁系にあり情動の中枢といわれている扁桃体で呼吸に同期した活動がつくられている。代謝性呼吸を担う中枢は下部脳幹に存在する。橋，延髄には呼吸に同期して発火するニューロンが多種存在している。

■呼吸中枢[2]（図3）

呼吸リズムは吸息から呼息，呼息から吸息への周期的呼吸運動の繰り返しで行われている。そのリズムは少なくとも代謝性呼吸調節系においては不随意的であり，心臓のリズム形成機構と似たところがある。しかし，心臓のリズムがペースメーカー細胞によりつくられていることは認められているが，呼吸リズムに関しては必ずしもそうとはいえない。古典的研究法である切断実験等により，呼吸リズムが下部脳幹，すなわち延髄と橋でつくられていることは間違いない。また20世紀後半の生理実験の基本であった微小電極を用いた電気生理学的研究によっても，延髄，橋から多種多様な呼吸性ニューロンの活動が記録されている。

◆呼吸性ニューロン

延髄から記録される呼吸性ニューロンは大きく分けて2カ所に集中している[3]。1つは背側呼吸ニューロングループ（dorsal respiratory group；DRG）とよばれている部位で，延髄背側部の孤束核の腹外側部，かんぬき（obex）から吻側へ2.5mm（ネコの場合）にわたり両側に広がっている。DRGから記録されるニューロンはほとんど吸息性であり，2種類に分類される。1つは脊髄の運動ニューロンに軸索を投射している延髄－脊髄ニューロンであり，脊髄の横隔神経核に投射している。2つめは肺の膨らみを感受する受容器から迷走神経求心路を介して活動を受けているニューロンで，パンピングニューロンともよばれている。

延髄の中で呼吸性ニューロンが集中しているもう一方の部位は延髄腹側部にあり，腹側呼吸ニューロングループ（ventral respiratory group；VRG）とよば

図3 延髄呼吸性ニューロン群

DRG(nTS)：背側呼吸ニューロン群（孤束核）
VRG：腹側呼吸ニューロン群
rostral VRG(Böt C.)：吻側VRG(Bözinger complex)
interm. VRG(nPA)：中間VRG（傍疑核）
caudual VRG(nRA)：尾側部VRG（後疑核）
C_1-C_2 group of Aoki：C_1-C_2青木呼吸ニューロン群
phrenic：横隔神経
ext. intercostal：外肋間筋
int. intercostal：内肋間筋

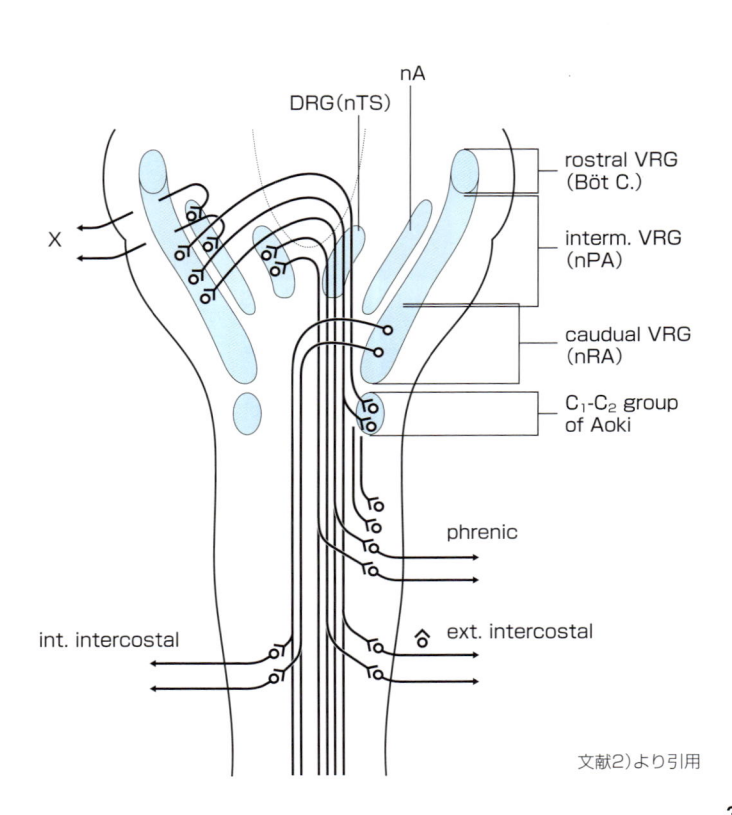

文献2)より引用

れている．腹側部の尾側から吻側に長く続く疑核の周囲核に存在している．VRGの尾側半分は呼息性ニューロンが存在し，多くは脊髄の呼息筋の運動ニューロンに出力を送っている．吻側部には吸息性ニューロンが存在し，やはり脊髄の吸息筋の運動ニューロンに出力を送っている．これら延髄−脊髄ニューロンのほかに延髄内で軸索を投射しているニューロンも多く，多彩な呼吸性ニューロンが存在している．1980年代にVRGの吻側，顔面神経核の尾側部に呼吸性ニューロン，特に呼息性ニューロンが密集しているのがみつかり，Bözinger complex（Böt）とよばれるようになった．さらにこのBötの尾側部，VRGの最吻側部に呼吸リズムをつくりだす吸息ニューロンの存在がいわれはじめ，pre-Bözinger complexとよばれている．

DRG，VRGは1980年以前，ネコの中枢神経研究により見つけられた呼吸神経細胞群である．神経細胞分布は種により多少異なる．1980年代からはラットによる呼吸中枢研究が盛んとなり，脳幹の腹側表面が研究の主体となっている．

◆呼吸リズム産生機構

呼吸リズム産生機構はニューロンのネットワーク説とペースメーカ説に分かれている[4]．ネットワーク説はニューロン間の相反抑制性シナプスの存在が示され有力であったが，1980年代半ばに延髄の吻側腹外側部（rostro-ventro lateral medulla；RVLM）にペースメーカ様細胞の存在することが示された．このニューロンは吸息がはじまる直前に発火するニューロンであり，pre-Iニューロンと名づけられた．このニューロンは顔面神経核のほうにまで広がっており，最近の電位依存性光学的研究によって呼吸リズムが同部位よりスタートし，他の部位に伝わっていく変化が捉えられている[5]（図4）．

◆呼吸調節中枢

橋にも呼吸性ニューロンが存在する．呼吸調節中枢（pneumotaxic center）とよばれ，吸息のオフスイッチに関係している．橋の中間部で切断すると呼吸リズムは消えないが，持続性吸息（apneustic breathing）を示す．このオフスイッチを担う中枢は橋の吻側部に存在し，parabrachial nucleusの内側

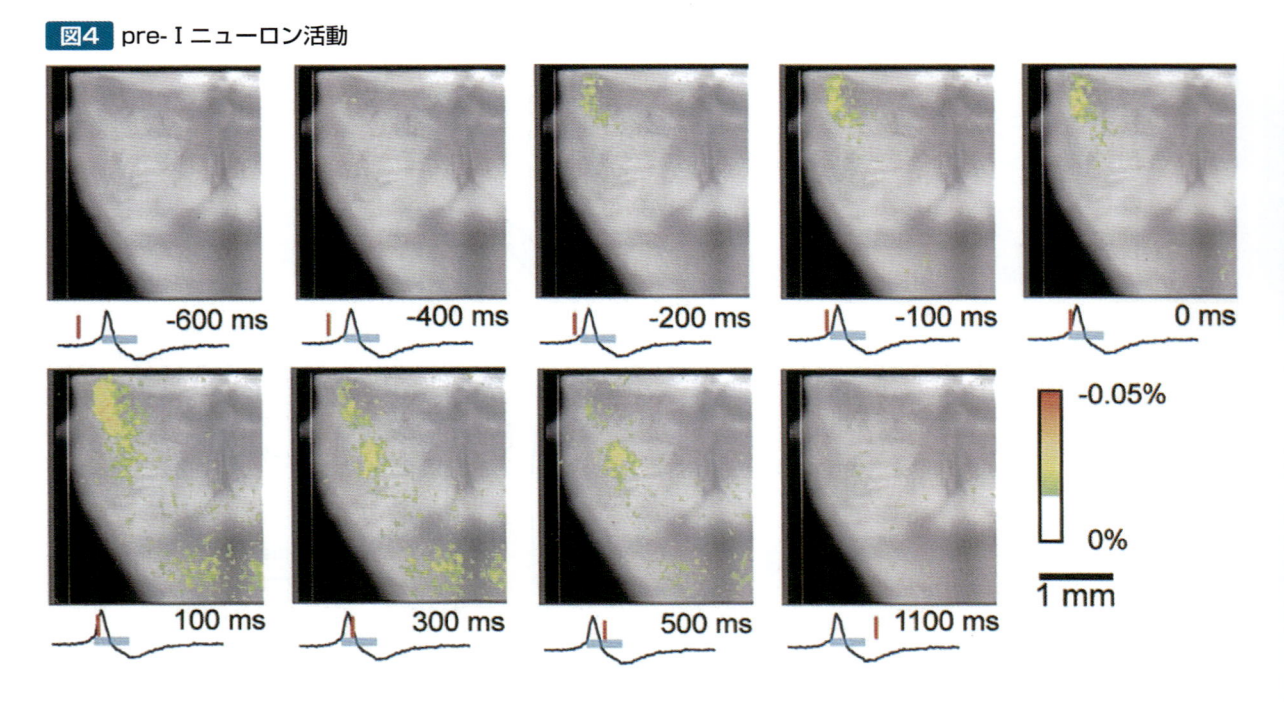

図4 pre-Iニューロン活動

新生ラット脳幹-脊髄標本において，延髄腹側部の神経活動を電位依存性蛍光色素により光学的に測定した．吻側腹外側延髄で吸息開始直前に活動が起こり，吻側から尾側へと活動が伝わっていく．図下のトレースは第4頸髄（C_4）からの吸息活動電位を示す．

文献5）より転載

呼吸中枢と呼吸調節

にあたる．Kolliker-Fuse complexともよばれる．橋より上位，特に大脳辺縁系にも呼吸リズムを産生する中枢が存在している．大脳辺縁系の中の扁桃体は情動の第1次中枢であるが，ここに感情の変化とともに変わる呼吸中枢が存在している[6,7]（図5）．

呼吸調節

■化学的受容器による呼吸調節

代謝性呼吸の調節系は延髄の呼吸ニューロンネットワークにあり，脊髄の呼吸筋を支配する運動ニューロンの活動量を制御している．延髄の中枢活動を変える入力の主体は化学受容器からの活動である．化学受容器には末梢性化学受容器と中枢性化学受容器がある．

◆末梢性化学受容器

末梢性化学受容器は動脈中の酸素分圧（P_{O_2}），炭酸ガス分圧（P_{CO_2}），水素イオン濃度（$[H^+]$）に反応する受容器であり，頸動脈小体と大動脈弓体に存在している．頸動脈小体は総頸動脈が二股に分かれるところにあり，その求心性神経は舌咽神経の枝である洞神経である．大動脈弓体はひとかたまりではなく，7～9つの器官に分かれて大動脈弓の回りにちらばっている．神経は迷走神経の枝である減圧神経である．これら化学受容器からの求心路は延髄の孤束核に入力し，VRGを介して脊髄の運動ニューロンに出力を送り出している．

頸動脈小体には2種類の主要細胞があり，1つはⅠ型細胞で化学受容器である．もう1つはⅡ型細胞とよばれ，支持細胞である．洞神経はⅠ型細胞にシ

図5 扁桃体の呼吸性活動

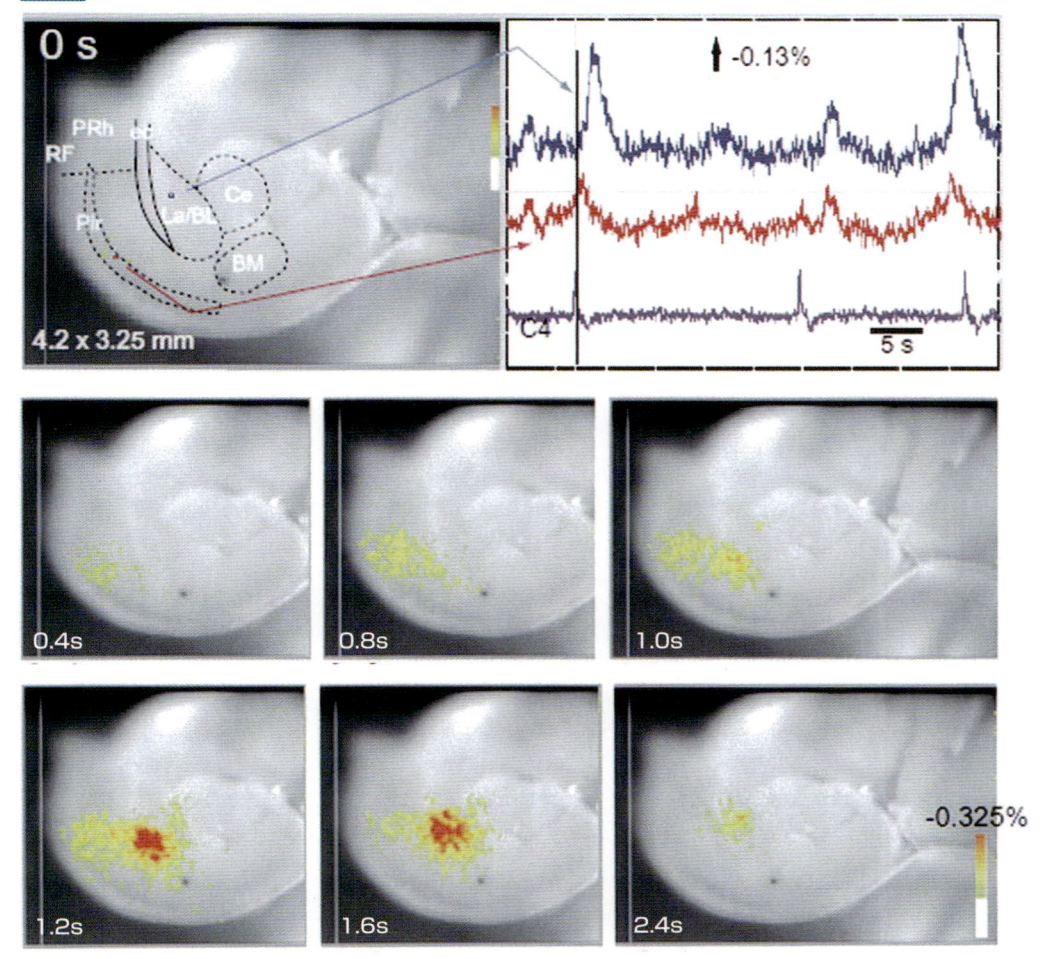

新生ラット大脳辺縁系-脳幹-脊髄標本において梨状葉・扁桃体で呼吸に同期した活動を示している．C_4は第4頸髄での吸息活動である．

文献6）より転載

ナプス結合し，細胞内にはカテコールアミンを含む顆粒が存在している．洞神経から求心性活動を記録すると普通の状態では1秒間に1～2発のスパイクを記録することができる．両受容器とも化学性刺激に反応するが，ヒトをはじめ種によっては大動脈弓体の化学受容器の働きはほとんどない．低酸素による過換気は末梢化学受容器の活動によっており，また運動中の過換気もこの受容器の活動により生じている．

洞神経から記録した求心性活動は$PaCO_2$が一定ならばPaO_2の減少に応じて高まり，その関係は双曲線を描く(図6)．実際の換気量の増大もPaO_2との間に双曲線の関係を示す．PaO_2が90Torrより減少すると反応が出現してくる．PaO_2が一定の場合，$PaCO_2$の上昇に伴い，神経活動も高まってくる．換気も同様に高まり，$PaCO_2$とは直線関係を描く(図7)．この反応をCO_2反応とよんでいる．PaO_2，$PaCO_2$が一定の場合，pHの減少に伴い換気は増大する．$PaCO_2$の上昇もpHの減少も化学受容器は感知し，洞神経を介して換気増大を引き起こすが，この換気応答は末梢化学受容器だけではなく，中枢化学受容器も関係する．主体は中枢化学受容器であり，$PaCO_2$に対する換気応答では末梢化学受容器の役割は小さく，たかだか5％である．

◆ 中枢化学受容器

中枢化学受容器は延髄腹側表面に存在している．腹側部の部位により尾側，中間，吻側化学受容野とよばれたが，いまだに化学受容器そのものを捉えた研究はない．刺激効果は化学受容野をとりまく脳脊髄液中の[H^+]である．一般的には脳脊髄液中の[H^+]は必ずしも血中の[H^+]と等しくならない．それは血中の[H^+]の変化が脳脊髄液の[H^+]を急激に変化させることを防ぐメカニズムが働いていることと，[H^+]の変化が脳，血流の変化も引き起こすためである．

また血液-脳関門では[H^+]の透過性が相対的に低い．動脈血の化学受容器の反応による換気応答のほうが脳の化学受容器の反応による換気応答より早

図6 CO_2に対する換気応答(CO_2反応曲線)

●: PO_2 37Torr, □: PO_2 47Torr, ○×: PO_2 160, 169Torr

文献8)より引用

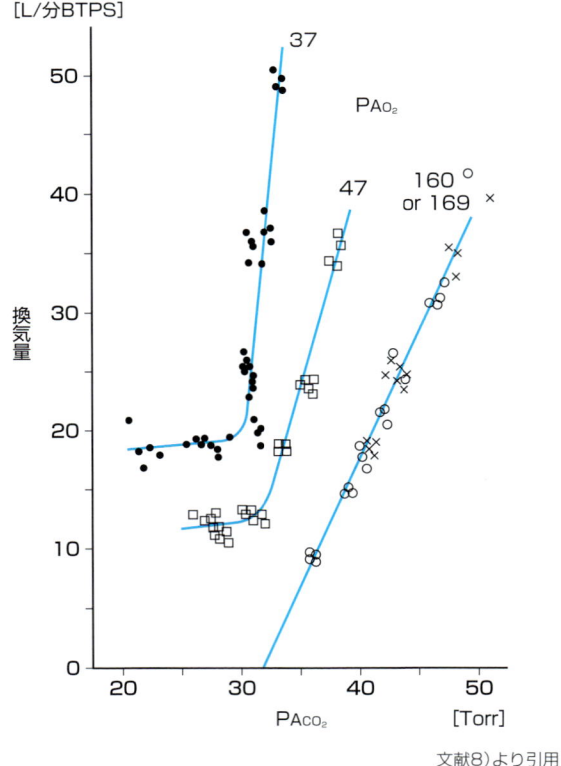

図7 低O_2に対する換気応答(低O_2反応曲線)

□: PCO_2 48.7Torr, △: PCO_2 43.7Torr, ○: PCO_2 35.8Torr

文献8)より引用

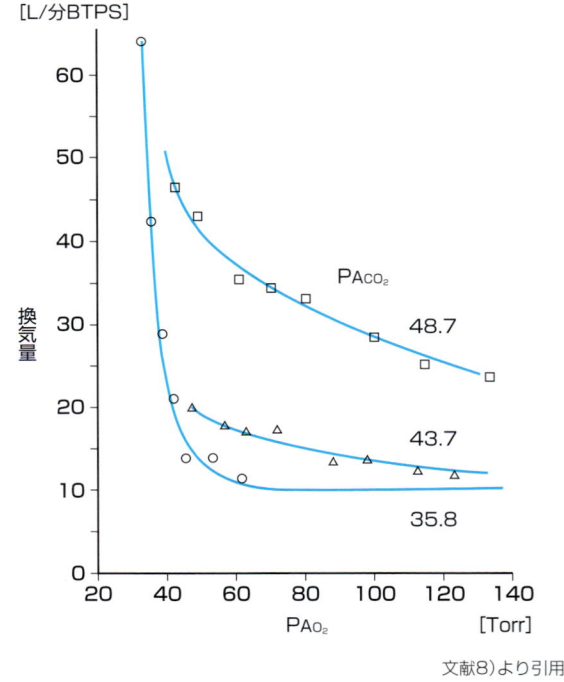

い。そのため，換気のCO_2反応は動脈血化学受容器の反応による速い成分と，あとの脳の化学受容器によるゆっくりとした成分に分けられる。

■機械的受容器による呼吸調節

PCO_2やPO_2など化学的刺激による呼吸調節のほかに機械的刺激による呼吸調節系も存在している。特に気道，肺に存在する機械的受容器は強い呼吸反射を引き起こす。肺・気道に存在する受容器からの活動は迷走神経を求心路とする。迷走神経から求心性活動を記録し分類すると，3種類の活動が記録される。

◆肺伸展受容器

1つは遅順応型受容器からの活動で，肺が広がっているときに活動する肺伸展受容器であり，その活動の順応は遅い。伝導速度は数十m/秒であり，有髄神経である。その受容器が活動し，ある強さになると吸息を抑制することが示されており，Hering-Breuer吸息抑制反射とよばれている。この神経を遮断すると吸息抑制が起こりにくくなり，1回換気量は大きくなり吸息時間が延長する。動物では強く働く反射であるが，ヒトでは弱い。

◆イリタント受容器

肺伸展受容器のほかに有髄線維を求心路にもつ受容器がある。一般的にイリタント受容器とよばれ，反応は速順応型である。気管と主気管支壁に存在し，機械的刺激ばかりでなく，化学的刺激にも反応する。反射的に咳や速い呼吸運動を引き起こし，また粘液分泌を高め，気道収縮を起こす。肺虚脱や気胸等の病態でも活動が高まり，生体に対する警告反応としての意味合いも強い。

◆C-線維受容器（J-受容器）

3番目の機械的受容器としてC-線維受容器（J-受容器）がある。これは肺胞壁に存在する受容器で無髄線維の神経末端の受容器である。この受容器も機械的刺激ばかりでなく，化学的刺激にも反応し，イリタント受容器と同様な呼吸反射を引き起こす。現在では気道に存在する無髄線維末端の受容器を含めてC-線維系呼吸反射としてまとめられている。イリタント受容器よりもこのC-線維受容器のほうが反応としては強く，反射の主体となっている。

◆筋紡錘内伸展受容器

機械的受容器は胸部にも存在している。特に呼吸筋内の受容器は呼吸運動調節に欠かせない受容器である。あらゆる骨格筋内に含まれている機械的受容器である筋紡錘は呼吸筋にも存在し，特に肋間筋には密に存在している。この筋紡錘内には2種の錘内筋があり，そこに感覚受容器として1次終末と2次終末が存在している。特に1次終末は伸展受容器であり，筋が伸ばされると活動が高まる。その活動は錘内筋を支配する運動神経であるγ運動神経の影響も受ける。錘外筋を支配するα運動神経とともに筋肉が収縮するときには働き，このα-γ連関により受容器には常に一定の張力が加わっている。気道閉塞等で肋間筋など呼吸筋の短縮が妨げられると筋紡錘内の伸展受容器は伸展し活動を高める。この活動はIa求心性神経を介して脊髄の呼吸筋の運動ニューロンの活動を高め，反射性に筋肉を強く収縮させる。すなわち呼吸運動に負荷が加わったとき反射的にその負荷に打ち勝つように収縮力が高まる。この反射を負荷補償反射という。負荷補償反射は肋間筋では強く働くが，横隔膜ではほとんど働いていない。横隔膜はパワーを生みだす筋肉であり，細かい調節は肋間筋で行われていると考えられる。数多くの呼吸筋はそれぞれ役割があると考えられる。

【文献】

1) Homma I, Masaoka Y : Nonchemical and behavioral effects on breathing. Control of Breathing in Health and Disease (Altose M, Kawakami Y, eds), 89-104, Marcel Dekker Inc. 1999.
2) Euler C von : Brain stem mechanisms for generation and control of breathing pattern. Handbook of Physiology, 3 (2) (Cherniak NS, et al eds), 167, American Physiol Soc, 1986.
3) 江連和文：延髄呼吸性ニューロン群の分類．神経進歩 38：353-364, 1994.
4) Ballanyi K, Onimaru H, Homma I : Respiratory network function in the isolated brainstem-spinal cord of new-born rats. Prog Neurobiol 59：583-634, 1999.
5) Onimaru H, Homma I : A novel functional neuron group for respiratory rhythm generation in the ventral medulla. J Neurosci 23 (4)：1478-1486, 2003.
6) Homma I, Masaoka Y : Breathing rhythms and emotions. Exp Physiol 93 (9)：1011-1021, 2008.
7) Onimaru H, Homma I : Spontaneous oscillatory burst activity in the piriform-amygdala region and its relation to in vitro respiratory activity in newborn rats. Neuroscience 144(1)：387-394, 2007.
8) West JB : Resporatory physiology -the essentials-, The Willians & Wilkins Company, 1975

生物学の知識

呼吸困難感のメカニズム

泉崎雅彦

呼吸困難感とは呼吸に伴う不快な感覚と定義することができる。呼吸器疾患のみならず，循環器疾患や神経筋疾患，精神疾患などの多くの疾患が呼吸困難感の原因となりうる。呼吸器疾患のなかではとりわけ慢性閉塞性肺疾患（chronic obstructive pulmonary disease；COPD）に伴う呼吸困難感が大きな問題であり，呼吸リハビリテーションの大きな目標のひとつにこの呼吸困難感の軽減が挙げられる。

すでに多くの研究により，下肢のexercise trainingを中心とした呼吸リハビリテーションが呼吸困難感を改善することが認められている。また，わが国では呼吸筋ストレッチをはじめとする呼吸筋への直接アプローチを含んだ呼吸リハビリテーションが広く行われている。これらは特に胸壁からの情報が呼吸困難感に関わるという考えに基づいており，呼吸困難感を軽減するというデータも次第に集積している。

呼吸困難感発生のメカニズムとして，呼吸中枢からの呼吸運動出力が呼吸困難感を引き起こすという考えがよく知られている（motor command theory）。しかし，この理論ですべての呼吸困難感を説明することは難しい。たとえば，酸素（O_2）や二酸化炭素（CO_2）を感知する化学受容器や，気道や胸壁に存在する各種の機械受容器からの情報も呼吸困難感発生に関与していることが数多く報告されている。

ここでは，これらの呼吸困難感の発生メカニズムについて概説する（図1）。

図1 呼吸困難感のメカニズム

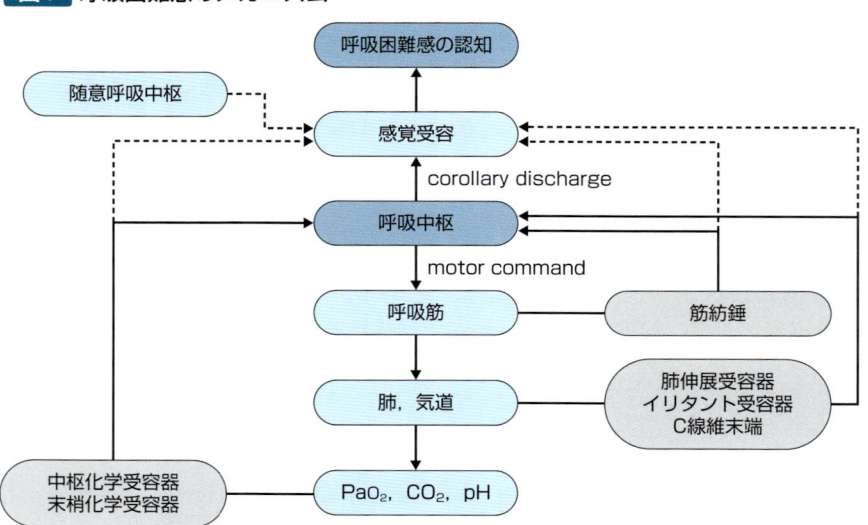

motor command theoryでは，呼吸中枢から呼吸筋への運動出力（motor command）のコピーが上位にある感覚野へ送られ（corollary discharge），呼吸困難感として認知される。肋間筋にある筋紡錘などの機械受容器や化学受容器からの求心性入力も呼吸困難感発生に関与する。
→：現在広く信じられているメカニズム
⇢：今後解明されることが期待されているメカニズム

呼吸困難感のメカニズム

Simonらにより，呼吸困難感のなかには明らかに異なる複数の感覚が存在し，疾患ごとに特徴があることが知られている[1]。さらに同一の疾患であってもその感覚が単一ではなく，複数の呼吸困難感発生メカニズムが存在することが予想される。呼吸困難感の感覚中枢はいまだ明らかになっていないものの，現在までに考えられている呼吸困難感の発生メカニズムは大きく3つに分けることができる。

1番目は，呼吸中枢からの呼吸運動神経出力の情報が感覚中枢にコピーされ呼吸困難感と認識される（sense of respiratory effort）という考えである[2]。多くの疾患における呼吸困難感を説明しうるmotor command theoryとして現在のところ最も広く信じられているが，すべての呼吸困難感を呼吸努力感として説明することは難しいとも考えられている。

2番目は，O_2やCO_2に反応する化学受容器をはじめとする末梢の感覚受容器からの求心性入力を感受して呼吸困難感と認識するという考えである。

3番目は，Campbellらの「長さ-張力不均衡説（length-tension inappropriateness theory）」[3,4]やHommaらの「中枢-末梢ミスマッチ説」[5]に代表される，呼吸運動神経出力と末梢感覚受容器からの求心性情報の両方を考慮した呼吸困難感発生メカニズムである。

motor command theory

努力の感覚は，動かそうとする筋に対する運動出力量が認識され発生すると考えられる。四肢を動かしているときの努力感覚は，筋への運動出力を生み出す運動中枢から感覚中枢への情報伝達によって生じる。呼吸中枢からの呼吸運動出力が感覚中枢にコピーされ，これを呼吸困難感と認識するsense of respiratory effortという考えは，Killianらの研究によるところが大きい。彼らは，呼吸に抵抗負荷を加えた場合の呼吸困難感（breathlessness），呼吸の努力感（effort），呼吸筋の張力感覚（tension）の変化を比較した（図2）。その際には呼吸努力感と呼吸困難感の変化が一致したため，呼吸困難感は呼吸努力感であると結論した[2]。

motor command theoryを用いれば，多くの疾患の呼吸困難感についての説明が可能である。呼吸困難感の程度を意味するsense of respiratory effortの大きさとは，そのときの出力の絶対的な大きさではなく，個々の最大出力に対する相対的な大きさであるといわれている。たとえば呼吸筋力が低下するような状況では，低下した最大筋力に対して相対的に大きな呼吸出力が必要となるために努力感が増し，呼吸困難感が増加するという[2,6,7]。

motor command theoryではCOPDにおける呼吸困難感を次のように説明する。COPDでは肺弾性収

図2 呼吸に抵抗負荷を与えた場合の呼吸困難感，呼吸努力感，呼吸筋の張力感覚の比較

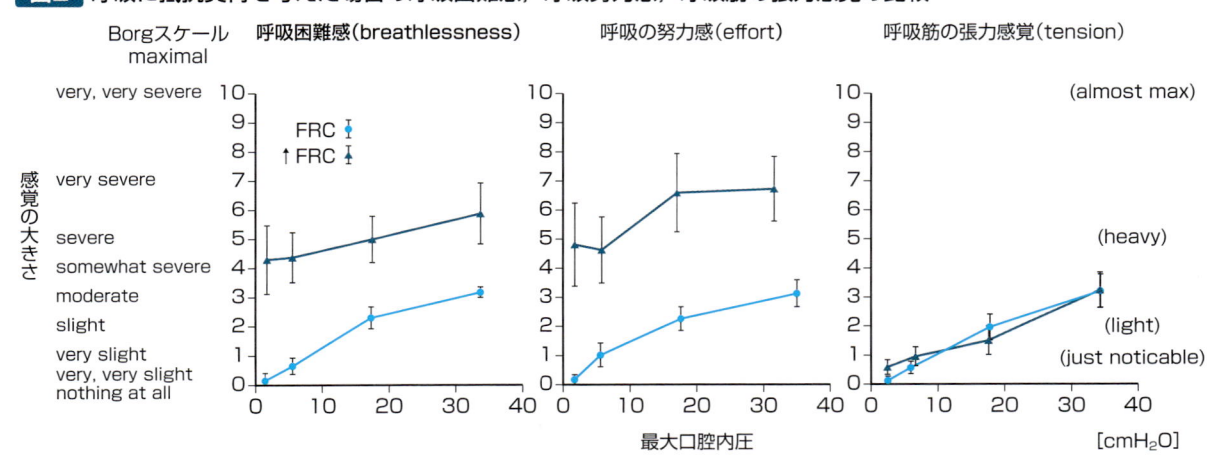

機能的残気量（FRC）を人為的に増加させ，呼吸抵抗負荷時の各感覚がFRCの変化とともにどのように変化するかを検討した。FRCが高いと，呼吸困難感と呼吸努力感が強くなる。しかし，張力感覚は影響を受けない。呼吸困難感と呼吸努力感の変化が一致したため，呼吸困難感は呼吸努力感であると結論した。本文参照。

縮力の低下や気流制限などにより肺気量が増加し，吸気筋が短縮する。吸気筋の短縮により発生張力が減少し，さらに横隔膜の形成するドームの変化によるzone of appositionの減少が加わり，横隔膜の吸気筋作用が低下する。運動効率の低下した横隔膜機能を保つために呼吸中枢からの呼吸筋運動出力の増大がもたらされ，呼吸困難感が高まるとされる。

呼吸困難感発生に対する受容器の関与

高炭酸ガスや低酸素などによる感覚受容器からの求心性入力の重要性が考慮されている呼吸困難感のなかには，sense of respiratory effortの増大だけでは説明できない例が存在している。ここでは各受容器が呼吸困難感発生にどのように関わっているのかを述べる。

■化学受容器
◆酸素(O_2)

低酸素は呼吸困難感発生メカニズムの重要な要因のひとつであり，その改善は呼吸困難感を軽減する。しかし，そのメカニズムには不明な点も多い。

大きな関心は，低酸素そのものが直接呼吸困難感を引き起こすのかということである。この問題については，過去に特に運動負荷中の呼吸困難感がO_2投与によってどう変化するのかというアプローチによって検討されている。Woodcockらによると，O_2投与によりCOPDの患者の呼吸困難感が軽減し，運動耐性も改善するという[8]。O'DonnellらによるCOPD患者を用いた検討した研究では，運動負荷中の低酸素血症に伴う呼吸困難感は呼吸運動出力（換気量）の増大，すなわちsense of respiratory effortの増大にて説明されている[9]。高度な低酸素血症が存在しているのにもかかわらず呼吸困難感がない症例がしばしば経験されるが，低酸素血症による呼吸困難感が低酸素刺激による直接の結果ではなく，sense of respiratory effortによるものとすれば理解することができる。つまり，低酸素そのものは呼吸困難感を発生させないのではないかということである。

一方で呼吸困難感に対するO_2投与の直接効果を示す研究も存在し，そこでは運動負荷中の呼吸困難感はO_2投与により軽減するが，その程度は換気量の大きさの変化のみでは説明することができないという[10,11]。

低酸素がどのように呼吸困難感を発生させるかという問題には議論の余地が残されているが，実際には低酸素の存在を認めないが強度の呼吸困難感を訴える症例や，高度な低酸素が存在しても呼吸困難感を訴えない症例があることを考えると，呼吸困難感のメカニズムにおけるO_2の位置づけは絶対的なものではないといえる。

◆二酸化炭素(CO_2)

高炭酸ガス血症があると，延髄に存在すると考えられている化学受容器（受容野）における水素イオン濃度（あるいはCO_2濃度）の上昇により呼吸中枢からの呼吸運動出力が増加する。この場合の呼吸困難感の多くはいわゆるmotor command theoryにて説明可能であるが，CO_2が直接呼吸困難感発生に関与するという考えもある[12]（図3）。

一方で慢性的な高炭酸ガス血症を伴っているもののpHが代償されているような安定期の慢性呼吸不全の症例では，必ずしも呼吸困難感を訴えるわけではない。CO_2による呼吸困難感発生メカニズムは一元的には説明することはできない。

■機械的受容器

化学受容器と同様，気道や肺，胸壁に存在する機械的受容器も呼吸運動調節に関与している。これらの受容器からの求心性情報も呼吸困難感の発生メカニズムに関わりがあると考えられている。

◆上気道や肺の受容器

上気道から呼吸困難感を軽減する求心路の存在が示唆されている[13]。また上気道には温度変化に反応するcold-receptorとよばれる受容器が存在し，冷気[14]やmenthol[15]による同部の刺激は呼吸困難感を軽減することが報告されている。また気管支や肺末梢には迷走神経無髄C線維末端が存在し，呼吸の神経性調節に関与する。これらの受容器からの刺激は迷走神経反射を介して呼吸調節を行うだけではなく，呼吸困難感に影響を与える。肺伸展受容器からの入力は呼吸困難感を軽減し，イリタント受容器や無髄C線維末端からの入力は呼吸困難感を高めるものと理解されている。

呼吸困難感のメカニズム

◆ 胸壁の受容器

呼吸調節に関わる機械的受容器が、胸壁にある筋や腱、関節などに存在する。特に筋に存在する感覚受容器である筋紡錘という機械的受容器が呼吸困難感に関与することが知られている。

呼吸筋のなかでも肋間筋には筋紡錘が密に存在している。筋紡錘は伸展受容器であり、一般にストレッチやバイブレータ刺激などの振動刺激によってその活動性が高まり、錘外筋の反射性収縮を引き起こす。Hommaらは、内肋間筋へのバイブレータ刺激を用い、内肋間筋の筋紡錘活動が呼吸困難感発生メカニズムに関与していることを明らかにした[5]。

内肋間筋のなかでも上位第2・第3肋間胸骨近傍に存在するものが吸息筋であり、下位第7から第10肋間前腋窩部に存在するものは呼息筋であるといわれている。呼息中の上位肋間（吸気筋）への振動刺激と吸息中の下位肋間（呼息筋）への振動刺激という組み合わせが（相が異なるという意味でout of phase vibrationとよぶ）呼吸困難感を発生させることが示された。

Sibuyaらは、吸息中の上位肋間（吸気筋）への振動刺激と呼息中の下位肋間（呼息筋）への振動刺激（in-phase vibration）はCOPD患者における呼吸困難感を低下させ、out of phase vibrationは呼吸困難感を増大させることを示した[16]。またFujieらは、COPD患者の運動負荷中に生じる呼吸困難感がin-phase vibrationにより減少することを示した[17]。

肋間筋へのバイブレータ刺激は筋紡錘を刺激して錘外筋の反射性収縮を引き起こすため[18]、肋間筋の反射性収縮による呼吸負荷補償が中枢からの過剰な呼吸運動出力を減少させ、結果としてsense of respiratory effortを減少させて呼吸困難感を低下させるという考え方があるが、Edoらは中枢からの呼吸運動出力の指標としてairway occlusion pressure（$P_{0.2}$）を用い、同一の呼吸運動出力であってもin-phase vibration（IPV）を加えると呼吸困難感が減少することを示している[19]（図4）。つまり、このことは筋紡錘からの求心性入力はmotor commandを介さず呼吸困難感に影響を与えることを示唆している。

図3 呼吸困難感へのCO_2の関与

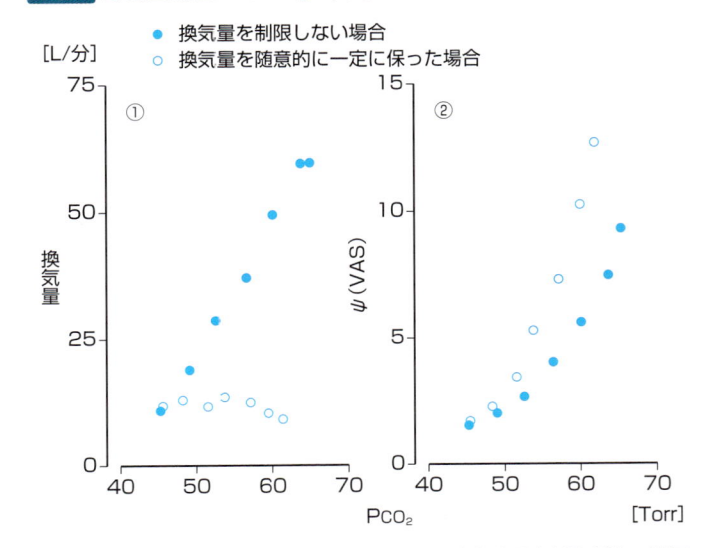

● 換気量を制限しない場合
○ 換気量を随意的に一定に保った場合

① 換気量 [L/分] vs PCO_2 [Torr]
② ψ(VAS) vs PCO_2 [Torr]

換気量を随意的にほぼ一定に保って吸入気CO_2濃度を上昇させる（①）。換気量がほぼ一定でも、呼気終末炭酸ガス分圧（PCO_2）の高まりとともに呼吸困難感は上昇する（②）。

文献12)より引用

図4 IPVによる呼吸困難感の軽減

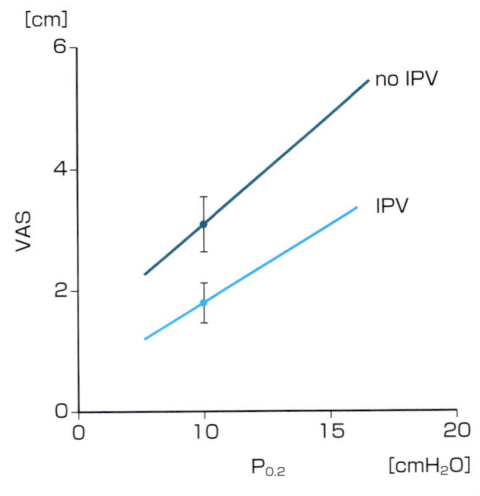

VAS [cm] vs $P_{0.2}$ [cmH$_2$O]
no IPV / IPV

吸気抵抗負荷存在下でのCO_2換気応答検査時に生じる呼吸困難感（visual analog scale；VAS）は、同一の中枢呼吸運動出力（$P_{0.2}$）であってもin-phase vibration（IPV）にて低下する。

文献19)より引用

末梢ミスマッチによる呼吸困難感

すでに呼吸中枢からの呼吸運動出力を感覚するsense of respiratory effortという概念と各受容器からの求心性入力の呼吸困難感発生メカニズムでの重要性を述べたが，この中枢-末梢ミスマッチという概念はこれら2つのメカニズムを考慮したもう1つの主要な呼吸困難感発生メカニズムといえる。

呼吸中枢からの運動出力と末梢からの求心性入力の量的なずれが呼吸困難感発生に重要であると唱えたものでは1960年代にCampbellらによって提唱された「長さ-張力不均衡説（length-tension inappropriateness theory）」が有名である[3]。Hommaらの提唱する「中枢末梢ミスマッチ説」は，length-tension inappropriateness theoryとは呼吸筋からの求心性情報が重要であるという点で共通しているが，Hommaらはさらに肋間筋へのバイブレータ刺激を用いた実験により，肋間筋の筋紡錘活動が呼吸感覚に影響を与え，その時間的ミスマッチが呼吸困難感の発生メカニズムに重要な役割を果たしていることを示した（図5）。

吸息期での吸息筋の筋紡錘活動の高まりは呼吸困難感を軽減し，呼息筋の筋紡錘活動の高まりは呼吸困難感を悪化させる。一方，呼息期での吸息筋の筋紡錘活動の高まりは呼吸困難感を悪化させ，呼息筋の筋紡錘活動の高まりは呼吸困難感を軽減する。つまり，呼吸筋の筋紡錘活動の高まりを認識することがすなわち呼吸困難感であるという単純な図式は成立していない。

たとえば吸息相について考えてみる。吸気抵抗を負荷すると吸息の際には吸気筋の収縮力が増すが，α-γ連関のために吸気筋の筋紡錘活動も増す。これは負荷補償という観点からみると吸気筋の反射性収縮を引き起こすために好ましい。さらに同時期の吸気筋へのバイブレーション刺激は，筋結錘を介して吸気筋の反射性収縮を引き起こす方向にある。中枢の呼吸運動出力の増加と筋紡錘活動の増加のベクトルは同一の方向に向いており，中枢と末梢は時間的にマッチしているといえる。逆にout of phase vibrationは，筋紡錘活動の増加が呼吸の位相とは時間的にマッチしておらず，呼吸困難感が発生すると考えた。

■COPDの呼吸困難感

中枢-末梢ミスマッチという考えからCOPDの呼吸困難感について考察する。COPD，特に肺気腫の病態を考えるとき，呼吸困難感発生に関わる重要な因子は肺の過膨張，機能的残気量（FRC）の増加である[20]。

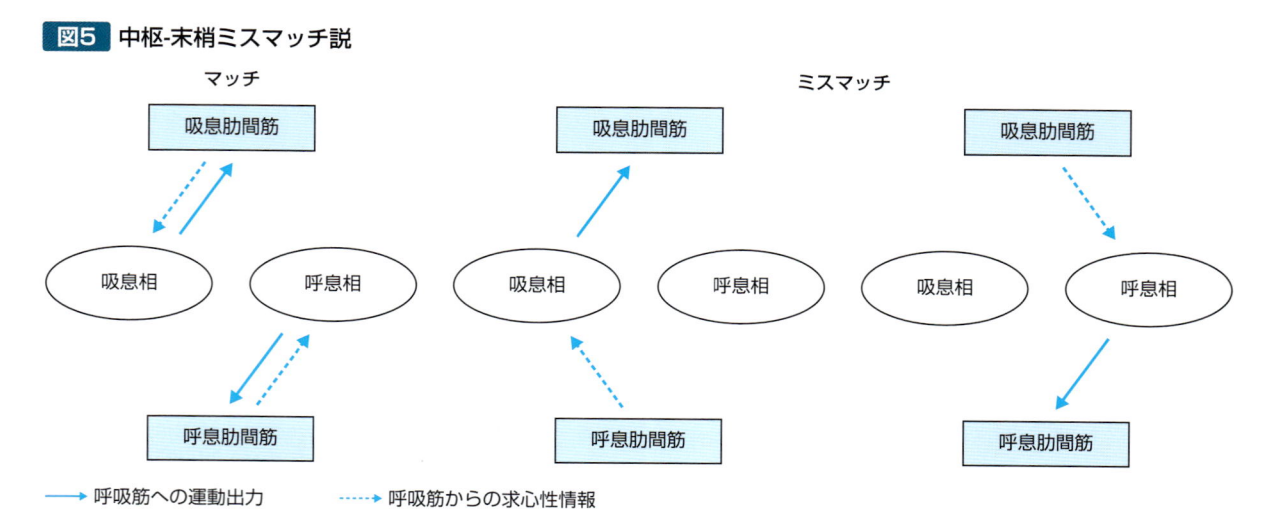

図5 中枢-末梢ミスマッチ説

→ 呼吸筋への運動出力　　┅┅▶ 呼吸筋からの求心性情報

マッチ：吸息相では吸息筋への運動出力と吸息筋（筋紡錘）からの求心性情報，呼息相では呼息筋への運動出力と呼息筋（筋紡錘）からの求心性情報がそれぞれ時間的にマッチしている。
ミスマッチ：各呼吸相において，呼吸筋への運動出力と呼吸筋からの求心性情報がマッチしていない。この場合に呼吸困難感が発生する。

過膨張は吸気筋の短縮をまねき，その収縮能力を低下させる．すでに「motor command theory」(p.39)で述べたように，その際には中枢からの呼吸運動出力が増大し，sense of respiratory effortも増大する．吸息肋間筋の筋紡錘活動はその収縮時に増加するが，そこへ気道閉塞などの呼吸抵抗が加われば，負荷補償のために筋紡錘からの求心性活動は平素より多く活動し，錘外筋の反射性収縮を促そうとする．

一般に筋紡錘の活動は筋長が長いほどその反応性が増し，短いほど低下することが知られている．したがってCOPDでは肺過膨張により吸気筋が短縮しているため，その収縮時に増加するはずの筋紡錘活動は相対的には低くなると考えられる．つまりこのときの筋紡錘からの求心性情報量は正常の筋長時に比べれば少なく，増加した呼吸運動神経出力との間に量的なミスマッチが発生している可能性がある．

時間的ミスマッチの考えを取り入れたin-phase vibrationは筋紡錘からの求心性情報を増やし，この量的ミスマッチを改善して呼吸困難感を改善すると考えられる．out of phase vibrationでは時間的，量的なミスマッチを引き起こし，呼吸困難感の原因となると考えている．COPD患者ではout of phase vibrationと同じ病態が起きて呼吸困難感に関与している可能性がある．Hommaらが開発した呼吸筋ストレッチは，呼吸の位相に応じた呼吸筋のストレッチによって呼吸筋の筋紡錘を刺激し，in-phase vibrationと同じように呼吸困難感の軽減効果を得ようとするものである．さらにMinoguchiらは呼吸筋ストレッチがFRCを低下させることをも示している[21]．

【文献】
1) Simon PM, Schwartzstein RM, Weiss JW, et al : Distinguishable types of dyspnea in patients with shortness of breath. Am Rev Respir Dis 142 : 1009-1014, 1990.
2) Killian KJ, Gandevia SC, Summers E, et al : Effect of increased lung volume on perception of breathlessness, effort, and tension. J Appl Physiol 57 : 686-691, 1984.
3) Campbell EJM, Howell JBL : The sensation of breathlessness. Brit Med Bull 19 : 36-40, 1963.
4) Campbell EJM : The relationship of the sensation of breathlessness to the act of breathing. Breathlessness (Howell JBL, Campbell EJM, eds), 55-64, Blackwell Scientific Pub, 1965.
5) Homma I, Obata T, Sibuya M, et al : Gate mechanism in breathlessness caused by chest wall vibration in humans. J Appl Physiol 56 : 8-11, 1984.
6) Campbell EJ, Gandevia SC, Killian KJ, et al : Changes in the perception of inspiratory resistive loads during partial curarization. J Physiol 309 : 93-100, 1980.
7) Gandevia SC, Killian KJ, Campbell EJ : The effect of respiratory muscle fatigue on respiratory sensations. Clin Sci (Lond) 60 : 463-466, 1981.
8) Woodcock AA, Gross ER, Geddes DM : Oxygen relieves breathlessness in "pink puffers". Lancet 1 : 907-909, 1981.
9) O'Donnell DE, Bain DJ, Webb KA : Factors contributing to relief of exertional breathlessness during hyperoxia in chronic airflow limitation. Am J Respir Crit Care Med 155 : 530-535, 1997.
10) Lane R, Cockcroft A, Adams L, et al : Arterial oxygen saturation and breathlessness in patients with chronic obstructive airways disease. Clin Sci (Lond), 72 : 693-698, 1987.
11) Chronos N, Adams L, Guz A : Effect of hyperoxia and hypoxia on exercise-induced breathlessness in normal subjects. Clin Sci (Lond) 74 : 531-537, 1988.
12) Chonan T, Mulholland MB, Cherniack NS, et al : Effects of voluntary constraining of thoracic displacement during hypercapnia. J Appl Physiol 63 : 1822-1828, 1987.
13) Hamilton RD, Winning AJ, Perry A, et al : Aerosol anesthesia increases hypercapnic ventilation and breathlessness in laryngectomized humans. J Appl Physiol 63 : 2286-2292, 1987.
14) Spence DP, Graham DR, Ahmed J, et al : Does cold air affect exercise capacity and dyspnea in stable chronic obstructive pulmonary disease? Chest 103 : 693-696, 1993.
15) Nishino T, Tagaito Y, Sakurai Y : Nasal inhalation of 1-menthol reduces respiratory discomfort associated with loaded breathing. Am J Respir Crit Care Med 156 : 309-313, 1997.
16) Sibuya M, Yamada M, Kanamaru A, et al : Effect of chest wall vibration on dyspnea in patients with chronic respiratory disease. Am J Respir Crit Care Med 149 : 1235-1240, 1994.
17) Fujie T, Tojo N, Inase N, et al : Effect of chest wall vibration on dyspnea during exercise in chronic obstructive pulmonary disease. Respir Physiolo Neurobiol 130 : 305-316, 2002.
18) Homma I, Eklund G, Hagbarth KE : Respiration in man affected by TVR contractions elicited in inspiratory and expiratory intercostal muslces. Respir Physiol 35 : 335-348, 1978.
19) Edo H, Kimura H, Niijima M, et al : Effects of chest wall vibration on breathlessness during hypercapnic ventilatory response. J Appl Physiol 84 : 1487-1491, 1998.
20) O'Donnell DE : Breathlessness in patients with chronic airflow limitation. Mechanisms and management. Chest 106 : 904-912, 1994.
21) Minoguchi H, Shibuya M, Miyagawa M, et al : Crossover comparison between respiratory muscle stretch gymnastics and inspiratory muscle training. Intern Med 41 : 805-812, 2002.

I 生理学の知識

調息 －心と呼吸の関わりからの検討－

政岡ゆり

呼吸に関連した3つの脳内部位

呼吸活動の目的は体内に酸素(O_2)を取り入れ，代謝により生じる二酸化炭素(CO_2)を排出することである。またエネルギー代謝量に応じて必要なO_2を供給し，産出されたCO_2を排出するとともに，体内のCO_2濃度を一定にする恒常性機能も担っている。

呼吸は意識せずにリズムを繰り返しておりその調節は延髄によってなされる。しかし呼吸は随意的に深さや早さを変えることができ，運動の意図に関連した大脳皮質に関連している。また悲しみや喜びなどの感情によっても不随意的に変化し，情動の中枢である辺縁系の賦活によっても変化する。すなわち，生きるための呼吸（延髄），意思によって変化させる呼吸（前頭葉・運動野），情動による呼吸（辺縁系）が存在する。なぜ生命維持に深く関与した呼吸に，意思による呼吸，情動呼吸を兼ね備えたのであろうか。

「息」は「自らの心」と書く。さまざまなストレス，環境によって変化する心の変化が呼吸のリズムの乱れとして表れる。それは情動を司る辺縁系の賦活によるものである。その賦活を制し，さらに上位の皮質が賦活すること，すなわち人間のみが保持する意思，決定を司る大脳皮質によって随意的に呼吸を変化させることができる。たとえば，不安によって早く，浅くなる呼吸を，随意的にゆっくりと呼吸することにより不安を軽減させることができるのである。生理的変化から心の状態を変化させることが可能なのである。

本稿では，情動による呼吸変化がどのようなものであるかを理解し，息を整えることにどのような機構が働いているのか，またその手段を科学的見地から捉える。

情動と呼吸

さまざまな情動によって呼吸が変化する（図1）。悲しみ，恐怖では一回換気量が減少し呼吸数が増加し，また喜びなどの正の感情では一回換気量の増加，呼吸数の減少を示す。これらの変化は無意識であり，また代謝上昇の指標となる酸素消費量の上昇が認められないことを特徴とする。

純粋に辺縁系からの入力であることを示す場合，代謝の測定は不可欠である。また情動は呼吸反応のみではなくさまざまな生理反応を伴うものである。特に恐怖，怒り，不安などの不快情動は強い生理反応を伴い，その中枢は側頭葉前方背内側にある扁桃体であることがわかってきた。

感覚情報は扁桃体外側核へ入力され，基底外側核，基底内側核を経て中心核へ伝達される。扁桃体中心核から視床下部，脳幹に至る腹側扁桃体視床下部路，および分界条を介する線維投射により出力される。強い情動は発汗，心拍などの反応が伴うが，それらの自律神経を介した反応より呼吸の反応は早く出力する。

その早い出力は以下のような実験で明らかにされてきた。てんかん患者において発作焦点を同定すべく，扁桃体深部電極の電気刺激時に呼吸を測定すると呼吸数の上昇が認められた。刺激時の本人の主観を尋ねたところ「自分と外界との境がなくなっていく恐怖感」「まわりの渦に巻き込まれていく不安な感じ」がしたと報告を受けた。扁桃体は恐怖や不安の情動の中枢であり，この部位の直接的な刺激が呼吸数の上昇として表れ，自律神経を介した出力ではないということがわかる。情動による呼吸変化にすぐに表れるのはこのためである。

また予期不安などによっても呼吸数は上昇する。その上昇の具合は本人の特性不安度と相関している

(図2)。情動・感情を客観的に評価することは困難であるが，主観的なスケールを測定することや本人の特性を尺度化すること(不安感・うつ尺度など)が不可欠であり，それらの生理反応との相関性をみることも重要である。

呼吸を制御する部位は延髄であるが，情動とともに変化する情動性呼吸が存在し，その中枢は扁桃体を中心とする辺縁系であることがわかってきた。その情動性呼吸はときに延髄で制御される呼吸より優位になり，呼吸数を促進させる。パニック症候群，不安症候群などの過度な呼吸促進は，扁桃体の活動が増加することによる。扁桃体の活動の増加はさらなる不安，恐怖感増加に繋がることとなる。また不快な香り，さらには不快な記憶と結びついた香りも

図2 予期不安時の呼吸数上昇と特性不安感との関係

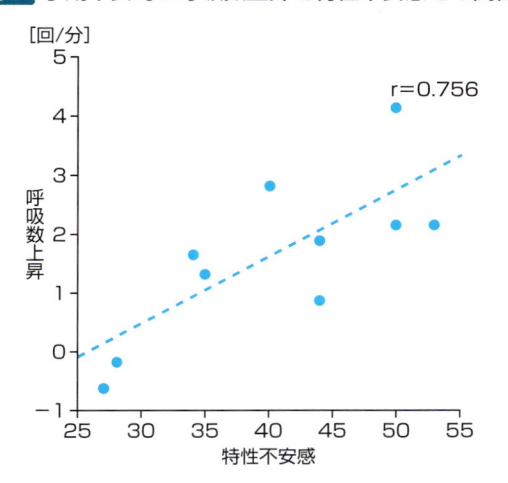

文献2)より引用

図1 情動による呼吸変化

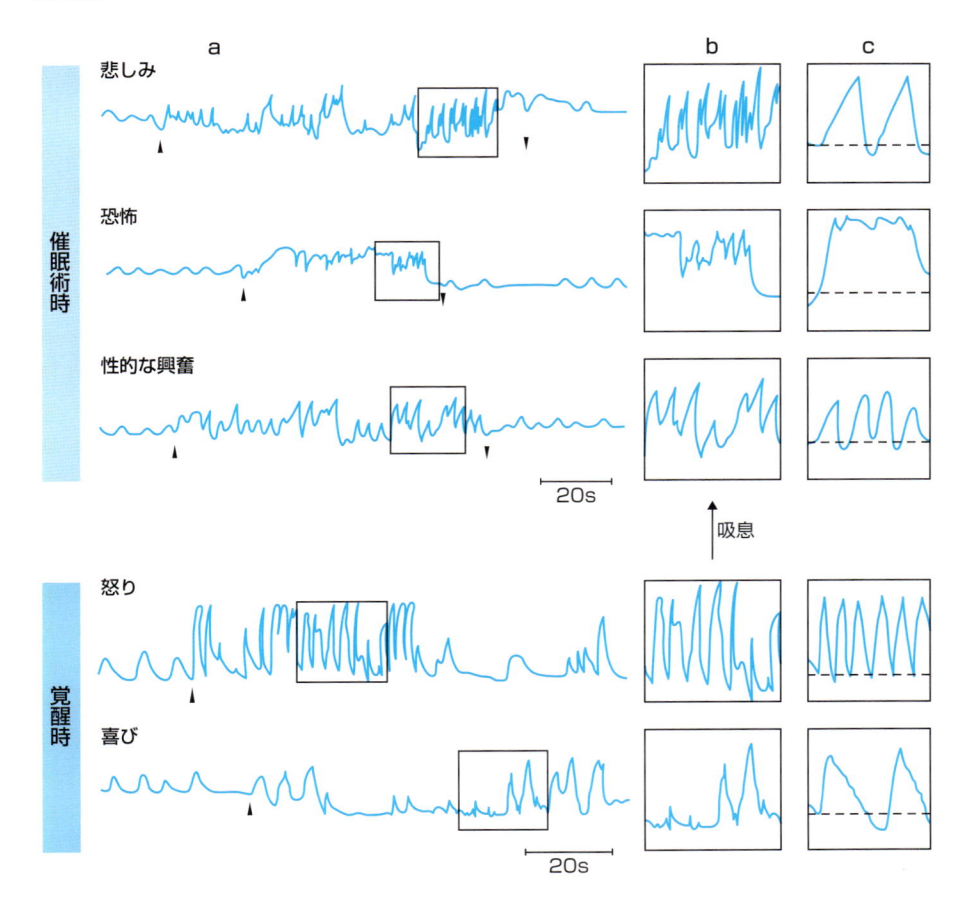

a：▲から▼までが変化範囲　b：囲み部分の拡大図　c：呼吸パターン典型例

文献1)より引用

呼吸数を上昇させる．このような過度な呼吸促進は体内の二酸化炭素を過度に排出し，手足のしびれ，意識喪失などの症状を引き起こすこととなる．

　上記のようにストレスや不安，恐怖により呼吸が浅くなることのみではなく，われわれは普段パソコンやスマートフォンの操作中に息を停止させていることが多い．延髄で保たれているリズムが上位脳の活動によって抑制されており，通常の呼吸のリズムを保っていない．操作を停止させれば呼吸は通常のリズムに戻り適切に酸素を取り入れ，二酸化炭素を排出しホメオスタシスを維持させる．生体を維持するという目的以上に，自らの感情や情動をコントロールするために息を整えるにはどのような方法があるだろうか．3つの手法を紹介する．

■情動呼吸と随意呼吸

　不安や恐怖といった負の情動や不快な香りと同時に呼吸数が高まるのは扁桃体の賦活がともにあることは理解しやすい．逆に正の感情で呼吸がゆっくりと深くなるとはどういう意味をもつのか．負の情動や不快な香りのみではなく正の感情によっても扁桃体を介する．なぜ呼吸数は上昇しないのであろうか．これは後に述べる心地よい香りによる呼吸の変化にも共通するメカニズムである．

　われわれは経験的に緊張や不安を感じたとき，大きく息を吸う．そして緊張感が軽減することがある．呼吸は延髄，辺縁系に関与しているが，自ら随意的に変化させる前頭葉，運動野が関与していると述べた．この随意呼吸によって不安感を軽減させることは可能であろうか．

　このような実験がある．意図的に不安感を起こさせ，そのときに随意的にゆっくりと深い呼吸を行ってもらう．不安感は呼吸数を上昇させるが，逆に自分でゆっくりとした呼吸を行ってもらったのである．すると，随意的にゆっくり呼吸をしたときのほうが，何もしなかった不安時に比べ不安感が減少した．これは不安により扁桃体が賦活し，同時に呼吸数が上昇するが，それを上位脳から随意呼吸という形で抑制することにより扁桃体の活動を抑制する方向へ働き，同時に情動面でも軽減がみられることを意味している（図3）．

　ある負の感情によって扁桃体が賦活し，呼吸数が上昇するが，この賦活部分に抑制的に働きかける脳部位が賦活することにより，呼吸数減少に向かう．この生理学的意味は解明されていない．

図3 予期不安時における随意呼吸の不安感への影響

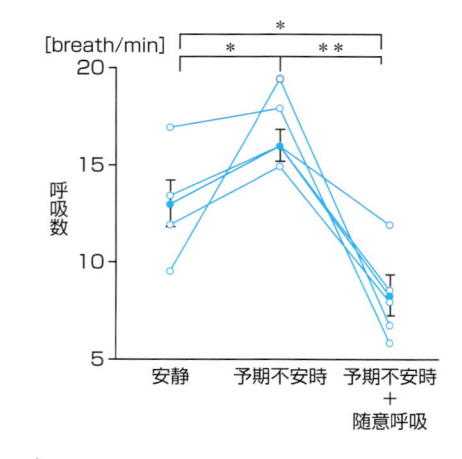

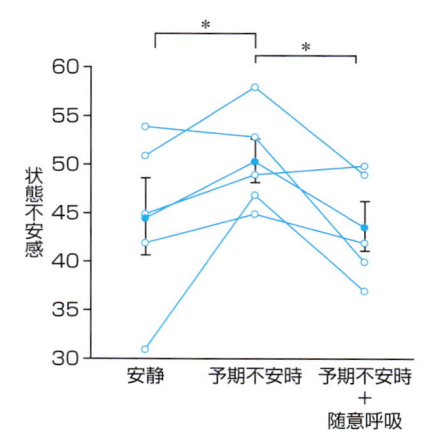

予期不安時の呼吸数上昇時に随意的に呼吸をゆっくりさせると，不安感が軽減する．

文献3）より引用

■ストレッチ体操と呼吸

呼吸は中枢で制御されているが、呼吸運動を支えるのは末梢の呼吸筋である。肺を取り囲む呼吸の筋肉には横隔膜、肋間筋と補助呼吸筋である胸鎖乳突筋、斜角筋、僧帽筋、腹筋がある。息を吸い、吐いたりするには横隔膜を上げ下げする腹式呼吸が最も効率がよい。この呼吸のためには腹筋がしっかりして胸郭に柔軟性と弾力性があることが大切である。

普段、呼吸筋は脳からの指令によって活動しているが、健全な状態にある呼吸筋は脳の指令を的確に受け止め、また吸う吐くの的確な情報を脳に送り返している状態である（図4a）。この情報のやりとりがマッチしないと息苦しさや呼吸に違和感がおき（図4b）、マッチすることによりこれらの不快感が減少することが報告されている。

不安感が強い人、また過換気症候群においては呼吸筋が非常に硬く、呼吸数の上昇、息苦しさを伴う場合がある。息苦しさはさらに呼吸数を上昇させるという悪循環をまねく。

呼吸筋には息を吸うための筋肉（吸息筋）と吐くための筋肉（呼息筋）がある。脳から息を吸うために吸息筋に指令が出ているとき、吸息筋をストレッチすることにより脳と吸息筋は情報がマッチし、同様に脳から息を吐くために呼息筋に指令が出ているとき、呼息筋をストレッチすることによって情報がマッチする（図4aのようになる）。

筋肉のストレッチの重要点は呼吸筋筋紡錘から脳へ情報を正確に伝える働きを取り戻すために行うことである。呼吸筋筋紡錘の余計な緊張を取り除き、脳-筋のコミュニケーションを良くすることでもある。脳と呼吸筋がマッチすることにより息を吸いやすい状態とし、結果的に呼吸数を減少させ、一回換気量が増加する。呼吸筋ストレッチ（「コンディショニング」p.209参照）をすることにより、不安感が減少することが報告されている。

■香りと呼吸

現在アロマテラピーが世のなかに多く普及しており、リラックス効果やストレスの軽減が報告されている。香りによるリラックス効果は、香りそのものが脳に情報を与えるという効果と、香りによって呼吸が変化しリラクセーションを得るという2つの効果と考えられる。

情動と呼吸が密接な関係であることを示してきたが、嗅覚も呼吸に大きく依存した感覚である。また嗅覚は視覚と聴覚などの感覚と異なり視床を介さず扁桃体を中心とする辺縁系に直接投射する感覚であることも特徴である。

香りの情報は息を吸い込むことにより上鼻甲介、鼻中隔、鼻腔に存在する双極性ニューロンである嗅上皮の一次嗅覚ニューロンに運ばれる。中枢性突起は嗅神経となり嗅球へ投射し、嗅索を経て大脳の嗅球前核、嗅結節、扁桃体、梨状葉皮質、嗅内野皮質に至る。嗅内野皮質は側頭葉の内側面にあり、この

図4 脳と呼吸筋のミスマッチによる息苦しさのメカニズム

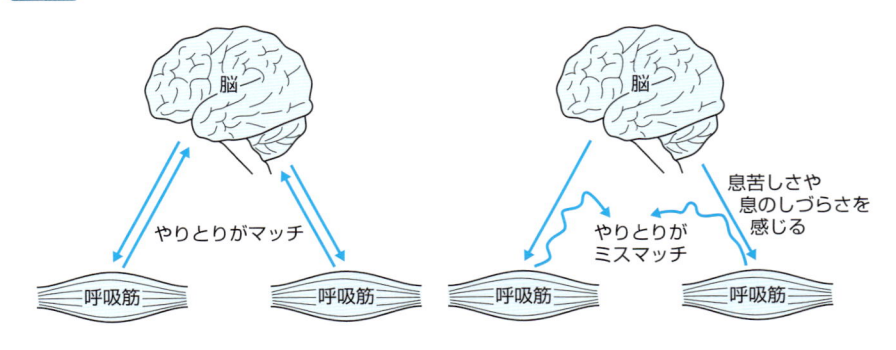

a. やりとりがマッチ

b. やりとりがミスマッチ

文献4)より引用

領域への入力は記憶に関与した海馬に投射する。嗅内野皮質の外側部は前頭眼窩皮質へ投射し，この部位は嗅覚の認知に関与しているといわれている。また眼窩前頭葉は視床背内側核を経由して梨状葉からの投射も受ける。最終的に香りの情動と認知は眼窩前頭葉でなされることが機能的磁気共鳴画像(fMRI)による研究により明らかになってきた。

興味深いことに，情動の中枢と嗅覚の中枢は同じ脳内の場所にある。1つの呼吸の吸息が匂い情報を脳内に送るということは，1呼吸1呼吸が情動に関与した部位を刺激するということを意味する。嗅覚の情報入力は，入力前に感じていた気分を制し，素早く情動の変化，感情の変化となって個人に認識されることとなる。嗅覚情報が辺縁系に到達するときに既に呼吸は変化し，また同時に感情も変化する。さらに感情が正に向かえば，呼吸が深くゆっくりとなり，その呼吸変化がさらに気分を正に向かわせるというスパイラル効果を生む。

結果的に嗅覚刺激は良い香りであれば一回換気量が増え呼吸数が減少し，不快な香りであれば一回換気量が減少し，呼吸数が上昇する(図5)。

脳内では，不快な香りでは扁桃体が強く賦活するが，心地良い香りは不快な香りよりも多くの部位が関与する。眼窩前頭葉，運動野を含む前頭前野，中側頭葉などがより強い反応を見せる。また記憶との照合により海馬も賦活する。

これらの上位脳や海馬の賦活は，随意呼吸と同じように扁桃体の賦活を抑制の方向へ向かわせることとなる。特に一回換気量を増大させるのは香りによって引き起こされる自伝的記憶(autobiographical memory)である。香りによって幼いころを思い出し，その風景を強く思い出すことは誰もが経験することであろう。幼いときの風景，状況，取り巻く自己経験の記憶の想起を自伝的記憶(autobiographical memory)という。香りもまた自伝的記憶を強く想起させるものである。

ある研究によると香り刺激による自伝的記憶の想起は同じ記憶内容に関連した視覚や聴覚刺激と比較し，より感情的に強く想起されることが示されている。香りによる自伝的記憶の想起は海馬を強く賦活させ，また同時に呼吸数を減少させ，一回換気量が増加する。その増加は他の好ましいと思う香りよりも大きい。一方，香り刺激中に分時換気量には変化はなく，また呼気終末炭酸ガス濃度は一定となるよう調節されている。通常，随意呼吸を繰り返すと呼気終末炭酸ガス濃度が減少し，過換気状態となる場合が多い。

心地良い香りや良い記憶に付随した香りでは呼気終末炭酸ガス濃度の減少がみられないことから，効果的に呼吸をゆっくりと深くすることに有効であると思われる。

●

上記3つの調息の方法を提案したが，深くゆっくりとした随意呼吸とアロマを試行する，アロマとストレッチ体操を行うなど組み合わせも可能であろう。

社会のなかでの呼吸

近年の研究から動物における匂いを嗅ぎ込む行為(sniffing)行為は単に匂いを嗅ぐという行為だけではなく，動物間での情報交換や，ヒエラルキーを示す行動として報告されている。あるrat1がどこかでバナナを食べたとする。rat1は，その場から離れ，rat2と向き合いsniffingをする。rat2は後日，バナナとリンゴを提示されると必ずバナナを選ぶというのだ。またある2匹のratが最初に向き合いsniffingをすると，社会的に有意な立場にあるratのsniffingの数と深さは劣勢のratと比較し著しく増加していることが示された。

嗅覚情報は動物にとって生死を分ける感覚であるとともに，その嗅覚に関わる呼吸行動が社会でのコミュニケーションのツールとなっていることは興味深い。

またヒトにおいては，息苦しさを感じ呼吸数が上昇している人を観察しているだけで，観察者の呼吸が上昇し息苦しさが増すことも報告されている(図6)。日本語で「息が合う」という表現には共感できる，心を汲み取るという意味もあり，呼吸を介して人の情動や感情が伝播することを意味する。人の内面は呼吸に表れ，また人にも伝わるのである。多くの場面でストレスを感じ，負の感情で向かう毎日であるが，人との関わりを持つ場面では自らの呼吸と内部状態を整えることを心がける必要があるであろう。特に人を癒す，治療するといった現場に携わる人においては必要なことではないだろうか。

【文献】

1) Santibanez G, Bloch S : A qualitative analysis of emotional effector patterns and their feedback. Pavlov J Biol Sci 21 (3) : 108-116, 1986.
2) Masaoka Y, Homma I : The effect of anticipatory anxiety on breathing and metabolism in humans. Respir Physiol 128 : 171-177, 2001.
3) 政岡ゆり, 本間生夫：香りと予期不安－呼吸パターン変化からの検討－. Aroma Research 17 (5) : 44-49, 2004.
4) Homma I, Obata T, Shibuya M, et al : Gate mechanism in breathlessness caused by chest wall vibration in humans. J Appl Physiol 56 (1) : 8-11, 1984.
5) Kuroda T, Masaoka Y, Kasai, et al : Sharing breathlessness: Investigating respiratory change during observation of breath-holding in another. Respir Physiol Neurobiol 180 (2-3) : 218-222, 2012.

図5 心地よい香り（a）と不快な香り（b）で刺激したときの呼吸変化

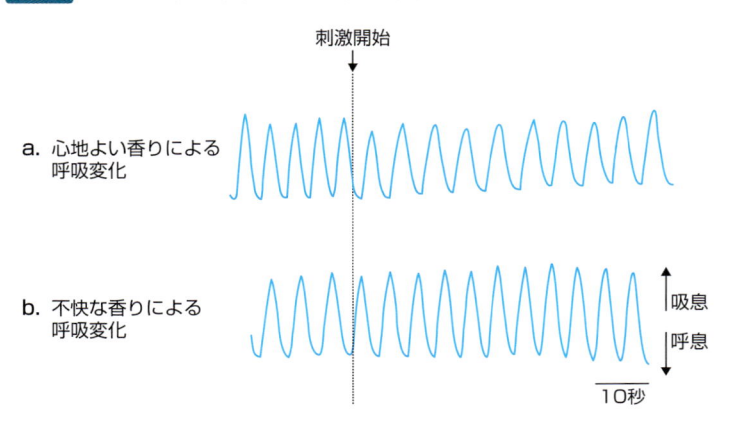

図6 息苦しさの情動の伝播

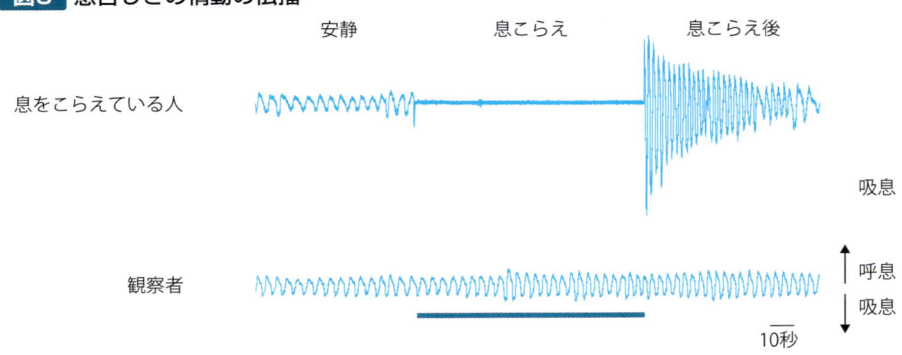

a. 息こらえをしている人の呼吸（上）と，それを観察している人（観察者）の呼吸の変化（下）

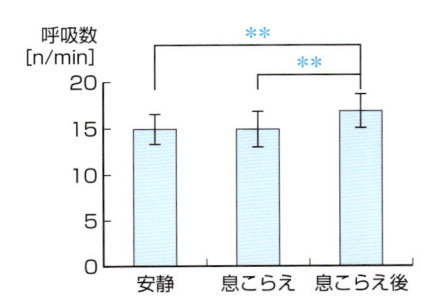

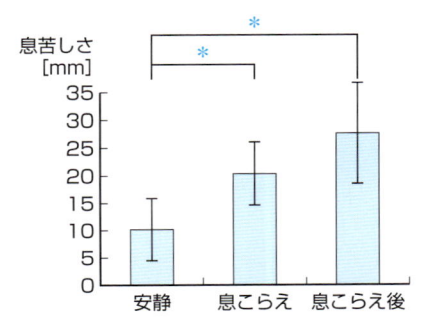

b. 観察者の呼吸数の変化と息苦しさスケール

息苦しいと感じている人を見ているだけで呼吸数が上昇し，息苦しさが増す。また息こらえ後，実際に息をこらえていた人の呼吸に同期して，観察者の呼吸数も上昇し，さらに息苦しさが増す。

文献5）より引用改変

II 診断と評価

呼吸のフィジカルアセスメント
呼吸機能検査
運動負荷検査・身体活動量計測
画像診断

II 診断と評価

呼吸のフィジカルアセスメント

成島道昭

　ヒトが異常な呼吸をしているかどうかを判断することは，呼吸困難などの症状を訴えて来院する患者を診察するうえできわめて重要なポイントである。その判断はときに緊急性を帯び，的確な対応が求められる。それは医師に限らず，理学療法士，看護師など医療現場に携わる多くの医療スタッフにおいても同様である。本項ではまず一般的な身体診察手技，特に呼吸器に関連した要点について述べ，次に呼吸器に関連するさまざまな臨床症状から，それぞれの病態ならびに呼吸の評価について解説する。

身体診察の手順

　医療面接後に身体診察を行う。身体診察は一般に，全身状態，バイタルサイン，頭頸部，胸部，腹部，四肢，神経系の順で行い，視診，触診，打診，聴診，神経学的診察がその基本的方法となる（図1）。

■全身状態

　全身状態の把握では，身体計測（身長，体重，BMI；body mass index）に加え，全身の概観と反応性・精神状態を観察する。特に体格や栄養状態，体位・姿勢，皮膚の色調（チアノーゼ），浮腫，爪の変化（ばち状指）は呼吸困難と関連して重要である。

■バイタルサイン

　バイタルサイン（vital sign，生命徴候）は生命の維持に直接関係する「呼吸」と「循環」などの状態を表す徴候である。古典的なバイタルサインには血圧，脈拍，呼吸状態，体温が含まれるが，意識レベル，痛みスケールや酸素飽和度（SpO_2）を含める場合もある。

◆正常呼吸（表1）

　健常人では，安静にしている状態で12〜15回/分，一回換気量450〜500mLの呼吸をしている。その深さやリズムは規則正しく，吸気と呼気の比率は1：1.5〜2である。運動したり，精神的に緊張すれば健常人でも呼吸数は多くなり，リズムも乱れる。ただしこれらは安静にしていれば，やがて回復する。

◆異常呼吸（表1）

　型・リズム・速さ・深さに注目する。肺水腫や肺線維症などでみられる頻呼吸（20回/分以上）では低酸素血症＋低炭酸ガス血症をきたすのに対し，肺に基礎疾患がなく不安感などから起こる過換気症候群では，高酸素血症＋低炭酸ガス血症をきたす。その他呼吸器疾患以外でもさまざまな原因により呼吸パターンの異常がみられる。

■頭頸部

　頭頸部の診察では頸静脈および気管の診察に注意する。健常人では頸静脈は座位では見えず，背臥位で内頸静脈が観察できる。うっ血性心不全や上大静脈症候群などで静脈圧が上昇した場合には，座位でも頸静脈が確認できる。気管の診察ではその偏位に注意する。視診ではごく一部のみが観察され，触診では胸骨上切痕の真上で母指と示指・中指で挟んで診察する。高度の胸膜癒着では気管は患側に，縦隔腫瘍や大量胸水貯留の場合には健側に偏位する。

■胸部

　胸部の診察では，胸郭，気管・気管支（肺），心血管系，乳房，腋窩などを，視診，触診，打診，聴診にて調べる。通常はまず座位の状態で前面を診察し，次いで背面を診察する。

■胸郭・脊柱の診察

　胸郭は，患者にまっすぐに座ってもらい，前方，側方，背部から観察する。胸郭の形と大きさには

呼吸のフィジカルアセスメント

図1 診察の進め方

患者の入室 → 医療診察 → 身体検査 → 臨床検査 → 診断・治療

- 患者の入室：▶歩行・表情などを観察
- 医療診察：▶病歴聴取
- 身体検査：▶全身状態 ▶バイタルサイン ▶頭頸部 ▶胸部 ▶腹部 ▶四肢 ▶神経系
- 臨床検査：▶血液検査 ▶X線検査 など

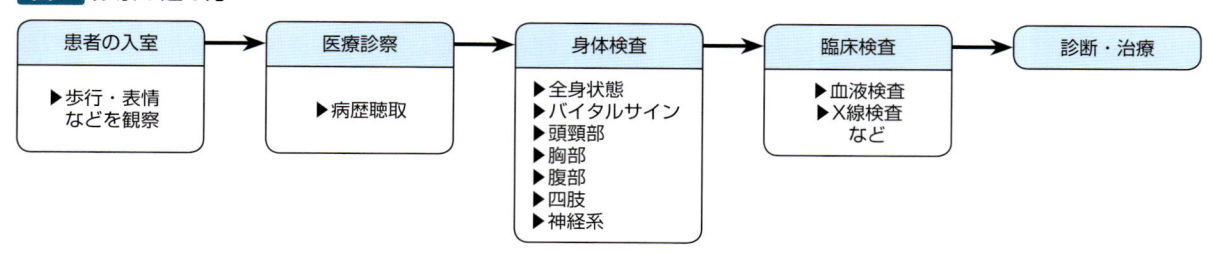

表1 正常呼吸と異常呼吸

		呼吸パターン	呼吸数/分	1回換気量	観察される病態
規則的な呼吸	正常呼吸（eupnea）		12〜15	450〜500mL	
	頻呼吸（tachypnea）		↑	→	間質性肺炎，気管支喘息，肺閉塞症，ARDS，肺水腫
	徐呼吸（bradypnea）		↓	→	脳圧亢進，アルコール多飲，多量の睡眠薬服用
	過呼吸（hyperpnea）		→	↑	運動後，神経症，高所
	低呼吸（hypopnea）		↓	→	睡眠時，胸水・腹水貯留，神経・筋疾患，肺切除後状態
	多呼吸（polypnea）		↑	↑	運動時，過換気症候群，低酸素血症，高炭酸ガス血症，肺閉塞症
	少呼吸（oligopnea）		↓	↓	肺胞低換気症候群，臨死期
病的呼吸	睡眠時無呼吸（sleep apnea）		睡眠中に口・鼻で10秒以上の気流の停止を伴う無呼吸		睡眠時無呼吸症候群（中枢型，閉塞型，混合型）
	失調性呼吸（ataxic respiration）		規則性消失。1回換気量も変化		呼吸中枢の障害，臨死期
	Cheyne-Stokes呼吸		徐々に1回換気量増加。その後徐々に減少し，無呼吸となるサイクルを周期的に繰り返す		中枢神経系疾患（脳出血など），左心不全など
	Kussmaul大呼吸		異常に深く大きい，緩徐な呼吸		糖尿病性ケトアシドーシス，尿毒症
	Biot呼吸		呼吸停止を伴う不規則呼吸。1回換気量の変化は少ない		脳外傷，脳腫瘍，髄膜炎などの中枢神経疾患による呼吸中枢活動の低下

文献1）p.84より引用

個人差がある。通常左右対称で，前後径は左右径に比べて小さい。

◆胸郭の形状（図2）

胸郭変形には先天的，後天的なものがあり，呼吸困難と関連する樽状胸郭，漏斗胸や胸郭形成術後変化などが重要である。

◆脊柱の彎曲

前彎，後彎，側彎を確認する。特徴的なものとしては，脊椎カリエスが原因の後彎（亀背という）があり，頻度の高いものとしては側彎がある。側彎は高度では容易に確認できるが，軽度の場合は前屈位をとって確認する。

◆呼吸運動の制限

呼吸運動は胸膜癒着，胸水貯留，胸郭変形などさまざまな疾患によりその運動が制限される。ごく軽度の胸郭運動の左右差を確認するには，両手の母指を患者の肋骨弓に沿って置き，他の指と手掌を側胸部に軽く当て，深呼吸したときの検者の両手の動きを比較するとよい。

■肺の診察

呼吸の状態を反映する徴候を見落とさないようにするには，肺の診察がきわめて重要である。そのためには視診，触診，打診，聴診といった基本的な身体診察手技の取得が必須である。特に聴診は呼吸器疾患の診断において最も重要な診察法である。

◆視診

・体位

患者の呼吸困難を反映しており，典型的なものとして，心不全や喘息発作時にみられる起座呼吸orthopneaがあり，背臥位では呼吸困難が強いために座位をとる。trepopneaとは片側を下にする側臥位での呼吸のことで，胸水や無気肺があるとその程度により健側または患側を下にする体位をとる。

・顔貌・体表・四肢

浮腫，ばち状指，チアノーゼ，呼吸補助筋の使用状況を確認することで，呼吸困難の有無を知る。

・胸郭・呼吸の異常

「バイタルサイン-異常呼吸」で前述した呼吸パターンの異常以外に，口唇をすぼめてゆっくり呼気を行い，気道に陽圧をかけ呼気の気道虚脱を防ぐ口すぼめ呼吸がある。慢性閉塞性肺疾患（COPD）患者にしばしばみられる。

図2 代表的な胸郭の形状

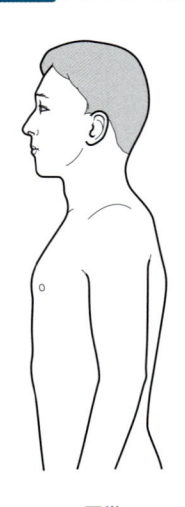

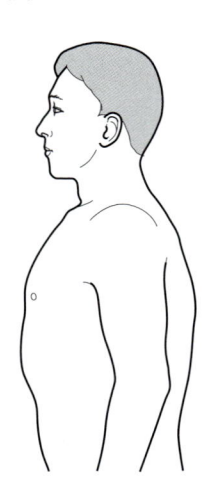

正常 normal｜樽状胸郭 barrel chest｜亀背 kyphosis｜漏斗胸 pectus excavatum｜鳩胸 pectus carinatum

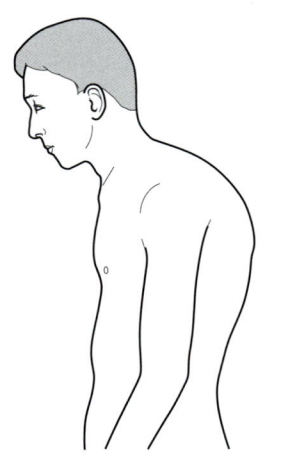

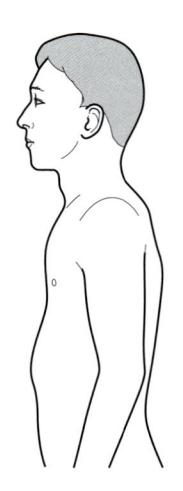

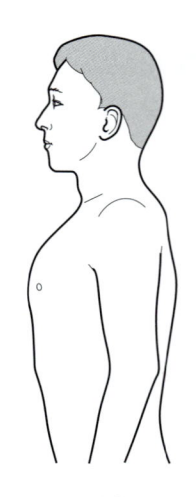

文献2）p.275より引用

呼吸のフィジカルアセスメント

◆触診
・胸郭運動の触診
　前述した「呼吸運動の制限」を参照のこと。
・声音振盪
　指腹や手掌は鋭敏なセンサーである。声音振盪とは患者に「ひとーつ」と低音で繰り返し声を出してもらい，手掌または手の尺側部を患者の背部に当て，その共鳴を胸壁を介して察知する診察法である。胸水や気胸があれば患側の共鳴は減弱し，逆に肺炎，無気肺などでは増強する。

◆打診（図3）
　左中指腹をセンサーとして，これを右中指で叩くことで，胸郭の振動を感知し，胸郭内の情報を得る診察法である。正常では清音であるが，気胸や肺の空気含量が増える肺気腫では鼓音を呈し，胸水，肺炎，無気肺などでは濁音を呈する。

◆聴診（図4）
・聴診器と聴診部位
　聴診器の採音部にはBell型と膜型がある。Bell型で胸壁に軽く押し当てると低音（25～150cps）がよく聴取される。一方，膜型は高音（350～600cps）の聴診に適しており，胸壁にしっかりと押しつけて聴診

図3 指指打診法

- 腕関節の運動を行う。
- 左手中指の中節を打診面に密着させる。
- 右手中指の指頭が左手中指を直角に叩く。

文献2）p.35より引用

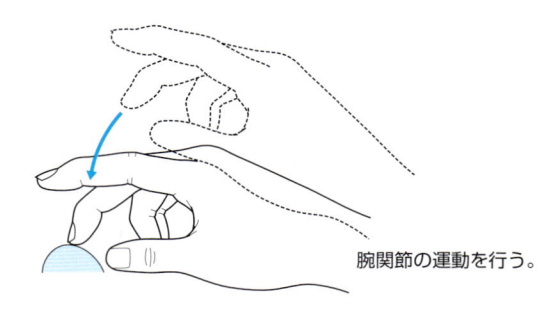

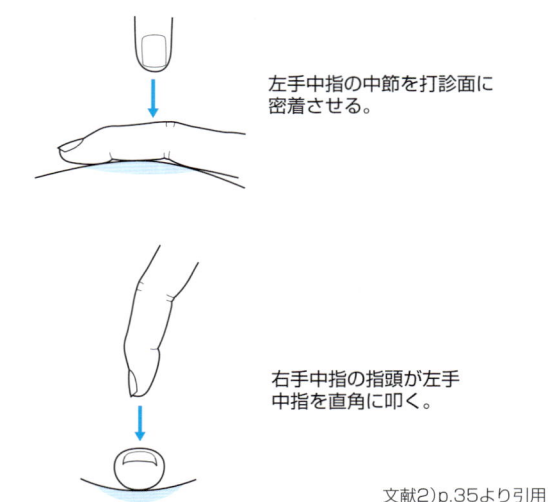

図4 わが国の肺音の分類と命名

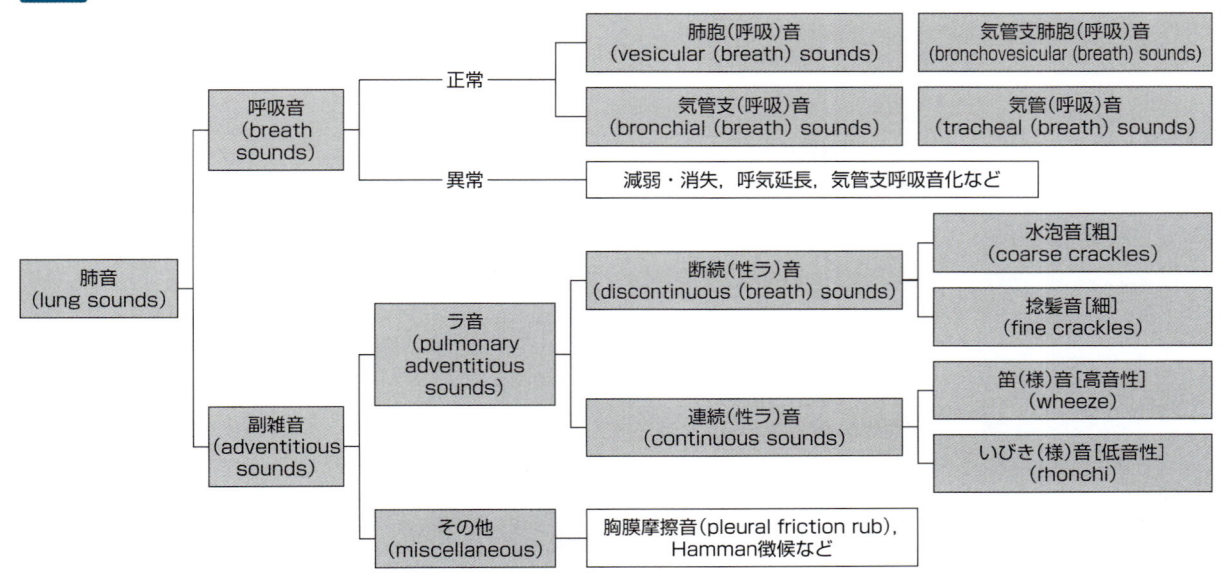

- 肺音（lung sounds）
  - 呼吸音（breath sounds）
    - 正常
      - 肺胞（呼吸）音（vesicular (breath) sounds）
      - 気管支肺胞（呼吸）音（bronchovesicular (breath) sounds）
      - 気管支（呼吸）音（bronchial (breath) sounds）
      - 気管（呼吸）音（tracheal (breath) sounds）
    - 異常
      - 減弱・消失，呼気延長，気管支呼吸音化など
  - 副雑音（adventitious sounds）
    - ラ音（pulmonary adventitious sounds）
      - 断続（性ラ）音（discontinuous (breath) sounds）
        - 水泡音[粗]（coarse crackles）
        - 捻髪音[細]（fine crackles）
      - 連続（性ラ）音（continuous sounds）
        - 笛（様）音[高音性]（wheeze）
        - いびき（様）音[低音性]（rhonchi）
    - その他（miscellaneous）
      - 胸膜摩擦音（pleural friction rub），Hamman徴候など

文献4）p.2052より引用

する。聴診器を当てる強さは，2〜3呼吸聴いた後で聴診器をとると，その白い跡が胸壁に残る程度が適当である。

　一般に肺音の聴診では膜型を用いるが，鎖骨上窩のような狭い部位ではBell型を使うこともある。聴診部位は気管および前上胸部中央にて気管支呼吸音を，また両肺野にて肺胞呼吸音を確認する。軽く口を開け，平静呼吸よりやや深い呼吸を行わせ，吸気相と呼気相の両相を鎖骨上より聴診し，左右比較しながら下へ降りてくる。

● 聴診の注意点

　聴診の意義は，肺局所の換気が正常に行われているかを確認することにある。それ故，肺尖から肺底部，前胸部から側胸部・背部まで広範囲にわたる聴取が必要であり，左右差や吸気・呼気の差を確認することが大切である（図5）。

図5　呼吸音の特徴

特徴	気管呼吸音	気管支呼吸音	気管支肺胞呼吸音	肺胞呼吸音
強さ	非常に強い	強い	中等度	弱い
音調	非常に高調	高調	中等度	低い
I：E比*	1：1	1：3	1：1	3：1
表現	荒い	チューブ様	カサカサだがチューブ様	弱いカサカサ
通常聴かれる部位	胸郭外気管	胸骨柄	主気管支	末梢肺のほとんど

＊吸気から呼気までの時間の比率

- 気管呼吸音（tracheal）
- 気管支呼吸音（bronchial）
- 気管支肺胞呼吸音（bronchovesicular）
- 肺胞呼吸音（vesicular）

吸気／＼呼気

文献2）p.280より引用

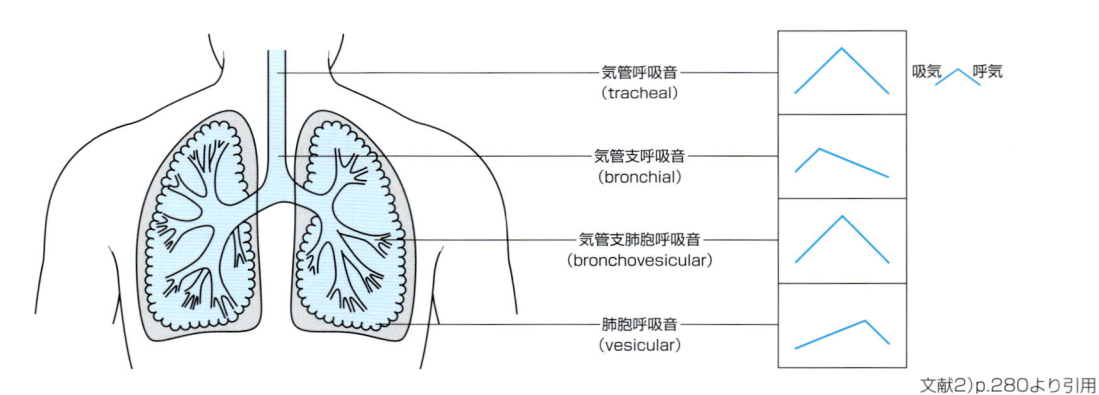

図6　呼吸ダイアグラムで示した副雑音の特徴

断続性ラ音（discontinuous sounds（crackles））	
①水泡音（bubbling sounds）	吸気の早期から聞こえる
②Velcroラ音（Velcro sounds）	吸気の後半に聞こえる
③捻髪音（fine crackles）	吸気の終末に弱く聞こえる

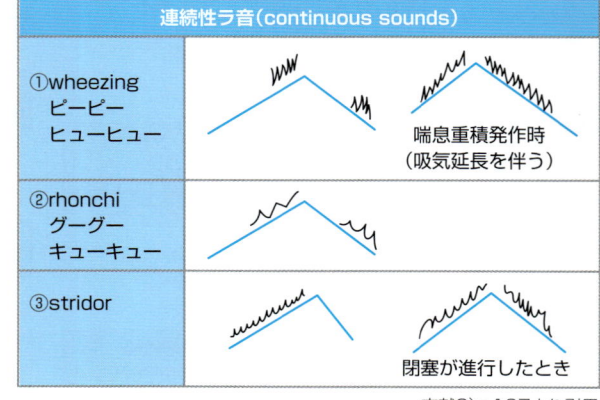

連続性ラ音（continuous sounds）	
①wheezing ピーピー ヒューヒュー	喘息重積発作時（吸気延長を伴う）
②rhonchi グーグー キューキュー	
③stridor	閉塞が進行したとき

文献3）p.107より引用

呼吸のフィジカルアセスメント

- **副雑音の聴取（図6）**

さまざまな肺・胸膜疾患により異常呼吸音として副雑音が聴取される。副雑音は連続性ラ音と断続性ラ音に分類され，その発生起序からその音を呈する基礎疾患をある程度推定でき重要である。

■心臓の診察（図7）

さまざまな心臓疾患においても，咳嗽や呼吸困難など多様な呼吸器症状がみられる。

◆視診，触診

視診では心尖拍動や頸静脈について確認する。また触診の目的は，視診所見の確認や視診で不明な心尖拍動や振戦（スリル）などを評価することにある。触診の手順としては，患者を背臥位として，その右側に立ち，中3本の指を軽く押し当てて観察する。

- **心尖拍動**

心尖拍動は，正常では第5肋間と左鎖骨中線が交わる部位の内上方に位置し，胸壁が外向きに隆起する単一の拍動である。背臥位で約30％，左側臥位で約60％の割合で触れるとされる。心尖拍動の強さは必ずしも心収縮力と一致しないが，正常ではこれを除く他の前胸部での胸壁運動はまずみられない。心尖拍動の増強がみられた場合は弁膜疾患が，あるいは位置の偏位がみられた場合は胸水や気胸，胸膜癒着などが疑われる。また減弱している場合は，急性心筋梗塞をはじめ脱水や心嚢液貯留など心収縮力の低下をきたす病態の存在が考えられる。

図7 心胸郭の主要領域

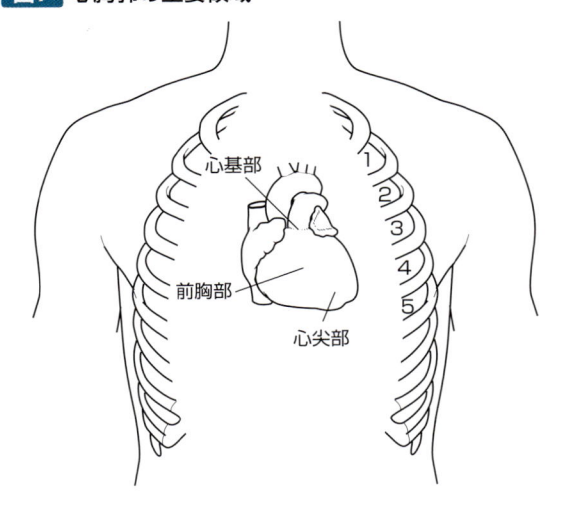

- **頸静脈**

「身体診察の手順-頭頸部」（p.52）を参照。

- **心窩部**

肺気腫では拡張した右室の拍動を最も触診しやすいのは剣状突起下である。吸気時に右室の前収縮期拍動が触知されれば，右室肥大や肺高血圧が疑われる。

◆聴診

先に述べたように，聴診器の採音部にはBell型と膜型があり，Bell型では胸壁に軽く押し当て，膜型では胸壁にしっかりと押しつけて聴診する。

心臓の聴診では，Ⅰ音，Ⅱ音などの正常心音，Ⅲ音，Ⅳ音などの過剰心音，そして心雑音を鑑別する。聴診部位は大動脈領域（第2肋間胸骨右縁），肺動脈領域（第2肋間胸骨左縁），三尖領域（第4肋間胸骨左縁），僧帽領域（心尖部）の4領域が主体となり（図8・9），患者を座位，背臥位，左側臥位にし，Bell型および膜型で聴診する。まずⅠ音とⅡ音を識別し，次に過剰心音がないか，心雑音がないか，ある場合にはどの部位で聴取されるか，また収縮期か拡張期かといった点に注意して聴診を行う。その他，心音および心雑音の聴診についての詳細は成書に譲ることとし，ここでは呼吸器疾患の診断に必要な心・血管系の聴診について述べる。

呼吸器疾患に伴う右心系の異常の診断には肺動脈弁に関連した聴診が重要である。Ⅰ音は心室の収縮により発生し，僧帽弁の閉鎖時期と一致する。それゆえ心尖部でⅡ音より大きく聴取される。それに対し，Ⅱ音はⅠ音に比べ高音成分に富み，心尖部より心基部で大きく聴かれる（表2）。Ⅱ音は大動脈弁閉鎖時に起こるⅡ$_A$と肺動脈弁閉鎖時に起こるⅡ$_P$に分けられ，この両者の鑑別が重要である。Ⅱ音の分裂には生理的分裂と病的分裂があり，正常ではⅡ$_A$はⅡ$_P$より早く聴かれ，吸気時にその間隔が拡大し，呼気で消失する（図10）。それは肺動脈弁領域で最も顕著である。一方，心房中隔欠損症ではこのような呼吸性変動が消失し，Ⅱ音の固定性分裂と表現される。また肺動脈弁領域でⅡ$_P$が亢進するのは肺高血圧症の存在を疑わせる。

過剰心音としてのⅢ音は，患者を左側臥位にして心尖部にBell型の聴診器を軽く当てて聴取する。うっ血性心不全などでみられるが，若年者では生理

的にも聴かれる。一方，Ⅳ音はⅢ音と同じ聴診法をとるが，その存在は右室肥大や肺高血圧など病的な状態を考える。

　以上，呼吸のフィジカルアセスメントについて述べた。近年の医学技術の進歩に伴い，「伝統的な身体診察法の診断価値は何なのか？」「それは時代遅れで，お払い箱にしたほうがよいのではないか？」といった考えをもつ若い医療者も増えているが，ベッドサイド診察がいまだ診断基準の主となる疾患も数多く残されている[6]。それゆえ，視診，触診，打診，聴診といった手技に，画像および生理検査といった技術的検査法を組み合わせることにより，自身の診察法の精度向上に努めることは今でも大変有意義である。特に正常な身体診察所見をとるためのトレーニングには胸部X線像やパルスオキシメーターなどを利用し，正常であるエビデンスを立証・確認する作業が非常に大切である。

図8　右心系領域
肺動脈領域：第2肋間胸骨左縁
三尖領域：第4肋間胸骨左縁

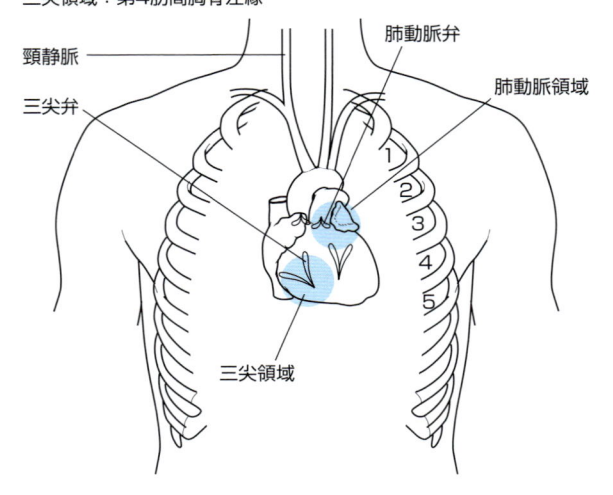

図9　左心系領域
大動脈領域：第2肋間胸骨右縁
僧帽領域：心尖部

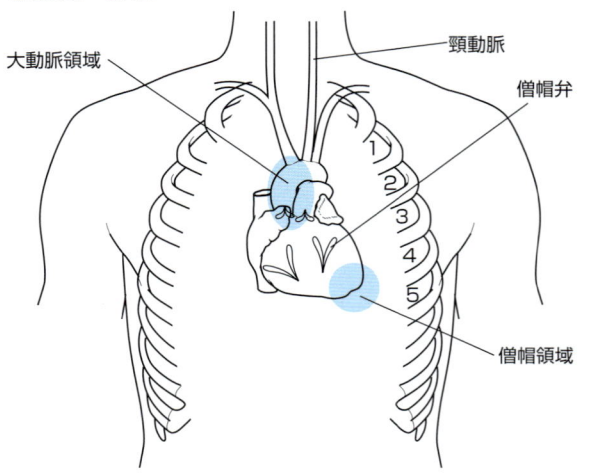

表2　Ⅰ音，Ⅱ音の特性の違い

特性	Ⅰ音	Ⅱ音
聴取部位	心尖部ではⅡ音より大きい	心基部ではⅠ音より大きい
持続	Ⅱ音より長い	Ⅰ音より短い
ピッチ（音程）	Ⅱ音より低い	Ⅰ音より高い
分裂	明らかでない	吸気時に明らか
間隔	次の音（Ⅱ音）との間隔が狭いほうの音	次の音（Ⅰ音）との間隔が広いほうの音

文献5）p.14より引用

図10　Ⅱ音の生理的（呼気時）分裂

吸気時の終わりにⅡ$_A$＋Ⅱ$_P$は明らかに分離（⇧印）している。一方，呼気時の終わりにⅡ$_A$＋Ⅱ$_P$となっている（↑印）。その間は分裂の程度が周期的に変動している。症例は健康な医科大学の学生である。

文献5）p.22より引用

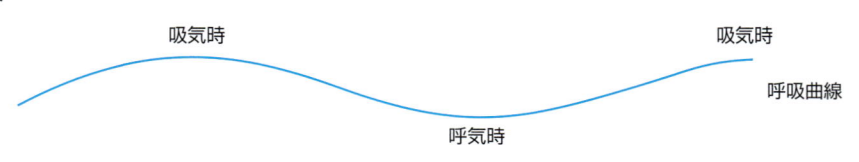

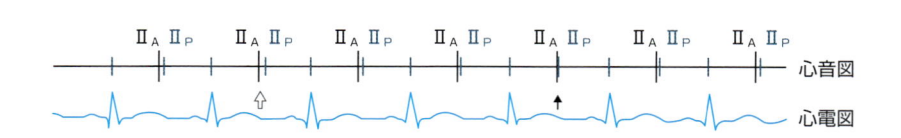

主要徴候

■呼吸困難(dyspnea)

◆定義
呼吸困難とは「空気が足りない」「息がつまる」といった呼吸運動に対する不快感や努力感，すなわち本人の自覚症状であり，呼吸不全として定義される低酸素血症のような客観的指標とは異なるものである。したがって，低酸素血症がなくても呼吸困難感が強い患者は確かにおり，そのギャップを説明しがたい例を経験することもある。疾患の重症度とは必ずしも一致しないが，表3のような呼吸困難の重症度分類が日常診療上はよく用いられている。

わが国では旧来Fletcher-Hugh-Jones(F-H-J)分類がしばしば用いられてきたが，今後は世界で一般的に用いられている修正MRC質問票の使用が望ましい。また心機能面から呼吸困難を評価したNYHA心機能分類も有用である。

◆医療面接のポイント
疾患頻度としては呼吸器疾患が最多であり，心疾患や心因性疾患がそれに次ぐ。したがって呼吸器疾患の鑑別点をまず理解し，急性または慢性発症かを意識しつつ面接を進めていくことが重要である。急性発症ならば必要最低限の聴取に留め，直ちに処置に移行すべきである(図11・12)。

◆身体診察のポイント
呼吸困難を訴える患者のなかには一刻の猶予も許されない場合があり，また慢性安定期であっても診察時などに呼吸困難の増悪がみられることも多い。そのような場合には，基礎疾患を含めた迅速な病歴の入手と同時に，バイタルサインに加え，苦悶状顔貌を呈しているか，起座位をとっているか，チアノーゼの有無，意識障害があるかなど正確な身体診察が要求される。ここでは表3・4に呼吸困難の分類，救命処置を要する場合の所見について示す。

表3 呼吸困難の評価方法

修正MRC(modified British Medical Research Council)質問票

grade分類	
0	激しい運動をしたときだけ息切れがある
1	平坦な道を早足で歩く，あるいは穏やかな上り坂を歩くときに息切れがある
2	息切れがあるので，同年代の人よりも平坦な道を歩くのが遅い。あるいは平坦な道を自分のペースで歩いているとき，息切れのために立ち止まることがある
3	平坦な道を約100m，あるいは数分間歩くと，息切れのため立ち止まる
4	息切れがひどく家から出られない。あるいは衣服の着替えをするときにも息切れがある

NYHA(New York Heart Association)心機能分類(参考)

class	
I	身体活動を制限する必要はない心疾患患者。通常の身体活動で，疲労，動悸，息切れ，狭心症状が起こらない
II	身体活動を軽度ないし中等度に制限する必要のある心疾患患者。通常の身体活動で，疲労，動悸，息切れ，狭心症状が起こる
III	身体活動を高度に制限する必要のある心疾患患者。安静時には何の愁訴もないが，普通以下の身体活動でも疲労，動悸，息切れ，狭心症状が起こる
IV	身体活動の大部分を制限せざるをえない心疾患患者。安静にしていても心不全症状や狭心症状が起こり，少しでも身体活動を行うと症状が増強する

表4 呼吸困難の評価方法

気道閉塞	緊張性気胸
▶口，鼻付近の気流の消失 ▶会話，咳の突然の消失(気道内異物) ▶呼吸運動の減弱，停止 ▶肋間，鎖骨上窩の陥凹	▶突然の呼吸困難 ▶突然の血圧低下 ▶チアノーゼ ▶皮下気腫 ▶患側の頸静脈怒張

■咳・痰(cough, sputum)

◆定義
咳は気道内の異物や喀痰を排除して気道内を清掃する正常な生体防御反応である。また痰とは咳によって気道系から喀出されるものの総称をいう。

◆医療面接のポイント
咳・痰の原因疾患は肺炎,気管支炎などの呼吸器感染症と気管支喘息が多く,次いで気管支拡張症や慢性閉塞性肺疾患(COPD)が多い。その他にも肺癌や間質性肺炎が重要である。咳は痰を伴う湿性咳嗽と,痰を伴わない乾性咳嗽に分けられる。「ゴホン,ゴホン」と湿った感じで聞こえる湿性咳嗽は気道の炎症,浮腫などにより起こる。「コン,コン」と乾いた感じの乾性咳嗽は間質性肺炎などでみられる。気管支拡張症や肺癌では血痰を伴うこともある。

図11 臨床経過からみた呼吸困難の鑑別

		疾患	臨床上の特徴	胸部X線像上の特徴
呼吸困難	急性 (分～時間単位)	気管支喘息	喘鳴を伴う呼吸困難発作,起座呼吸,気管支拡張薬吸入などにて改善	軽度過膨張
		COPD急性増悪	口すぼめ呼吸,起座呼吸	肺野の透過性亢進,滴状心
		ARDS*	著明な低酸素血症	びまん性浸潤影
		気胸	やせ気味の若年男性,突発性胸痛を伴う	肺紋理を欠く気胸腔
		急性肺血栓塞栓症	低酸素血症,胸痛,血痰,ときにショック	一見正常,肺門部血管影の拡大
		過換気症候群	若年女性,神経質,過呼吸,手指しびれ	正常
		気道内異物,仮性クループ	突発性,嗄声,喘鳴	正常
		急性心筋梗塞	激しい前胸部痛,不整脈	肺うっ血
		脳出血	突発性,神経学的異常	正常
	亜急性 (日～週単位)	うっ血性心不全	起座呼吸,泡沫痰,浮腫	心拡大,両側胸水
		肺炎,肺結核	発熱,咳,痰,ときに血痰	浸潤陰影,空洞
		胸膜炎	炎症部位に一致した疼痛,深呼吸で増強	胸水貯留
		心膜炎	発熱,胸痛	心拡大,心嚢液貯留
		脳炎	意識障害,アセトン臭なし	正常
		糖尿病性ケトアシドーシス	意識混濁,アセトン臭あり	正常
	慢性 (月～年単位)	COPD	樽状胸郭,口すぼめ呼吸,労作時息切れ,喫煙者	肺野の透過性亢進,滴状心
		肺線維症	労作時息切れ,聴診にて肺底部で呼吸終末にfine crackles	下肺野有意の網状陰影
		肺動静脈瘻	チアノーゼ,多血症,脳膿瘍	肺血管と連続する腫瘤影
		心筋症	心雑音,Ⅲ音,Ⅳ音の聴取	心拡大
		弁膜疾患	弁部位に一致した心雑音	心拡大
		肺癌,転移性肺腫瘍	血痰,ばち状指	結節影,浸潤影,多影
		重症筋無力症	眼瞼下垂	正常
		甲状腺機能亢進症	甲状腺腫,手指振戦,眼球突出	正常
		肥満	体重増加	軟部組織影の増強
		貧血	顔面蒼白,頻脈	正常

*ARDS:acute respiratory distress syndrome(急性呼吸促迫症候群)

◆身体診察のポイント

肺炎では発熱や膿性痰を認め，胸部聴診上断続性ラ音が聴取される。気管支喘息では深夜から早朝の喘鳴と連続性ラ音の聴取が特徴である。

■喘鳴（wheeze）
◆定義

喘鳴とは，聴診器なしで聴かれる「ヒューヒュー」といった気道狭窄による高調性連続性の異常呼吸音である。胸郭外の気管狭窄部に聴かれる吸気時のものはstridorとよび，区別されることもある。

◆医療面接のポイント

気管支喘息や慢性閉塞性肺疾患に伴うものが大部分である。循環器疾患としては心不全があり，ピンク色の泡沫痰を伴い起座位をとる。気道内の異物やポリープ状腫瘍の場合，側臥位にすると喘鳴の強さが変化することがある。

◆身体診察のポイント

呼気時，特に呼気の延長とともに聴こえるのが気管支喘息や慢性閉塞性肺疾患の特徴である。安静時には聴かれず強制呼気にてようやく聴取できることもある。心不全では喘鳴以外に心音としてⅢ音，Ⅳ音といった過剰心音を聴取する。

■チアノーゼ（cyanosis）
◆定義

血液中の還元ヘモグロビン（酸素と結合していないヘモグロビン）もしくは異常ヘモグロビンが増加し（還元ヘモグロビンが5g/dL以上もしくは異常ヘモグロビンが0.5g/dL以上），皮膚や粘膜が暗紫色になる状態をいう。口唇粘膜，爪床，頬部などで確認しやすい。

◆医療面接のポイント

先天性心疾患や呼吸器疾患でみられることが多い。チアノーゼはショックや心不全など緊急処置を要する疾患が原因となっていることがあり，迅速な対応が必要である。その意味で出現時期とその経過の確認が重要である。

図12 疾患別にみた呼吸困難の鑑別

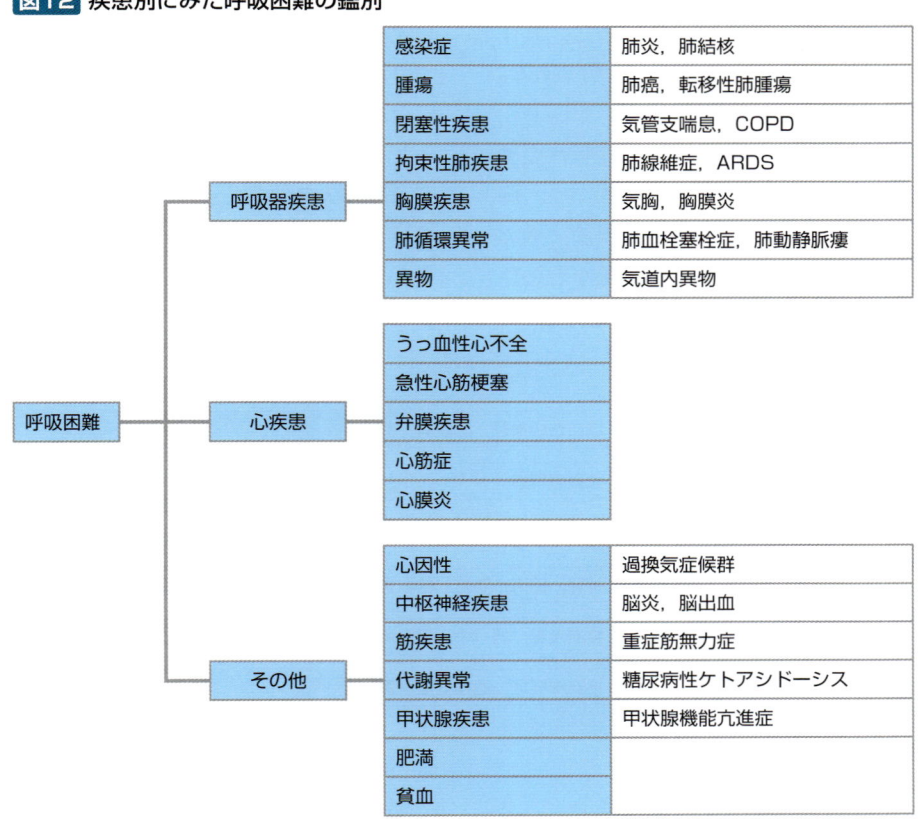

呼吸困難			
	呼吸器疾患	感染症	肺炎，肺結核
		腫瘍	肺癌，転移性肺腫瘍
		閉塞性疾患	気管支喘息，COPD
		拘束性肺疾患	肺線維症，ARDS
		胸膜疾患	気胸，胸膜炎
		肺循環異常	肺血栓塞栓症，肺動静脈瘻
		異物	気道内異物
	心疾患	うっ血性心不全	
		急性心筋梗塞	
		弁膜疾患	
		心筋症	
		心膜炎	
	その他	心因性	過換気症候群
		中枢神経疾患	脳炎，脳出血
		筋疾患	重症筋無力症
		代謝異常	糖尿病性ケトアシドーシス
		甲状腺疾患	甲状腺機能亢進症
		肥満	
		貧血	

◆身体診察のポイント

緊急性を要する場合，バイタルサインのチェックは重要で，血圧・脈拍・酸素飽和度・呼吸状態を確認する。胸部聴診より心雑音や肺副雑音を確認し，心不全や慢性肺疾患の存在を診断する。四肢では，ばち状指の有無や心不全による浮腫を確認する。

■胸痛（chest pain，図13）
◆定義

胸痛は，胸壁，壁側胸膜，気管，太い気管支，心臓，食道の異常サインである。肺内にできたがんであっても，これらの部位へ進展しなければ痛みとして感知されない。それには重篤な痛みから軽い不快感までさまざまであり，痛みの発生源となる種々の臓器別に疾患を整理することは鑑別診断上重要である。

◆医療面接のポイント

胸痛は外来で最も多い訴えの一つである。一般外来では軽症の神経症や筋肋骨系由来の痛みが一番多いが，緊急性の高い重症例も少なくない。緊急性の高い疾患としては急性心筋梗塞，不安定狭心症，大動脈解離，肺血栓塞栓症，緊張性気胸がある。痛みの強さ，持続時間，放散痛，随伴症状に注意し，既往歴や服薬歴などを慎重に聴取することが大切である。

◆身体診察のポイント

筋肋骨系由来の痛みでは局所の圧痛や呼吸性変動がみられるが，気管支炎や肺炎ではみられない。胸壁腫瘍や帯状疱疹による胸痛の場合は，視診，触診が重要である。急性心筋梗塞や大動脈解離などの急性疾患ではバイタルサインの評価が重要で，意識レベルの低下や冷汗などがあれば集中治療を要する。

■体重増減（edema & emaciation）
◆定義

一般的に浮腫（edema）とは皮下浮腫のことをさし，体表面から腫脹して見える状態をさす。呼吸器疾患，特に慢性呼吸不全による体重増加としては浮腫が一番の問題である。また呼吸器疾患による体重減少としては慢性呼吸不全や悪性腫瘍に伴うるいそう（emaciation）が重要である。

◆医療面接のポイント

浮腫の原因疾患としては心性と腎性で半数以上を占める。慢性呼吸不全患者では，右心不全徴候として体重の増加がみられ，治療により改善する。症状安定期の体重を維持することは，治療の成否を判断する指標となる。また慢性呼吸不全患者において，体重減少は浮腫の増加，減少を繰り返しながら徐々に進行する。

◆身体診察のポイント

浮腫の確認は皮膚圧痕（pitting edema）でなされる。一般に心性では下腿前面に，腎性では顔面，特に上眼瞼に多くみられる。呼吸器基礎疾患の増悪により右心不全が進行し，浮腫がみられるようになることから，その確認は基礎疾患の状態を理解するうえできわめて重要である。慢性呼吸不全に伴うるいそうは徐々に進行し，特徴的なことはないが，るいそうに伴い換気不全を起こすなど，生命予後に影響を与える点でその評価は大切である。

図13 胸痛の原因

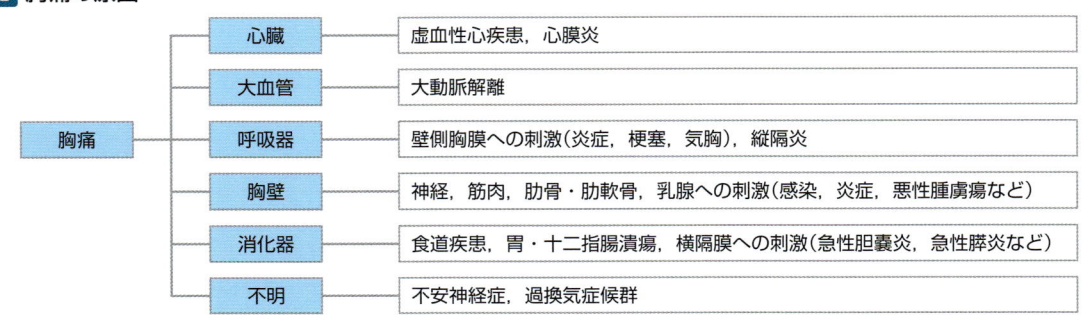

胸痛		
	心臓	虚血性心疾患，心膜炎
	大血管	大動脈解離
	呼吸器	壁側胸膜への刺激（炎症，梗塞，気胸），縦隔炎
	胸壁	神経，筋肉，肋骨・肋軟骨，乳腺への刺激（感染，炎症，悪性腫瘍など）
	消化器	食道疾患，胃・十二指腸潰瘍，横隔膜への刺激（急性胆嚢炎，急性膵炎など）
	不明	不安神経症，過換気症候群

樽状胸郭(barrel chest)

◆定義
通常，胸郭は前後径が左右径に比べ小さいが，逆に前後径が大きくなりビア樽状になったものをさす。

◆医療面接のポイント
胸郭変形にはさまざまなものがあるが(p.54図2参照)，呼吸器疾患に伴う胸郭変形として重要なのは，COPDによる樽状胸である。労作後の著明な息切れを訴える重喫煙者で，このような胸郭変形がみられれば，まずCOPDを疑う。

◆身体診察のポイント
胸部の呼吸運動を確認するには，患者の背面で肩甲下角に沿って両手を当て，深呼吸したときの両母指の動きをみる。COPDでは肋間腔が開大し胸郭の前後径が増し，呼吸運動が制限される。そのため呼吸補助筋を使った努力呼吸状態がみられたり，また呼気時に口すぼめ呼吸をするのも特徴である。

ばち状指(clubbed finger，図14)

◆定義
末節骨部分の厚みが遠位指節間関節部(DIP関節)の厚みより大きい場合とされる。健常者では爪とその根元の部分の角度(爪基部角)が160°以内であるが，ばち状指ではそれが180°を超え，あたかも指先が太鼓ばちのような状態になっている。

◆医療面接のポイント
チアノーゼを伴う先天性心疾患や肝硬変などでもみられるが，呼吸器疾患でまず疑うべきものは肺癌である。その他気管支拡張症や肺線維症など慢性肺疾患でもみられる。ばち状指は視診で簡単に確認できるので，それに関連する疾患を想定した情報収集が大切であるが，特別な病気をもっていなくても家族的にみられることがあり，注意を要する。

◆身体診察のポイント
ばち状指自体は自覚症状がほとんどなく，患者も気付いていないことが多い。身体診察にて本所見がみられた場合には重要な心肺疾患の存在を念頭に，鑑別診断を慎重に進めていく必要がある。

【文献】
1) 泉　孝英 編：Ⅱ 呼吸器疾患の主要症候・検査所見. 標準呼吸器病学, 医学書院, 2000.
2) M.H.スワルツ 著：第13章 胸部 身体所見. スワルツ身体診察法, 西村書店, 2013.
3) 福井次矢ほか編：Ⅱ 診察の進め方. 内科診断学, 医学書院, 2000.
4) 三上理一郎：ラ音の分類と命名. 日医雑誌 94：2050-2055, 1985.
5) 沢山俊民：Ⅰ 総論　A.心音について. CDによる聴診トレーニング(心音編), 南江堂, 1992.
6) 柴田寿彦ほか訳：第1章 根拠(エビデンス)に基づく身体診断とは. マクギーの身体診断学, 改訂第2版(原著第3版), 2-4, 診断と治療社, 2014.

図14 ばち状指

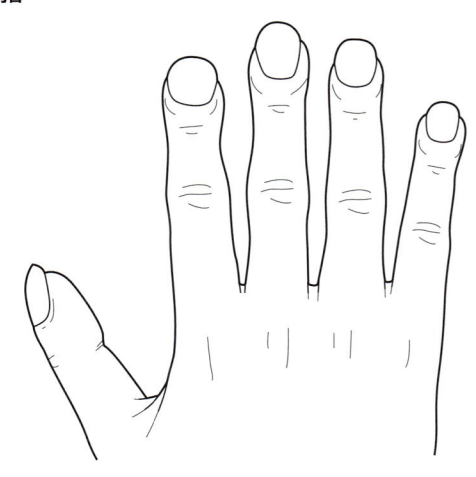

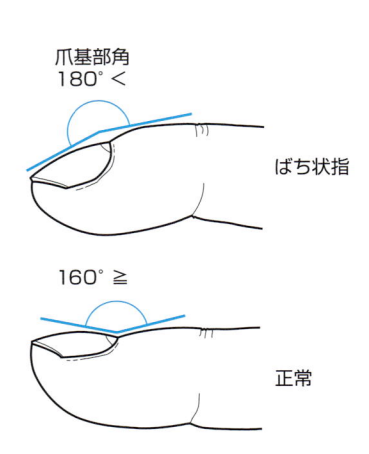

II 診断と評価

呼吸機能検査

桑平一郎

呼吸困難を訴える患者の診療にあたり，本稿で述べる呼吸機能検査は必須である．さまざまな呼吸機能検査法があるが，本稿では肺気量分画，フローボリューム曲線，N_2洗い出し曲線，肺拡散能力など，最も基本となる検査項目に的を絞り解説する．実際の手技の詳細については紙面の都合上割愛させていただき，各検査の目的と意義，得られる情報を中心に述べる．

肺気量分画の測定

日常臨床上行われる呼吸機能検査のなかで最も基本となる．検査結果に基づき，呼吸機能障害は大きく閉塞性と拘束性に分けられる．肺気量分画の変動から疾患の質的診断が可能となる．

■ スパイロメトリ

スパイロメータにより肺気量分画を測定することをスパイロメトリとよび，得られた記録をスパイログラムという．肺活量（vital capacity；VC）をはじめとする各種肺気量分画と努力呼気曲線を測定する．

スパイロメータは測定原理に基き，気量型と気流型に分類される．気量型には，ベネディクト-ロス（Benedict-Roth）型とベローズ型（現在はほとんどがローリングシール型）の2種類がある．図1に古典的なベネディクト-ロス型を示す．水を入れたタンクの中を通じて呼吸することで，円筒（ベル）に滑車で連動したペンが動き，電動式の回転するキモグラフ上にスパイログラムが記録される．現在ベネディクト-ロス型を使用する機会はないと思われるが，測定原理を考えるうえで重要である．

これに代わり，今ではベローズ型が用いられている．これは水平に設置された外筒内に空気が出入りすることで変化する内筒の動きを，ポテンシオメータで電気信号に変換し，これを気量として測定するタイプである．断面積に移動距離を乗じれば，気量が計算できる．

一方，気流速度を測定し積分によって気量を求め

図1 Benedict-Roth型スパイロメータとスパイログラム

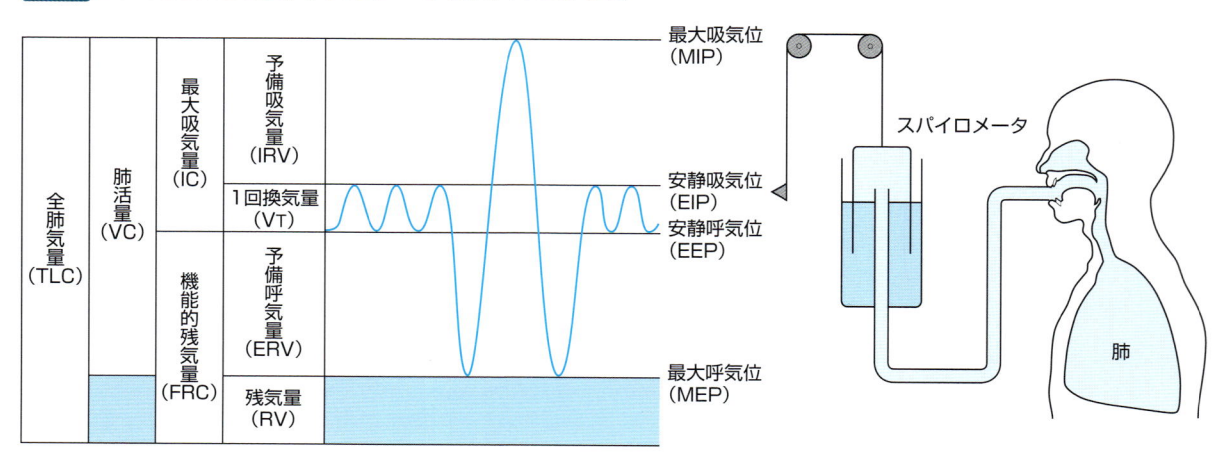

中に水の入ったタンクを通じて呼吸することで，ペンが動き図のようにスパイログラムが記録される．

る方法が気流型である。気流型にはニューモタコグラフと、熱線流量計（ホットワイヤー）の2種類がある。ニューモタコグラフには層流管であるフライシュ型を使用するのが一般的である。層流管の入口から出口までの圧差を測定し、ポアズイユ（Poiseuille）の法則に基いて気流量を計測する。熱線流量計は、気流が引き起こす温度変化により熱線の抵抗値が変化することを応用した機器である。気流型はいずれも小型軽量であり、診察室でも簡便に検査を行うことができる。

■肺活量（VC），％肺活量（％VC）

図1に示すように、安静換気によって1回換気量V_Tが求められ、また最大呼気位から最大吸気位までゆっくり吸気することによって肺活量（VC）が求められる。肺活量の予測肺活量に対する比率、すなわち実測VC/予測VC［％］を％肺活量（％VC）という。この手技によって図に示すような各肺気量分画が求まる。最大呼気位でも肺内に残る残気量（RV）はスパイロメータでは直接測定することはできないので、機能的残気量（FRC）、全肺容量（TLC）は直接求められない。これは、後述するガス希釈法やボディープレチスモグラフィにより測定される。

■努力呼気曲線，1秒量（FEV_1），1秒率（FEV_1％）

以上の静的な肺気量分画の測定後、最大吸気位から最大呼気位まで一気に最大努力による呼出を行い、努力呼気曲線（別名Tiffeneau曲線）を記録する（図2）。最大努力呼出によって得られる肺活量を、上述のVCと区別するため努力肺活量（forced vital capacity；FVC）という。また、呼出開始から最初の1秒間に呼出した気量を1秒量（FEV_1），FEV_1のFVCに対する比率、すなわちFEV_1/FVC［％］を1秒率（FEV_1％）とよぶ。これをGaenslerの1秒率とよぶが、分母であるFVCの代わりにVCを用いることもあり、これをTiffeneauの1秒率という。通常1秒率という場合は、前者のGaenslerの1秒率を示す。なお、％VCと同じ意味合いで、FEV_1の予測FEV_1に対する比率を％FEV_1という。％FEV_1は慢性閉塞性肺疾患（chronic obstructive pulmonary disease；COPD）のステージ分類に用いられる。

■ガス希釈法による肺気量分画の測定

残気量、機能的残気量、全肺容量はスパイロメトリーでは直接測定できないことを述べた。残気量を含むこれらの肺気量分画は、不活性ガスであるヘリ

図2 努力呼気曲線（Tiffeneau曲線）

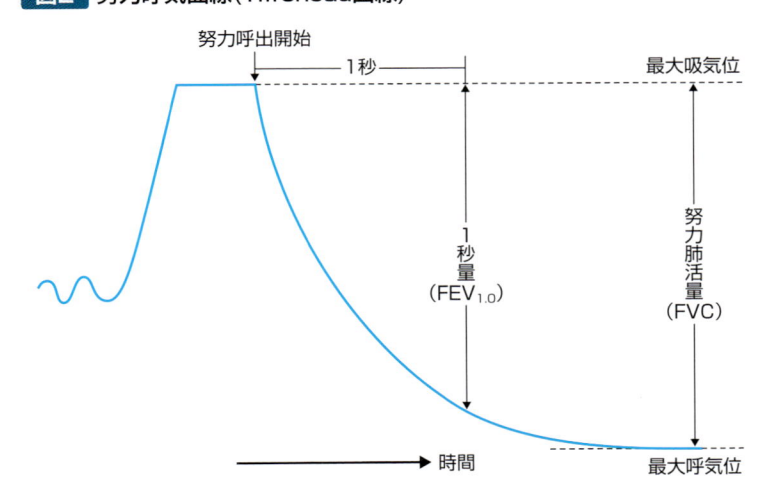

最初の1秒間に呼出した気量を1秒量（FEV_1），FEV_1のFVCに対する比率 $\frac{FEV_1}{FVC} \times 100$［％］を1秒率（$FEV_1$％）という。

ウム（He）を指標ガスとして用いるHe希釈法によって測定することが一般的である。図3に原理を示す。既知濃度C_1のHeガスを既知量V_1の容器に入れ，図のような閉鎖回路内で反復呼吸させ平衡状態にする。平衡後の回路内指標ガス濃度C_2を測定すれば，未知の肺気量V_2が計算により求められる。安静呼気位でV_2を測定すれば，未知の肺気量である機能的残気量が測定できる。本法はCOPDなどの肺内ガス分布の不均等が著しい疾患では，通常7分間の測定時間内に平衡に達することが難しく，FRCが過小評価される可能性が高いので注意を要する。

なお，FRCはボディプレチスモグラフによって短時間に測定できるが，ボディプレチスモグラフを所有する施設はきわめて限られており，日常のルーチン検査としてはなかなか行われない実情もあるため，本項では詳細は割愛させていただく。

■閉塞性障害と拘束性障害

以上により求められた%VCとFEV$_1$%の組み合わせで，呼吸器疾患は大きく閉塞性障害と拘束性障害に分類される。図4に換気障害の分類を示す。%VCが80%以上かつFEV$_1$%が70%以上を正常肺機能とする。一方，%VCは80%以上あるがFEV$_1$%が70%以下の場合を閉塞性，逆に%VCが80%以下でFEV$_1$%は70%以上の場合を拘束性と称す。%VC，FEV$_1$%とも正常以下の場合は混合性とする。

閉塞性換気障害を呈する代表的疾患には，気管支喘息，慢性気管支炎や肺気腫など慢性閉塞性肺疾患（COPD），びまん性汎細気管支炎，気管内異物，腫瘍などがある。まれな疾患として，気管・気管支軟骨軟化症，リンパ脈管筋腫症（lymphangiomyomatosis；LAM）などがある。拘束性換気障害を呈する疾患や病態には，間質性肺炎，肺線維症，肺炎，肺結核，無気肺，気胸，胸水貯留などの呼吸器疾患に加え，腹水貯留や妊娠など腹部臓器の影響や，筋ジストロフィ，重症筋無力症，筋萎縮性側索硬化症など神経筋疾患も鑑別診断に含まれる。

■各種疾患と肺気量分画の変化

各種疾患における肺気量分画の変化を図5に示す。閉塞性換気障害の代表であるCOPDでは，残気量，機能的残気量の増加とともに全肺容量は増加し肺は過膨張を呈する。通常，全肺容量の増加に対し残気量の増加が著しいため，残気率すなわちRV/TLC[%]は増加する。これに対し，拘束性換気障害ではパターンが2つに分かれる。肺線維症など肺自身に

図3 ガス希釈法による肺気量の測定

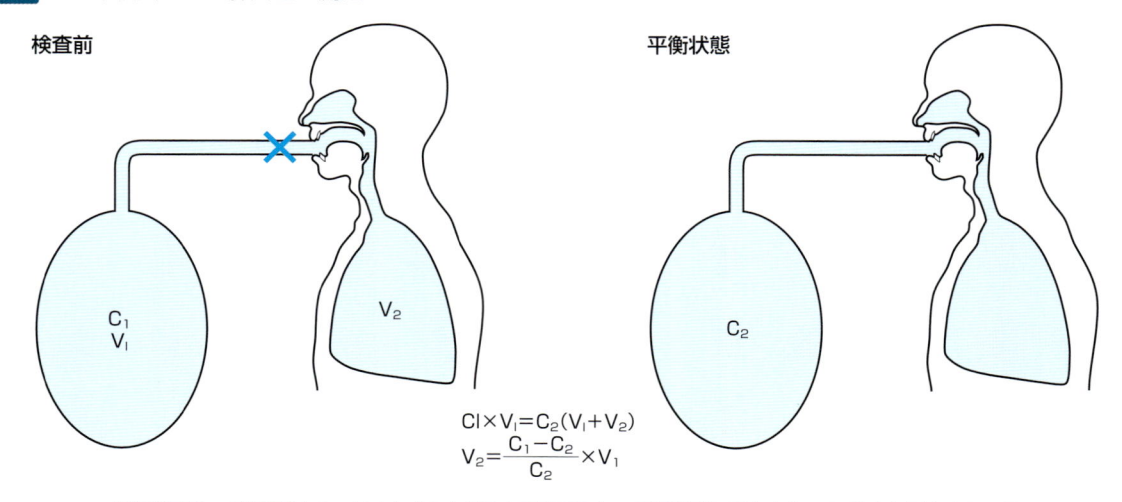

検査前　　　　　　　　　　　　　　平衡状態

$C_1 \times V_1 = C_2(V_1 + V_2)$

$V_2 = \dfrac{C_1 - C_2}{C_2} \times V_1$

既知濃度C_1，既知量V_1のヘリウム（He）ガスを反復吸入し，平衡状態に達した後，C_2濃度を測定する。図の式のように未知の容量V_2が計算で求められる。

問題がある場合は，肺の伸縮度の指標であるコンプライアンスが減少し，肺が硬くなるため肺活量，全肺容量など肺気量は全体に減少する。

一方，神経筋疾患では呼吸筋全体が障害され吸気，呼気が十分行われず，肺活量，全肺容量は減少する。しかし呼気レベルが上昇するために，残気量は正常かむしろ増加し，結果的に残気率は著しく増加する。拘束性換気障害でも残気量や残気率の変動をみることで，さらなる質的診断が可能となる。

■参考事項：最大換気量（MVV）の測定

最近はあまりルーチン検査としては行われないが，最大換気量の測定も診断の参考となる。安静換気の後，被検者に12秒間できるだけ大きな1回換気量で，できるだけ早く換気を行わせた際の換気量を測定し，これを1分間に換算する。閉塞性換気障害があれば予測値よりも低値となるが，閉塞性換気障害がない場合には，呼吸筋に障害をもつ神経筋疾患を疑う根拠となる。早期診断に役立つ可能性がある。

フローボリューム曲線

スパイロメトリで努力呼気曲線を記録する際に，呼気量をX軸，各肺気量での呼気気流速度をY軸に配し，XY軸上に気流と肺気量の関係を曲線として図示したものがフローボリューム曲線である。各肺気量レベルでの呼出障害を検出でき，末梢気道から上気道までの情報をパターンとして認識できる特徴がある。通常，スパイログラムと同時に記録，出力される。

図4 換気障害の分類

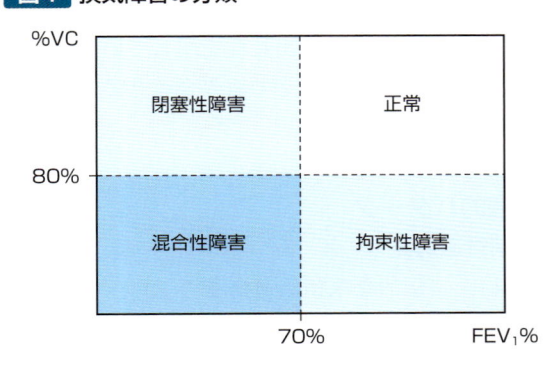

%VCとFEV₁%の組み合わせにより呼吸機能障害は図のように4つに分類される。

図5 各種肺疾患と肺気量分画の変化

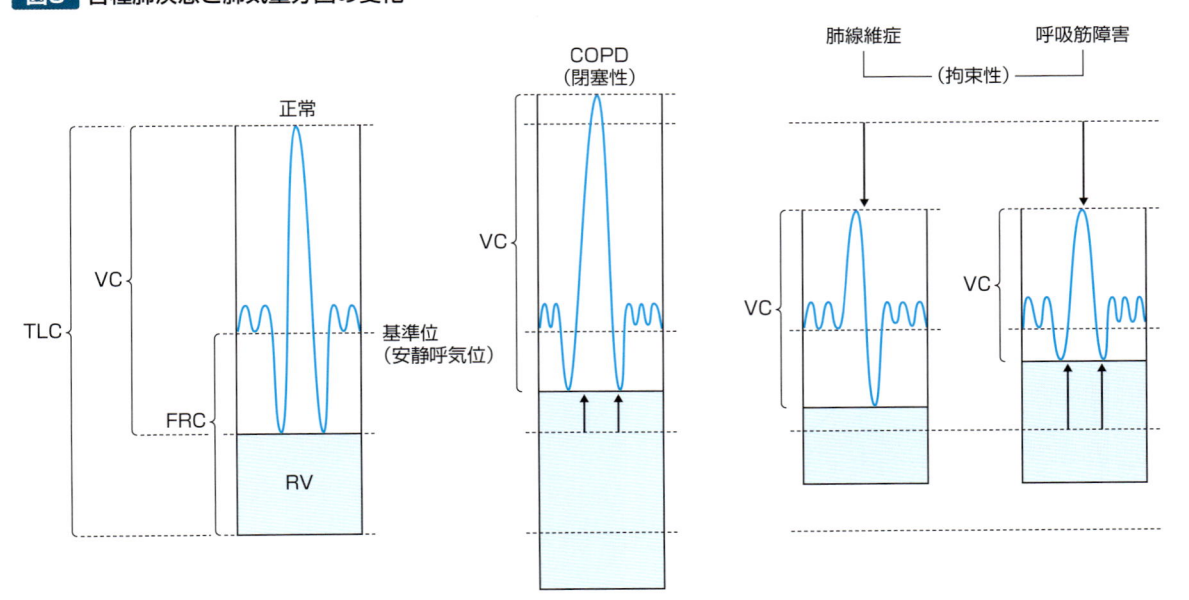

神経筋疾患による呼吸筋障害では，拘束性障害にはなるが残気量（RV）は正常か増加する。肺線維症とは異なるパターンを示す。

文献1）より引用

■測定する指標

図6にフローボリューム曲線を示す。曲線の頂点にあたるのがピークフローで，努力呼気中の気流速度の最大値を表す。図中の$\dot{V}_{75}$，$\dot{V}_{50}$，$\dot{V}_{25}$は，それぞれ努力肺活量の75％，50％，25％肺気量レベルにおける呼気気流速度を示し，フローボリューム曲線下降脚の直線性の判定に用いられる。特に，$\dot{V}_{50}/\dot{V}_{25}$比は下降脚が直線であれば2.0となるが，下降脚が下に凸となれば2.0以上の値をとる。通常加齢による影響を考慮し，3.0〜4.0以上を明らかな異常と判定する。

■得られる情報

努力肺活量70％以上の高肺気量域における気流速度は，被検者の努力に依存する，すなわちeffort dependentである。これに対し70％肺気量以下の低肺気量域では，いくら努力しても気流速度は各被検者で一定値を超えることはなく，effort independentである（図7）。これは，この領域の気流速度が肺-気管支の力学的特性のみによって決定されるためであり，各個人の最大気流速度Vmaxは常に一定となる。力学的特性の構成要素は肺弾性収縮圧と気道抵抗の2つであり，effort independentの領域には肺-気管支の特性が情報として含まれている。

前記指標のなかでも，$\dot{V}_{50}$，$\dot{V}_{25}$はこの領域に含まれている。気道抵抗をR，肺コンプライアンスをCとすると，

$$R = \frac{\Delta P}{\Delta \dot{V}}, \quad C = \frac{\Delta V}{\Delta P}$$

と表すことができ，フローボリューム曲線下降脚の傾きは$\Delta \dot{V}/\Delta V$なので（図7），

$$\frac{\Delta \dot{V}}{\Delta V} = \frac{1}{\Delta V / \Delta \dot{V}} = \frac{1}{RC}$$

となる。したがって，下降脚の傾きは肺内時定数であるRCの逆数として表され，肺内に存在する各コンパートメントからの呼出特性を示している。時定数が不均等になるほど，その組み合わせである下降脚の直線性が失われる。

■特徴的パターン

◆末梢気道病変

図8に，典型的な末梢気道病変のフローボリューム曲線を示す。FEV_1％は正常範囲にあり曲線全体のパターンに大きな変化はないが，下降脚がやや下に凸となり$\dot{V}_{50}/\dot{V}_{25}$比が3.0〜4.0以上となる場合，閉塞性障害の初期の病態が考えられる（図8b）。ピークフローが明らかに低下し下降脚が下に凸となる場合には，気管支喘息発作など気道平滑筋の収縮，分泌

図6 フローボリューム曲線

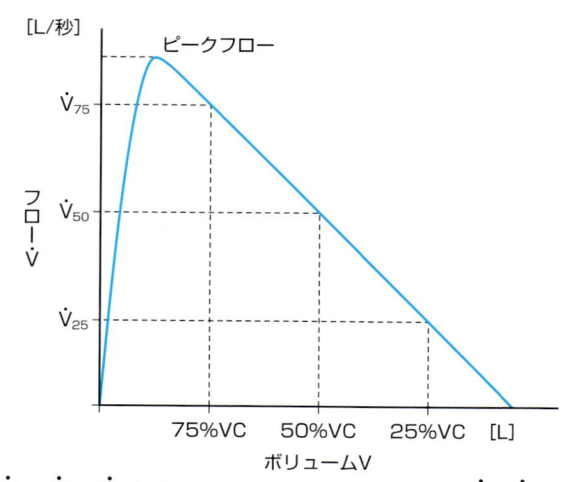

$\dot{V}_{75}$，$\dot{V}_{50}$，$\dot{V}_{25}$によって下降脚の直線性を判定する。$\dot{V}_{50}/\dot{V}_{25}$が3.0〜4.0の場合，下降脚が明らかに下に凸のパターンを呈する。

図7 フローボリューム曲線下降脚の傾き

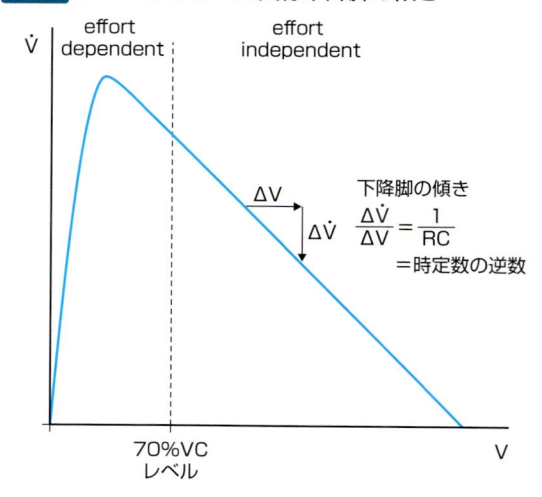

図のように，傾きは肺内換気力学的時定数の逆数を示す。

物貯留などによる末梢気道閉塞が示唆される(図8c)。さらに,著しくピークフローが低下しスパイクを形成した後急激に低下,努力肺活量も減少する場合は,COPDが考えられる(図8d)。COPDの程度が強くなるにしたがって努力肺活量も減少するため,フローボリューム曲線の形自体が小さくなる。

◆ 上気道病変

上気道病変が疑われる場合には,呼気のみならず吸気のフローボリューム曲線を検討する必要がある。図9に,3種類の典型的上気道狭窄のパターンを示す[2]。上気道狭窄は,狭窄部の内径に変動がない固定性狭窄と,胸腔内圧によって内径が変動する変動性狭窄に分類される。変動性狭窄は,狭窄部位の位置によりさらに胸腔内か胸腔外かに分けられる。

図9aは固定性狭窄を示す。吸気・呼気いずれの相でも狭窄の程度に差がないため,両相ともフローボリューム曲線は台形を呈する。これに対し変動性狭窄では,狭窄部位が胸郭内か外かによってパターンが逆となる。図9bの胸郭内では,吸気時に狭窄部位が広がり呼気時に狭くなるため,呼気のフローボリューム曲線が台形を呈する。図9cの胸郭外では,これとは逆に吸気時に台形を呈する。以上の所見が得られた場合は,狭窄の広がりや程度を確定するため,画像診断に加え気管支鏡検査による内腔の観察が必須となる。

N₂洗い出し曲線

N_2洗い出し曲線とは,100%O_2を吸入することによって肺内に存在するN_2を洗い出し,肺内ガス分布の不均等性を検出する検査である。呼出されるN_2濃度を測定し,時間軸に対して記録する。100%O_2を1回吸入して洗い出す1回呼吸法と,繰り返し吸入しながら洗い出す多呼吸法がある。多呼吸法は1回呼吸法に比べ情報量は多いが,時間がかかり操作も煩雑であるため,現在は日常臨床検査としてはあまり行われなくなった。ここでは,主に1回呼吸法について述べ,多呼吸法については簡単に触れる。

図9 上気道狭窄の典型的パターン

a. 固定性狭窄

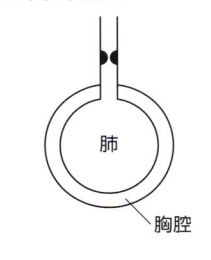

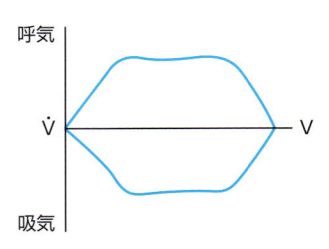

b. 胸腔内変動性狭窄

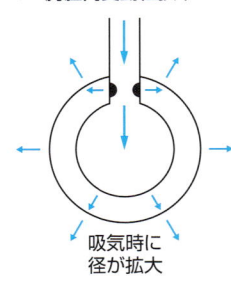

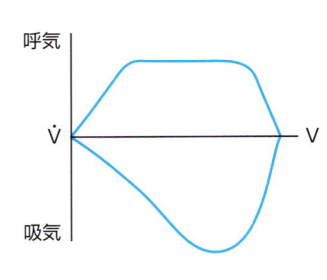

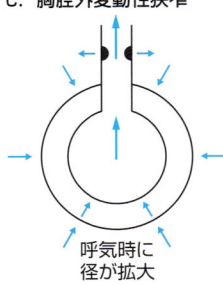

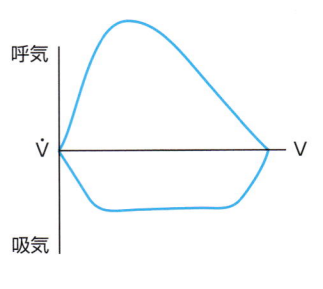

c. 胸腔外変動性狭窄

固定性か変動性か,胸腔内か胸腔外かによって3つのパターンに分かれる。

図8 末梢気道病変のフローボリューム曲線

a:正常
b:末梢気道の閉塞性障害の初期
c:気管支喘息発作
d:COPD

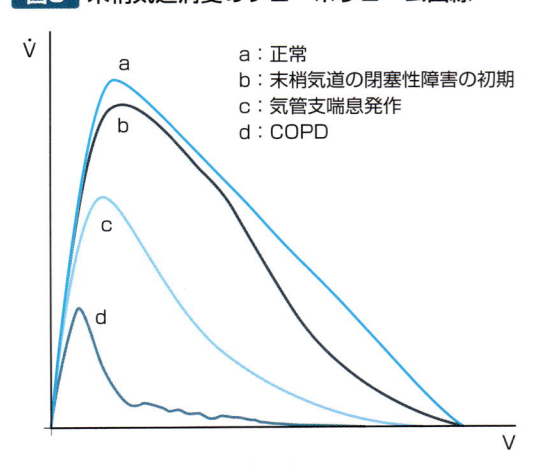

a〜dまで典型的なパターンを示す。

文献2)より引用改変

■肺内ガス分布の不均等

胸腔内圧は重力の影響を受け重力方向に約0.25cmH$_2$O/cmの圧がかかるため，肺の高さを約30cmとすると，肺尖部に比べ肺底部の胸腔内圧は+7.5cmH$_2$O分だけless negativeとなる。

図10に，肺の圧-量曲線(pressure volume curve)と胸腔内圧の重力方向の違いを示す[3]。肺尖部と肺底部で約7.5cmH$_2$Oの圧差があることから，肺局所の容量には差を生じ，圧-量曲線の傾斜が急峻なほどこの差が増強される。最大吸気位(TLCレベル，図の100%に相当)では傾きが平坦となるため両者にあまり差はないが，最大呼気位(RVレベル)に向かい肺尖と肺底の局所肺容量の差が増強される。これを連続的な換気運動で考えると図11に示すように，肺尖部に比べ肺底部のほうが局所の容量変化が大きい。ヒトの肺胞は約3～5億あるが，局所の容量変化の違いに加え個々の肺胞レベルでの組織特性の違いから，健常人でも吸入気は均等に分布せず，肺胞内ガス濃度には不均等を生じている。これが肺内ガス不均等分布の原因である。

不均等分布には，横方向の並列不均等と縦方向の直列不均等があり，後者は層状不均等ともよばれる。通常多くの呼吸器疾患で問題となるのは，並列不均等である。

■単一N$_2$洗い出し曲線

上述の1回呼吸法で得られる曲線が，単一N$_2$洗い出し曲線である(図12)。図に示すように，曲線はⅠ相からⅣ相(あるいはⅤ相)に分かれる。Ⅰ相は100%O$_2$の死腔気，Ⅱ相は死腔気と肺胞気の混合気，Ⅲ相は肺胞気，Ⅳ相はクロージングボリューム(closing volume；CV)を表す。第Ⅲ相は平坦な曲線を呈しalveolar plateauとよばれ，cardiogenic oscillationの波が重なる。健常人でもこの第Ⅲ相がまったくプラトーでなく傾斜することから，正常肺でも肺内ガスは不均等分布することが明らかとなった。このⅢ相の傾斜からΔN$_2$を計算し，不均等分布の有用な指標として用いる。100%O$_2$を最大吸気し呼出開始後，750mLから1,250mLまでの500mLを呼出した際に上昇するN$_2$濃度の差をΔN$_2$とする。肺内ガス分布の不均等とともにΔN$_2$は増大する。標準値は報告者によって幅があり，1.5～2.5%以内とするものが多い。また，国枝らは，座位で0.8±0.2(SD)との値を報告している。参考にされたい。

図10 肺の圧-量曲線と胸腔内圧の重力方向の違い

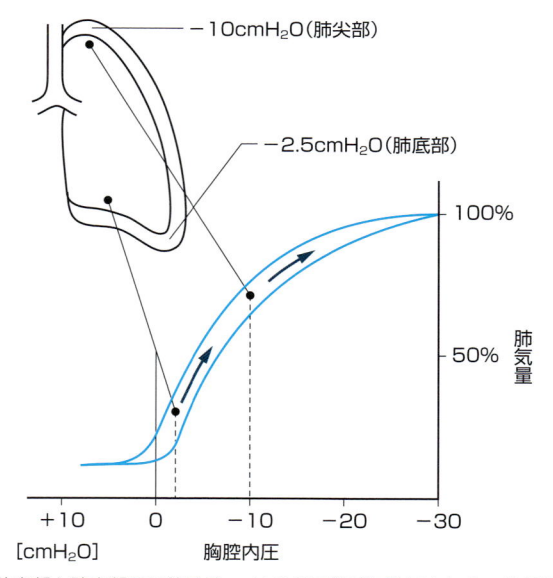

肺尖部と肺底部では約7.5cmH$_2$Oの圧差があることから，肺の局所容量には図のような差が生じる。圧-量曲線の傾斜が急峻なほどこの差が増強される。

文献3)より引用改変

図11 肺尖部と肺底部の局所肺容量変化の違い

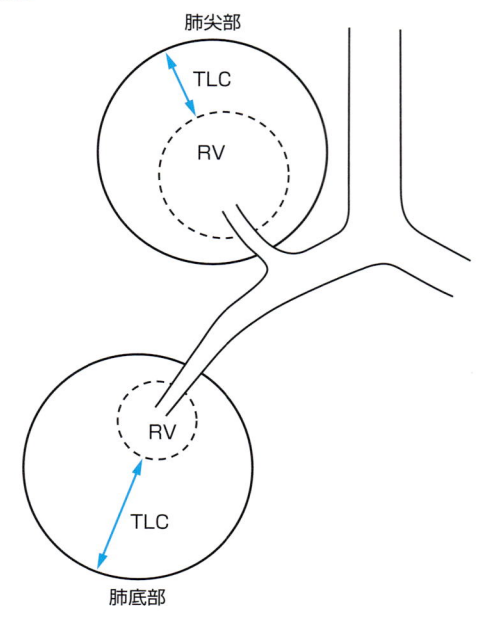

重力方向の胸腔内圧の差によって，肺尖部よりも肺底部のほうが肺局所の容量変化が大きくなる。

図13にCOPD症例の単一N_2洗い出し曲線を示す。著しい不均等分布のために，第Ⅲ相はプラトーを形成せず急峻となっている。なお，検査手技上，拘束性換気障害があり肺気量が減少した症例では，750mLから1,250mLまでの500mLを呼出することが難しく，測定誤差の原因となる場合がある。

■ クロージングボリューム（CV）

単一N_2洗い出し曲線において，N_2濃度が急峻に上昇するⅣ相の肺気量がCVである。図10・11に示すように，100%O_2を吸入した場合，肺尖部に比べ肺底部の容量変化が大きいため，希釈効果で肺底部の肺胞気N_2濃度は肺尖部に比べ低くなる。図14は，肺尖部から肺底部までの局所肺気量と全体肺気量の関係を示すいわゆるオニオン・スキン・ダイアグラムである[4]。最大吸気位から洗い出しを続け残気量レベルに達すると肺底部の気道は閉塞し，結果としてN_2濃度の高い肺尖部からの肺胞気が呼気の主体となる。これが第Ⅳ相の発生機序である。呼気時に肺底部の末梢気道が閉塞する現象をクロージング現象，その時点での肺気量をクロージングボリュームCVと称す。なお，CVにRV（残気量）を加えたものがclosing capacity（CC）で，通常，CVのVCに対する比CV/VC，CCのTLC（全肺容量）に対する比CC/TLCを計算し指標とする。

明らかな閉塞性換気障害がありFEV_1%，FEV_1が低下する場合はスパイロメトリで検出が十分可能である。しかし，内径が2mm以下の末梢気道病変（small airway disease）はスパイロメトリでは検出できないため，この領域をsilent zoneとよぶ。喫煙，

図13 COPD症例の単一N_2洗い出し曲線

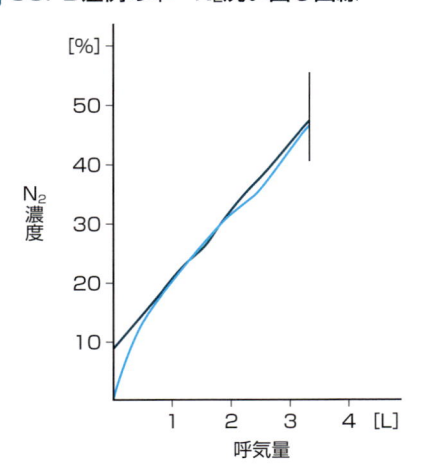

実際の症例の成績をトレースしたものである。著しい不均等分布のため，第Ⅲ相は急峻に上昇する。図中の黒線はΔN_2を計算するためのラインを示す。

図14 肺尖部から肺底部までの局所肺気量と全体肺気量との関係

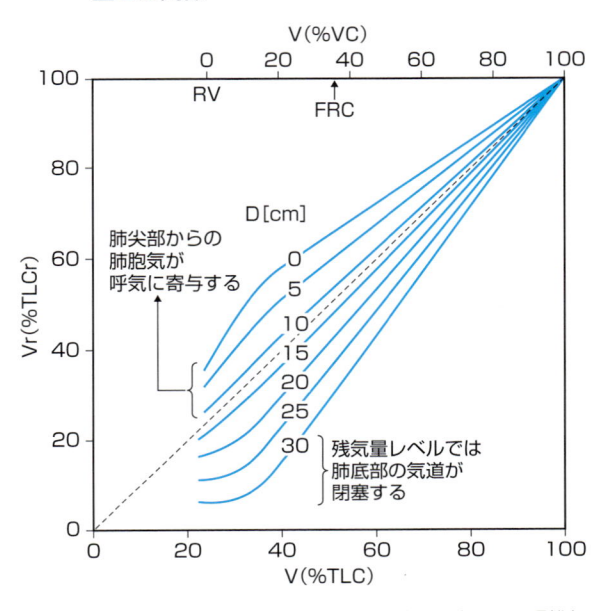

局所肺気量をVr（縦軸），全体肺気量をV（横軸），肺尖からの距離をDで示す。上肺と下肺では肺気量変化にこのような差がある。この図はオニオン・スキン・ダイアグラムとよばれる。

文献4）より引用改変

図12 単一N_2洗い出し曲線

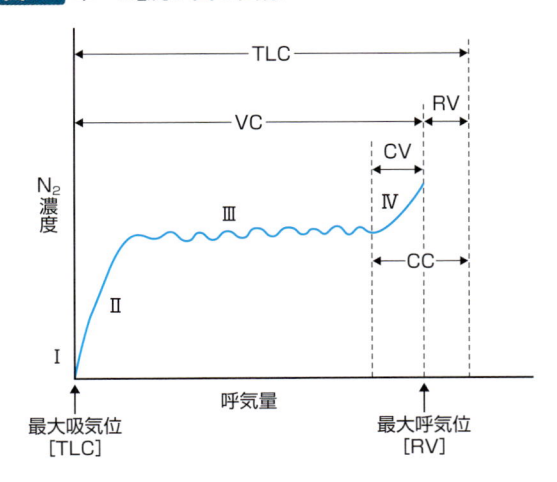

Ⅰ相からⅣ相に分かれる。N_2濃度が急峻に上昇するⅣ相での肺気量がクロージングボリューム（CV）である。CVにRVを加えたものがCCとなる。詳細は本文を参照。

大気汚染，加齢の影響によって閉塞性換気障害は徐々に増悪するが，より早期に末梢気道病変を検出する方法がCVの測定である。なお，CCを測定した場合，FRCとの関係をみることは大切である。CCがFRCを上回った場合には，安静換気時に既にクロージング現象が生じていることを意味し，換気血流比不均等（$\dot{V}_A/Q$）の増大から低酸素血症が出現する。特に，肥満の場合には肺底部の末梢気道が閉塞しやすく，この現象が発生しやすい。

■多呼吸法

多呼吸法について簡単に述べる。100%O_2を7分間開放回路で呼吸し，最後に強制呼出を行ってN_2濃度を測定する方法である。各種数学的手法により，pulmonary N_2 emptying rate, lung clearance indexなど，肺内ガス分布不均等の指標を検討する。情報量は多いが，現在わが国ではルーチンで行っている施設はきわめて限られていると思われる。一方，参考として述べるが，欧州呼吸器学会（ERS2014）では，小児呼吸器疾患を対象に多呼吸法で検討した成績を報告した演題が複数認められた。

拡散能力

■拡散現象とは何か

図15に示すように，気道内ガス輸送は，終末細気管レベルまでの換気運動によるmass flowとそれ以降の拡散現象によって行われる。また，拡散現象には，①吸入気と肺胞気との間の拡散混合，②肺胞気から赤血球内ヘモグロビンまでの拡散現象の2つがある。呼吸機能検査で測定する"肺拡散能力"は，後者②の部分である。

図16に拡散現象の模式図を示す。拡散現象は基本的に物理現象であり，各々エネルギーをもちブラウン運動する分子が，ある一定の平衡状態になるよう移動する現象を意味する。注意すべきことは，熱エネルギーが平衡になっても，それは分子の動きが停止するのではなく，netとしての動きがなくなる点である。さらに，図16に示すように，全体の気圧の差ではなく個々の分圧差によって分子の移動が起こる点が重要である。

■拡散現象の数値化

拡散現象を数値化したものがFickの第1法則である。肺を1つの大きなガス交換装置と仮定し，単位時間に拡散する物質量を$\dot{V}$，拡散係数（diffusion coefficient）をK，拡散面積をA，拡散距離をX，拡散する物質の濃度差をΔCとすると，

$$\dot{V} = \frac{K \times A \times \Delta C}{X}$$

の関係が成立する（Fickの第1法則）。つまり拡散する物質量は，ガス交換装置の拡散面積と濃度差に比例し，拡散距離に反比例することを表す。ここで肺胞レベルのガス交換を考える場合には，濃度差ではなく分圧差のほうが理解しやすいためHenryの法則を用いる。Bunsenの溶解係数をa，分圧差をΔPとすると$\Delta C = a \cdot \Delta P$の関係が成り立つので，上式は

$$\dot{V} = \frac{K \times a \times A}{X} \times \Delta P$$

となる。（K・a・A/X）をまとめてD_Lとおくと，$\dot{V} = D_L \cdot \Delta P$となり，これを展開すると$D_L = \dot{V}/\Delta P$と

図15 気道内ガス輸送と拡散

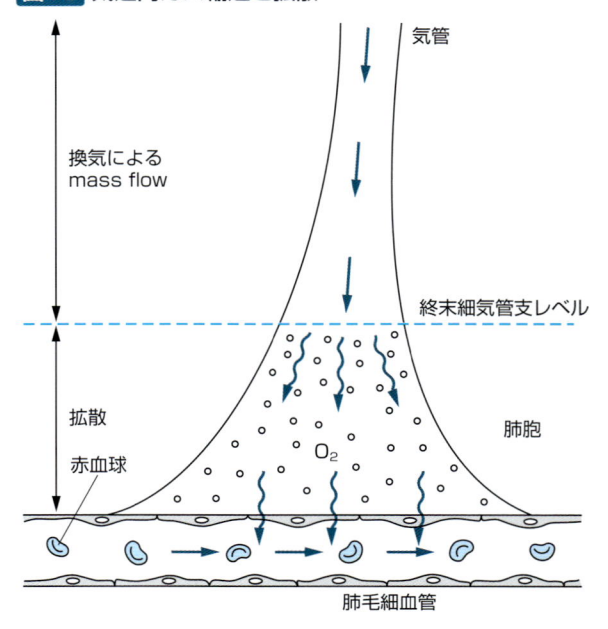

気道の断面積に着目し，気管支-肺胞系を模式的に示すと図のようなトランペット構造になる。断面積は末梢ではテニスコートの大きさにまで達するため，mass flowよりも拡散がより重要となる。

呼吸機能検査

なる．ある物質の肺胞での分圧をP_A，肺毛細管での分圧をP_Cとすると，$\Delta P = P_A - P_C$となるので

$$D_L = \frac{\dot{V}}{P_A - P_C}$$

となる．すなわち肺胞から肺毛細管までの分圧差によって，単位時間にどれだけ物質が拡散するかを表したものがD_Lであり，このD_Lが呼吸機能検査で捉える肺拡散能力（diffusing capacity）となる．

本来O_2に対するD_{LO_2}を求めたいが，図17に示すように，肺毛細管中のO_2分圧であるP_{CO_2}を直接測定する方法がないため，D_{LO_2}の測定は現実的ではない．そこで臨床的にはヘモグロビンと親和性が高く，血漿中には遊離した形でほとんど存在しない一酸化炭素（CO）がD_Lの測定に応用され肺拡散能力（D_{LCO}）とよばれる（すなわち$P_{CCO} = 0$）．日常臨床検査では$D_{LCO} = \dot{V}_{CO}/P_{ACO}$，つまり1Torrの分圧差によってCOが1分間にどれだけ移動するかが測定されている．

図16 拡散運動の模式図

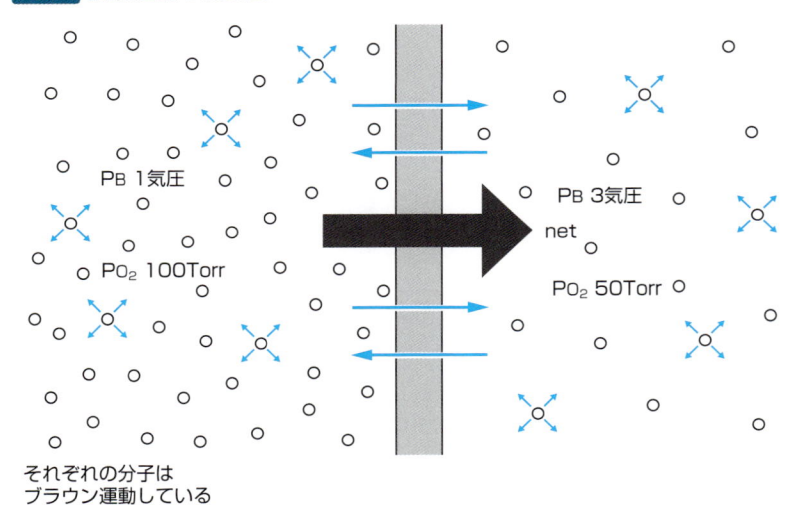

P_B 1気圧
P_{O_2} 100Torr

P_B 3気圧
net
P_{O_2} 50Torr

それぞれの分子はブラウン運動している

1気圧と3気圧の差ではなく，個々の分圧差によって分子の移動が起こる．熱エネルギーが平衡に達しても，分子の動きが停止するのではなく，netとしての動きがなくなる点に注意する．

図17 D_{LO_2}の求め方

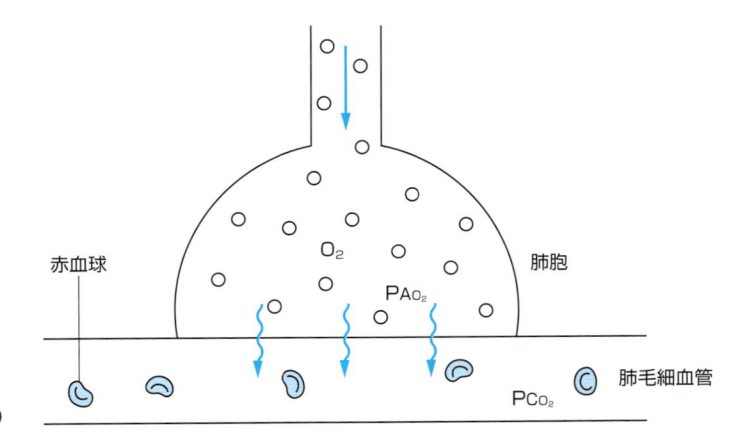

$$D_{LO_2} = \frac{\dot{V}_{O_2}}{P_{AO_2} - P_{CO_2}}$$

（$\dot{V}_{O_2}$：単位時間あたりのO_2移動量）

赤血球　　O_2　　P_{AO_2}　　肺胞
P_{CO_2}　　肺毛細血管

P_{AO_2}は呼気ガス分析から推定可能であるがP_{CO_2}を直接測定する方法がないため，D_{LO_2}測定は日常臨床検査としては行われない．

なお，ガス交換に関与する肺胞気量の影響を除外するためD_{Lco}/V_Aを計算することがあり，この指標はpermeability coefficientとよばれる．COPDなど肺が過膨張する病態では，D_{Lco}が見かけ上保たれていてもD_{Lco}/V_Aは著しく低値となる．

■膜拡散能力と肺毛細管血量

拡散現象は上述のように物理学的定義から出発しているが，ガスの移動には血液中の化学反応も関与するため，酸素が肺胞から赤血球内ヘモグロビンに到達する過程には，膜因子に加え血液因子も重要となる(p.18図9参照)．この意味から呼吸機能検査で捉える肺拡散能力は，純粋な意味での物理学上の拡散とは異なるといえる．拡散に対する抵抗という考え方で構成因子をこれら2つに分けて考えると，以下の式が成立する．すなわち，

$$\frac{1}{D_L} = \frac{1}{D_M} + \frac{1}{\theta \cdot V_C}$$

である．ここでD_Mは膜拡散能力，θは血漿から赤血球へのガス移行速度，V_Cは肺毛細管血液量を表し，$1/\theta \cdot V_C$の部分が血液因子を示す．この式は，拡散現象を理解するには膜因子のみでなく，常に血液因子の存在を念頭に置かねばならないという重要な意味をもつ．しかし，2つの因子を分離・独立して測定することはきわめて難しく，日常検査としてはなかなか行われていない．

■肺拡散能力測定にあたっての前提条件と各因子の不均等

肺拡散能力は，肺を1つの大きなガス交換装置と仮定し，機能的変化からそこに生じた形態的変化を検出しようとするものであることは前述した．つまりD_Lの測定には，肺全体が機能的に均一であって，肺毛細管内ヘモグロビン濃度が部位によらず常に一定であることが大きな前提条件となっている．これが満たされてはじめて，D_Lの異常が拡散面積Aの異常か拡散距離Xの異常か，あるいは両者かという解析が成り立つ．

しかし，疾患肺では肺全体が機能的に均一とはなりえず，病変部位によって肺局所のガス交換効率も変化する．したがって，疾患肺では肺全体として測定するD_Lをさまざまな因子が修飾する結果となる．この機能的因子の不均一性の主たる要因としては，肺胞換気量(V_A)の不均等，換気・血流比の不均等($\dot{V}_A/\dot{Q}$不均等)，やや高度な知識となるが拡散能力・血流比の不均等($D/\dot{Q}$不均等)，さらに貧血や多血症など血液因子の不均等が挙げられる．D_Lが異常値を示した場合には，疾患によってどの因子がどの程度病態に関与しているかの検討が必要となる．

図18 D_{Lco}測定法

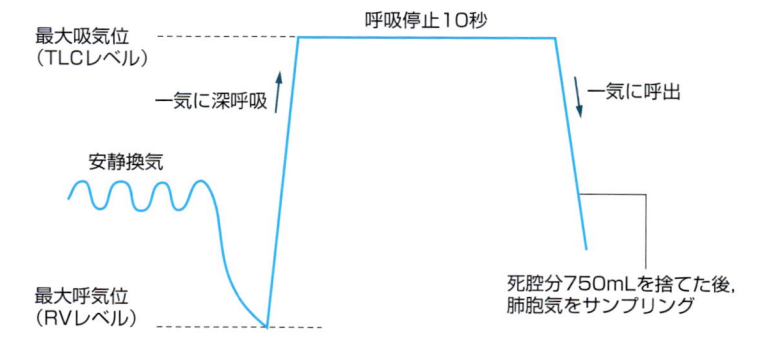

測定誤差の大きい検査法の1つであり，図のような手技上の注意が必要である．詳細は本文を参照．

■DLcoの測定方法と標準値

測定方法には大別して，1回呼吸法，恒常状態法，再呼吸法がある。本稿では日常臨床上最もよく行われる1回呼吸法につき簡単に述べる(図18)。

低濃度COを含む混合ガスを安静換気に続きTLCレベルまで深吸気させた後，約10秒間呼吸停止させる。その後できるだけ早く呼出させ，死腔から呼出される最初の750mLを捨てた後，肺胞気を採取しCO濃度を測定する。呼吸停止の間に，肺胞気COが減少した量からD_{Lco}を算出する。被検者には検査前より安静座位をとらせ循環動態を安定させること，一酸化炭素ヘモグロビン(CO-Hb)の影響をとり除くため禁煙させることが望ましい。TLCレベルまで一気に深吸気を行い，10秒間の呼吸停止時間を一定にすること，最後の呼出時一気に吐き出すこと，3秒以内に肺胞気サンプルを採取することなどが測定誤差を少なくする要点である。

なお，肺活量が少ない場合には死腔を洗い出すための750mLを確保できないため，設定を500mLにすることがある。標準値は報告によりかなりの幅があり，多くの予測式がたてられている。ひとつの目安として，D_{Lco} 25～35mL/min/Torr，D_{Lco}/V_A 5mL/min/Torr/Lを標準値とし，70～75％以下を異常と判定する。明らかな貧血がある場合には，補正式として

男性はD_{Lco}(補正値) = D_{Lco}(実測値) $\times \dfrac{10.22 + Hb}{1.7 \times Hb}$

女性はD_{Lco}(補正値) = D_{Lco}(実測値) $\times \dfrac{9.38 + Hb}{1.7 \times Hb}$

が参考となる。

●

各施設で日常臨床検査として行われる各種呼吸機能検査法の概略を述べた。呼吸生理学的にきわめて重要な$\dot{V}_A/\dot{Q}$不均等分布を検出する多種不活性ガス同時洗い出し法は，残念ながら現在ルーチンとして行っている施設はないと思われるため，紙面の都合もあり割愛した。その他，肺コンプライアンス，呼吸筋機能，呼吸中枢機能，気道過敏性，運動負荷，ポリソムノグラフィ，オシレーション法などの検査法も割愛した。

【文献】
1) 石橋正義, 吉田 稔：肺気量分画. 呼吸と循環 44：563-567, 1996.
2) Kryger M, et al：Diagnosis of obstruction of the upper and central airways. Am J Med 61：58-93, 1976.
3) West JB：Respiratory Physiology -the essentials, 4th ed, Williamas&Wilkins, 1990.
4) Milic-Emili J, et al：Regional distribution of inspired gas in the lung. J Appl Physiol 21：749-759, 1966.

II 診断と評価

運動負荷検査・身体活動量計測

中山秀章

身体活動と運動

近年，身体活動の重要性がいわれている．WHOの報告によれば，世界的にも身体活動は低下しており，高血圧（13％），喫煙（9％），糖尿病（6％）に次ぐ死因のリスクファクターであるとの報告されている．しかも，身体活動の低下は，肥満（5％）より，その影響が大きいとされている．

身体活動と運動は何が違うのか？ 運動は健康や楽しみ（スポーツ）のために体を動かすことであり，体力の維持・向上を目的とし，計画的・継続的に実施されるものである．つまり，簡単にいえば，意図的に体を動かすことである．

他方，身体活動とは何か？ 国は21世紀における国民健康づくりを進める運動として「健康日本21（第2次）」を掲げている．そのなかにおける『健康づくりのための身体活動基準2013』[1]に述べられているように，「身体活動（physical activity）」は，「安静にしている状態よりも多くのエネルギーを消費するすべての動作」としている．したがって，身体活動は，日常生活における労働，家事，通勤・通学等の「生活活動」の部分と，「運動」の部分の2つから構成されており（図1），運動を含む，日中の安静以外の体を動かすすべての活動ということになる．

運動と運動耐容能

週1回以上，本格的にたしなむ人数である競技人口としては，テニス1億1,000万人，ゴルフ6,400万人，野球3,500万人が世界中にいると推計（米マーケティング会社調べ）されている．そしてその他，サッカーや水泳，マラソンなどのようなスポーツも運動として行っている人もあるし，一方，散歩やラジオ体操などを健康の向上，維持として運動している人もいる．このように運動にはいろいろな種類や強度があり，その運動をどの程度，どれくらい行うか，行えるかは各個人により異なる．つまり，プロとして生

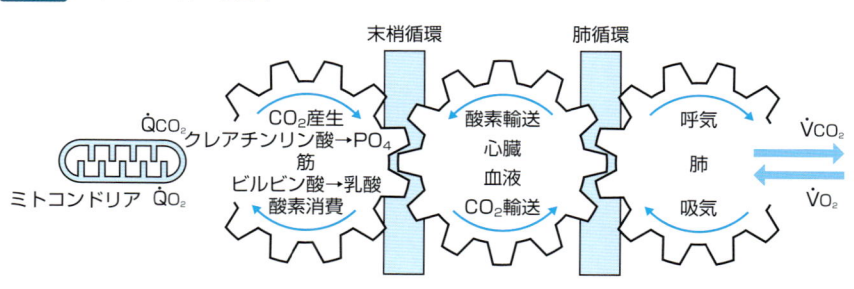

図1 身体活動と運動の関係

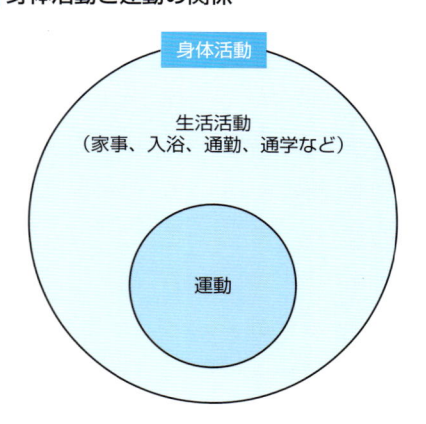

図2 ワッサーマンの歯車

文献3）より引用

計の方法として行っている人もいれば，趣味・娯楽程度として行っている人もいる。

ある運動の能力の上限，限界がその運動における運動耐容能ということになる。

しかし，いろいろな種類の運動をどの程度行えるかや，その評価・比較を行うことは難しく，検査法を標準化し，多くの人で行えるものとする必要がある。

運動負荷検査

運動耐容能を評価する検査法が，運動負荷検査である。臨床の現場で行われるものとして比較的単純な運動で行われるのが一般的である。つまり，動作の基本である下肢運動で行われることが多く（まれに上肢運動によることもある），機器を用いる運動負荷試験と歩行試験がある。

■心肺運動試験（CPET）
◆CPETの概要

心肺運動試験（cardiopulmonary exercise test；CPET）は，負荷装置を用いて運動を評価する検査である。2003年に米国胸部疾患学会（ATS）からガイドライン[2]が出ている。この検査は，個々の器官の機能を測定するのではなく，呼吸，循環，血液，筋肉などによる統合的な運動反応を包括的に評価する検査法である。

図2に示すように運動は，各臓器の機能的な相互作用とその統合によって成り立っている。運動の表現部位である筋（ミトコンドリア）における酸素消費量（Q_{O_2}）の増大は，筋を灌流している血液から抽出した酸素量の増加，末梢血管床の拡張，心拍出量（一回拍出量と心拍数の積）の増加，肺血管の動員と拡張による肺血流量の増加，および換気量の増加など

表1 心肺運動負荷試験の適応

▶運動耐容能の評価
▶運動耐容能低下の制限因子の評価
▶心血管疾患患者の評価
▶呼吸器疾患患者の評価
▶その他
・術前評価（肺切除術，高齢患者の腹部手術，肺気腫の肺容量減量術）
・呼吸リハビリテーションのための運動評価と運動処方
・障害評価
・肺，心肺移植の評価

表2 心肺運動負荷試験の絶対的・相対的禁忌

●絶対禁忌
・急性心筋梗塞（発症3〜5日）
・不安定狭心症
・症状や血行動態の悪化をもたらすコントロールされていない不整脈
・失神
・活動性心内膜炎
・急性心筋炎や心膜炎
・有症状の重症大動脈弁狭窄
・コントロールされていない心不全
・急性肺血栓症や肺梗塞
・下肢血栓症
・解離性動脈瘤の疑い
・コントロールされていない喘息
・肺水腫
・安静室内気酸素飽和度85％未満
・呼吸不全
・運動能力に影響与える，または，運動で増悪のおそれのある急性非心肺障害（たとえば感染，腎不全，甲状腺中毒症）
・協力の得られない精神障害

●相対禁忌
・左主冠動脈狭窄など
・僧帽弁狭窄性心疾患
・重症な未治療性安静高血圧
（収縮期＞200mmHg，拡張期＞120mmHg）
・頻脈や徐脈
・高度房室ブロック
・肥大型心筋症
・明らかな肺高血圧
・妊娠後期または合併症のある妊娠
・電解質異常
・運動能力に支障のある整形的障害

によって達成されることになる。つまり，いずれの部分でも運動制限因子になりうるし，全体の組み合わせのなかで運動が規定されることを示している。これはワッサーマンの歯車[3)]として有名である。

◆ CPETの適応と禁忌

CPETの適応と禁忌を表1・2に示す。負荷装置はトレッドミルか自転車エルゴメータを用いて行う。両者の比較を表3に示した。

負荷のかけ方のプロトコールとして漸増法と定常法があり，漸増法は，徐々に負荷を増加させ，運動耐容能を測定する。原則として運動の中止基準（表4）に合致しない限り，症候限界（運動ができなくなる）まで検査を行うことになる。定常法を行う場合には，漸増法の最大運動量の50～70％負荷量で行われ，どれくらい持続できるかが指標となる。ただし，漸増法に引き続いて行うときには1時間くらい間隔をあけて行われる。

CPETは安全な検査法であるが，死亡率10万回2～5人とされており，しっかりした管理下で行うことが重要である。

◆ CPETの検査手順

CPETの検査手順として，診断，身体活動履歴，既往歴，職歴，身体所見，呼吸機能，胸部X線，心電図やその他の検査を加味し，CPETの適応，禁忌を評価し，実施の必要性を考える。検査前の準備として，被験者（患者）は最低8時間の喫煙を控え，過度な運動はしないようにし，指示されたように服薬を行っておくことが重要である。また，十分な説明と同意の習得も忘れてはならない。

◆ 自転車エルゴメータを用いたCPETの概要（図3）

自転車エルゴメータを用いたCPETの際に測定される項目には，次のようなものがある。呼吸数（f），一回換気量（V_T），分時換気量（$\dot{V}_E$），呼気終末炭酸ガス分圧（$P_{ET_{CO_2}}$），呼気終末酸素分圧（$P_{ET_{O_2}}$），炭酸ガス排出量（$\dot{V}_{CO_2}$），酸素摂取量（$\dot{V}_{O_2}$），血圧，心拍数（HR），経皮的酸素飽和度（SpO_2），呼吸困難，さらに侵襲的な検査として動脈サンプリングができるようであれば，動脈血酸素分圧（PaO_2），炭酸ガス分圧（$PaCO_2$），pH，乳酸も測定できる。

これらの測定値より，呼吸商（R），最高酸素摂取量（peak$\dot{V}_{O_2}$），換気予備量（BR），酸素当量（$\dot{V}_E/\dot{V}_{O_2}$），死腔率（V_D/V_T），心拍予備量（HRR），酸素脈（$\dot{V}_{O_2}/HR$）などの2次指標（表5）が求められる。

◆ CPETの解析・解釈

上記のデータよりCPETの解析・解釈を，一般的には次のように行う。まず，実施の目的を確認し，臨床検査などの情報を確認しておく。そしてCPET検査全体の質や，被験者の努力の度合，検査中止の理由を評価し，適切に実施されているかを確認する。

その後，最初に酸素摂取量，心拍数，換気量，酸素飽和度の主な指標を他の測定値とともにCPETを行った目的に基づいて，評価する。測定値を総合的に評価し，ひとつの測定値を過度な判断根拠とすることを避けることが重要である。図4・5のようにデータを図示し，視覚化するとわかりやすい。また準最大運動から最大運動の反応なのかについて検査の状況に注意を払い，正常値と被験者（患者）の運動反応を比較する。

表3 運動負荷装置：自転車エルゴメータとトレッドミルの比較

	自転車	トレッドミル
最大酸素摂取量	少ない	多い
仕事量測定	可能	不可
血ガス採取	簡単	難しい
ノイズおよびアーチファクト	少ない	多い
安全性	勝る	劣る？
肥満における体重耐久性	ない	ある
下肢筋力トレーニングの程度	低い	高い
ふさわしい対象者	患者	活動的な健常人

表4 CPETの中止基準

- 虚血を思わせる胸痛
- ECG上，虚血性変化
- 複雑性期外収縮
- 2度ないし3度の房室ブロック
- 検査中の最高圧から20以上の収縮期血圧の低下
- 高血圧（収縮期＞250mmHg；拡張期＞120mmHg）
- 高度な低酸素血症：重症低酸素血症の症状，症候を伴う酸素飽和度80％以下
- 突然の蒼白
- 協力の欠如
- 精神錯乱
- めまいや立ちくらみ
- 呼吸不全の兆候

さらに運動制限因子を推定し，それが，生理的なものか病的なものかを判断し，運動反応パターンを評価する。これらのパターンと関連して，そのような状況／疾病について説明できるかの考察を加え，臨床状況と運動負荷検査の結果の関連性についての報告書を作成する。

図3 エルゴメトリによる心肺運動負荷試験(CPET)と測定項目

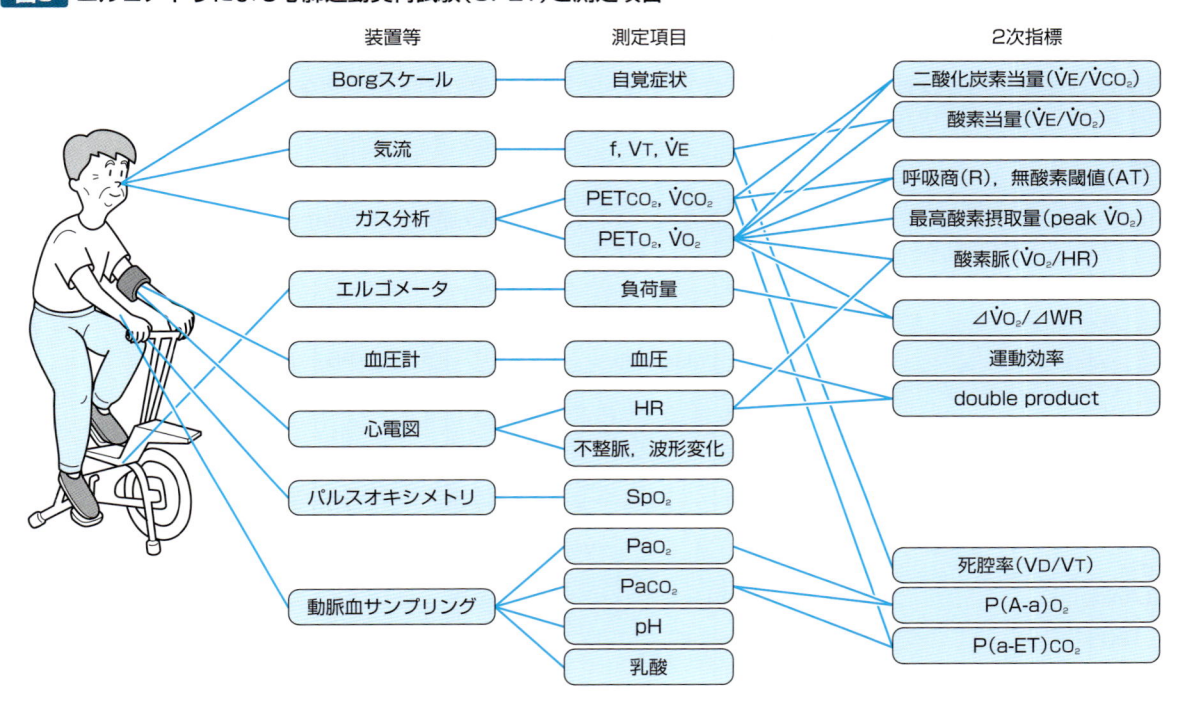

装置等	測定項目	2次指標
Borgスケール	自覚症状	二酸化炭素当量($\dot{V}_E/\dot{V}_{CO_2}$)
気流	f, V_T, $\dot{V}_E$	酸素当量($\dot{V}_E/\dot{V}_{O_2}$)
ガス分析	$P_{ET}CO_2$, $\dot{V}_{CO_2}$	呼吸商(R)，無酸素閾値(AT)
	$P_{ET}O_2$, $\dot{V}_{O_2}$	最高酸素摂取量(peak $\dot{V}_{O_2}$)
エルゴメータ	負荷量	酸素脈($\dot{V}_{O_2}/HR$)
血圧計	血圧	$\Delta\dot{V}_{O_2}/\Delta WR$
心電図	HR	運動効率
	不整脈，波形変化	double product
パルスオキシメトリ	SpO_2	
動脈血サンプリング	PaO_2	死腔率(V_D/V_T)
	$PaCO_2$	$P(A-a)O_2$
	pH	$P(a-ET)CO_2$
	乳酸	

表5 運動負荷試験で測定・計算される諸指標

指標	評価
呼吸数(RR)，1回換気量(V_T)，分時換気量($\dot{V}_E$)	換気の程度，パターン
酸素摂取量($\dot{V}_{O_2}$)	心拍出量×(動脈血酸素含量-静脈血酸素含量)，定常状態では酸素消費量とほぼ等しい
CO_2排出量($\dot{V}_{CO_2}$)	定常状態ではCO_2の産生量とほぼ等しい
呼吸商(R)	$\dot{V}_{CO_2}/\dot{V}_{O_2}$，代謝の状況により変化する
最高酸素摂取量(peak $\dot{V}_{O_2}$)	運動時の最大酸素摂取量(運動耐容能)
換気予備量(BR)	最大換気量(MVV) - $\dot{V}_E$，あるいは(MVV-$\dot{V}_E$)/MVV。換気の余裕がどの程度残っているかを示す
酸素当量($\dot{V}_E/\dot{V}_{O_2}$)	酸素摂取の効率を表す
死腔率(V_D/V_T)	換気の効率を表す
心拍予備量(HRR)	最大負荷時の心拍数/予測最大心拍数
酸素脈($\dot{V}_{O_2}/HR$)	1回心拍出量の変化を反映する (=SV×C(a-v̄)O_2)
呼吸困難，疲労	Borgスケールなどで自覚的症状の数値化，程度評価する

◆健常人の運動反応

次に健常人とCOPD患者の典型的な運動反応を提示する。

酸素消費量は運動負荷量とともにほぼ直線的に増加する（図4a）。心拍出量は運動早期では1回心拍出量と心拍数はともに増加し，運動の後半では主に心拍数上昇（図4b）により増加する。

換気は，運動早期では1回換気量と呼吸数で増加し，1回換気量は肺活量の約50％程度で平坦化し，その後は呼吸数の増加により増える。

また換気は，酸素消費量とCO_2排出量で直線的に増加し，その後，動脈中に乳酸の蓄積がはじまると，分時換気量とCO_2排出量は酸素消費量と乖離しはじめる（図4c・d）。この移行点を無酸素閾値（anaerobic threshold；AT）といい，健常人では，最大酸素摂取量の40％以上となる（図4c↑）。

図4 健常者の運動負荷時の反応

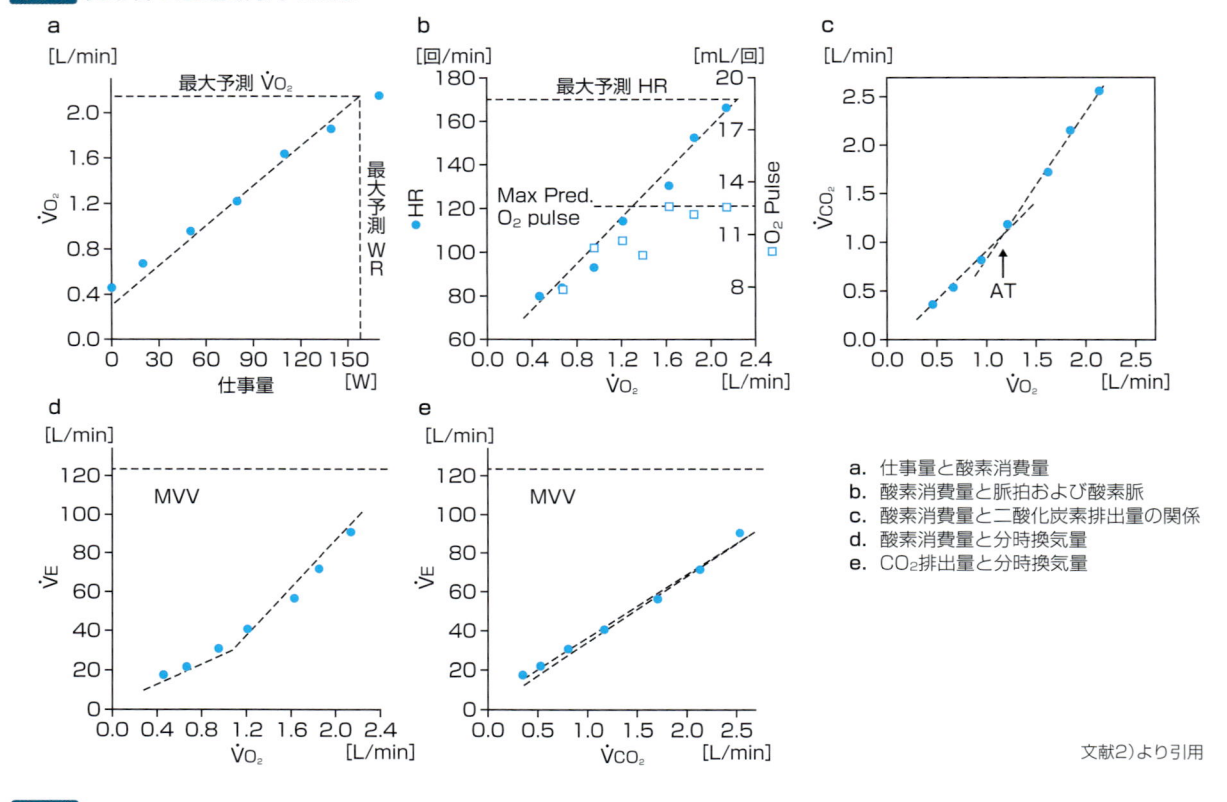

a. 仕事量と酸素消費量
b. 酸素消費量と脈拍および酸素脈
c. 酸素消費量と二酸化炭素排出量の関係
d. 酸素消費量と分時換気量
e. CO_2排出量と分時換気量

文献2）より引用

図5 COPD患者の運動負荷時の反応

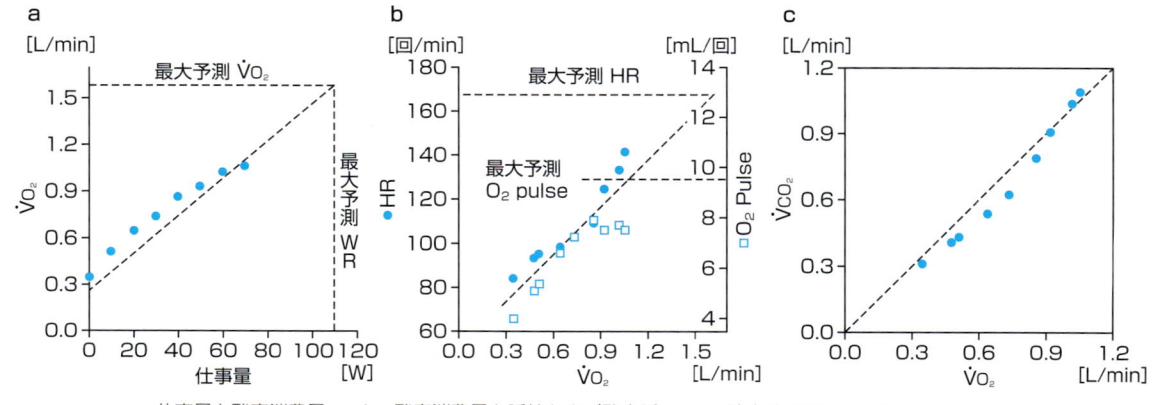

a. 仕事量と酸素消費量　　b. 酸素消費量と脈拍および酸素脈　　c. 酸素消費量と二酸化炭素排出量の関係

文献2）より引用

死腔は運動に伴い増加するが，死腔率は低下する。

通常，PaO_2の低下はみられないが，最高酸素摂取量の50％以上の中等症の運動負荷では，$A-aDO_2$が開大しはじめる。

◆COPD患者の運動反応

COPD患者でも，運動負荷量とともに酸素摂取量が増加するのは，健常人と同じであるが，最高酸素摂取量は予測値より減少（図5a）する。つまり，運動耐容能は低下することになる。その原因は換気予備能の減少のためである。健常人では換気の予備能を反映する$\dot{V}_{Emax}/MVV$は60～80％程度であるのに対し，COPDでは100％以上に達することがある。これは運動に伴う呼吸数の増加によって動的過膨張 dynamic hyperinflationが進行し，最大吸気量の減少がもたらされ，1回換気量を増やせない状況となる。そのため，呼吸数を増やして対応しようとし，さらに動的過膨張が進行する[4]（図6）という悪循環を呈する。つまり，運動中には死腔換気が増大する。

換気制限により運動を中止するため，最大心拍数は予測最大心拍数より低くなるし，また，酸素脈も減少していることが多い（図5b）。

さらに身体機能や筋力低下しているため，ATは低下しているか，検出できない（図5c）。

また，PaO_2は低下し，$A-aDO_2$は開大する。

◆CPETの特徴と限界

上記のようにCPETは運動負荷に対する呼吸・循環・骨格筋反応を詳細に評価し，運動制限因子をある程度，特定することが可能であり，最大酸素摂取量に基づく運動処方の設定に利用できるのが特徴である。しかし，特殊な機器（呼気ガス分析装置）や負荷装置など高価な検査機器が必要であり，実施できる医療機関が限定される。また，結果の解析・解釈には十分な知識と経験が求められる。

■歩行試験

CPETの代わりに臨床上よく行われる運動負荷試験が，歩行試験である。これには，6分間歩行試験（6MWT）とシャトル・ウォーキング試験（SWT）がある。両者は日本呼吸ケア・リハビリテーション学会，日本呼吸器学会，日本リハビリテーション医学会，日本理学療法士協会が合同で作成した『呼吸リハビリテーションマニュアル－運動療法－第2版』のなかの資料編[5,6]にも記載されているので参考になる。

平成24年より保険診療上，時間内歩行試験として認められており，医師の指導下，看護師や臨床検査技師が在宅酸素療法指導管理料算定患者または検討患者している該当する対象患者に行った場合，算定することが可能となっている。

図6 健常人（a）とCOPD患者（b）の運動時における各肺気量分画

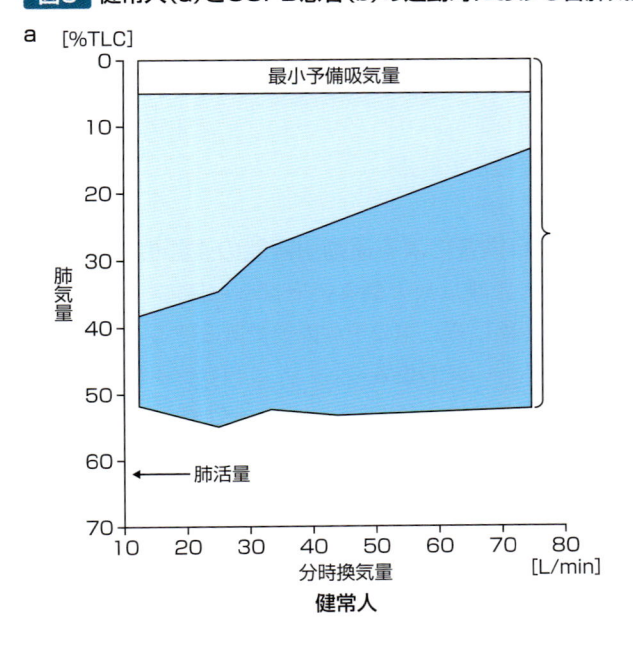

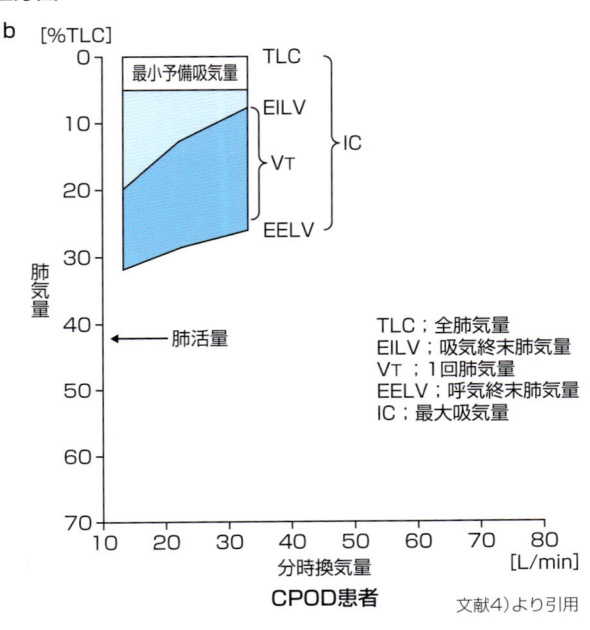

TLC；全肺気量
EILV；吸気終末肺気量
V_T；1回肺気量
EELV；呼気終末肺気量
IC；最大吸気量

文献4）より引用

◆6分間歩行試験（6MWT）

　中等度から重症の呼吸器疾患・心疾患患者の運動耐容能の評価や医療介入の効果を判定することを目的にするが，この検査では最大酸素摂取量や運動制限因子を解明するものではない。歩行による評価であるため，日常生活における機能障害の重症度を評価することに適している。しかし，運動負荷試験であるため，CPETと同様に禁忌がある。

・6MWTの禁忌

　絶対的なものとして1カ月以内の不安定狭心症，前月からの心筋梗塞や，相対的なものとして安静時心拍数120拍／分以上，安静時血圧180/100mmHg以上がある。したがって，CPETと同様，手順に則り，安全に配慮して行う。もし，検査中に中止基準（表6）に該当するようなことがあれば，検査を中止し，安楽姿位（座位か背臥位）にし，血圧，脈拍数，酸素飽和度を測定し，必要に応じ，医師が診察を行い，酸素吸入をできるようにしておく。

・6MWTの検査手順

　一般的な測定方法としては，まず準備として，歩行コース30mの直線で平坦の足場のよい場所を確保し，3m（可能なら1m）ごとにマーキングを行い，ターニング・ポイントではコーンや標識を置く。スタート地点はわかるようにマーキングしておくのがよい。

　備品としてストップウォッチ，記録用紙，呼吸困難表（Borgスケール）を用意する。被験者（患者）には動きやすい服装と，スリッパやサンダルでは，脱げたり，転倒のリスクを上げるために使用せず，運動靴や外出用靴などの歩行靴をはいてもらう。また，試験前（2時間以内）の強い運動は避けるように指示する。

　測定の際には，日時を変え，治療効果などの有効性評価をする場合もあり，日内変動を最小限化するために同一時間で実施するように配慮する。ウォームアップは不要であるが，検査前には被験者（患者）の状態を評価し，バイタルチェックを行う。パルスオキシメトリによる継続的なモニタリングは行ってもよいが，歩行に影響を与えないようにすることと，声かけの仕方に注意する。声かけは励ましたり，促したりせずに，検査時間（カウントダウン）だけわかるように行う程度にする。

　アメリカ胸部疾患学会（ATS）より6分間歩行試験に関するステートメント[7]が出されているが，各国の医療事情や施設により修正や改良されていることがあるので，検者等により施行法に大きな違いがでないように院内での方法を統一しておいたほうがよいであろう。筆者らの施設で行っていた手順の記載もしてある記録用紙を例示しておくので（図7），参考にしていただきたい。

◆シャトル・ウォーキング試験（SWT）

　SWTは慢性呼吸器疾患患者を主な対象として考案された簡便な運動負荷試験である。SWTは室内の平坦なスペースのコーンの間の10mのコースを信号音でコントロールした速度で歩行させる試験である。1分ごとに速度を増加させる漸増負荷試験と一定速度でどれだけ長く歩けるかを評価する一定負荷試験の2つの方法がある。プロトコールは検査の説明を含めすべて決められている。

　このように方法・手順も厳格に決められており，施設間や検者間での差が出にくく，省スペースでの実施が可能である。日本語版は，長崎大学大学院医歯薬学総合研究科リハビリテーション科学講座（夢塾）で取り扱っている。

■歩行検査による運動耐容能の重要性

　歩行距離は最大酸素摂取量と相関し[8]，予後は，歩行距離は死亡率の予測因子である[8,9]ことがわかっている。COPD患者に対し，この歩行距離を加味した多因子スコア（BODE score）を提唱され[10]（図8），COPDの病期より多因子スコアのほうが予後をより反映することを示されている。

表6 6分間歩行試験の中止基準

- 胸痛
- 耐えられない呼吸困難
- 下肢の痙攣
- ふらつき
- 多量の発汗
- 顔面蒼白やチアノーゼの出現

運動負荷検査・身体活動量計測

身体活動量計測

■身体活動計測の重要性

運動負荷試験はその検査時における運動耐容能を示しているが，われわれは常に最大限の運動をして生活をしているわけではない。日々のなかで生活活動しか行わない場合もあれば，運動も行う場合もある。両者を包含する身体活動は日常生活での行動・習慣・生活のリズムなど実生活を反映しているものである。したがって，身体活動を測定することは，

図7 6分間歩行検査記録用紙

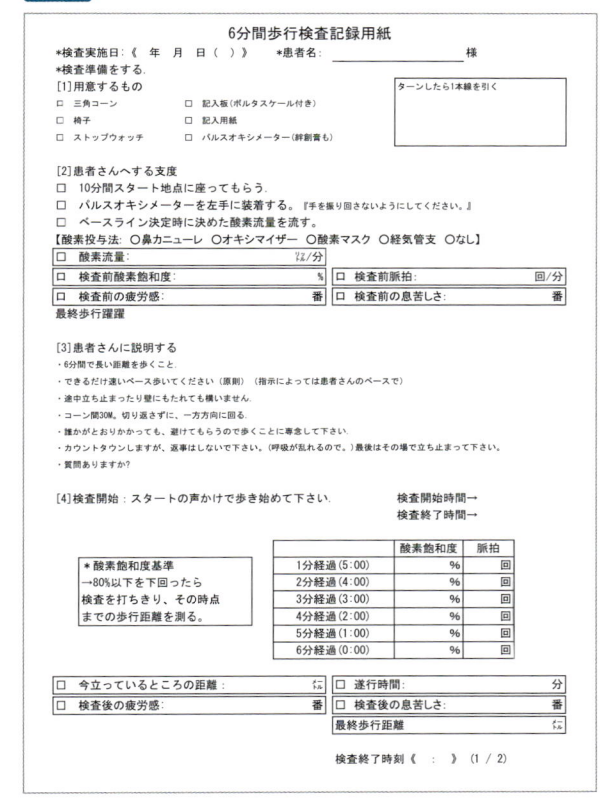

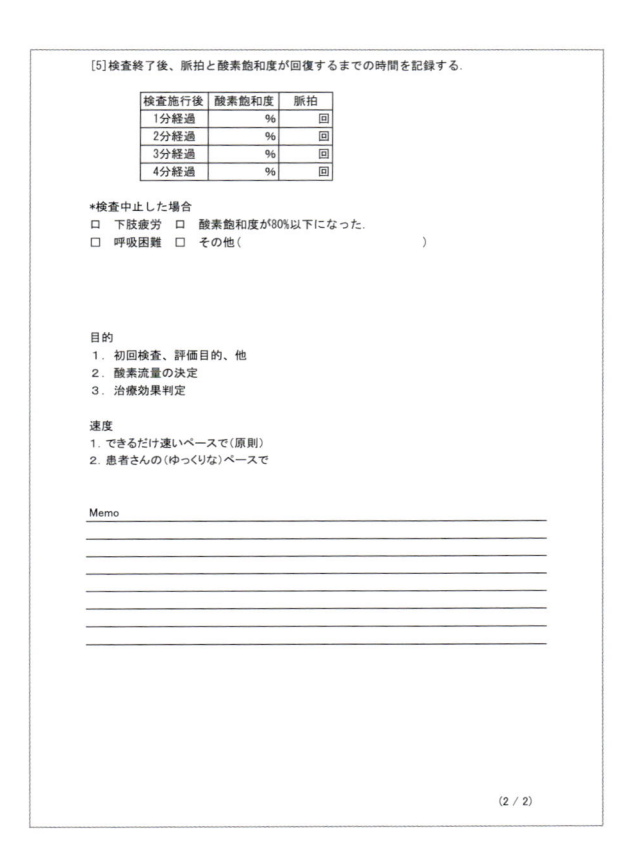

図8 BODEスコアとスパイロメトリによる病期による予後予測の違い

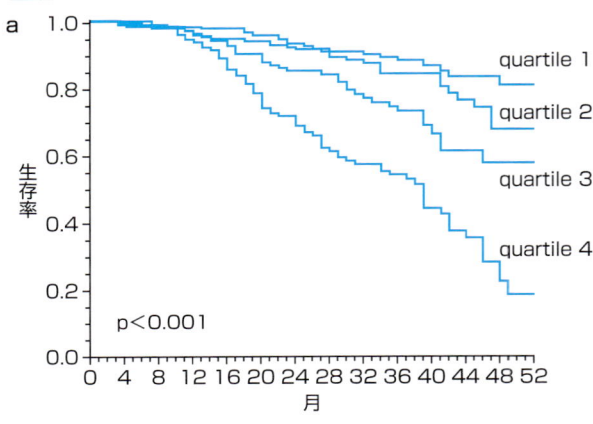

a. BODEスコア
B；BMI，　O；obstruction（閉塞），　D；dyspnea（呼吸困難），　E；exercise capacity（運動能）
b. %FEV₁の程度による予後
%FEV₁の程度（病期）だけより運動耐容能を加味した多因子スコアがより予後を反映する。

文献10）より引用

患者に焦点を当てた新しい指標となり，エビデンスが蓄積されてきている。

たとえば，高齢者においては，身体活動量は，予後に関連し，活動量が高い場合は，低い場合に比べ，死亡率が低いと報告されている[11,12]。また，糖尿病合併の男性患者においては，身体活動が高いほど，心血管疾患の合併が低くなる[13]と報告されている。

さらに，呼吸器疾患においてもCOPDの身体活動についての報告がみられるようになっている。COPD患者は健常老人に比べ，歩行や立位の時間が少なく，座位や臥位の時間が多く，身体活動が低下[14]している（図9）。さらに病期が進むと，身体活動が一層低下する[15]（図10）と報告されている。そして非常に身体活動が低い患者は，入院や死亡が30％増加する[16]（図11）ことも報告されている。後方視的な検討であるが，運動耐容能を含めた多因子解析においても，身体活動が最も予後を反映する因子であることも示されている[17]（図12）。

『COPD診断と治療のためのガイドライン（第4版）』[18]では，呼吸リハビリテーションのひとつとして，毎日の身体活動性レベルを身体の状況に合わせて維持させることが重要であるとされ，患者教育におけるセルフマネージメントの重要な項目の1つとしている。そのためにはライフスタイルに組み込まれるかたちで身体活動を無理なく継続させ，QOLがより良い状態で維持されることをめざすとしている。

したがって，レクリエーションの要素を取り入れ，生き甲斐に結びつけるようにし，さまざまな工夫を凝らし，身体活動を維持するように医療者サイドの配慮が必要となる。

そして毎日の身体活動を運動として行い続けてもらうため，適切な身体活動や運動レベルの設定が重要である。

■計測の方法

身体活動を計測する方法にはいくつかの方法がある。

◆直接観察法

ビデオ撮影して，観察を通して身体活動を評価する方法であるが，主に小児が対象となり，少人数で，一定の環境や時間に限定される。

◆エネルギー代謝法

閉鎖空間において直接熱量を測定する直接熱量測定法と，酸素消費量と二酸化炭素産生量から測定する間接熱量測定法がある。後者は，短期間の評価に有効な呼気ガス測定と，高価かつ高度な分析技術力を必要とするが，長期間の評価が可能な二重標識水法がある。いずれも特殊装置，環境を必要とし，臨床応用には向かない。

◆質問表法

自己申告による簡便かつ低コストの方法である。身体活動の強度（レベル）はMETS（metabolic equivalents）で表されるが，身体活動時の消費エネ

図9 健常老人とCOPD患者の身体活動性の違い

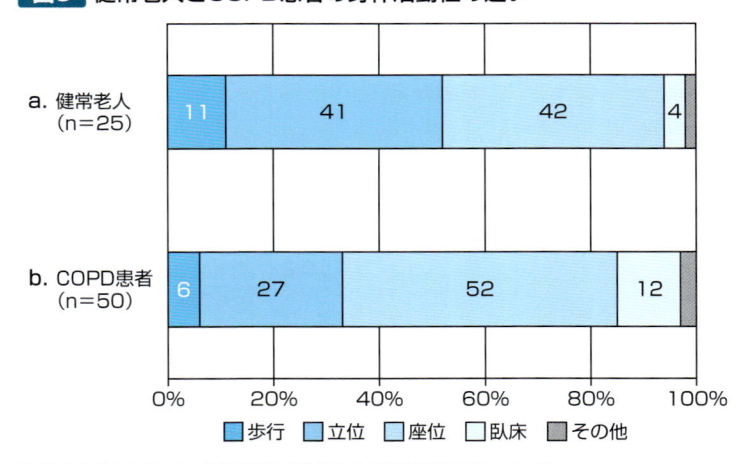

	歩行	立位	座位	臥床	その他
a. 健常老人 (n=25)	11	41	42	4	
b. COPD患者 (n=50)	6	27	52	12	

健常老人（a）に比べ，COPD患者（b）は身体活動が低下している。

文献14)より引用

ルギーを安静時の消費エネルギーで除したものである。METSからみる日常生活での主な身体活動の強度は表7のようになる。被験者に日常生活を思い出してもらい，身体活動を推定する。

記憶によるため，情報の信頼性が低く，また，活動強度（レベル）を大別し，個人差を考慮されていないことが欠点である。しかし，比較的大規模な集団の活動量の評価に向き，この方法に基づく研究も多い。

図10 COPD患者の病期的違い

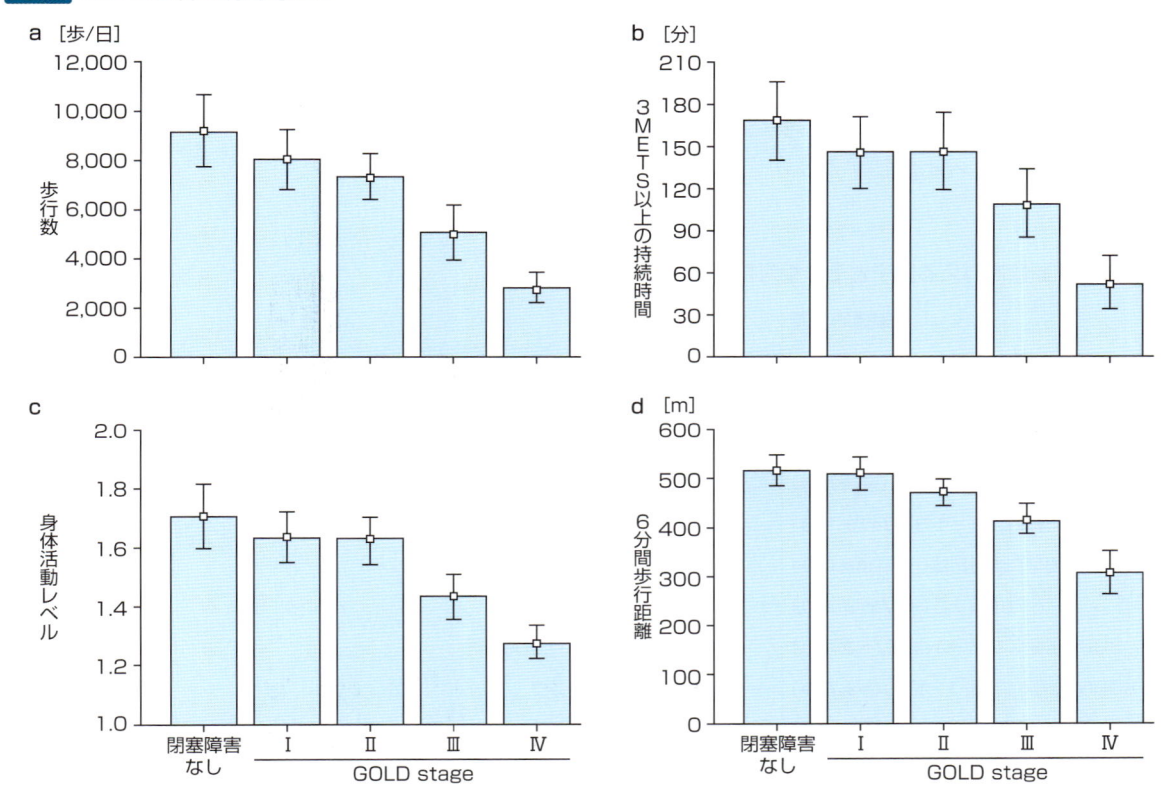

COPD患者では%FEV$_1$の病期のほか，BODE，呼吸困難の程度でも同様に身体活動，運動耐容能が低下する。

文献15）より引用

図11 質問表によるCOPD患者の身体活動性と予後

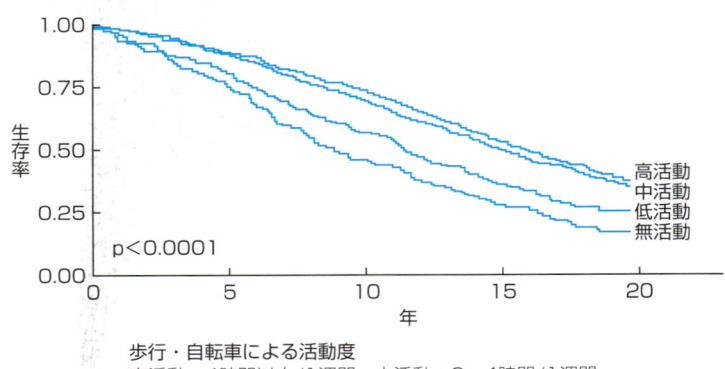

$p<0.0001$

歩行・自転車による活動度
高活動：4時間以上/1週間，中活動：2～4時間/1週間，
低活動：2時間以下/1週間，無活動：ほとんど動かない

文献16）より引用

◆ 活動センサー法

　万歩計や加速度計を用いた方法で、入浴などを除き、機器の装着のみで客観的な身体活動の測定が可能である。歩数だけでなく、活動レベルや消費エネルギーの評価が可能な加速度計が使用できるようになっており、身体活動評価の新たなる方法として普及し始めている。万歩計と加速度計の違いを表8に表した。

　科学技術の発展に伴い測定機器が多種多様（図13）なものが出現し、また、共有、収集法も多様化している。

　しかし、装置ごとの正確性がどうかについてや、装着場所（腕、腰、足など）での影響についての考慮・検討が必要であったり、また、個々の活動がどこで、何の目的で行われたかなど情報として得られないものもある。さらに解析法が未確立[19]であり、装着のアドヒアランスの影響も受けるので、検査方法の標準化、解析、評価についての検討も今後の課題である。

　現在、機種による差はあるが、評価としては表9のようなものが、絶対的、相対的な指標として評価可能であり、個々の被験者ごとに客観的にできる点が有望視されている。

図12 予後に影響を与える因子とその相対寄与率

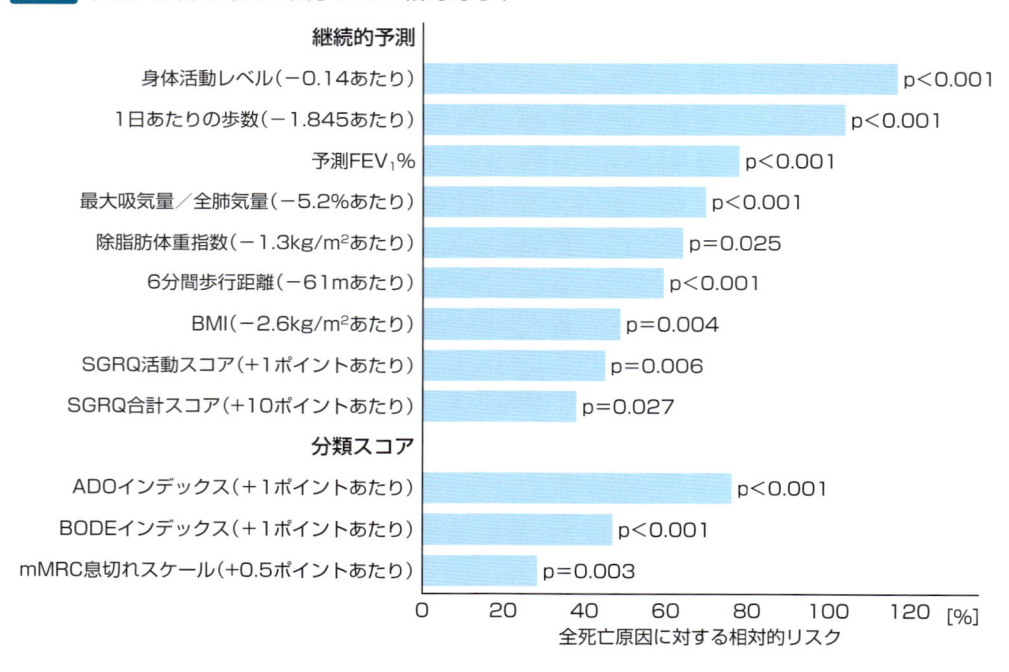

継続的予測
- 身体活動レベル（−0.14あたり） $p<0.001$
- 1日あたりの歩数（−1,845あたり） $p<0.001$
- 予測FEV_1% $p<0.001$
- 最大吸気量／全肺気量（−5.2%あたり） $p<0.001$
- 除脂肪体重指数（−1.3kg/m²あたり） $p=0.025$
- 6分間歩行距離（−61mあたり） $p<0.001$
- BMI（−2.6kg/m²あたり） $p=0.004$
- SGRQ活動スコア（+1ポイントあたり） $p=0.006$
- SGRQ合計スコア（+10ポイントあたり） $p=0.027$

分類スコア
- ADOインデックス（+1ポイントあたり） $p<0.001$
- BODEインデックス（+1ポイントあたり） $p<0.001$
- mMRC息切れスケール（+0.5ポイントあたり） $p=0.003$

全死亡原因に対する相対的リスク [%]

文献17）より引用

表7 METSからみる日常生活での主な身体活動

1〜2METS	座位、立位、食事・洗顔
2〜3METS	ややゆっくりした歩行、調理・洗濯
3METS	歩く、軽い筋トレをする、掃除機をかける
4METS	速歩、ゴルフ（ラウンド）、自転車に乗る、子どもと屋外で遊ぶ
6METS	軽いジョギング、階段昇降
8METS	長距離走を走る、重い荷物を運搬する

運動負荷検査・身体活動量計測

表8 活動センサー装置による違い

	万歩計	加速度計	
		単軸	多軸
装着部位	通常，腰	腰	腕，手首，踵
測定指標	一日歩数	一日歩数，運動強度	
特長	小型，簡単かつ廉価	データが蓄積，運動強度と量，日内変動の把握	
欠点	ゆっくりな歩行は過小評価する	体幹運動が不正確	高価，解析装置が必要，振動に敏感，長期間のデータではない

図13 活動量計

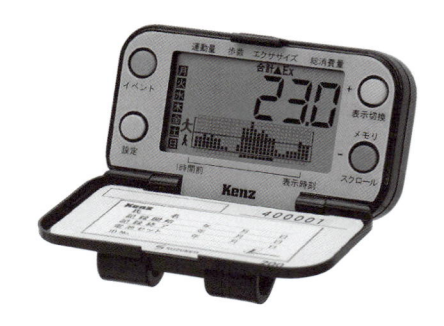

ライフコーダGS
（スズケン）

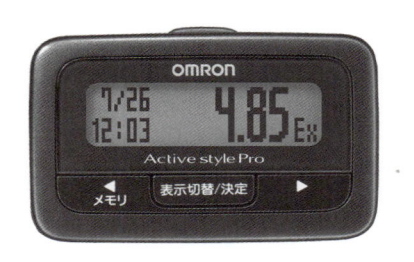

Active style Pro
（オムロン）

表9 身体活動モニタから得られる行動推定（サマリーの記述例）

推定タイプ		絶対値	相対値
活動計測に基づく測定値		総数[回/日]	平均数[回/日]
消費に基づく測定値	全エネルギー消費	kcal/日	kcal/測定時間
	身体活動エネルギー消費	MET・分またはMET・時間/日	MET・分/計測時間
強度に基づく測定値	安静（<2.0METS）	時間/日	%/測定時間
	軽度（2.0〜2.9METS）	時間/日	%/測定時間
	中等度（3.0〜5.9METS）	時間/日	%/測定時間
	強度（≧6.0METS）	時間/日	%/測定時間
体位に基づく測定値	臥位	時間/日	%/測定時間
	座位	時間/日	%/測定時間
	立位	時間/日	%/測定時間
	歩行	時間/日	%/測定時間
	歩行数	/日	/日/測定時間

II 診断と評価

【文献】

1) 厚生労働省　健康づくりのための身体活動基準2013(http://www.mhlw.go.jp/stf/houdou/2r9852000002xple-att/2r9852000002xpqt.pdf)
2) American Thoracic Society; American College of Chest Physicians : ATS/ACCP Statement on Cardiopulmonary Exercise Testing. Am J Respir Crit Care Med 167 : 211-277, 2003.
3) Wasserman K : Principles of exercise testing and interpretation. Lea&Febiger, 1987.
4) O'Donnell DE, Revill SM, Webb KA : Dynamic Hyperinflation and Exercise Intolerance in Chronic Obstructive Pulmonary Disease. Am J Respir Crit Care Med 164 : 770-777, 2001.
5) 日本呼吸ケア・リハビリテーション学会／日本呼吸器学会／日本リハビリテーション医学会／日本理学療法士協会 編：Ⅱ 6分間歩行試験(6MWT)．呼吸リハビリテーションマニュアル―運動療法―，第2版，130-134，照林社，2012.
6) 日本呼吸ケア・リハビリテーション学会／日本呼吸器学会／日本リハビリテーション医学会／日本理学療法士協会 編：Ⅲ シャトル・ウオーキング試験(SWT)．呼吸リハビリテーションマニュアル―運動療法―，第2版，135-137，照林社，2012.
7) ATS Statement : Guidelines for the Six-Minute Walk Test. Am J Respir Crit Care Med 166 : 111-117, 2002.
8) Cote CG, Pinto-Plata V, Kasprzyk K, et al : The 6-Min Walk Distance, Peak Oxygen Uptake, and Mortality in Copd. Chest 132 : 1778-1785, 2007.
9) Pinto-Plata VM, Cote C, Cabral H, et al : The 6-Min Walk Distance: Change over Time and Value as a Predictor of Survival in Severe Copd. Eur Respir J 23 : 28-33, 2004.
10) Celli BR, Cote CG, Marin JM, et al : The Body-Mass Index, Airflow Obstruction, Dyspnea, and Exercise Capacity Index in Chronic Obstructive Pulmonary Disease. N Engl J Med 350 : 1005-1012, 2004.
11) Manini TM, Everhart JE, Patel KV, et al : Daily Activity Energy Expenditure and Mortality among Older Adults. Jama 296 : 171-179, 2006.
12) Orsini N, Mantzoros CS, Wolk A : Association of Physical Activity with Cancer Incidence, Mortality, and Survival: A Population-Based Study of Men. Br J Cancer 98 : 1864-1869, 2008.
13) Tanasescu M, Leitzmann MF, Rimm EB, et al : Physical Activity in Relation to Cardiovascular Disease and Total Mortality among Men with Type 2 Diabetes. Circulation 107 : 2435-2439, 2003.
14) Pitta F, Troosters T, Spruit MA, et al : Characteristics of Physical Activities in Daily Life in Chronic Obstructive Pulmonary Disease. Am J Respir Crit Care Med 171 : 972-977, 2005.
15) Watz H, Waschki B, Meyer T, et al : Physical Activity in Patients with Copd. Eur Respir J 33 : 262-272, 2009.
16) Garcia-Aymerich J, Lange P, Benet M, et al : Regular Physical Activity Reduces Hospital Admission and Mortality in Chronic Obstructive Pulmonary Disease: A Population Based Cohort Study. Thorax 61 : 772-778, 2006.
17) Waschki B, Kirsten A, Holz O, et al : Physical activity is the strongest predictor of all-cause mortality in patients with COPD: a prospective cohort study. Chest 140 : 331-342, 2011.
18) 日本呼吸器学会COPDガイドライン第4版作成委員会：3. 非薬物療法 a. 呼吸リハビリテーション．COPD診断と治療のためのガイドライン，第4版，71-75，メディカルレビュー社，2013.
19) Matthews CE, Hagstromer M, Pober DM, et al : Best practices for using physical activity monitors in population-based research. Med Sci Sports Exerc 44 : S68-76, 2012.

I 診断と評価

画像診断

金子教宏

画像診断には医師が重要な役割を果たしているが，チームとして医療スタッフも画像診断を理解することで，病態・スタッフともに，医療の連続性を保つことができると考える．本稿では，画像診断の基本である単純X線像（以下「X線像」）と，CT像の読影の基本について述べる．

胸部X線像の基本的な読み方

■正常な胸部X線像で見えるもの

読影する際には，正常像ではどのように見えるのかを理解したうえで，異常があるかどうかを判断し，診断する．そのため，正常解剖を理解することが重要である（図1）．

胸部には，表面から，皮膚・皮下組織・筋肉・肋骨・胸膜（壁側・臓側）・肺実質があり，中心には縦隔が存在する．X線像は，ものが存在していてもX線が透過してしまえば黒く映ってしまい認識できないので，前述した臓器のうち通常のX線像で映し出されるのは，肋骨などの骨・心臓・大動脈・肺動静脈（太いところ）・気道（気管・気管支は管のような構造になっているのでX線像で見えるのは管の部分が白い線として映る）などである．

◆肺実質

肺実質には気道と肺血管（肺動脈，肺静脈）・間質などがあるが，通常はX線像では映らない．肺実質の疾患として，肺炎や肺腫瘍（がん），間質性肺炎などがX線像で判断できる．

◆縦隔

縦隔には心臓・大動脈・肺動静脈・食道などがある．多くの臓器があるため，読影には解剖の理解が必須である（図2）．大動脈の走行や肺動脈・肺静脈の位置関係，特に気管・左右の主気管支・肺動脈との関係は重要である．肺野で通常確認できるのは肺

図1 X線像で見えるもの

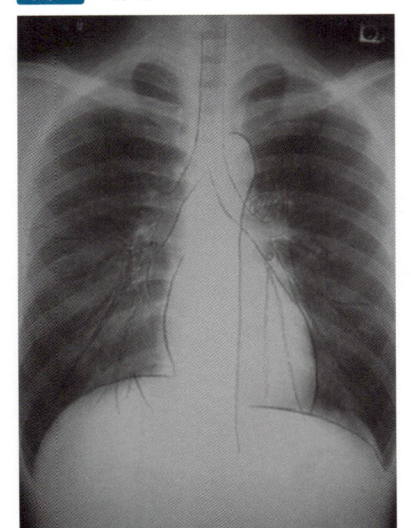

a. 正常X線像

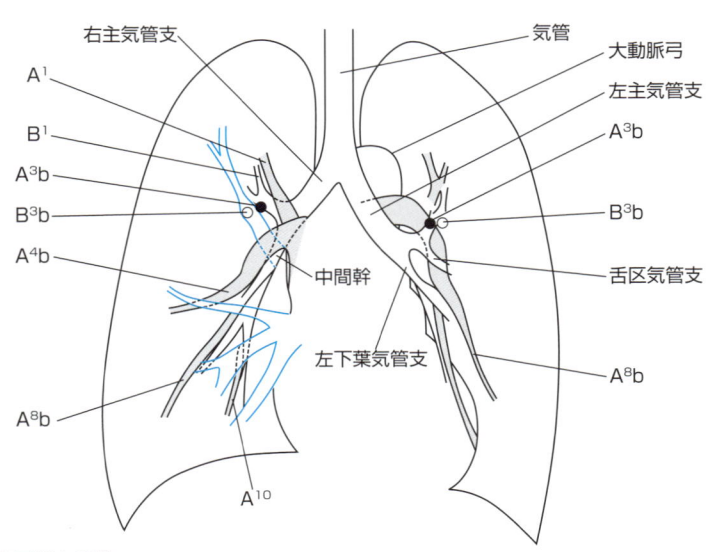

b. 同定可能な部位

動脈・肺静脈で，肺動脈と気管支は並走しているので気管支(の壁)が確認できる箇所もある。

◆その他

骨としては，鎖骨・肋骨・椎体などが確認できる。肋骨は前肋骨と後肋骨があり，客観的な位置を説明する際の基準として用いられる(「右第5後肋骨に一致した部位」など)。胸膜や横隔膜は直接には確認できない。

■比較読影の重要性

X線像は比較読影を必ず行う。過去の画像と比較することにより違いが見えてくることがよくある(間違い探しのポイント)。特に，多くの基礎疾患を有する患者の場合はどこが新たな異常なのか，以前からあるものなのかは1枚の画像だけでは判断できないため，比較読影は常に重要である(図3)。

図2 胸部の全体像

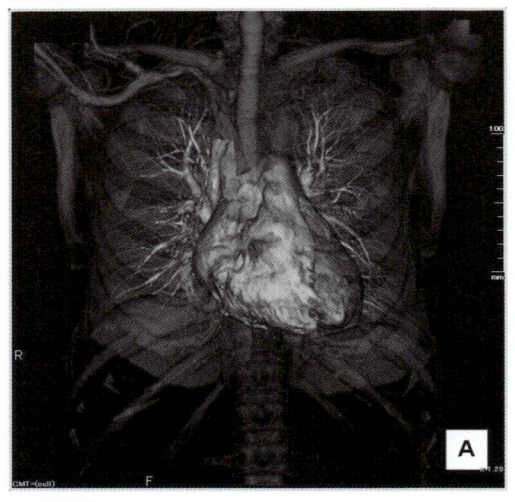

a. 正面像
静脈系は右心房・右心室・肺動脈である。正面像では左心系は右心系の後ろにあり，隠れて見にくい。また，肺動脈は肺静脈の上に位置する。

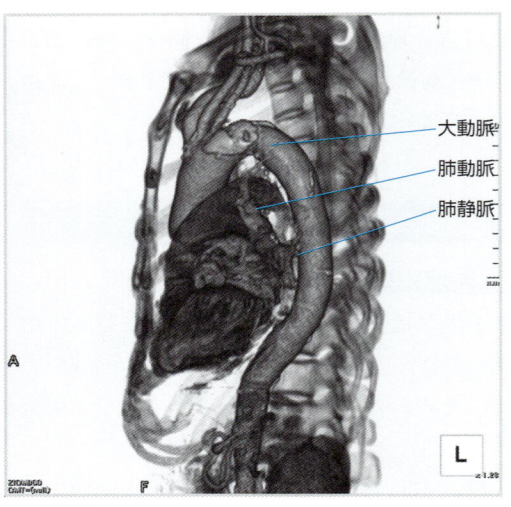

b. 側面像
側面像では，心陰影と血管の走行の位置関係を理解する。

図3 比較読影の例

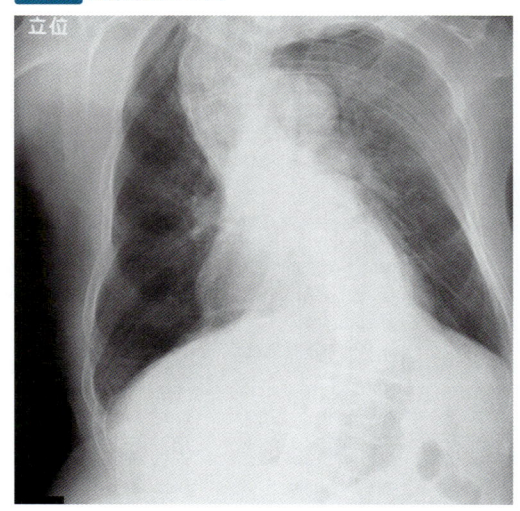

a. X線像

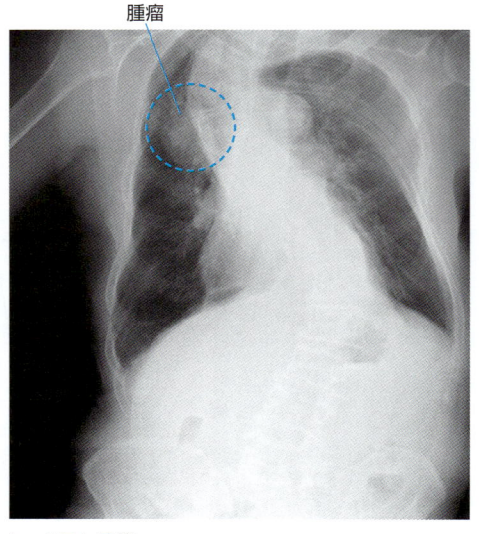

b. 15カ月後

側彎症で経過観察していたところ，15カ月後のX線像で異常陰影を認めた。このような症例は比較読影すると◯がわかりやすくなる。

異常陰影の読み方

異常陰影の表現のポイントは「どこに」「どのような陰影」があるか，である．

■部位を示す用語（図4）

胸部X線像の読影でよく使われる用語は，理解しておくべきである．

◆上肺野・中肺野・下肺野

上肺野は必ずしも上葉ではなく，陰影が上方にあっても下葉であることもある．一般に，上肺野と中肺野の境は第2前肋骨付着部，中肺野と下肺野の境目は第4前肋骨付着部である．

◆肺尖部

鎖骨より上の部位をさす．肺門部とは左右の肺動脈・主気管支の縦隔部位周辺である．

◆肺外側

肺の外側で胸膜近くをさす．肺底部とは横隔膜近くをさし，いずれも間質性肺炎で変化をきたしやすい部位である．

◆その他

胸壁（肋骨）と横隔膜で形成される部位をC-Pアングル（cost-phrenic angle）といい，正常像では鋭角である．para-tracheal lineやA-P windowは，臨床でよく用いる重要用語である．

・シルエットサイン（図5）

異常陰影の部位を推察するための方法であり，用語である．たとえば右心陰影と肺とは右の中葉（S^5）で接しており，異常陰影がS^5に存在した場合，異常陰影と心陰影が接することにより，心陰影と区別できなくなる．これがシルエットサイン陽性である．逆に異常陰影があっても心陰影が区別できれば，異常陰影と心陰影は接していないことになりシルエットサイン陰性といい，異常陰影は背部に存在していると考える．このように，縦隔の臓器と肺野との位置関係で異常陰影の位置を推察することができる．一般的によく使われる部位を図6に示す．

■陰影のパターン

異常陰影があった場合はどのような異常陰影かを表現しなければならず，このパターンによって鑑別診断が進む．詳細は各論に記載されているので，ここではよく使われる陰影のパターンを示す．

図4 部位を示す用語

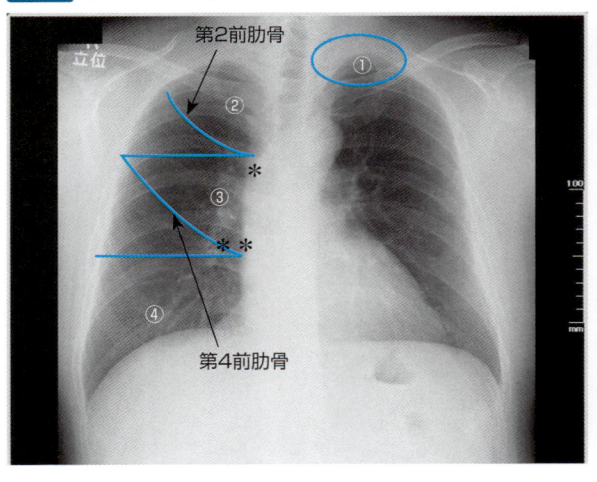

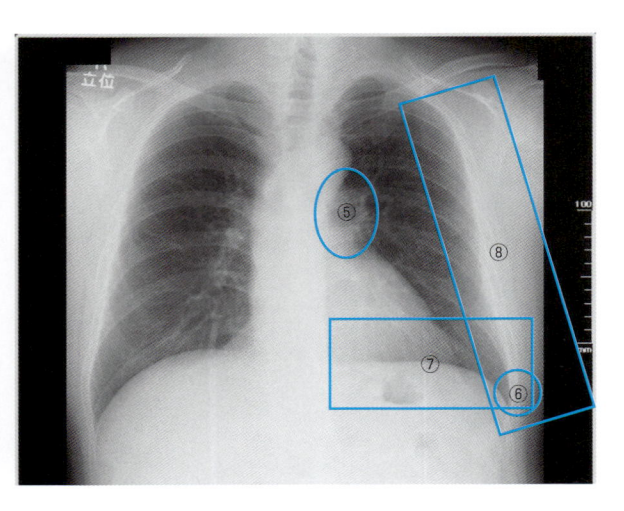

①肺尖部：肺の上方で鎖骨より上方をさす．結核の好発部位の一つであり，pancost腫瘍も同部位発生が多い．
②③④：胸部X線像で肺野を表すときには，正面写真だけでは判断できにくいため「上葉」「中葉」「下葉」とはいわず，「上肺野」「中肺野」「下肺野」という．境目は，上・中肺野は第2前肋骨の付着部（＊），中・下肺野の境目は第4前肋骨付着部（＊＊）である．
⑤肺門部：左右の肺動脈が出るところを表す．
⑥C-Pアングル：胸壁（肋骨）と横隔膜で形成される部位．正常では鋭角である．
⑦肺底部：横隔膜周囲の肺下方を示す言葉．特発性間質性肺炎などの好発部位．
⑧背外側：肺の外側で，正面X線像では図で示す部位をさす．特発性間質性肺炎などの好発部位である．

◆肺胞性陰影（図7）

　肺胞に病変があることにより異常陰影として認識され，airbronchogramやconsolidationと表現される。consolidationは，内部にある肺動脈などの血管陰影が識別できないような白いベタッとした陰影をさす。

◆間質性陰影（図8）

　間質性肺炎や肺線維症など，間質の線維化などをきたした場合に出現し，網状陰影・線状陰影・蜂巣肺などと表現する。

図5　シルエットサインの考え方

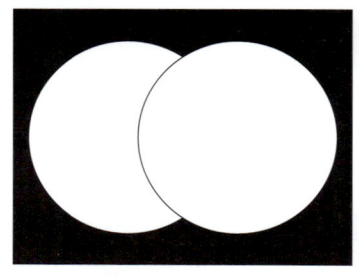

2つの円は接していない：シルエットサイン陰性

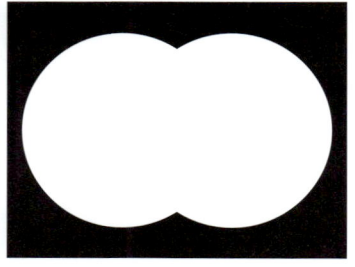

2つの円は接している：シルエットサイン陽性

図6　シルエットサインの表す部位

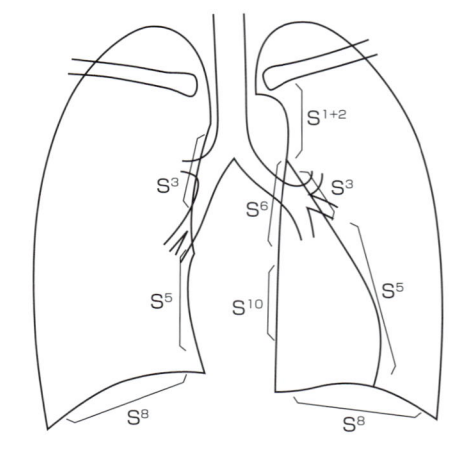

図7　肺胞性陰影

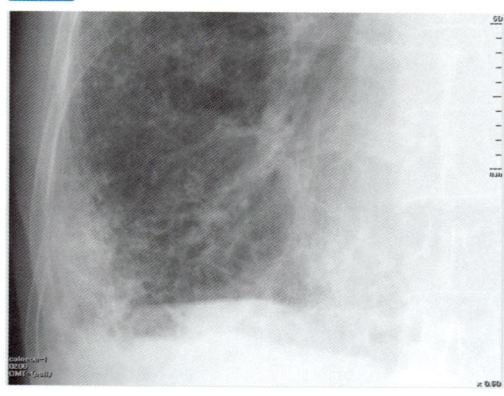

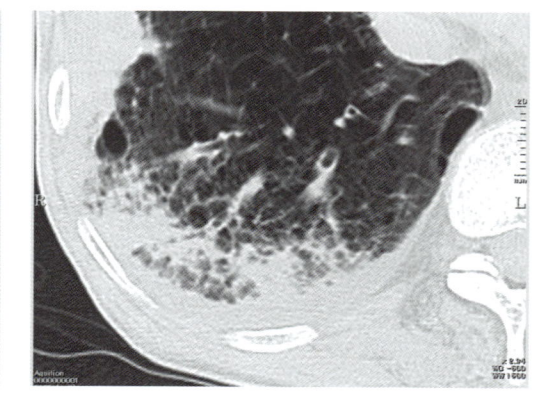

図8　間質性陰影

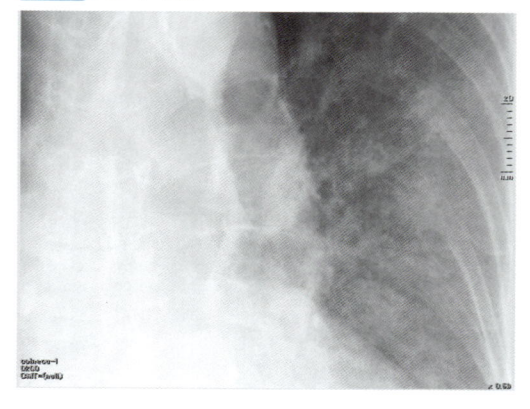

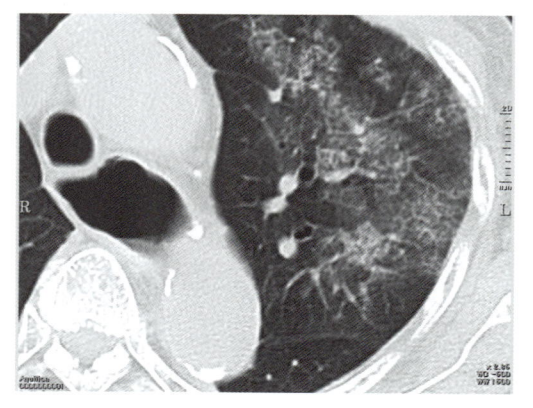

・肺野のボリュームの変化

　胸部X線像の有用な点として，肺野全体の大きさがわかりやすい点が挙げられる。肺気腫などは肺が過膨張して大きく写り，肺線維症などは小さくなる。一般的には横隔膜の位置で肺のボリュームを表現する。

◆腫瘍性・結節・粒状陰影（図9・10）

　塊状の陰影はその大きさによって表現が異なり，長径が3cm以上を腫瘍，5mmから3cmを結節，5mm以下を粒状陰影と表現する。

◆無気肺と胸水のX線像

　無気肺とは，気道が痰や腫瘍などにより閉塞し，末梢の肺が虚脱することをいう。一方，胸水は胸腔に水が溜まり肺を圧迫する。いずれもX線像では白く映る。

　無気肺は肺が虚脱してボリュームが小さくなるため，縦隔は無気肺（病変側）に引っ張られるように偏位するが，胸水の場合，縦隔は水により押されるので病変と反対側に移動する。すなわち，病変（白い陰影）と縦隔の位置関係を見れば鑑別できる（図11）。

集中治療室でのX線像の読影

　呼吸器疾患は慢性・急性が連続し，看護師や理学療法士が急性期の患者をみることも増えているため，急性期（ICU）での画像診断も重要である。

　集中治療室には，人工呼吸器や人工心肺・体外循環などで生命維持を行っている患者が多くおり，MRI検査や核医学を用いたRI検査などはほとんど行えない。わが国で一般的なCT検査でさえ行うことは困難で，危険を伴う。そのため集中治療室では最先端技術は役に立たず，聴診やvital signなどの身体

図9 腫瘍性陰影

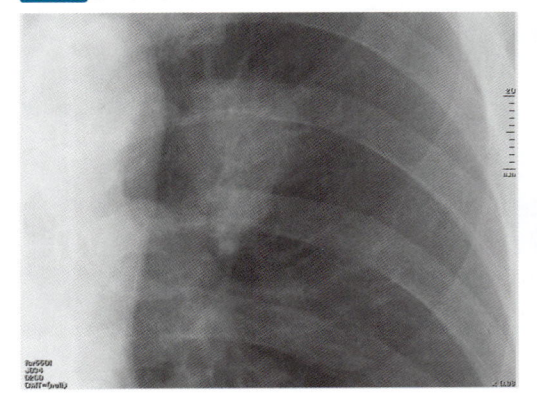

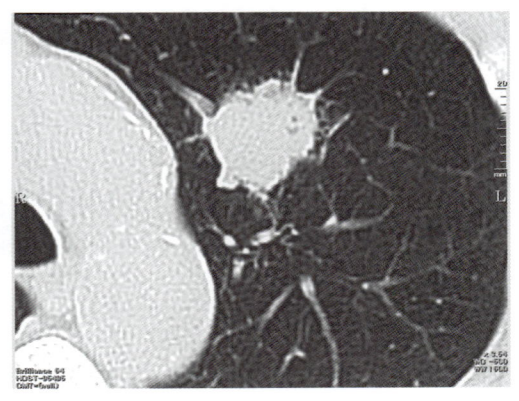

図10 結節・粒状陰影

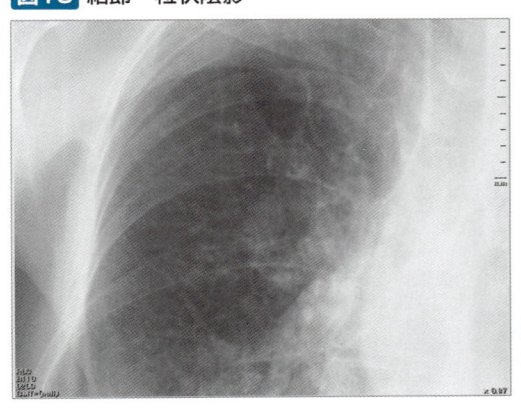

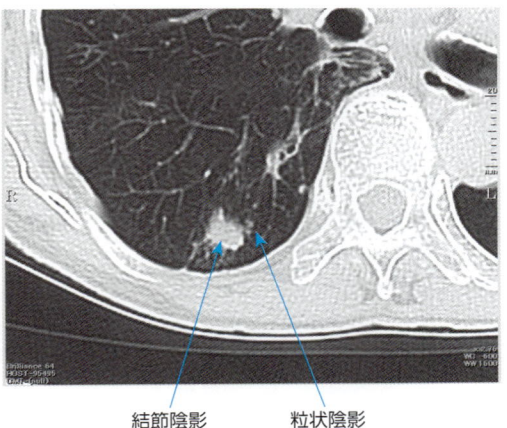

結節陰影　　粒状陰影

所見・心電図・超音波検査・採血・血液ガス・人工呼吸器からのモニタリング情報とX線像を活用し，これらの基本的な情報から重症患者の病態を推察し，診断・治療を行う。このように，臨床医としての基本的な診断・治療能力が試される。

また，集中治療室の特徴として，カテーテル類などさまざまな医療機器が患者に挿入・装着されており，これらが生命維持に必須であると同時に，医療事故に繋がる可能性があるということが挙げられる。

集中治療室でのX線撮影が通常と異なる点は，前述したように，生命維持に直結するような医療機材が装着・挿入されており，それらのミスが重大な医療事故に直結することと，撮影条件が通常と異なる点である。

◆カテーテル類の位置を確認する

集中治療室のX線像を見る際は，まずカテーテルなどの医療機材が装着・挿入されている部位を確認する（図12）。

図11 無気肺と胸水

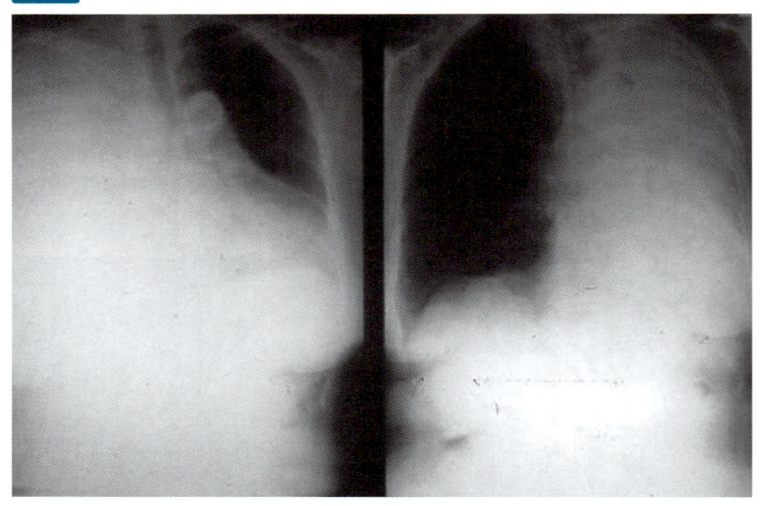

a. 右胸水　　　　　　　　b. 左無気肺

無気肺と胸水の違いは縦隔陰影の偏りを見ればすぐにわかる。白いほうと反対方向に縦隔陰影が寄っていれば胸水，白いほうに縦隔陰影が寄っていれば無気肺である。

図12 気管挿管チューブが気管に入っていない（食道挿管）

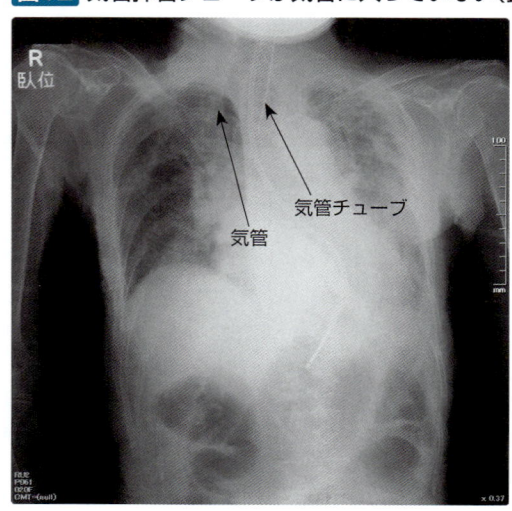

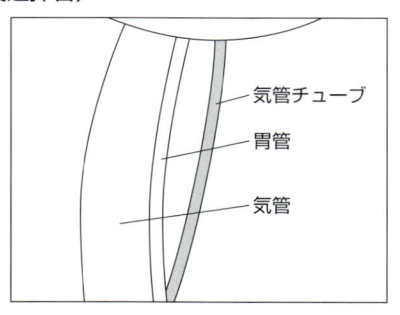

気管チューブ
胃管
気管

気管
気管チューブ

気管挿管を正しく気管内に入れないと致死的な状態になるため，速やかに確認しなければならない。
気管チューブが気管内に入っているかどうかを確かめる方法は5点聴診（左右上下の肺野と上腹部での聴診），チューブ内に呼気時に水滴ができるか，喉頭展開して目視する，CO_2を測定する，などいくつかある。

画像診断

◆集中治療室のX線像は条件の違いに注意

通常の胸部X線像は立位・P→Aで撮影されるが，集中治療患者の場合，臥位・A→P，いわゆるポータブル像がほとんどである。

立位（座位）と臥位では，異常な水分や空気の位置が異なり（図13），胸水や肺うっ血の画像は通常の立位像と異なる（図14）。通常の立位像では，水分は下のほうに溜まりC-Pアングルが鈍（dull）になる

図13 胸水の移動

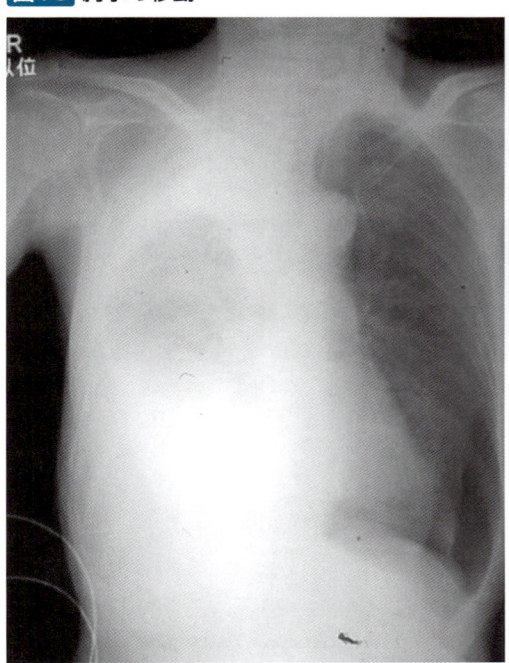

a. 臥位での胸水
胸水（水）は体位により移動する。

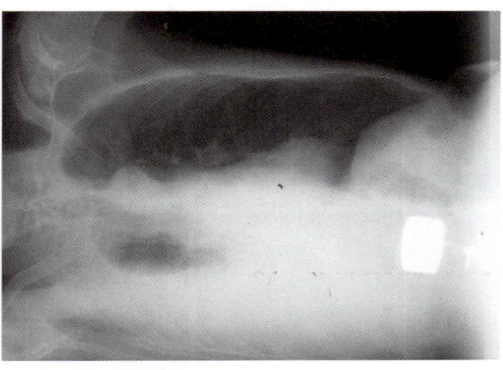

b. 右側臥位での胸水

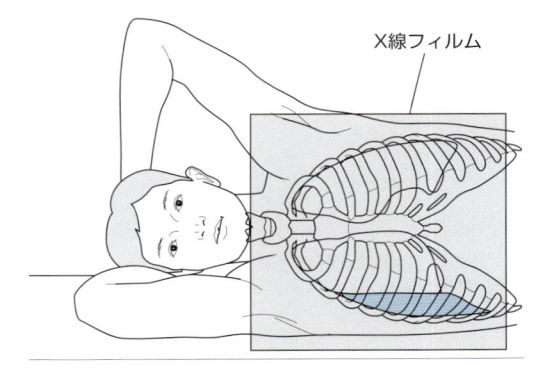

図14 肢位条件によるX線像の違い（同日撮影）

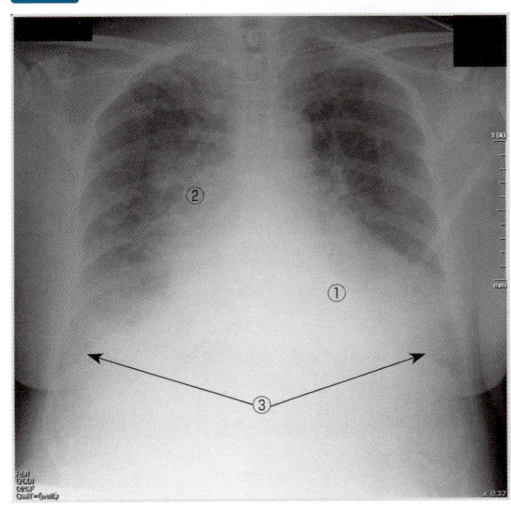

a. 座位のX線像
心拡大（①）と肺動脈の拡大（②），両側胸水（③）を認める。肺野の白さは下肺野で優位（③）である。

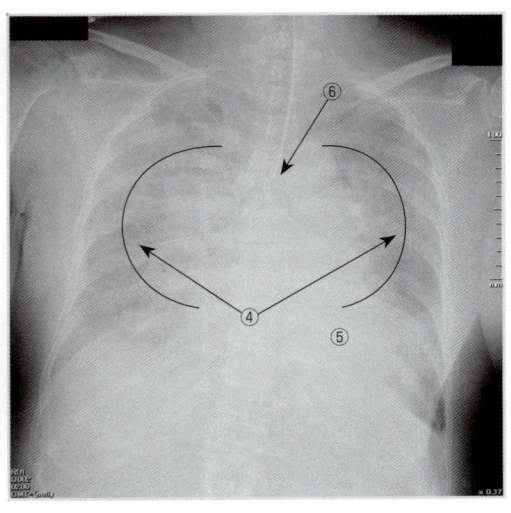

b. 臥位のX線像
全体的に肺野の白さが目立つ。特に肺門優位（④）である。心拡大（⑤）も認める。挿管チューブはやや深い（⑥）。
このX線像は同日に撮影されたものであるが，条件がそれぞれ座位と臥位と，異なっているのがポイントである。

が，臥位では背部が一番下になるため片側の透過性が一様に低下するように見え，ちょうど水の上に肺が浮いているような状態になる。

◆ARDS

ARDSは全体的に非区域性のconsolidationを示すため，臥位でのX線像では判断できないこともある。図15に重力性の無気肺を示す。このような場合は，背部の聴診所見や人工呼吸器のグラフィックによるモニタリングが有用である。

◆気胸

気胸は特徴的な画像を示し，特に救急室でみるような気胸では，空気は一番上のほうに溜まる。通常，立位では肺尖部だが，臥位の場合は肋骨下部の横隔膜のところに溜まり，その部分が深くえぐれたように見える。これを"deep surcus sign"という（図16）。

図15 重力性の無気肺

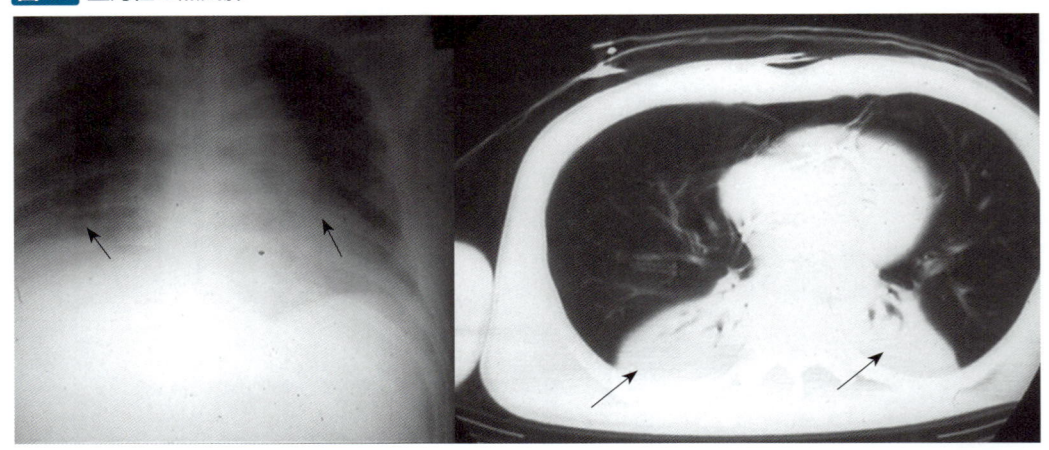

ARDSでは，背側の非区域性のconsolidationが特徴的である。この写真は，重力性の無気肺である。ARDSと同様に，単純X線像ではわかりにくい。

図16 外傷性気胸

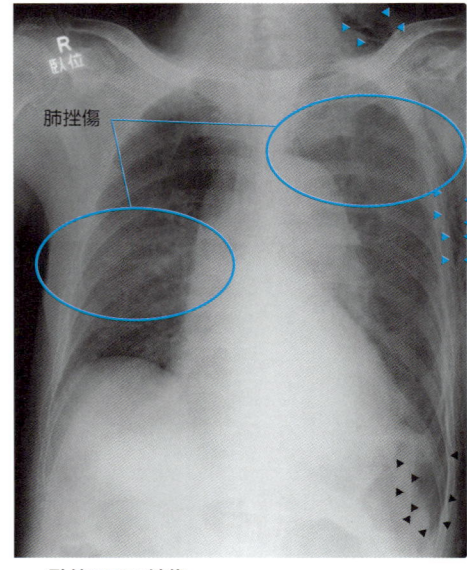

a. 臥位でのX線像
気胸の他に皮下気腫と肺挫傷の所見がある。

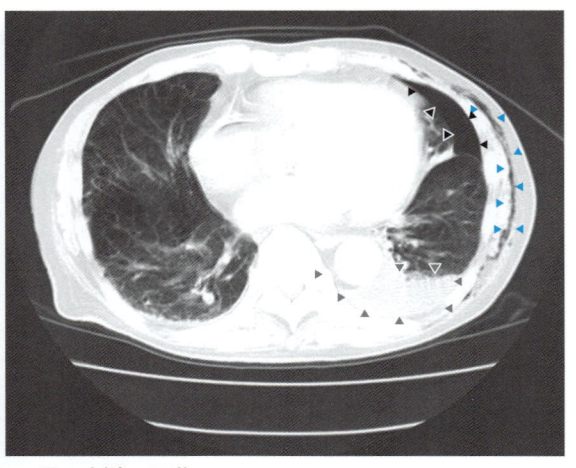

b. 同一症例のCT像
◀：皮下気腫
◀：気胸（deep sulcus sign）
◀：血胸

胸部CT像の基本的な読み方

CT（computed-tomography）はX線によるコンピュータ断層撮影で，身体内部の各臓器の形態や病変の有無を描出し，確定診断をする目的で行われる。有用な検査として，わが国で非常に多く使用されている。撮影の際には，血管との関係を描出するために造影剤を使用することがある。

初期のCTは（機種によっても異なるが）1cm幅の情報を1枚の画像としていたが，検出器列を16列（32列）へ増やすことにより撮影時間を短縮し，被ばく量も軽減させ，空間分解能も向上させたマルチスライスCT（MDCT）の出現により，2mm幅（1mm以下でも可能）の情報を1枚の画像にすることが可能となり，より鮮明な写真を撮影できるようになった。これをHRCT（high resolution CT：高分解能CT）という。

■正常な胸部CT像で見えるもの

胸部は肺野と縦隔に分けられ，肺野には肺胞や肺動静脈などが存在する。

胸部CTでは，描出対象によって条件（設定）を変えて撮像を行う。たとえば，肺野の肺胞や気管（支）

図17 胸部CT像（肺野条件，肺動脈の高さ）

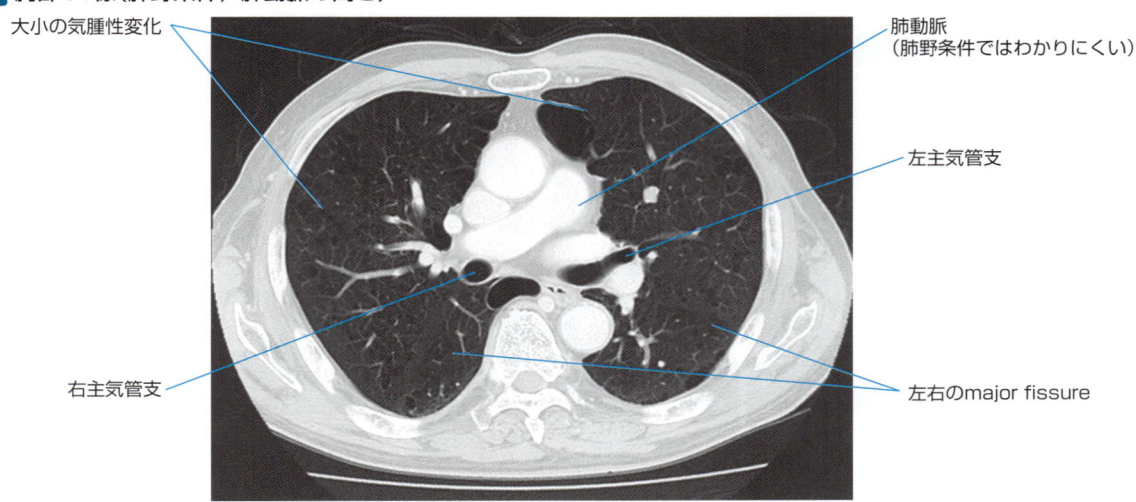

ラベル：大小の気腫性変化／肺動脈（肺野条件ではわかりにくい）／左主気管支／右主気管支／左右のmajor fissure

気腫性変化以外は正常である。

図18 造影CT像（縦隔条件）

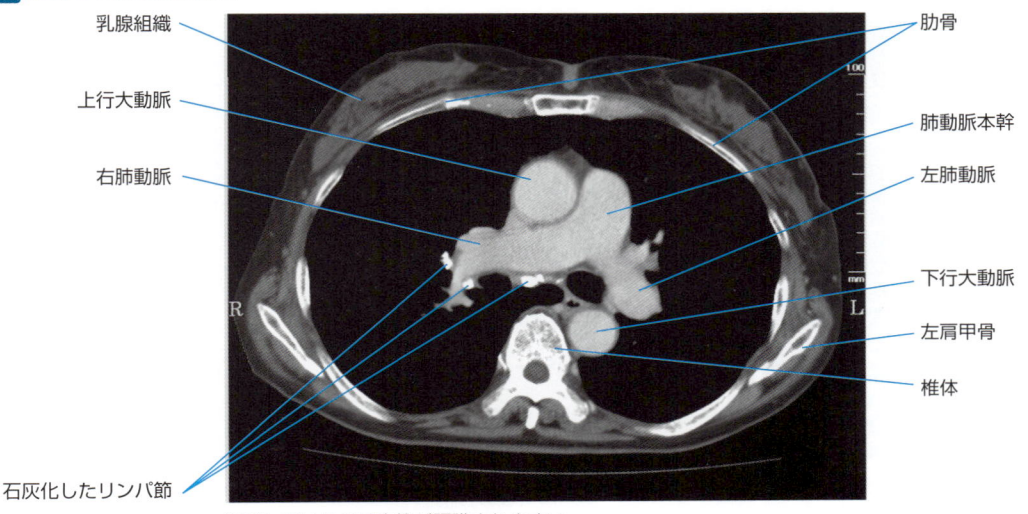

ラベル：乳腺組織／上行大動脈／右肺動脈／石灰化したリンパ節／肋骨／肺動脈本幹／左肺動脈／下行大動脈／左肩甲骨／椎体

造影しているので血管が認識されやすい。

などを描出する条件では心臓や血管などは真っ白になってしまう，逆に心臓や肝臓・血管などを描出する条件では肺野は真っ黒になってしまう。前者を肺野条件といい，後者を縦隔条件という。

図17と図18はほぼ同一部位であるが，図17は肺野条件の胸部CT像で，図18は縦隔条件（造影）の胸部CT像である。すなわち，肺野病変を確認するときは肺野条件のCT像を利用し，肺門・縦隔リンパ節や縦隔腫瘍，胸水などの診断には縦隔条件のCT像が適している。なお，縦隔には血管も含まれており，血管と縦隔リンパ節を区別するために造影剤を使用する（図19）。

骨折などを確認する場合は骨条件で撮像する。

■胸部CT像の読影－肺野条件

肺野条件の胸部CT像で診断できる疾患として，以下のものがある。

◆肺炎（図7）

浸潤陰影を呈することが多く，肺胞に炎症が起こるために肺胞内に水分が貯留する。気管支が中に見える場合は気管支透亮像（air-bronchogram）といい，肺胞性陰影の一つの所見である。

図19　造影剤の使用によるCT像の違い

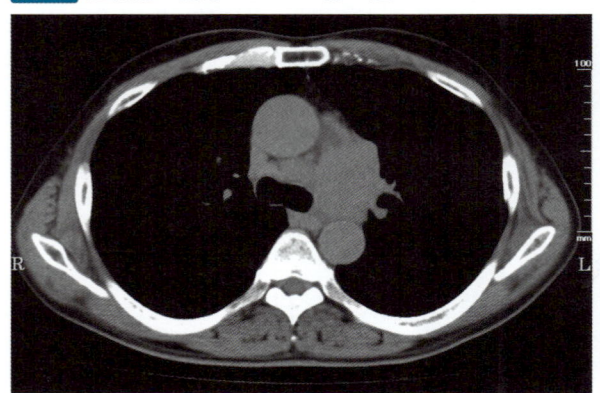

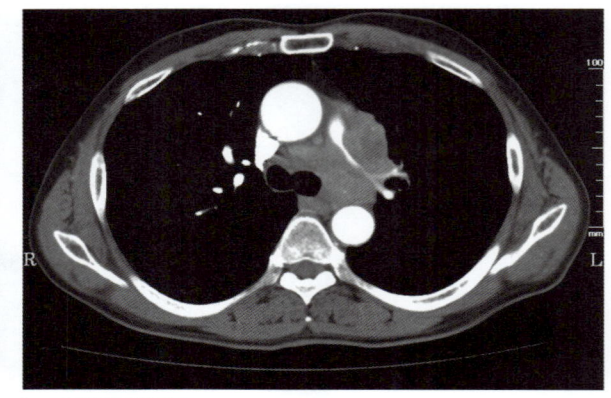

a．胸部単純CT像

b．胸部造影CT像

造影剤を使用しないと血管構造とリンパ節などの構造と区別できない（a）。しかし造影剤を使用することにより，血管は造影剤により白くなり，区別できるようになる（b）。

図20　間質性陰影

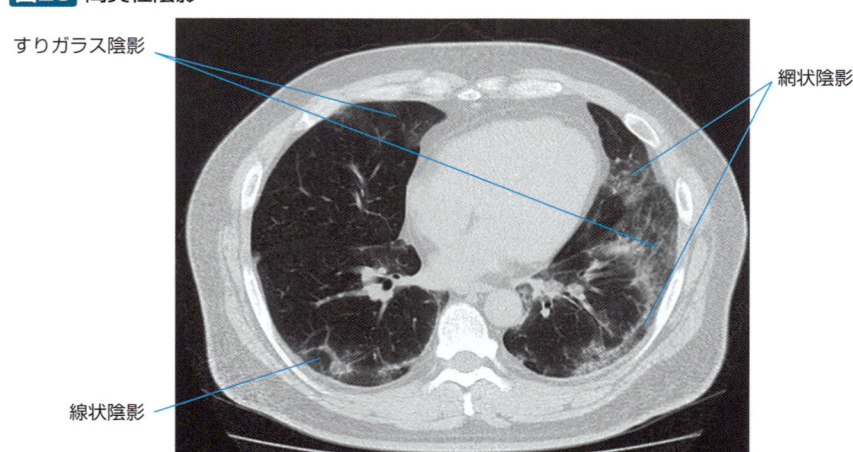

すりガラス陰影

網状陰影

線状陰影

a．横断CT像
陰影のパターンとして，線状陰影・網状陰影・すりガラス陰影などが混在している。典型的な間質性肺炎は，間質性の陰影が肺の底（肺底部）・肺外側に起こりやすい。

b．冠状断CT像
線状・網状陰影などの間質性陰影が肺の背部・肺底部に病変があることがわかる。

画像診断

◆間質性肺炎（図20）

最近，間質性肺炎の診断・治療が進んでいる。CT像の画像診断も，胸部X線像と同様に「どこに」「どのような陰影があるか」が重要となるが，間質性肺炎を示唆する陰影としては，すりガラス陰影やコンソリデーション，網状陰影，牽引性気管支拡張，蜂巣肺などが挙げられる。このような異常陰影が肺底部や肺外側にあるのが特徴である（図21）。間質性肺炎の診断は，臨床情報（C：clinical）・画像（R：radiology）・病理所見（P：pathology）が重要であるといわれており，HRCT画像が必須である。

◆気腫の変化

肺気腫やブラ，気胸などがわかりやすく描出される（図16）。

図21 間質性陰影

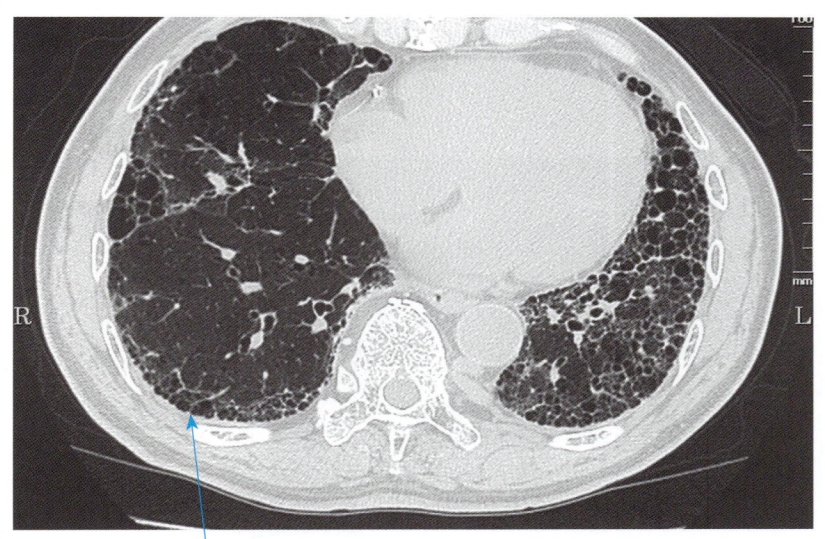

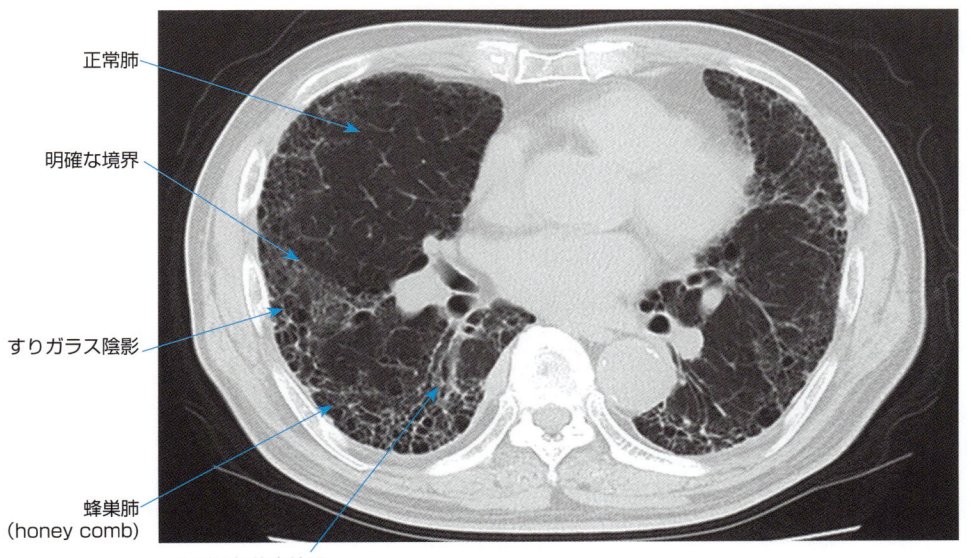

- 蜂巣肺（honey comb）
- 正常肺
- 明確な境界
- すりガラス陰影
- 蜂巣肺（honey comb）
- 牽引性気管支拡張
- 末梢気腔の拡張とその領域の線維化による収縮
- ➡ 牽引性気管支拡張，蜂巣肺
  - 数層にわたる壁の厚いcystの集合
  - 嚢胞径は3〜10mm
  - 壁の共有

■胸部CT像の読影－縦隔条件

◆縦隔腫瘍
縦隔の病変は縦隔条件で確認し，部位により前縦隔・中縦隔・後縦隔などと分かれる。図22は前縦隔腫瘍で最も頻度が多い胸腺腫である。

◆肺塞栓症
肺動脈に塞栓物質（通常，最も頻度が高いのは血栓）が詰まり呼吸不全を呈する重篤な疾患で，俗にエコノミー症候群などともよばれる。診断には造影剤を使用したCT撮像が必要である。図23は右の肺動脈に血栓を認める。

◆胸水
胸腔に液体成分が貯留することをいい，原因として臨床的には癌性胸膜炎・細菌性胸膜炎・結核性胸膜炎などがある。胸水を穿刺して検査するほか，縦隔条件のCT像が有用である。また，心嚢液の貯留も縦隔条件でわかりやすい。

◆石灰化
陳旧性の結核腫や肉芽腫でみられる。縦隔条件で白く映る。

図22 縦隔腫瘍

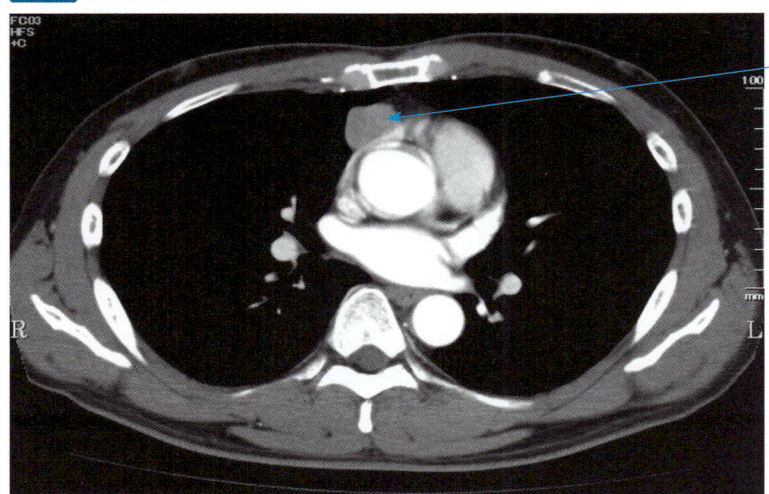

縦隔腫瘍（胸腺腫）

図23 肺血栓塞栓症

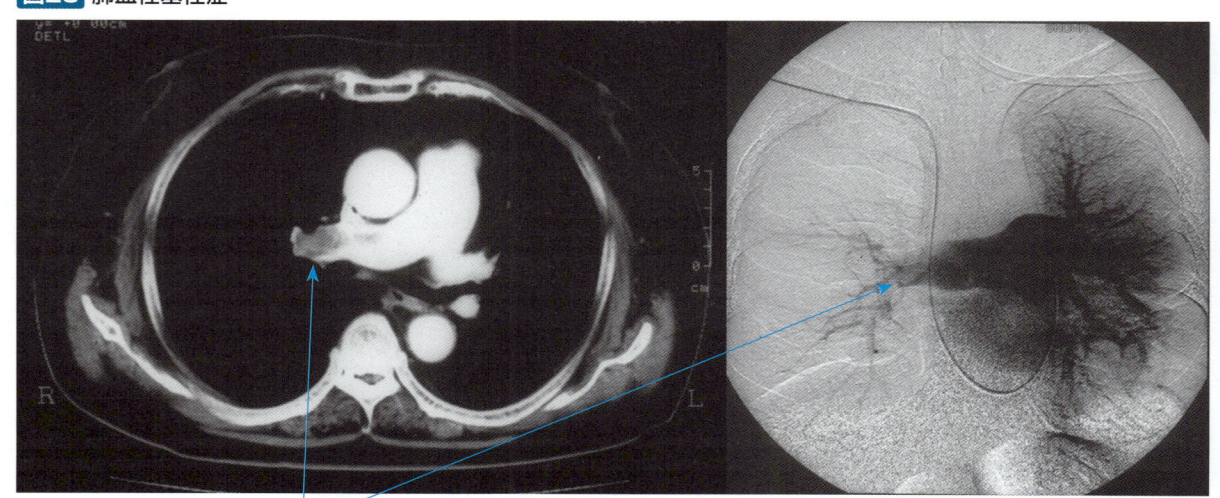

右肺動脈に血栓があり，右肺への血流が低下している。

病態と画像診断

画像診断によりさまざまな情報を得ることができる。たとえば、図24aは吸気時、bの画像は同一患者の呼気時を示したもので、右横隔膜は呼気・吸気で上下に動いているが、左横隔膜は動いていないことが読み取れる。

■COPD

COPDは、生理学的には閉塞性換気障害と残気量の上昇による肺の過膨張が重要であるが、画像的には、横隔膜の平定化や滴状心として表現される（図25）。そこで、横隔膜の平定化の程度と呼吸生理学的な指標が相関するかどうかを調べたところ、生理学的な

図24 左横隔膜神経麻痺

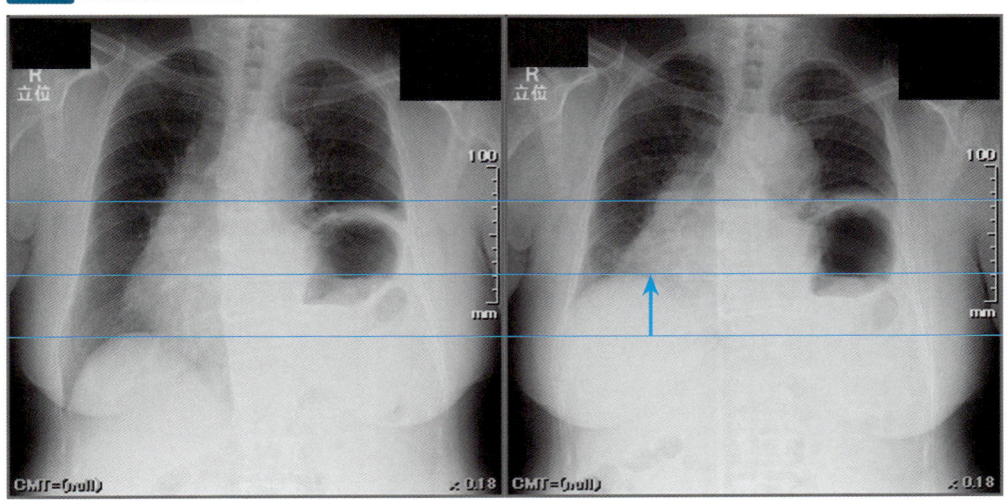

a. 吸気　　　　　　　　　　　　　b. 呼気

右横隔膜は呼気・吸気で変化するが左の横隔膜は呼吸で変化しない。

図25 COPDの典型的な胸部X線像

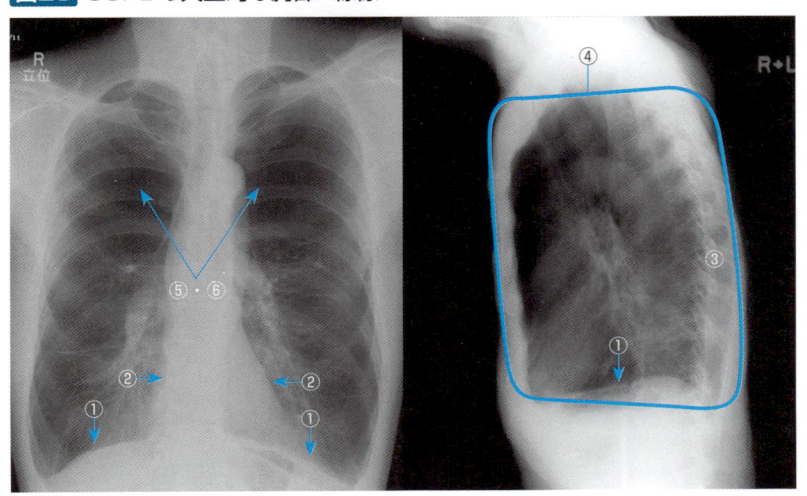

a. 肺過膨張の所見
①横隔膜が下がり、平坦化する
②心陰影が押されて小さくなる（滴状心）
③前胸部が突出する（胸骨柄の拡大）
④ビア樽状の胸郭

b. 肺胞破壊の所見
⑤肺野血管陰影の狭小化・消失
⑥肺野の透過性の亢進

指標と画像の指標と相関を認めた(図26)。

COPDの病理学的な変化として，肺胞破壊と気道炎症が挙げられる。肺胞破壊によりCT像では気腫性変化がみられ，これをLAA(low attenuation area)という(図27)。また，気道炎症として気道壁の肥厚がみられる(日本のガイドラインでは「気道病変優位型」「肺胞病変優位型」と表現されるが，実際は混在していることが多い[1])。肺胞が破壊されることにより拡散能が低下し，労作時の低酸素血症を生じやすく，予後も不良であるという報告もある[2]。

図26 横隔膜の高さと1秒率との関係

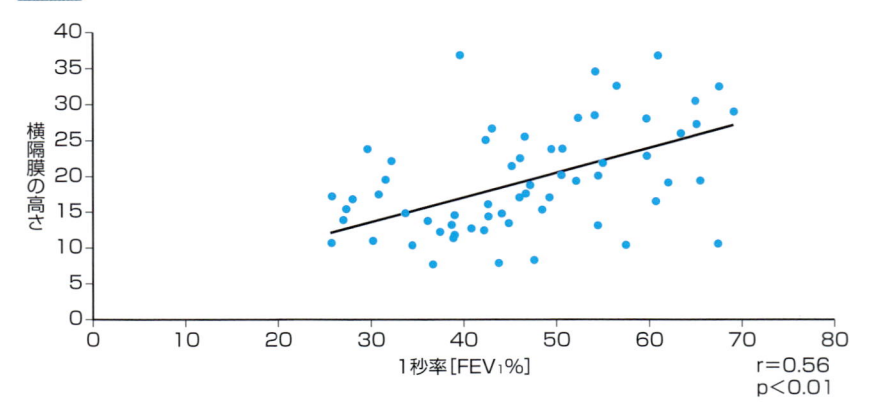

$r=0.56$
$p<0.01$

横隔膜が平定化し，高さが低くなるほど1秒率は低下する。

図27 LAA(low attenuation area)

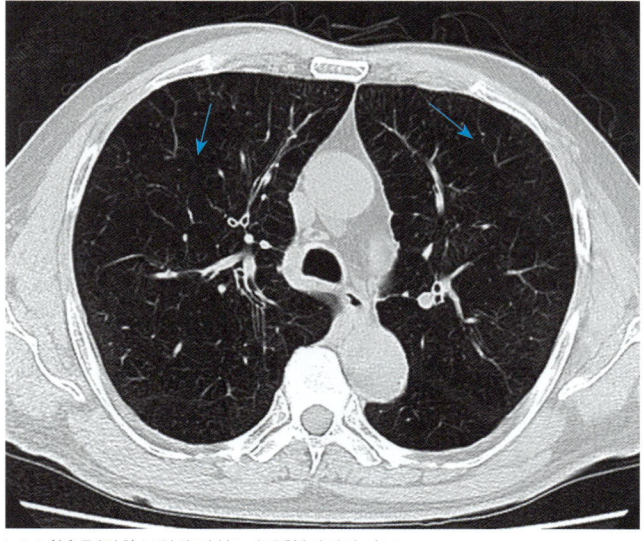

LAA(低吸収域)は肺胞破壊，気腫性病変を表す。

■間質性肺炎

間質性肺炎（肺線維症）では，肺活量（VC）が小さくなる。画像的には肺が小さくなり，X線像では肺全体が小さくなる（図28）。CT像では，より線維化が進行する。

間質に線維化が起こるとガス交換が障害され，酸素化障害を起こす。CO_2の拡散障害は起きないため，通常は動脈血二酸化炭素分圧は正常か低下する。

●

画像診断は，呼吸器の病態を考えるうえで重要な診断方法である。本稿を参考に，画像を見ようとすることで，より理解が深まると考えている。

【文献】
1) 日本呼吸器学会COPDガイドライン第4版作成委員会：疾患概念と定義．COPD診断と治療のためのガイドライン，第4版，2-4，メディカルレビュー社，2013．
2) 伊藤貴文ほか：気腫合併特発性肺線維症の臨床病理学的特徴．日呼吸誌 1 (3)：182-189, 2012．

図28 間質性肺炎の進行

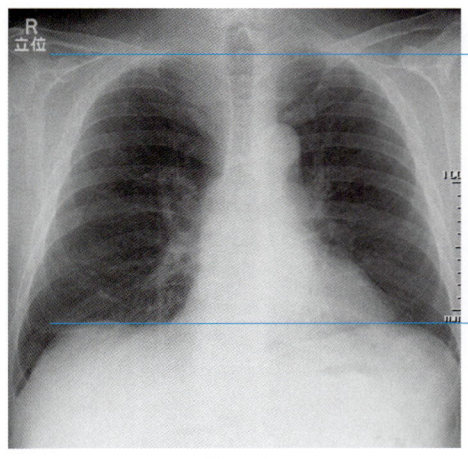

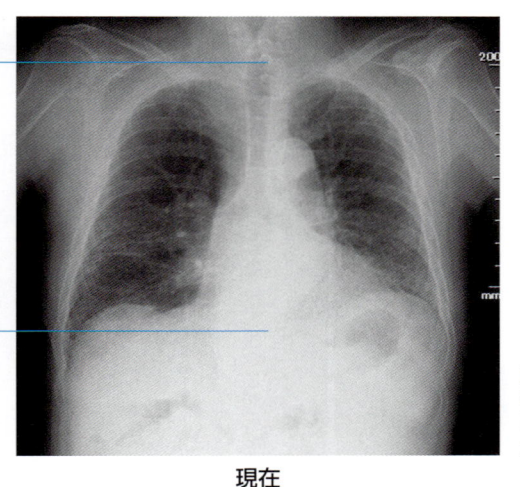

8年前　　　現在

時間の経過とともに肺野が縮小していく。呼吸機能検査では肺活量が低下する。

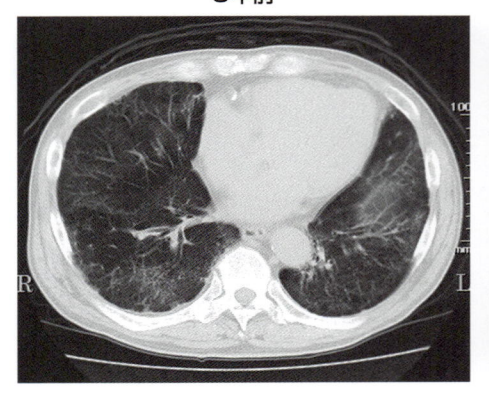

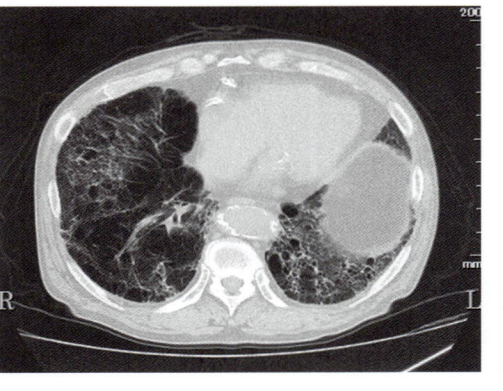

8年後のCT（肺野条件）では線維化が進行している。慢性型の間質性肺炎と考える。

III 理論と技術

発作性呼吸障害

閉塞性換気障害

拘束性換気障害

急性期呼吸理学療法

急性期呼吸理学療法(小児)

小児

発作性呼吸障害

桂　秀樹

呼吸困難は呼吸器疾患では最も高頻度に生じる症状であり，患者にとって最も不快な症状で，日常生活や生活の質（QOL）に影響を与える。そのため，呼吸困難をコントロールすることは患者のQOLを改善するためにはきわめて重要である。呼吸困難をきたす場合，COPDのように慢性に経過する場合と，発作性に生じる場合があり，後者の代表的疾患が気管支喘息である。

呼吸リハビリテーション（以下リハ）の効果が科学的に検証されているのは主としてCOPDであり，COPDは，呼吸リハを実施するのに最も適した疾患であることが指摘されているが[1]，近年その適応は気管支喘息など，発作性に呼吸困難をきたす疾患に対してもその適応が拡大してきている[1,2]。本稿では，発作性呼吸障害をきたす疾患の代表である気管支喘息の病態と呼吸リハビリテーションによる介入について述べる。

気管支喘息の疾患概念

表1にわが国の喘息ガイドラインにおける気管支喘息の定義を示した[3]。気管支喘息は慢性の気道の炎症を特徴とする疾患であり，その炎症の中心は好酸球と考えられている。気道に好酸球を中心とした慢性炎症をきたすと，気道の粘膜上皮の障害や気管支粘膜の浮腫をきたし，気道の内腔が狭くなり，非特異的な刺激に対する気道過敏性を示す。このような状態に何らかの原因物質（アレルゲン）や気道感染を引き起こすと，気道の平滑筋の収縮をきたし，繰り返す咳，喘鳴，発作性の呼吸困難をきたす（喘息発作）。

このような気道狭窄は可逆的であることが特徴的であり，発作が改善した場合には気道狭窄は改善することが特徴である。しかしながら，このような慢性の気道炎症が持続し発作を反復すると，気道障害とそれに引き続く気道構造の変化（リモデリング）をきたし，非可逆性の気流制限を生じ，気道過敏性はさらに亢進する（図1）。そのため，喘息の治療における目的は，気道炎症を可能な限り改善し，喘息発作を回避し，長期的に気道障害とそれに引き続く気道構造の変化（リモデリング）を回避することにある。

現在，わが国における気管支喘息患者は300～400万人と推定されている。喘息の発作による死亡は，減少を続け，現在2,000人を切るまでとなったが，いまだ喘息で亡くなられる患者がいることも事実である[3]。また，気管支喘息では呼吸困難，咳，喘鳴などの症状により，仕事や学校に影響をきたし，抑

表1　気管支喘息の定義

成人喘息は気道の慢性炎症，可逆性のある種々の程度の気道狭窄と気道過敏性の亢進，そして臨床的には繰り返し起こる咳，喘鳴，呼吸困難で特徴づけられる閉塞性呼吸器疾患である。
気道狭窄は，自然に，あるいは治療により可逆性を示す。気道炎症には，抗酸球，好中球，リンパ球，マスト細胞などの炎症細胞，気道上皮細胞，線維芽細胞，気道平滑筋細胞などの気道構成細胞，および種々の液性因子が関与する。
持続する気道炎症は，気道障害とそれに引き続く気道構造の変化（リモデリング）を惹起して非可逆性の気流制限をもたらし，気道過敏性を亢進させる。

文献3)より引用

発作性呼吸障害

うつ・不安などの精神的な影響を生じ，QOLを障害し，医療費など医療の利用度を増加させる原因になっており，その社会的，経済的負担は大きい[3]．この点からは，喘息患者が発作を起こさない，あるいは発作を適切にコントロールすることはきわめて重要である．

■気管支喘息の管理目標

わが国のガイドラインでは，気管支喘息の管理目標を以下のように要約している[3]．
- 健常人と変わらない日常生活が送れること
- 正常に近い肺機能を維持すること
- 夜間や早朝の咳や呼吸困難がなく十分な夜間睡眠が可能なこと
- 喘息発作が起こらないこと
- 喘息死の回避
- 治療薬による副作用がないこと
- 非可逆性な気道リモデリングへの進展を防ぐこと

これらの目標を達成するためには，安定期の治療がきわめて重要である．気管支喘息の安定期の治療としては，重症度に応じた薬物療法が推奨されている．表2に気管支喘息の重症度と，表3に重症度に応じた段階的な薬物療法を示した[3]．

気管支喘息の長期管理薬の第一選択薬はステロイド，特に吸入ステロイドであり，患者の重症度に応じて長時間作用型β_2刺激薬や徐放性テオフィリン製剤などの気管支拡張薬，ロイコトリエン受容体拮抗薬などを併用するのが一般的である．

安定期の治療は薬物療法と患者教育に大別されるが，患者教育により喘息患者が，医療スタッフによる指導のもとに自分の状態をコントロールする方法を身につけ，（collaborative self-management：指導に基づいた自己管理），この方法に基づいて薬物療法を行うことにより大半の患者で前述の治療の目標は達成できるとされ，近年，患者教育の重要性が増してきている[3]（後述）．

図1 気管支喘息の病理学的シェーマ

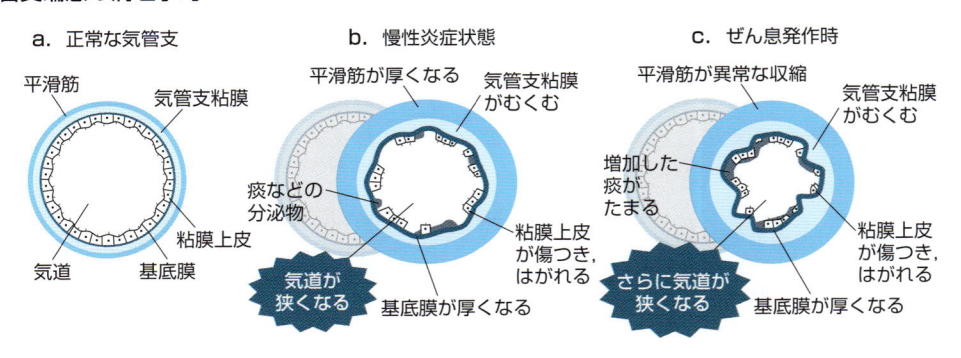

a. 正常な気管支　　b. 慢性炎症状態　　c. ぜん息発作時

文献4)より引用

表2 未治療気管支喘息の重症度と目安となる治療ステップ

	治療ステップ①	治療ステップ②	治療ステップ③	治療ステップ④
対象症状	（軽症間欠型相当） ・症状が週1回未満 ・症状は軽度で短い ・夜間症状は月に2回未満	（軽症持続型相当） ・症状が週1回以上，しかし毎日ではない ・月1回以上日常生活や睡眠が妨げられる ・夜間症状は月に2回以上	（中等症持続型相当） ・症状が毎日ある ・短時間作用性吸入β_2刺激薬がほぼ毎日必要 ・週1回以上日常生活や睡眠が妨げられる ・夜間症状が週1回以上	（重症持続型相当） ・治療下でもしばしば増悪 ・症状が毎日ある ・日常生活が制限される ・夜間症状がしばしば

文献3)より引用

気管支喘息に対する呼吸リハビリテーション

　気管支喘息では前述のように，喘息に伴う症状により，QOLを含めたさまざまな障害をきたし，医療費など医療の利用度を増加させる原因になっている。気管支喘息においてもこれらの障害を改善し，前述の管理の目的を達成するためには，COPDと同様に呼吸リハの考えに基づいて管理を行うことは重要であり，症状を有するすべての気管支喘息患者が呼吸リハの適応になると考えられる。

　しかしながら，呼吸リハを実施する際，気管支喘息の病態は以下の点でCOPDと大きく異なっている[5]。

- 気管支喘息では，非可逆性の気道閉塞をきたすCOPDと異なり，疾患が良好にコントロールされていれば呼吸機能は正常である。そのため，症状のコントロールに加えて，適切な医療マネジメントにより呼吸機能を正常化することが治療の主要な目的である。
- 気管支喘息では運動が主要な気道狭窄をきたす原因である（運動誘発性喘息）。そのため呼吸リハを実施する際には，運動誘発性喘息に対する対策を行うことが重要である。
- 気道閉塞を有さず，良好にコントロールされている軽症〜中等症の気管支喘息であれば，運動に対して健常者と同様の反応をきたすが，気道のリモデリングによる非可逆性気道狭窄や運動誘発性喘息を有する重症例では，換気制限や運動時の肺過膨張などにより運動制限をきたす。また，不安，運動を行うことへの恐れ，身体機能の低下・失調（deconditioning），肥満，ステロイドによるミオパチーなども呼吸困難の原因になっている。

　しかしながらこれらの病態は個々の症例の重症度により大きく異なっているため，患者の病態により実施するプログラムは大きく異なる。そのため，患者

表3　重症度に応じた安定期の薬物療法

		治療ステップ①	治療ステップ②	治療ステップ③	治療ステップ④
長期管理薬	基本治療	吸入ステロイド薬（低用量）	吸入ステロイド薬（低〜中用量）	吸入ステロイド薬（中〜高用量）	吸入ステロイド薬（高用量）
		上記が使用できない場合は以下のいずれかを用いる ・LTRA ・テオフィリン徐放製剤 ※症状がまれならば必要なし	上記で不十分な場合に以下のいずれか1剤を併用 ・LABA（配合剤の使用可[*5]） ・LTRA ・テオフィリン徐放製剤	上記に下記のいずれか1剤，あるいは複数を併用 ・LABA（配合剤の使用可[*5]） ・LTRA ・テオフィリン徐放製剤	上記に下記の複数を併用 ・LABA（配合剤の使用可） ・LTRA ・テオフィリン徐放製剤 上記のすべてでも管理不良の場合は下記のいずれかあるいは両方を追加 ・抗IgE抗体[*2] ・経口ステロイド薬[*3]
	追加治療		LTRA以外の抗アレルギー薬[*1]		
発作治療[*4]		吸入SABA		吸入SABA[*5]	吸入SABA

LTRA；ロイコトリエン受容体拮抗薬，LABA；長時間作用性β_2刺激薬，SABA；短時間作用性β_2刺激薬

*1：抗アレルギー薬は，メディエーター遊離抑制薬，ヒスタミンH_1拮抗薬，トロンボキサンA_2阻害薬，Th2サイトカイン阻害薬をさす。
*2：通年性吸入抗原に対して陽性かつ血清総IgE値が30〜700IU/mLの場合に適用となる。
*3：経口ステロイド薬は短期間の間欠的投与を原則とする。他の薬剤で治療内容を強化し，かつ短期間の間欠投与でもコントロールが得られない場合は，必要最小量を維持量とする。
*4：軽度の発作までの対応を示し，それ以上の発作については表10を参照。
*5：ブデソニド／ホルモテロール配合剤を長期管理薬と発作治療薬の両方に使用する方法で薬物療法を行っている場合には，ブデソニド／ホルモテロール配合剤を発作治療薬に用いることもできる。長期管理と発作治療を合わせて1日8吸入までとするが，一時的に1日合計12吸入（ブデソニドとして1,920μg，ホルモテロールフマル酸塩水和物として54μg）まで増量可能である。ただし，1日8吸入を超える場合は速やかに医療機関を受診するよう患者に説明する。

文献3）より引用

の重症度およびこれらの病態がどのように呼吸困難や運動耐容能低下に関与しているかをリハ実施前に把握することが重要である。安静時の呼吸機能はこれらの病態を反映しないため，呼吸リハを実施する際には，運動負荷試験などを実施して，運動耐容能低下の原因を把握することが重要である。

- 気管支喘息では，発作時の早期の対応など，疾患をセルフマネジメントする能力を高めることがきわめて重要である。そのため，呼吸リハを実施する際には，運動トレーニングに加えて，セルフマネジメントを高めるための患者教育がきわめて重要であり，患者教育のプログラムに占める割合がきわめて高いことが特徴である。

気管支喘息に対し呼吸リハを実施するときには，上述の特徴を考慮してリハ・プログラムを立案することが重要である。

気管支喘息に対する呼吸リハビリテーション・プログラム

呼吸リハ・プログラムは通常，患者評価，運動療法，患者教育，心理的サポートから構成されているが[1]，気管支喘息に対する呼吸リハにおいても同様の内容が適応されている。

図2に気管支喘息に対する呼吸リハ・プログラムの実際の流れを示した。以下にプログラムの各項目の概略を示す。

■患者評価

表4に日本呼吸器学会・日本呼吸ケア・リハビリテーション学会の呼吸リハ・ガイドラインで示された患者評価項目を示した[6]。気管支喘息においても呼吸リハ実施前にこれらの評価項目について評価することが重要であるが，加えて以下の点について評価する[5]。

図2 気管支喘息に対する呼吸リハ・プログラムの流れ

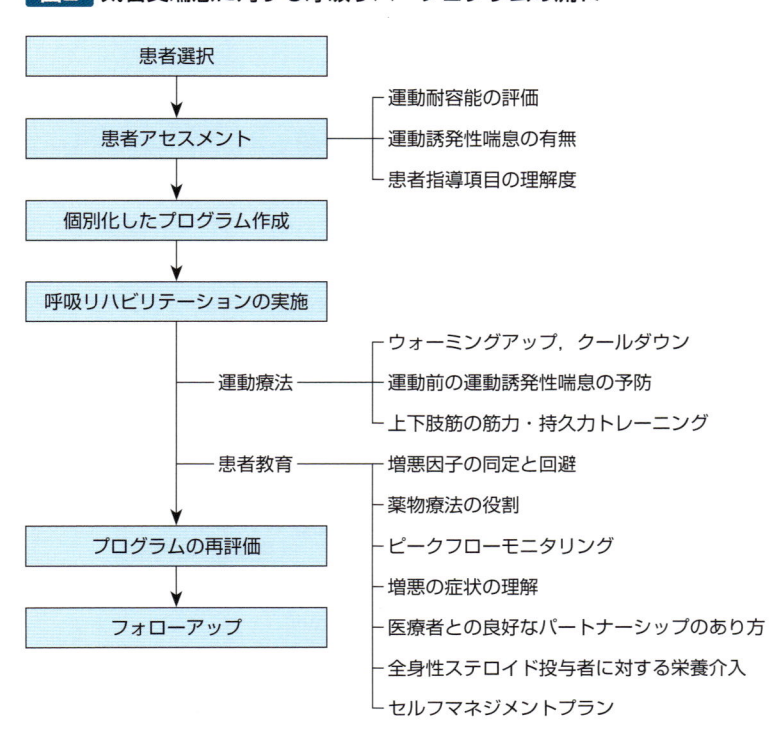

```
患者選択
   ↓
患者アセスメント ―― 運動耐容能の評価
               ―― 運動誘発性喘息の有無
               ―― 患者指導項目の理解度
   ↓
個別化したプログラム作成
   ↓
呼吸リハビリテーションの実施
   │
   ├― 運動療法 ―― ウォーミングアップ，クールダウン
   │           ―― 運動前の運動誘発性喘息の予防
   │           ―― 上下肢筋の筋力・持久力トレーニング
   │
   ├― 患者教育 ―― 増悪因子の同定と回避
   │           ―― 薬物療法の役割
   │           ―― ピークフローモニタリング
   │           ―― 増悪の症状の理解
   │           ―― 医療者との良好なパートナーシップのあり方
   │           ―― 全身性ステロイド投与者に対する栄養介入
   │           ―― セルフマネジメントプラン
   ↓
プログラムの再評価
   ↓
フォローアップ
```

気管支喘息では，運動により短時間の喘息発作を引き起こす（運動誘発性喘息）。運動誘発性喘息はすべての喘息患者に起こる可能性があるが，通常は気道過敏が亢進し，喘息症状が不安定な患者に多い。運動誘発性喘息はあらかじめ予防が可能であり，その有無をリハで実施前に評価しておく。

前述のように気管支喘息ではその重症度により，運動制限の程度は大きく異なっている。そのため，あらかじめ運送負荷試験を実施して，運動耐容能低下の原因や程度を把握することが重要である。

■運動療法

運動療法は心肺機能を改善するだけではなく，健康増進に繋がることが報告されている。気管支喘息では，COPDと同様に日常生活動作を遂行するための身体能力の低下があり，その結果，心理社会的障害やQOLの低下をきたすことが報告されている[1]。また，身体活動の低下が喘息発作に密接に関連していることが示されている[7]。

気管支喘息に対する運動療法の効果として，表5のような改善効果が報告されている。

最近の気管支喘息に対する運動療法の無作為比較対照試験では，中等症～重症持続型喘息の喘息に対して，運動療法を施行し，喘息症状の改善，抑うつおよび不安の改善，QOLの改善を認めたことが報告されている[12,13]。しかしながら，運動療法は気管支喘息の病態の特徴でもある気道過敏性や運動誘発性気道狭窄（運動誘発性喘息）に対する効果はないと考えられている[11,14,15]。

運動プログラムの内容としては，COPDと同様に，主運動の前にコンディショニング，後にクールダウンを組み合わせて行う[6]。

◆コンディショニング

COPDと同様に，気管支喘息においても特に重症例ではコンディショニングは重要である。気管支喘息ではコンディショニングとしてしばしば呼吸法が指導される。このような呼吸法の指導としては，breathing retraining，腹式呼吸，ヨガの手技による呼吸法などの効果が検討されているが，肺機能の改善効果，QOLの改善効果などが報告されている[15]。

このようなコンディショニングやウォーミングアップエクササイズの際に，短時間作用型β_2刺激薬の吸入を行い，運動誘発性喘息をあらかじめ予防することが重要である[5]。

表4　呼吸リハビリテーションを実施する際の患者評価項目

必須の評価	・フィジカルアセスメント ・スパイロメトリ ・胸部単純X線像 ・心電図 ・呼吸困難（安静時，労作時） ・経皮的酸素飽和度（SpO$_2$） ・フィールド歩行試験（6分間歩行試験，シャトル・ウォーキング試験）* ・握力
行うことが 望ましい評価	・ADL ・上肢筋力，下肢筋力 ・健康関連QOL（一般的，疾患特異的） ・日常生活動作におけるSpO$_2$モニタリング ・栄養評価（BMIなど）
可能であれば 行う評価	・心肺運動負荷試験 ・呼吸筋力 ・動脈血ガス分析 ・心理社会的評価 ・身体活動量 ・心臓超音波検査

＊：在宅，訪問リハビリテーション時を除く

文献6）より引用

表5　気管支喘息に対する運動療法の効果

▶運動耐容能の改善
　これまでの8つの無作為比較対照試験によるメタアナリシスでは，運動療法は呼吸機能の改善効果はないが，最大酸素摂取量（$\dot{V}O_{2max}$）の改善効果があることが改善され，運動療法前の運動耐容能の低下が著しい症例ほど改善効果がある[7]。
▶喘息症状の改善[9]
▶運動中の呼吸困難，不安の改善[10,11]
▶レスキューに用いる短時間作用型β_2刺激薬の使用回数の減少[10]
▶救急受診回数の減少[11]
▶QOLの改善[12,13]

表6　気管支喘息に対する運動トレーニング（主運動）の内容

・水泳
・歩行
・階段昇降
・ジョギング
・サイクリング
・ボート漕ぎ
・自転車エルゴメータ

◆主運動

　主運動に関してはCOPDと同様に全身持久力トレーニングと筋力トレーニングを組み合わせるのが一般的である。運動処方を行う際には，COPDにおいては，FITT：Frequency（頻度），Intensity（強度），Time（持続時間），Type（種類）を明確にして処方することが推奨されているが，気管支喘息においても同様である[6]。

・運動トレーニングの内容

　表6にこれまでの主要な報告の運動トレーニングの内容を示した[10〜13,17,18]。いずれも持久力トレーニングを主体に実施されている。その運動の種類は多岐にわたっているが，いずれの運動も運動耐容能の改善効果が報告されている。これらの運動を選択する際には，個々の患者の重症度，ライフスタイルにあった継続しやすい運動を選択することが重要である。

・頻度，持続時間，運動強度

　運動療法の頻度および持続時間に関してはCOPDと同様に，気管支喘息においても週2回以上，主運動を20分以上実施するのが効果的とされている[8]。
　一方，運動強度に関しては，喘息の重症度により大きく異なる。良好にコントロールされている軽症〜中等症の気管支喘息患者では，$\dot{V}O_{2max}$の50〜80％の強度の運動が可能でかつ有効であることが報告されており[10]，健常者とほぼ同様の高強度の運動強度が推奨されている。特に，小児や若年成人の場合には，健常者が実施している水泳やフィットネスセンターなどでのスポーツ活動を運動療法として行うことが継続性の観点からも推奨されている[15]。

・重症の気管支喘息患者

　一方，重症の気管支喘息患者では，重症COPDと同様にコンディショニングを中心にして，歩行や自転車エルゴメータを用いた低強度の持久力トレーニングに筋力トレーニングを組み合わせて行うことが推奨されている[2,15]。これらの重症の気管支喘息例では，気道のリモデリングにより非可逆性気道閉塞をきたしており，COPDと類似の病態をきたし鑑別困難なことが少なくない。そのため，これらの症例に対する運動療法はCOPDに行われている運動療法がほぼ適応されると考えられている[5,15]。

■患者教育

　患者教育は気管支喘息の管理においては不可欠な要素であり，特に運動耐容能が障害されず，監視下の運動トレーニングを行う必要のない軽症の喘息患者では特に効果があるとされている[5]。呼吸リハはこのような患者に対し教育を行う絶好の機会である。また，慢性的に症状を有し，さまざまな機能障害を有するにも関わらず，通常の薬物療法で改善しない症例では，運動療法，患者教育などを多職種により包括的に実施することはきわめて有効である。

◆collaborative self-management

　近年，慢性疾患の患者指導においては「collaborative self-management（指導に基づいた自己管理）」の考え方に基づいて実施することが注目されている。
　collaborative self-managementでは自己管理の仕方を単に指導する従来の患者教育を大きく異なり，患者の技能を訓練することを中心としている[19]。気管支喘息の患者教育，管理はこのようなcollaborative self-managementに基づいて実施されるのが有効であることが報告されている[5,20]。

・パートナーシップの確立

　気管支喘息にcollaborative self-managementに基づいて患者教育を行う際には，喘息患者と医療者のパートナーシップの確立が不可欠である。表7にこのようなパートナーシップの確立に必要な項目を示した。
　このパートナーシップの目標は，患者自身が自分の喘息管理に重要な役割を果たせるようになるための知識と自信，技術を習得することである。治療目標について患者と医療スタッフが話し合いを行い，自己モニターを含めた個々の自己管理計画を書面で作成し，患者の治療と喘息コントロールレベルを定期的に見直すことにより，両者間のパートナーシップが確立，強化される。またこのようなパートナーシップの確立には医療者と患者の十分なコミュニケーションを確立することにより，治療に対するアドヒアランス，コンプライアンスが向上する。

・有用性

これまでの喘息患者に対するcollaborative self-managementに関して検討した成績では，以下の有用性が報告されている[20~29]。

- 喘息コントロールの改善
- 専門医へのコンサルテーション回数の減少
- 救急受診回数の減少
- 仕事や学校を休む回数の減少
- QOLの改善

GINAでは，このようなcollaborative self-managementによる患者教育は最もエビデンスレベルが高い（エビデンスA）としている[30]。このような患者教育は，プライマリケア[21,24,26]，病院[22,23,27,30]，救急外来[27]などさまざまな状況で実施されているが，最近の報告では，インターネットを用いた患者教育の有用性が報告されている[31]。

◆ 患者教育プログラム

表8に患者教育プログラムの特徴と構成要素を示す[32]。患者が必要とする情報と技術訓練の内容は患者により大きく異なるので，評価に基づいて個別化したプログラムを作成することが重要である。

患者の教育プログラムに対するアドヒアランスを向上させるためには，定期的なフォローアップと再評価が重要である。

◆ 気管支喘息と肥満

気管支喘息では肥満が高率に合併することが指摘されている[33]。肥満は疾患重症度と密接に関連し，呼吸困難などの症状の増悪や喘息コントロール不良と密接に関連するため[34]，患者教育の一環として肥満を有する症例に対しては栄養指導を実施することが重要である（栄養指導の詳細に関しては文献[35]を参照のこと）。

表7 「指導に基づく喘息自己管理」を実現するための患者と医療者のパートナーシップの確立に必要な項目

- ▶教育
- ▶共同での目標設定
- ▶自己モニター
  喘息患者には，喘息コントロールの評価と，主要症状の判定を組み合わせるよう指示する
- ▶医療スタッフが喘息のコントロール，治療，自己管理の技術を定期的に見直す
- ▶書面による行動計画
  喘息患者には，どの薬剤を定期的に服用し，どの薬剤を必要に応じて服用するかを教え，さらに喘息コントロールの悪化に応じてどのように対処するかを教える
- ▶自己モニターには，喘息に対する長期治療と増悪時の治療の両方に関する書面による管理計画を織り込む

表8 気管支喘息に対する患者教育プログラムの特徴と構成要素

●目標

喘息患者とその家族（または介護者）に適切な情報と訓練を提供し，患者を良好な状態に保ち，医療スタッフが作成した投薬計画に従って治療を調節できるようにする

●主要要素

- ・パートナーシップの確立に重点を置く
- ・これは継続的に実施すべきと認識する
- ・情報を共有する
- ・プログラムにおいて期待していることをよく話し合う
- ・患者が恐怖感や懸念を訴える

▶以下の各項目について情報，訓練，助言を与える
- ・診断
- ・"長期管理薬"と"発作治療薬"の違い
- ・吸入薬の使用方法
- ・症状と発作の予防
- ・喘息増悪を示唆する所見と，それに対する行動
- ・喘息コントロールのモニター
- ・受診する方法と時期

▶その後に必要となる項目
- ・指導に基づく管理計画
- ・定期的な観察，計画の変更，見返り，計画の強化

文献32）より引用

■喘息発作時の呼吸理学療法

喘息の発作時の治療の中心は薬物療法である。表9に喘息発作の強度と目安となる発作治療のステップと表10にステップごとの具体的な治療を示した[3]。

成人の気管支喘息発作時における肺理学療法に関しては、十分なエビデンスはないが、以下の方法が経験的に実施されている[36]。

◆胸郭外圧迫法（呼吸介助法）

喘息発作時にはCOPDと同様に呼気時に内因性PEEPが生じる。このような内因性PEEPが発生すると呼気の呼出ができなくなり、呼吸仕事量が増加し、十分な換気ができなくなる。このようなとき、胸郭を呼気時に圧迫する胸郭外圧迫法（呼吸介助法）を行うことにより、気道狭窄により呼気の呼出が容易になり、換気を維持することが可能となる。重症の喘息発作では高度の気道狭窄により、換気ができず呼吸停止に至るが、救急搬送時にプレホスピタルケアとして胸郭外圧迫法を実施することにより、喘息死が減少したことが報告されている[37]。胸郭外圧迫法（呼吸介助法）の手技に関しては「呼吸運動療法」（p.217）を参照のこと。

◆口すぼめ呼吸

口すぼめ呼吸は、COPDではコンディショニングの一環として実施され、呼吸困難対策として有用である。前述のように、喘息発作時には安定期のCOPDと同様に呼気時に内因性PEEPが生じる。このようなときに口すぼめ呼吸を実施すると、気道内圧が上昇し、内因性PEEPに対して拮抗的に働き呼気の呼出が容易になる。喘息発作時の口すぼめ呼吸は呼気時間を十分にとることが重要であり、吸気と呼気の比率は1：3〜5とする。口すぼめ呼吸に関しては「コンディショニング」（p.212）も参照のこと。

まとめ

気管支喘息の安定期および発作時の治療の主体は薬物療法であるが、近年、呼吸リハビリテーションや肺理学療法の効果に関するエビデンスが蓄積されつつある。喘息に対するこれらの手技は自己管理教育の一環として指導することが重要である。

表9 喘息発作の強度と目安となる発作治療のステップ

発作強度[*2]	呼吸困難	動作	検査値[*1]				選択する発作治療ステップ
			PEF	SpO$_2$	PaO$_2$	PaCO$_2$	
喘鳴／胸苦しい	・急ぐと苦しい ・動くと苦しい	ほぼ普通	80%以上	96%以上	正常	45mmHg未満	発作治療ステップ①
軽度（小発作）	苦しいが横になれる	やや困難					
中等度（中発作）	苦しくて横になれない	・かなり困難 ・かろうじて歩ける	60〜80%	91〜95%	60mmHg超	45mmHg未満	発作治療ステップ②
高度（大発作）	苦しくて動けない	・歩行不能 ・会話困難	60%未満	90%以下	60mmHg以下	45mmHg以上	発作治療ステップ③
重篤	・呼吸減弱 ・チアノーゼ ・呼吸停止	・会話不能 ・体動不能 ・錯乱 ・意識障害 ・失禁	測定不能	90%以下	60mmHg以下	45mmHg以上	発作治療ステップ④

[*1] 気管支拡張薬投与後の値を参考とする。
[*2] 発作強度は主に呼吸困難の程度で判定する（他の項目は参考事項とする）。異なる発作強度の症状が混在する場合は発作強度の重いほうをとる。

文献3）より引用

表10 発作ステップごとの具体的な治療

●治療目標
呼吸困難の消失，体動，睡眠正常，日常生活正常，PEF値が予測値または自己最良値の80％以上，酸素飽和度＞95％（気管支拡張薬投与後の値を参考とする），平常服薬，吸入で喘息症状の悪化なし

●ステップアップの目安
治療目標が1時間以内に達成されなければステップアップを考慮する。

発作治療	治療	自宅治療可，救急外来入院，ICU管理[*1]
治療ステップ①	・β_2刺激薬吸入，頓用[*2] ・テオフィリン薬頓用	自宅治療可
治療ステップ②	・β_2刺激薬ネブライザー吸入反復[*3] ・アミノフィリン点滴静注[*4] ・ステロイド薬点滴静注[*5] ・酸素吸入（鼻カニューレなどで1〜2L/分） ・ボスミン®（0.1％アドレナリン）皮下注[*6] ・抗コリン薬吸入考慮	▶救急外来 ・1時間で症状が改善すれば帰宅 ・2〜4時間で反応不十分 ・1〜2時間で反応なし ▶入院治療 ・高度喘息症状として発作治療ステップ3を施行
治療ステップ③	・アミノフィリン持続点滴[*7] ・ステロイド薬点滴静注反復[*5] ・酸素吸入（PaO_2 80mmHg前後を目標に） ・ボスミン®（0.1％アドレナリン）皮下注[*6] ・β_2刺激薬ネブライザー吸入反復[*3]	▶救急外来 1時間以内に反応なければ入院治療，悪化すれば重篤症状の治療へ
治療ステップ④	・上記治療継続 ・症状，呼吸機能悪化で挿管[*1] ・酸素吸入にもかかわらずPaO_2 50mmHg以下および／または意識障害を伴う急激な$PaCO_2$の上昇 ・人工呼吸[*1]，気管支洗浄 ・全身麻酔（イソフルラン・セボフルラン・エンフルランなどによる）を考慮	直ちに入院，ICU管理[*1]

[*1]：ICUまたは，気管内挿管，補助呼吸，気管支洗浄などの処置ができ，血圧，心電図，パルスオキシメータによる継続的モニタが可能な病室。重症呼吸不全時の挿管，人工呼吸装置の装着は，ときに危険なので，緊急処置としてやむを得ない場合以外は複数の経験ある専門医により行われることが望ましい。

[*2]：β_2刺激薬pMDI：1〜2パフ，20分おき2回反復可。無効あるいは増悪傾向時にはβ_2刺激薬1錠またはアミノフィリン200mgを頓用。

[*3]：β_2刺激薬ネブライザ吸入：20〜30分おきに反復する。脈拍を130/分以下に保つようにモニタする。

[*4]：アミノフィリン6mg/kgと等張補液薬200〜250mLを点滴静注，1/2量を15分間程度，残量を45分間程度で投与し，中毒症状（頭痛，吐き気，動悸，期外収縮など）の出現で中止。発作前にテオフィリン薬が十分に投与されている場合は，アミノフィリンを半量もしくはそれ以下に減量する。通常，テオフィリン服用患者では可能な限り血中濃度を測定。

[*5]：ステロイド薬点滴静注：ヒドロコルチゾン200〜500mg，メチルプレドニゾロン40〜125mg，デキサメタゾン，あるいはベタメタゾン4〜8mgを点滴静注。以後ヒドロコルチゾン100〜200mgまたはメチルプレドニゾロン40〜80mgを必要に応じて4〜6時間ごとに，あるいはデキサメタゾンあるいはベタメタゾン4〜8mgを必要に応じて6時間ごとに点滴静注，またはプレドニゾロン0.5mg/kg/日，経口。ただし，アスピリン喘息の場合，あるいはアスピリン喘息が疑われる場合は，コハク酸エステル型であるメチルプレドニゾロン水溶性プレドニゾロンの使用を回避する。

[*6]：ボスミン®（0.1％アドレナリン）：0.1〜0.3mL皮下注射20〜30分間隔で反復可。原則として脈拍は130/分以下に保つようにモニタすることが望ましい。虚血性心疾患，緑内障〔開放隅角（単性）緑内障は可〕，甲状腺機能亢進症では禁忌，高血圧の存在下では血圧，心電図モニタが必要。

[*7]：アミノフィリン持続点滴：最初の点滴（上記*6参照）後の持続点滴はアミノフィリン250mg（1筒）を5〜7時間で（およそ0.6〜0.8mg/kg/時）で点滴し，血中テオフィリン濃度が10〜20μg/mL（ただし最大限の薬効を得るには15〜20μg/mL）になるように血中濃度をモニタし中毒症状の出現で中止。

文献3)より引用

【文献】
1) Spruit MA, et al : An official American Thoracic Society/European Respiratory Society Statement : key concepts and advances in pulmonary rehabilitation. Am J Respir Crit Care Med e13-e64, 2013.
2) Rochester CL, et al. Pulmonary rehabilitation for respiratory disorders other than chronic obstructive pulmonary disease. Clin Chest Med 35 : 369-389, 2014.
3) 喘息予防・管理ガイドライン2012作成委員：喘息予防・管理ガイドライン 2012. 協和企画, 2012.
4) 独立行政法人 環境再生保全機構：ぜん息のメカニズム．ぜん息などの情報館(http://www.erca.go.jp/yobou/zensoku/basic/baby/02.html)
5) American Association of Cardiovascular and Pulmonary Rehabilitaion : Guidelines for pulmonary rehabilitation programs, 3rd ed, Human Kinetics Champaign, 2006.
6) 日本呼吸管理学会呼吸リハビリテーションガイドライン作成委員会・日本呼吸器学会ガイドライン施行管理委員会・日本呼吸療法士協会リハビリテーションガイドライン作成委員会 編：呼吸リハビリテーションマニュアル－運動療法－, 第2版, 照林社, 2012.
7) Garacia-Aymerich J, et al : Prospective study of physical activity and risk of asthma exacerbations in older women. Am J Respir Crit Care Med 179 : 999-1003, 2009.
8) Ram FS, et al : Effects of physical training in asthma: a systematic review. Br J Sports Med 34 : 162-167, 2000.
9) Emtner M, et al : A 3-year follow-up of asthmatic patients participating in a 10-week rehabilitation program with emphasis on physical training. Arch Phys Med Rehabil 79 : 539-544, 1998.
10) Emtner M, et al : High-intensity physical training in adults with asthma. A 10-week rehabilitation program. Chest 109 : 323-330, 1996.
11) Cochrane LM, et al : Benefits and problems of a physical training programme for asthmatic patients. Thorax 45 : 345-351, 1990.
12) Mendes FA, et al : Effects of aerobic training on psychosocial morbidity and symptoms in patients with asthma: a randomized clinical trial. Chest 138 : 331-337, 2010.
13) Turner S, et al : Improvements in symptoms and quality of life following exercise training in older adults with moderate/severe persistent asthma. Respiration 81 : 302-310, 2011.
14) Neder JA, et al : Short-term of aerobic training in the clinical management of moderate to severe asthma in children. Thorax 54 : 202-206, 1999.
15) Satta A : Exercise training in asthma. J Sports Med Phys Fitness 40 : 277-283, 2000.
16) Garrod R, et al : Role of physiotherapy in the management of chronic lung diseases: an overview of systematic reviews. Respir Med 101 : 2429-2436, 2007.
17) Matsumoto I, et al : Effects of swimming training on aerobic capacity and exercise induced bronchoconstriction in children with bronchial asthma. Thorax 54 : 196-201, 1999.
18) Cambach W, et al : The long-term effects of pulmonary rehabilitation in patients with asthma and chronic obstructive pulmonary disease: a research synthesis. Arch Phys Med Rehabil 80 : 103-11, 1999.
19) Make BJ : Chronic obstructive pulmonary disease: developing comprehensive management. Respir Care 48 : 1225-1234, 2003.
20) Charlton I, et al : Evaluation of peak flow and symptoms only self management plans for control of asthma in general practice. BMJ 301 : 1355-1359, 1990.
21) Cote J, et al : Influence on asthma morbidity of asthma education programs based on self-management plans following treatment optimization. Am J Respir Crit Care Med 155 : 1509-1514, 1997.
22) Ignacio-Garcia JM, et al : Asthma self-management education program by home monitoring of peak expiratory flow. Am J Respir Crit Care Med 151 : 353-359, 1995.
23) Jones KP, et al : Peak flow based asthma self-management: a randomised controlled study in general practice. British Thoracic Society Research Committee. Thorax 50 : 851-857, 1995.
24) Lahdensuo A, et al : Randomised comparison of guided self management and traditional treatment of asthma over one year. BMJ 312 : 748-752, 1996.
25) turner MO, et al : A randomized trial comparing peak expiratory flow and symptom self-management plans for patients with asthma attending a primary care clinic. Am J Respir Crit Care Med 157 : 540-546, 1998.
26) Sommaruga M, et al : The effect of a cognitive behavioural intervention in asthmatic patients. Monaldi Arch Chest Dis 50 : 398-402, 1995.
27) Cowie RL, et al : The effect of a peak flow-based action plan in the prevention of exacerbations of asthma. Chest 112 : 1534-1538, 1997.
28) Kohler CL, et al : How to implement an asthma education program. Clin Chest Med 16 : 557-565, 1995.
29) Bailey WC, et al : A randomized trial to improve self-management practices of adults with asthma. Arch Intern Med 150 : 1664-1668, 1990.
30) GINA(http://www.ginasthma.org/)
31) Van der Meer V, et al : Internet-based self-management offers an opportunity to achieve better asthma control in adolescents. Chest 132 : 112-119, 2007.
32) 大田 健 監：GINA2006日本語版, 協和企画, 2006.
33) Beuther DA, et al : Obesity and asthma. Am J Respir Crit Care Med 174 : 112-119, 2006.
34) Akerman MJ, et al : Relationship between asthma severity and obesity. J Asthma 41 : 521-526, 2004.
35) 日本呼吸管理学会呼吸リハビリテーションガイドライン作成委員会・日本呼吸器学会ガイドライン施行管理委員会・日本呼吸療法士協会リハビリテーションガイドライン作成委員会 編：呼吸リハビリテーションマニュアル－患者教育の考え方と実践－, 照林社, 2007.
36) 金子教宏：気道内圧上昇：気道閉塞. 呼吸運動療法の理論と技術, 170-183, メジカルビュー社, 2003.
37) 宮川哲夫：発作時の呼吸理学療法. 喘息診療のコツと落とし穴, 184-185, 中山書店, 2003.

閉塞性換気障害

高橋仁美，塩谷隆信

閉塞性換気障害（obstructive lung disorder）とはスパイログラムで1秒量（FEV_1）が低下している換気障害のことで，一般的に1秒率（FEV_1/FVC：$FEV_1\%$）が70％未満をさすことが多い（図1）。閉塞性障害をきたす代表的な疾患としては，慢性閉塞性肺疾患，気管支喘息，びまん性汎細気管支炎などがある。このなかで肺気量の増加をきたす代表的疾患が慢性閉塞性肺疾患（chronic obstructive pulmonary disease；COPD）である。

COPDの概念と定義

COPDは「タバコ煙を主とする有害物質を長期に吸入曝露することで生じた肺の炎症性疾患である。呼吸機能検査で正常に復すことのない気流閉塞を示す。気流閉塞は末梢気道病変と気腫性病変がさまざまな割合で複合的に作用することにより起こり，通常は進行性である。臨床的には徐々に生じる労作時の呼吸困難や慢性の咳，痰を特徴とするが，これらの症状に乏しいこともある」と定義されている[1]。以前は「慢性気管支炎，肺気腫により，または両者の併発により惹起される閉塞性換気障害を特徴とする疾患」と定義されていたが，現在では，末梢気道病変と気腫性病変による正常に復することのない気流閉塞を示す疾患，と理解されている。

疫学的には，世界各国における調査において，COPDの有病率は10％前後と報告されており，2004年のWHO（世界保健機関）調査では，COPDは死因の第4位である[1]。日本でもCOPDによる死亡者数は増加傾向にあり，2011年のCOPDによる死亡者数は16,639人で，死因別順位は全体で9位となっている[2]。患者数については，2001年に発表された大規模疫学調査研究（nippon copd epidemiology study；NICE Study）によると，40歳以上のCOPD有病率は8.6％で，患者数530万人と推定されている[3]。しかし2011年の総務省統計局[4]によれば，実際に医療機関でCOPDの治療を受けた患者数は約17.3万人であり，推計患者数の5％を下回っていることになる。つまり，COPDに罹患しているのに未受診あるいは未診断の患者が500万人以上いることが示唆されている。

図1 換気障害の分類

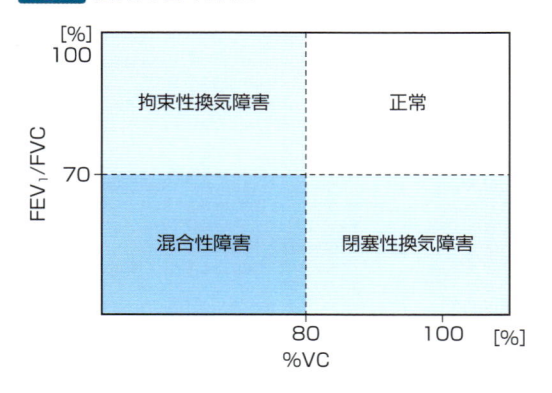

図2 動的気道閉塞

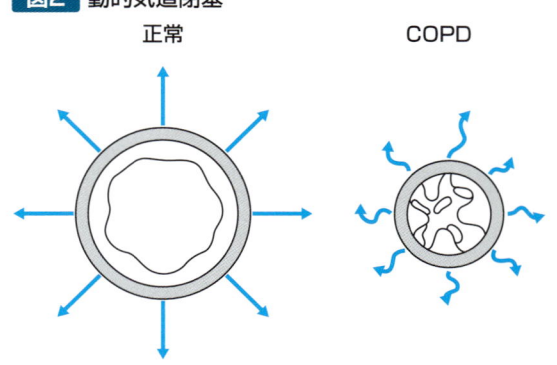

正常では，気道外壁に付着した肺胞壁によって気道が開いている。

COPDでは，気腫化により肺胞が破壊され，肺胞の弾性収縮力が低下し，気道を拡張する力が減少し，呼気時に末梢気道が閉塞し，呼出が困難となる。

このような背景もあり，厚生労働省は国民の健康増進計画「健康日本21（第2次）」[5]で，COPDをがんや循環器疾患，糖尿病と並ぶ生活習慣病として取り組む疾患に位置づけ，「COPD」という言葉の認知度を25%（平成23年）から80%（平成34年度）に向上させるという方針を打ち出している。

COPDの病態生理

気流閉塞と動的肺過膨張

COPDの病態生理の最も重要な特徴は，その疾患名の示すとおり気流閉塞である。その原因は，末梢気道病変と気腫性病変の両者が考えられている。呼気時には，気道内腔が狭小化し，気道抵抗が増大して，気流速度が低下する。

呼気時に気流速度が低下する原因としては，
- 気道内分泌物の増加や気道炎症などによる気道の狭窄や閉塞
- 気管支周囲の肺胞の破壊に伴う肺弾性収縮力の減弱
- 気管支壁自体の萎縮や退行変性

などが挙げられる。特に，肺弾性収縮力の減弱は，気道を拡張させる方向に働く牽引力が減少することを意味しており，吸気時には，吸気時胸腔内圧に下降（陰圧化）により，気道閉塞は軽減されるが，呼気時に胸腔内圧の上昇（陽圧化）に伴って気道が虚脱しやすくなり，動的気道閉塞（dynamic airway compression）が生じる（図2）。

COPDでは，呼気時の気道抵抗の増加と肺弾性収縮力の減少によって空気の捉え込み（air trapping）が生じ，肺が過膨張することになる。肺過膨張により，機能的残気量（functional residual capacity；FRC）の増加，最大吸気量（inspiratory capacity；IC）減少が起こる（図3）。運動時のair trappingはさらに呼気終末肺気量（end-expiratory lung volume；EELV）を増加（動的肺過膨張 dynamic hyperinflation）させ，呼気量を減少させる（図4）。気流閉塞と動的肺過膨張は，COPDの労作時呼吸困難の主要な機序と考えられている[6]。

ガス交換障害と肺拡散障害

COPD患者では，呼吸機能障害の進行に伴って，安静時のPaO_2（動脈血酸素分圧）が低下する。このようなCOPD患者でみられるガス交換障害の主な原因は，換気血流比不均等と肺拡散障害である。$PaCO_2$（動脈血二酸化炭素分圧）の上昇は肺胞低換気障害を意味している。

軽～中等症のCOPDでは，低酸素血症のみで高炭酸ガス血症を伴わない。これは，換気・血流比不均等によるCO_2貯留の傾向を肺胞低換気により補正しているからである。しかし，進行したCOPDでは，死腔の増加や呼吸筋疲労の結果として肺胞低換気を

図3 COPDにおけるstatic hyperinflation

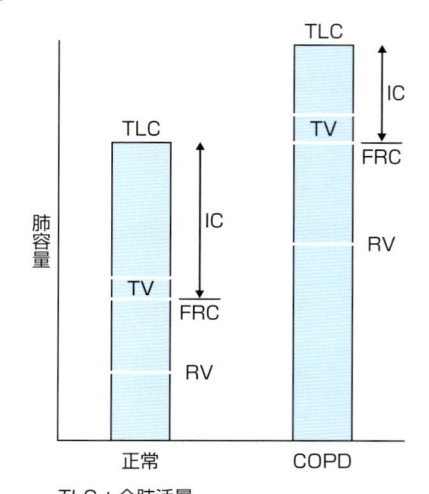

TLC：全肺活量
TV：1回換気量
IC：最大吸気量
FRC：機能的残気量
RV：残気量

COPDでは，肺過膨張により，FRCの増加，ICの減少が起こる。

図4 COPDにおけるdynamic hyperinflation

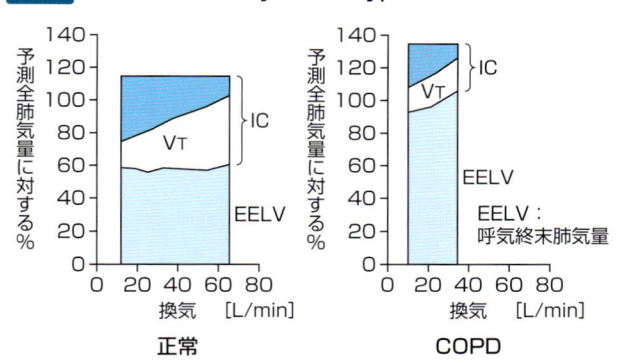

EELV：呼気終末肺気量

きたし，高炭酸ガス血症を認めるようになる。ただし，実際にはFEV$_1$が1.2L未満ではじめて高炭酸ガス血症が生じるようになる。逆に，FEV$_1$が1.5Lよりも大きいにもかかわらず高炭酸ガス血症を認める場合には，COPDに起因する肺病変以外に呼吸中枢の異常を考えるべきである。

低酸素血症が肺胞低換気によるものか，あるいは換気/血流比（$\dot{V}_A/\dot{Q}$）不均等によるものかの評価は肺胞気・動脈血酸素分圧較差（A-aDO$_2$）の算出が有用である。A-aDO$_2$の計算には簡易肺胞式を利用すれば簡単に求めることができる。注意点としては簡易式には誤差が生じやすい点と，Aa-DO$_2$はCO$_2$の蓄積に影響されやすいことである。進行したCOPDのようにPaCO$_2$が高い場合には過小評価されやすく，また人工呼吸管理時など吸入気酸素分圧（F$_{IO_2}$）が高い場合には過大評価されやすいことも考慮する。

COPDでは，肺胞の破壊による肺胞表面積の減少や肺毛細血管床の減少により，肺拡散能（D$_{LCO}$）が低下している。軽症のCOPDでは，D$_{LCO}$の異常を把握することは困難であるが，多くは予測値（％D$_{LCO}$）の60％以下に低下する。肺拡散能は，D$_{LCO}$を肺気量（V$_A$）で除したD$_{LCO}$/V$_A$でも評価されるが，COPDの気腫性病変が優位のタイプではD$_{LCO}$/V$_A$を用いると，肺過膨張のためV$_A$はむしろ増加し，D$_{LCO}$/V$_A$はD$_{LCO}$単独に比較して著しく低値をとるのが特徴的である。末梢気道病変が優位で気腫性病変の要素を含まないタイプでは，肺胞領域はほぼ正常である。

全身の併存疾患と合併疾患

COPDでは喫煙や加齢に伴う併存症が多くみられる。近年COPDは，肺以外にも全身性の影響（systemic effects）をもたらし，併存症を誘発することから，全身性疾患として捉えられている。

COPDの全身的影響として，全身性炎症，栄養障害，骨格筋機能障害，心・血管疾患（心筋梗塞，狭心症，脳血管障害），骨粗鬆症（脊椎圧迫骨折），抑うつ，糖尿病，睡眠障害，貧血などがある[1]（表1）。全身性炎症は，安定期の患者でもみられ，血中のTNF-aやIL-6などの炎症性メディエータやCRPの増加などを認める。また，栄養障害，骨粗鬆症，骨格筋機能障害，心・血管疾患，代謝性疾患のリスクにも関連している[1]（図5）。この他，消化器疾患や不安や抑うつなどの精神症状もCOPD患者には高率に合併する。

COPDの病期分類と安定期の管理

COPDの診断は気管支拡張薬投与後のスパイロメトリでFEV$_1$/FVC＜70％を満たすことで行われるが，病期分類には1秒量（forced expiratory volume in 1 second；FEV$_1$）が使われ，予測1秒量に対する比率（対標準1秒量：％FEV$_1$）で分類される[1]（表2）。これは，進行したCOPDでは努力性肺活量（forced vital capacity；FVC）も低下するため，FEV$_1$％（FEV$_1$/FVC）値は病期の進行を必ずしも反映しないからである。なお病期分類は，気流閉塞の程度によ

表1 COPDの全身的影響

- 全身性炎症：炎症性サイトカインの上昇，CRPの上昇
- 栄養障害：脂肪量，除脂肪量の減少
- 骨格筋機能障害：筋量・筋力の低下
- 心・血管疾患：心筋梗塞，狭心症，脳血管障害
- 骨粗鬆症：脊椎圧迫骨折
- 抑うつ
- 糖尿病
- 睡眠障害
- 貧血

文献1）より引用

図5 COPDの全身性炎症とsystemic effect

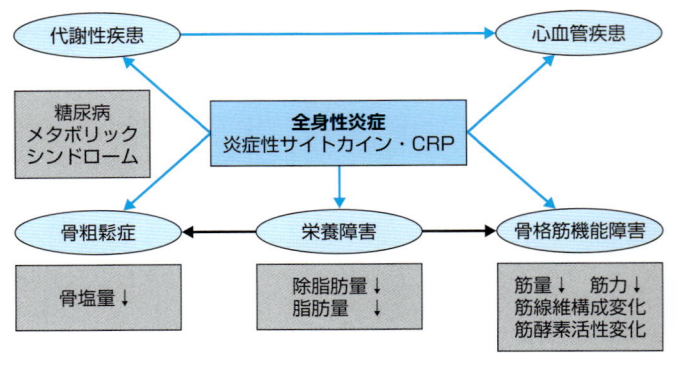

全身性炎症（炎症性サイトカイン・CRP）
- 代謝性疾患 → 心血管疾患
- 糖尿病，メタボリックシンドローム
- 骨粗鬆症（骨塩量↓）
- 栄養障害（除脂肪量↓，脂肪量↓）
- 骨格筋機能障害（筋量↓，筋力↓，筋線維構成変化，筋酵素活性変化）

文献1）より引用

る分類であって，重症度分類ではないことを知っておくべきである。

◆安定期のCOPDの管理

病期に合わせて治療法を段階的に強化するのではなく，症状の程度を加味し重症度を判断したうえで，患者の状態に合わせ治療法を選択することが重要である[1]（図6）。運動療法を中心とした呼吸リハビリテーション（呼吸リハ）は，薬物の開始と同じ時期に非薬物療法の最初に行うものとして重要視されている。

具体的な治療手順を示したアルゴリズムを図7に示した[1]。このアルゴリズムには患者の臨床的な状態ごとに推奨される薬物療法と非薬物療法が明示されている。

◆薬物療法

強い労作時のみに呼吸困難が出現する場合には，必要に応じて短時間作用性気管支拡張薬を使用し，さらに病状が進行して労作時に呼吸困難が生じるようになったら，LAMA（長時間作用性抗コリン薬）またはLABA（長時間作用性β_2刺激薬）を投与する。LAMAとLABAでは気管支を拡張させる機序が異なるが，これらを併用することで気管支拡張作用の増強が得られることから，単剤投与で症状が十分に改善しない場合には，両薬の併用（テオフィリンの追加）が勧められている。また，喘息合併例や頻回の増悪を繰り返す患者に対しては，吸入ステロイド薬（ICS）や喀痰調整薬が追加される。

◆非薬物療法

早期より，禁煙，喫煙曝露からの回避，インフルエンザワクチン，身体活動性の向上と維持が行われる。症状が出現してきたら，これらに呼吸リハが導入され，自己管理とともに身体活動性を維持させる。喘息の合併や頻回の増悪を認める場合は，酸素療法や換気補助療法の追加や外科療法が考慮される。

表2 肺機能検査による病期分類

病期	特徴	
Ⅰ期	軽度の気流閉塞	%FEV$_1$≧80%
Ⅱ期	中等度の気流閉塞	50%≦%FEV$_1$<80%
Ⅲ期	高度の気流閉塞	30%≦%FEV$_1$<50%
Ⅳ期	きわめて高度の気流閉塞	%FEV$_1$<30%

FEV$_1$：1秒量　　FVC：努力性肺活量
FEV$_1$%：1秒率　　%FEV$_1$：対標準1秒量
気管支拡張薬投与後のFEV$_1$%＜70%が必須条件

文献1）より引用改変

図6 安定期COPDの管理

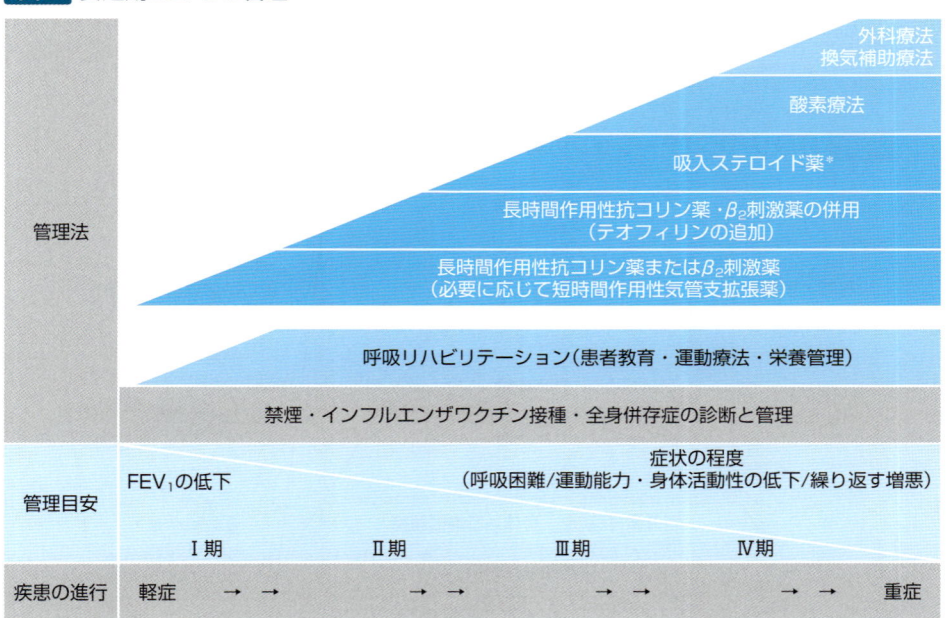

管理法（軽症→重症）：
- 禁煙・インフルエンザワクチン接種・全身併存症の診断と管理
- 呼吸リハビリテーション（患者教育・運動療法・栄養管理）
- 長時間作用性抗コリン薬またはβ$_2$刺激薬（必要に応じて短時間作用性気管支拡張薬）
- 長時間作用性抗コリン薬・β$_2$刺激薬の併用（テオフィリンの追加）
- 吸入ステロイド薬*
- 酸素療法
- 外科療法／換気補助療法

管理目安：FEV$_1$の低下　症状の程度（呼吸困難/運動能力・身体活動性の低下/繰り返す増悪）
Ⅰ期　Ⅱ期　Ⅲ期　Ⅳ期

疾患の進行：軽症→→→→→→→→重症

＊：増悪を繰り返す症例には，長時間作用性気管支拡張薬に加えて，吸入ステロイド薬や喀痰調整薬の追加を考慮する。
重症度はFEV$_1$の低下だけではなく，症状の程度や増悪の頻度を加味し，重症度を総合的に判断したうえで治療法を選択する。

文献1）より引用

COPDに対する呼吸リハビリテーション

呼吸リハは，COPD患者の日常の症状を緩和し，心身のコンディショニングを最適な状態に維持し，社会生活をいっそう有意義なものにするための包括的な医療である．呼吸リハは，患者評価にはじまり，患者教育，薬物療法，栄養指導，酸素療法，理学療法，作業療法，運動療法，社交活動などの種目をすべて含む[1]（図8）．この図の理学療法については，これまで肺理学療法や胸部理学療法などといわれていた呼吸練習や排痰手技などのことで，効率のよい運動療法を行うためのコンディショニングとしての位置づけと解釈できる．運動療法については，呼吸リハプログラムの土台をなすもので，症状の改善に強いエビデンスが認められている．

図7 安定期COPDの管理のアルゴリズム

文献1)より引用

図8 呼吸リハビリテーションの基本的構築と3つの大きな流れ

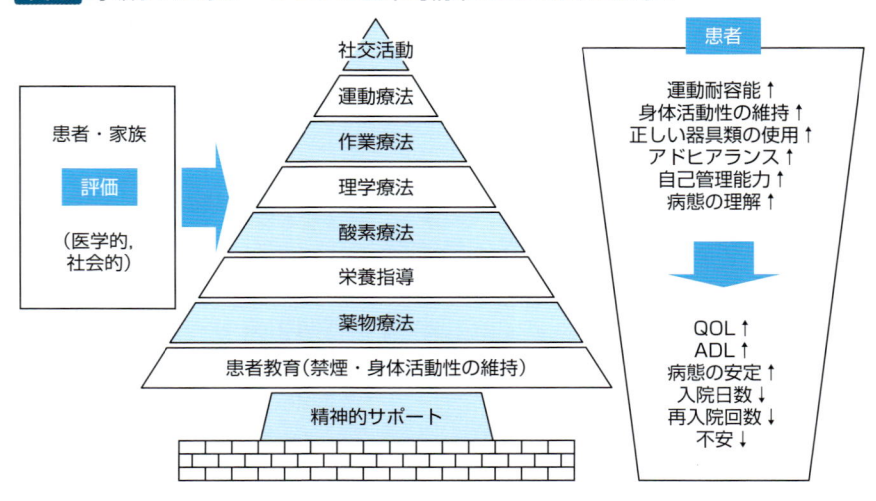

文献1)より引用

COPDに対する呼吸リハビリテーション評価

◆呼吸困難

呼吸困難の評価には，日常生活で経験する呼吸困難度を定量化する方法と，運動耐容能の検査中などの身体活動時の呼吸困難度を定量化する方法がある。前者の評価では，日本においてはFletcher-Hugh-Jones（F-H-J）分類が使われていたが，現在では世界的にも使用が推奨されているmMRC（the modified British Medical Research Council）（表3）の使用が推奨されている[1]。後者の評価には修正Borg scaleやvisual analogue scale（VAS）が用いられる（表4）。

■フィジカル・アセスメント

◆身体所見[7]

COPDの特徴的な身体所見を表5にまとめた。

・視診

胸郭前後径が増大するビア樽状の胸郭が特徴的である。また，呼気相で無意識に口すぼめ呼吸を行い，吸気相では斜角筋，胸鎖乳突筋などの呼吸補助筋の収縮し，活動亢進が目立ってくる（図9）。重症例では，吸気時に鎖骨上窩や肋間肋間腔の陥没する奇異性呼吸や吸気時に胸郭下部の肋骨が内方に動くフーバー徴候を認める。低酸素血症の症状としては，口唇，耳たぶなどにチアノーゼが観察される。

・触診

患者にゆっくり大きな呼吸をさせて，胸郭運動を触知する。正常では鎖骨第1肋骨胸骨柄を支点とし上部胸郭の前後径を増大させるpump-handle motionと吸気時に肋骨が外方へ持ち上がり下部胸郭の横径が増大するbucket-handle motionが観察されるが，COPDではこれらの運動が減少してくる。下部胸郭

表3 呼吸困難（息切れ）を評価する修正MRC（mMRC）質問票

グレード分類	当てはまるものにチェックしてください（1つだけ）	
0	激しい運動をしたときだけ息切れがある	☐
1	平坦な道を早足で歩く，あるいは緩やかな上り坂を歩くときに息切れがある	☐
2	息切れがあるので，同年代の人よりも平坦な道を歩くのが遅い，あるいは平坦な道を自分のペースで歩いているとき，息切れのために立ち止まることがある	☐
3	平坦な道を約100m，あるいは数分歩くと息切れのために立ち止まる	☐
4	息切れがひどく家から出られない，あるいは衣服の着替えをするときにも息切れがある	☐

呼吸リハビリテーションの保険適応については，旧MRCのグレード2以上，すなわち上記mMRCのグレード1以上となる。

文献1）より引用

表4 Borg scaleとvisual analogue scale（VAS）による呼吸困難度

modified Borg scale（修正されたBorg scale）
息切れの程度に最も当てはまる数に○をつけてください。
- 0　まったく何も感じない
- 0.5　非常に楽である（ほんの少し感じる程度）
- 1　かなり楽である
- 2　楽である
- 3
- 4　ややきつい
- 5　きつい
- 6
- 7　かなりきつい
- 8
- 9　非常にきつい
- 10　これ以上耐えられない

dyspnea visual analogue scale（呼吸困難のVAS）
息切れの程度に最も当てはまるところに印をつけてください。

100mm

息切れなし　　　最大の息切れ

表5 COPDの身体所見

▶視診
- 胸郭前後径の増大
- 呼吸補助筋（斜角筋・胸鎖乳突筋など）の活動亢進
- 口すぼめ呼吸
- 吸気時の鎖骨上窩，肋間腔の陥没
- チアノーゼ
- 浮腫

▶触診
- pump-handle motionやbucket-handle motionの消失

▶打診
- 鼓音（過共鳴音）
- 肺下界の低下

▶聴診
- 肺胞呼吸音の減弱
- 呼気延長
- ときに連続性ラ音

の動きの評価では，最大吸気と最大呼気の差があまり認められなくなる（図10）。

•打診

鼓音に属する過共鳴音を呈し，心濁音界は不明瞭となる。また横隔膜の平低化により，胸郭前面の肺肝境界は健常者の第6肋骨間付近よりも低下する。深吸気時と心呼気時の横隔膜の呼吸性移動は，健常者で5〜6cmあるのに対し，COPDでは3〜4cm以下に減少する。

•聴診

肺胞呼吸音の減弱，呼気延長を示すことが多いが，肺炎や無気肺があると気管支呼吸音化することがある。また，ときに強制呼気時に喘鳴を認める。副雑音では，比較的中枢側の気道病変を反映した連続性ラ音の低調性のいびき様音（rhonchus）や細かい気管支から生じる高調性の笛様音（wheeze）が聴取され

図9 呼吸補助筋の収縮

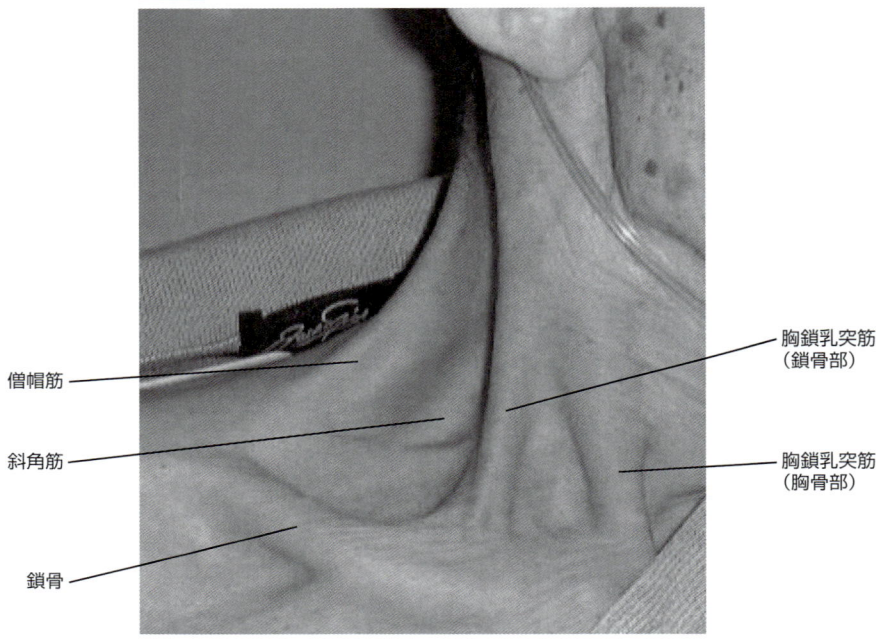

僧帽筋
斜角筋
鎖骨
胸鎖乳突筋（鎖骨部）
胸鎖乳突筋（胸骨部）

斜角筋は鎖骨，胸鎖乳突筋，僧帽筋で構成される頸三角部の中央部に位置する。

図10 胸郭運動の検査法（触診）

最大呼気時に両母指を接触するようにし，最大吸気時の母指の移動で胸郭の運動範囲を評価し，他の指で胸郭運動の方向性を評価する。COPDでは，下部胸郭が広がらないため，両母指の間隔にあまり変化が生じない。

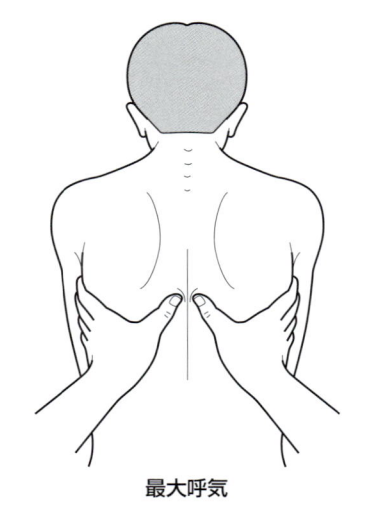

最大呼気　　　　最大吸気

ることがある。気道分泌物が気道内にある場合は，肺低部において断続性ラ音である水泡音（coarse crackle）が吸気相の初期に聴取されることが多い。

■検査測定

◆血液ガス分析

PaO_2の60mmHgは動脈血酸素飽和度（SaO_2）の90mmHgに相当し，呼吸不全の指標として重要となる。動脈血採血のSaO_2と区別して，パルスオキシメータで測定した酸素飽和度はSpO_2と表記される。COPD患者では，安静時にSpO_2が正常でも運動時には低下することが多いので，パルスオキシメータは運動療法中の連続モニタリングに最適である。

◆呼吸筋力

呼吸筋力は，最大吸気圧（PI_{max}）と最大呼気圧（PE_{max}）を口腔内圧計で測定する。最大口腔圧は呼吸筋力と肺胸郭の弾性圧の和であるが，弾性圧は呼吸筋力に比較して小さいため，臨床的には最大口腔圧を呼吸筋力とみなすことができる（図11）。COPD患者では，肺が過膨張し横隔膜は正常者より短くなるためPI_{max}が低下し，PE_{max}も筋力自体の低下があるために減弱する。

◆四肢筋力

COPD患者では，骨格筋機能障害による筋力低下と廃用性と加齢に伴う筋力低下が起きていることが多い。また，上肢の動作が呼吸困難に影響を及ぼすことや，下肢の筋力が運動耐容能に寄与することから，上下肢の筋力の評価は重要となる。握力や大腿四頭筋筋力の測定は，最低限実施が望まれる。

◆運動耐容能

運動耐容能の測定には，6分間歩行試験（6 minutes walk test；6MWT），漸増シャトルウォーキングテスト（incremental shuttle walking test；ISWT）などのフィールドウォーキングテスト，トレッドミルや自転車エルゴメータを使用した漸増負荷試験などがある。6MWTは30m程度のスペースが確保できれば容易に実施できるため，一般的に普及している。運動負荷試験では，最大心拍数や最高酸素摂取量（peak oxygen consumption：$\dot{V}O_{2peak}$）や無酸素性代謝閾値（anaerobic threshold；AT）が評価される。

◆日常生活活動（activities of daily living；ADL）

基本的ADL（basic ADL：BADL）の評価では，BI（Barthel index）とFIM（functional independence measure）が有名であるが，COPD患者ではBADLよりも手段的ADL（instrumental ADL：IADL）に制限が起こりやすい。疾患特異的な評価にはThe Nagasaki University Respiratory ADL questionnaire；NRADL（旧千住らのADL評価表），後藤らのP-ADL（pulmonary emphysema-ADL），與座らの上肢日常生活活動評価表，PFSDQ-M（Pulmonary Function Status and Dyspnea Questionnaire Modified）などがある。

図11 呼吸筋力の測定

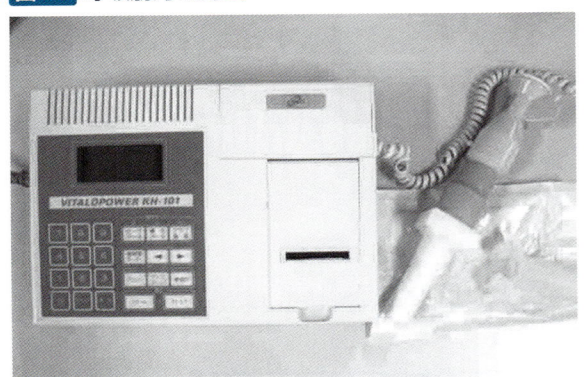

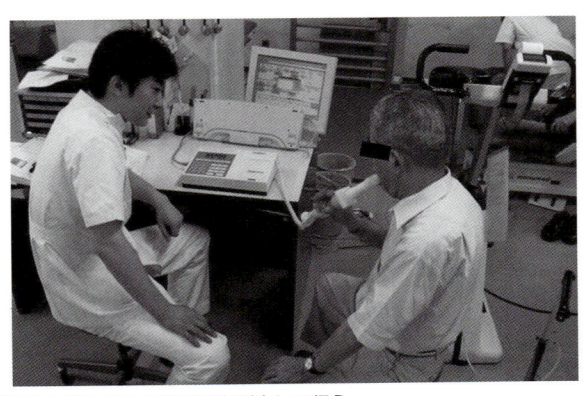

呼吸筋力を直接測定することは困難なため，呼吸筋力の評価は吸気および呼気に発生する口腔内圧を測定して行う。最大吸気圧（PI_{max}），最大呼気圧（PE_{max}）を呼吸筋力とみなすことができる。

◆QOL（quality of Life）

QOLの評価は，健康に関連したQOL（health-related quality of life；HRQOL）の概念に基づいた質問票が使用される。COPD患者の疾患特異的尺度には，Chronic Respiratory Disease Questionnaire（CRQ）とSt. George's Respiratory Questionnaire（SGRQ）がある。CRQは，dyspnea（呼吸困難），fatigue（疲労），emotional function（情緒），およびmastery（克服）の4つの領域を測定している。SGRQは，Symptom（症状），Activities（活動），Impact（衝撃）の3つの側面から評価している。

ただし，CRQやSGRQは，臨床上ルーチンな評価に使用するとなると，少し複雑で時間がかかるといった問題がある。そこで近年ではCAT（COPD assessment test）[8]が短時間でHRQOLを評価できるということで，臨床で応用されている。CAT日本語版（表6）の妥当性試験も終了している[9]。

■コンディショニング

コンディショニングには，リラクセーション，呼吸練習，呼吸介助，胸郭可動域運動，排痰手技などがある。

◆リラクセーション

COPD患者では，斜角筋，胸鎖乳突筋，上位肋間筋などの吸気筋の過緊張がみられる。リラクセーションによって，これらの吸気筋の過度な筋緊張を抑制させることは，不必要な酸素消費量を減少させ，呼吸困難を緩和させる効果がある。リラクセーションでは，呼吸介助も効果的である。筆者らはCOPDに対して，横隔膜呼吸を行わせた際の斜角筋の筋電図を呼吸介助の前後で比較したところ，呼吸介助後の斜角筋の収縮の減少を認めている[39]（図12）。

表6 COPDアセスメントテスト（CAT）

http://adoair.jp/disease_info/cat/index.htmlより許可を得て転載

図12 横隔膜呼吸を行わせた際の斜角筋の筋電図

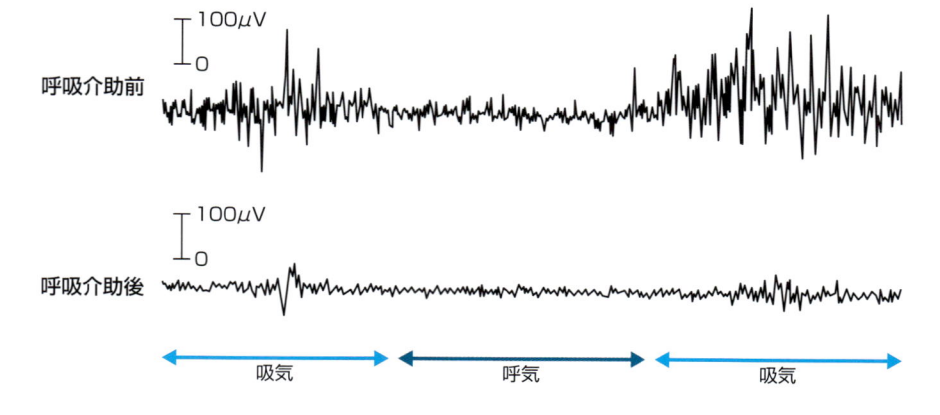

呼吸介助前に比べ呼吸介助後のほうが，斜角筋の筋収縮が減少している。

◆胸郭可動域運動

COPDは，肺実質が伸びている状態，つまり肺コンプライアンスが増加しているが，胸郭のコンプライアンスは低下し，胸郭可動域は減少していることが多い。胸郭可動域に制限がある状態での呼気延長の呼吸は，胸郭の弾性抵抗に抗した力をより必要とし，エネルギー効率を悪くすることになる。したがって，COPDでは胸郭の可動性を改善することも重要となる。

◆呼吸練習

口すぼめ呼吸や横隔膜呼吸による呼吸練習は，わが国では古くから盛んに行われているが，これらの呼吸練習では，呼気にポイントが置かれる。COPDでは，努力呼気によって気道が虚脱し呼出障害が生じるため，呼気を緩徐化した横隔膜呼吸と呼気時に口腔内に抵抗をつくる口すぼめ呼吸が有効となる。ただし，横隔膜が平低化した症例や重度な例に呼吸数を減少させ一回換気量を増大させようとすると，胸腹部の動きが逆になるなど呼吸パターンを悪化させることがあるので，無理に行う必要はない。また，口すぼめ呼吸もむやみに気道内圧を上昇させればよいというものではない。30cm前方にかざした自分の手に息を吹きかけて，この息が感じられる程度でよい。

◆呼吸筋のトレーニング

呼吸筋の収縮力は，VCに影響を与える。VCは最大吸気，最大呼気を規定する因子によって決定されるが，最大吸気位は胸郭と肺組織の弾性収縮力と横隔膜などの吸気筋の筋力のバランスで決定され，最大呼気位は胸郭の外に広がる弾性力とそれに対抗する呼気筋の収縮力とによって決まる[10]。COPDでは肺過膨張がみられ，RVが増加するため，VCがやや低下する。長さ-張力曲線から考えると，正常なFRCレベルからはずれたところからの筋収縮力は弱くなる。したがって，過膨張状態，すなわち筋の長さが短くなっているところから収縮して得られるPI_{max}は小さくなる。

COPDの吸気筋疲労が呼吸困難，呼吸不全に繋がっているという考えから，呼吸筋のトレーニングの対象となっているのは主に吸気筋である。しかし，肺コンプライアンスが増加し，RVが増加しているCOPDでは，呼気筋力も低下しているため，呼気筋のトレーニングも有効と考える。

◆排痰手技

排痰手技については，体位排痰に併用して軽打法や振動法が多く使われていたが，有効性については明らかにされていない。急性増悪時の体位変換，軽打法や振動法の施行は，不整脈，低酸素血症，頭蓋内圧上昇等などを引き起こすことも報告されているので，注意を要する[11]。近年では，胸壁に軽打や振動による刺激を与える手技よりも，患者自身が自動的に行うハフィングやACBT (active cycle of breathing techniques)，徒手で他動的に行う呼吸介助やスクイージングなどが主に行われるようになってきている。

なお，理学療法士等による喀痰等の吸引の行為が合法化されたが，安易な実施は避けるべきである。咳嗽や体位ドレナージなどによって排痰が十分にできるならば，吸引は第一選択にならない。また日常においても，口腔内の清潔保持，適度な湿度・温度設定，水分補給，吸入薬の処方など，できる限り自力喀出できるように配慮することが重要である。

◆コンディショニングの適応とエビデンス

コンディショニングは，一般的には入院中の急性期の症例や重症例，呼吸理学療法の導入時などに対して用いられている[12]（図13）。

コンディショニングのエビデンスについては，無作為化比較対照試験によりその効果が証明されたものはなく，現在のところ科学的証拠は不十分であるが，効率のよい運動を行うためにはなくてはならない重要な構成要素であり，運動療法を成功させる鍵

図13 安定期における開始時のプログラム構成

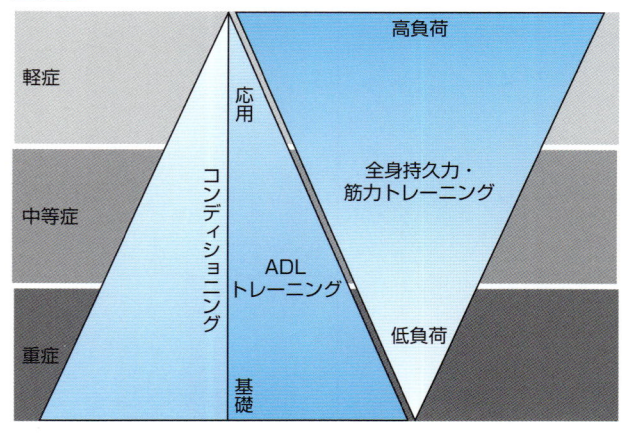

文献12）より引用

を握っている．Minoguchi H[13]，松本[14]，Yoshimi K[15]などは，コンディショニングは肺気量を改善させる可能性について報告している．筆者らのメタ解析の結果でも呼吸介助法や胸郭可動域運動などのコンディショニングによるアプローチは，RVなどを減少させることを示唆している[16]（図14・15）．今後，コンディショニングの胸郭の可動性，FRCやRVの減少，呼吸困難の軽減などに対する有効性については明らかにする必要性がある．

■ 運動療法

COPDの呼吸困難は主に肺機能の障害に基づくとされているが，骨格筋機能の障害も関係する．この骨格筋の異常は，主に廃用に伴うディコンディショニング（身体機能の失調，低下）と共通している．COPD患者では，呼吸困難による労作制限は日常活動性を低下させディコンディショニングを生じさせる．このディコンディショニングによって増悪する呼吸困難の悪循環（dyspnea spiral）が形成される．このdyspunea spiralを断ち切る唯一の有効な方法が運動療法である．運動療法は呼吸リハの中核であり，COPD患者に対してのきわめて有効な治療として位置づけられている．

現在ではCOPD患者に運動療法を主軸とした呼吸リハを行うことは必須であり，運動療法を行わないと有効な治療をしたとはいえないことになる．運動療法をしっかり行うことで，その効果が確実に期待できることは科学的に証明されている．運動療法は，薬物療法によって既に症状が改善している患者においても，さらに上乗せの改善効果が得ることができ

図14 RVのESと95%CI

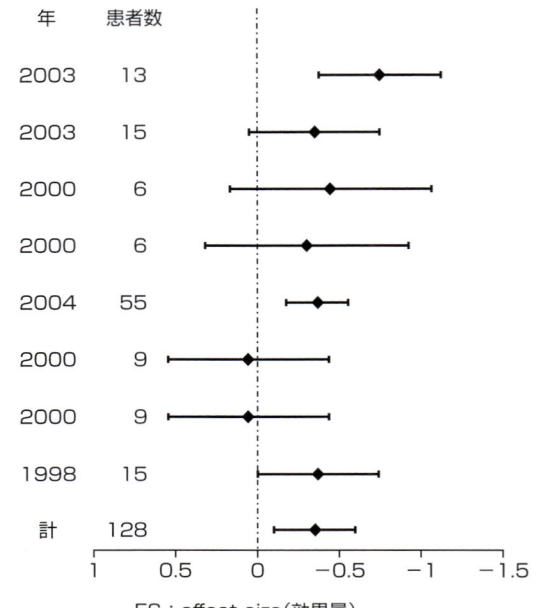

年	患者数	
2003	13	
2003	15	
2000	6	
2000	6	
2004	55	
2000	9	
2000	9	
1998	15	
計	128	

ES：effect size（効果量）
CI：confidence interval（信頼区間）

文献16）より引用

図15 コンディショニングによる胸郭へのアプローチの有無によるESの比較

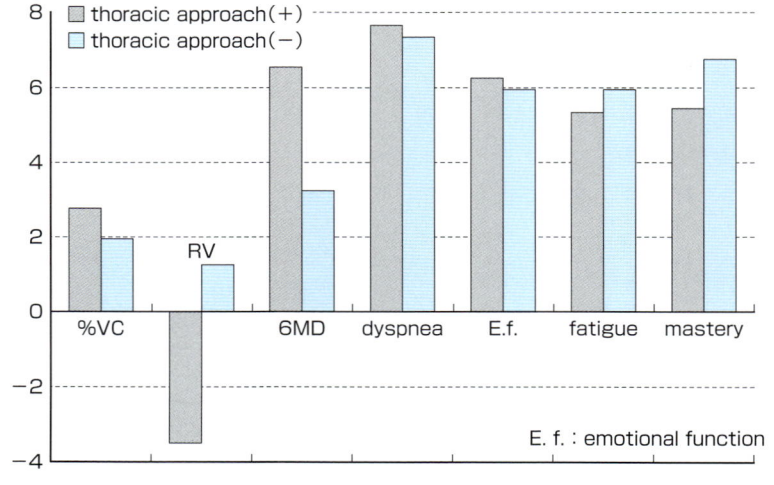

E. f.：emotional function

文献16）より引用

る[17]）（図16）。しかし，薬物効果と同様に中断すると，この改善効果は失われてしまうので，継続することが重要となる。

◆四肢・体幹筋力トレーニング

四肢・体幹筋力トレーニングでは，歩行に関与する下肢筋群，上肢では使用するADLと関連が大きい筋群を対象とするのが望ましい。適応は，

- 筋力，筋持久力が低下し，日常生活機能が低下しているもの
- 上肢を用いた動作で呼吸困難が強いもの
- 職業上，比較的強い筋力，筋持久力を必要とするもの

である。負荷強度は，1RMの測定または推定が可能な場合，筋力トレーニングは60～90％1RM，筋持久力トレーニングでは30～50％1RMを目安にするとよい。実際の方法には，自重によるトレーニング，重錘バンド，鉄アレイやダンベルなどのフリーウエイトを用いたトレーニング，弾性ゴムバンドによるトレーニングなどがある。

◆全身持久力トレーニング

全身持久力トレーニングは，下肢のトレーニングを中心とした有酸素運動が推奨される。平地歩行，トレッドミル，自転車エルゴメータなどが行われる。運動強度は，運動負荷試験によって$\dot{V}O_{2peak}$の測定を行って設定するのが望ましいが，現実には限られた施設でしか行えないのが現状である。また，予測される最大心拍数から運動強度を決める方法や6MWTやISWTから予測する方法もあるが，修正Borgスケールによる息切れの自覚症状を指標として運動強度を決定する方法は臨床でもすぐに応用できる。処方される強度は$\dot{V}O_{2peak}$の40～80％と幅広く，これまでは$\dot{V}O_{2peak}$の60～80％の高強度のほうが，$\dot{V}O_{2peak}$の40～60％の低強度に比べ効果的とされていた。しかし，わが国では対象者が欧米諸国より高齢であることや継続性の問題から，むしろ低強度が推奨される[18]と考える。

◆低強度運動療法

筆者らは屋外歩行や機器や道具を利用した筋力強化が困難な場合に，これらの運動に換えて行える椅子に座ってできる低強度の運動療法「座ってできるCOPD体操」を考案した[19]。この体操は，頸・肩甲帯・胸郭のストレッチング，等尺性収縮での上下肢・体幹の筋力強化，および椅子に腰掛けた状態で行う有酸素運動の3種類で構成されている。

有酸素運動の運動強度の設定は，Mahlerら[20]が提唱した目標呼吸困難スコア（target dyspnea rate；TDR）を用い，10段階のBorgスケールの2のレベルで導入する。本体操は，テレビを観ながら，ラジオを聴きながらのトレーニングが可能であり，在宅での継続実施率の向上が期待できる。また，在宅やリハ室はもちろんであるが，入院中のベッドサイドの患者，在宅酸素療法や非侵襲的陽圧換気法を施行中の患者にも応用可能である。体操の有酸素運動（図17）は，6MWTから得られた$\dot{V}O_{2peak}$との割合でみると39.4～52.1％と低強度である[19]（図18）。本体操施行群では3カ月後には，呼吸困難，運動耐容能，およびHRQOLが有意に改善していた[19]。

図16 運動療法による呼吸困難の改善効果

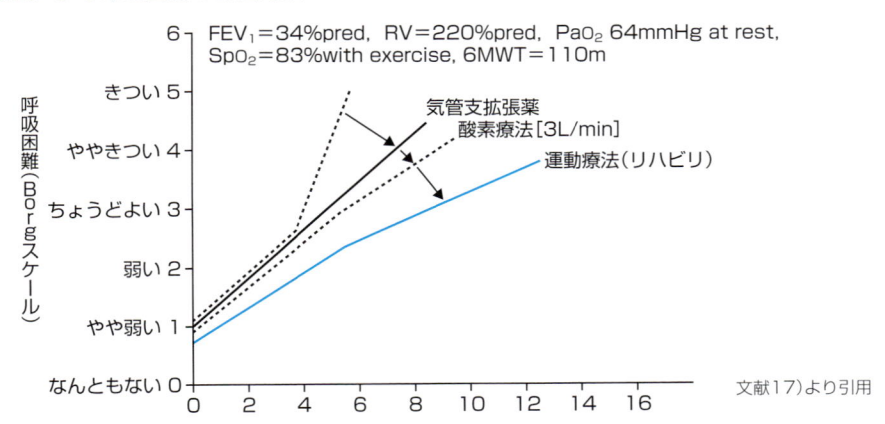

文献17）より引用

低強度運動療法の臨床上の有効性は認められてきているが，科学的な根拠はまだ不十分である．運動療法は継続することが重要であるが，より効果的な運動時間や頻度などについてはさらに検証していかなければならない．たとえば，呼吸困難が強い例では，運動療法を長時間持続して行えないCOPD患者も少なくない．重症COPD患者を間欠的運動群と持続的運動群に分け，それぞれの運動を3週間以上行わせたランダム化比較研究では，両群ともにHRQOLや6分間歩行距離の改善は同程度であったが，脱落率は持続的運動群で高かったとの報告がある[21]．運動療法は脱落せずに継続することで有益な効果が認められるので，このような詳細な検討は今後さらに行われる必要性がある．

■栄養療法

　栄養療法の併用は，運動療法による体重減少を抑制し，効果を高めるためにも効果的である．日本のCOPD患者は，欧米に比べて栄養障害の頻度が高く，約70％の症例に体重減少が認められる．軽度の体重減少は脂肪量（fat mass；FM）の減少が主体であるが，中等度以上の体重減少になると筋蛋白量の減少を伴うマラスムス型の蛋白・エネルギー栄養障害が認められる．体重減少のある患者は，呼吸不全への

図17 「座ってできるCOPD体操」の有酸素運動

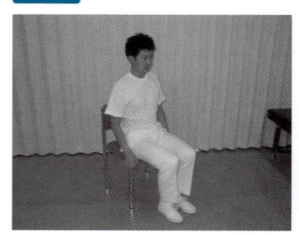

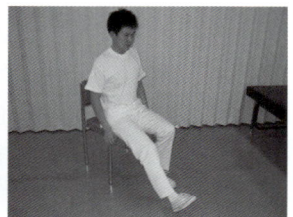

足を前後にステップする。

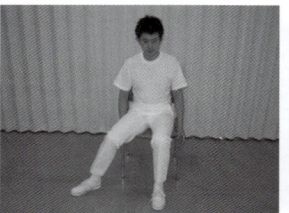

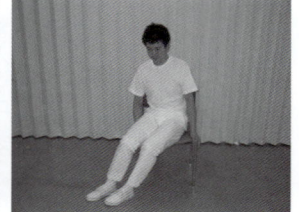

足を左右にステップする。

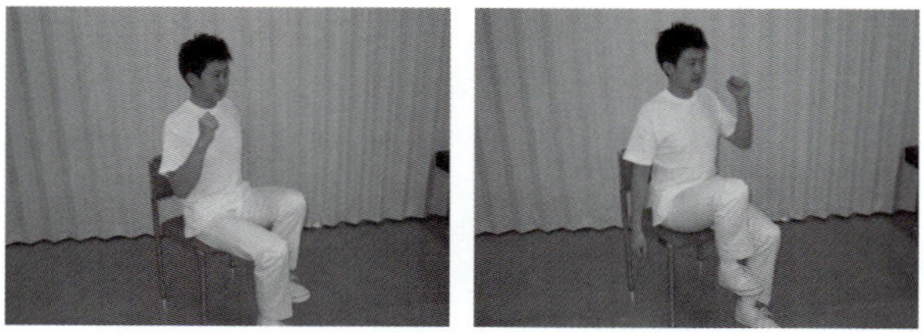

椅子に座ったままで歩く動作を行う。

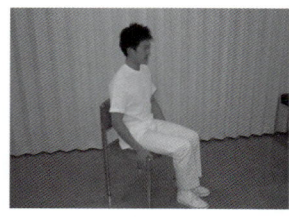

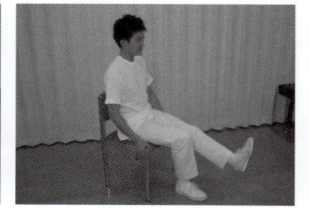

膝の伸展をリズミカルに左右交互に行う。

図18 各有酸素運動の運動強度

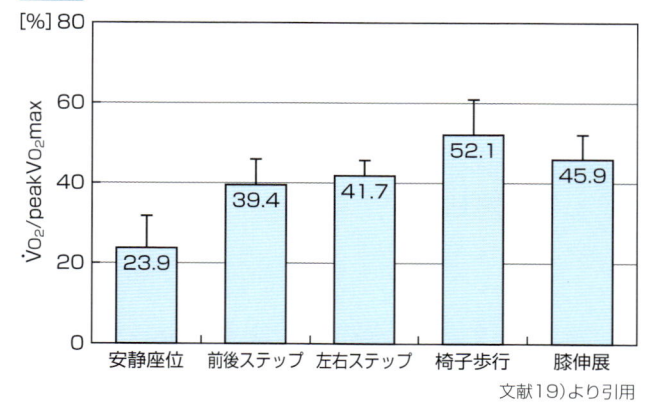

安静座位: 23.9
前後ステップ: 39.4
左右ステップ: 41.7
椅子歩行: 52.1
膝伸展: 45.9

[%] $\dot{V}O_2/peakVO_2max$

文献19)より引用

表7 BODE index

variable	points on BODE index			
	0	1	2	3
BMI [kg/m²]	>21	≦21		
%FEV₁ [%]	≧65	50-64	36-49	≦35
MMRC (dyspnea)	0-1	2	3	4
6MWT	≧350	250-349	150-249	≦149

score
quartile 1: 0-2　quartile 2: 3-4
quartile 3: 5-6　quartile 3: 7-10

文献24)より引用

進行や死亡のリスクが高く，体重減少は気流閉塞とは独立した予後因子であるとされている。よって，%IBW＜90％が栄養治療の適応となり，%IBW＜80％の場合は，除脂肪量（lean body mass；LBM）も減少していることが多いため，積極的な栄養補給療法が考慮されることになる。

筆者らは低強度運動療法に積極的な栄養療法を併用することで，呼吸リハの効果を上げている。低強度運動療法を継続中の%IBW＜90％の低体重のCOPD患者を対象に，通常の食事に1パック200kcalの栄養補助食品（抗炎症作用のあるω-3系多価不飽和脂肪酸含有の高流動栄養食）を1日2回3カ月間摂取したところ，栄養群ではコントロール群に比べ，体重，脂肪量指数（fat free mass index；FFMI），PI_{max}，大腿四頭筋力，6MWT，CRQ（total, dyspnea）が有意に改善し，炎症マーカーと安静時エネルギー消費量（resting energy expenditure；REE）が有意に減少していた[22]。また，低強度運動療法を継続中の%IBW＜110％に対しての通常の食事に1パック200kcalの栄養補助食品（抗炎症作用のあるwhey peptide含有の高流動栄養食）を1日2回3カ月間摂取したところ，栄養群ではコントロール群に比べ，変化率において体重，蛋白質摂取量，WBI，6MWD，CRQ（total, emotional function）が有意に改善し，炎症マーカーも有意に減少していた[23]。以上より，COPD患者に対する栄養療法と低強度運動療法の併用は全身性炎症を抑制し，運動耐容能とHRQOLを改善させる可能性があると考えている。

■身体活動

2004年，Celliら[24]により開発されたBODE indexが発表されたことで，身体活動性の維持・向上が生命予後を延長させる可能性が示唆されている。BODE indexは，COPDの重症度を総合的に捉えたもので，body mass index（栄養状態），obstruction（気道閉塞の程度），dyspnea（呼吸困難），exercise（運動能力）の頭文字を取っている。最低0点から最高10点に点数化し，0～2点（quartile 1），3～4点（quartile 2），5～6点（quartile 3），7～10点（quartile 4）と4分類している（表7）。COPD患者の生命予後との検討では肺機能重症度分類との関係は強いとはいえず，BODE indexが低いほど悪いことが明らかになっている（図19）。また，呼吸リハによってBODE indexが改善することも示されている[25,26]。

COPD患者は発症早期の軽症な段階から身体活動が低下していることが報告されているが[27]，Copenhagen City Heart Study（CCHS）の20年にわたる疫学追跡調査の結果で，COPD患者の身体活動が低下しているほど初回入院が早く生じ，生存率も身体活動量と大きく相関することが報告された[28]（図20）。さらに，身体活動は生存率に大きく関与するばかりでなく，COPDの死亡原因の最も強い予測因子であること

図19 BODE index（a），肺機能重症度分類（b）と生存率の関係

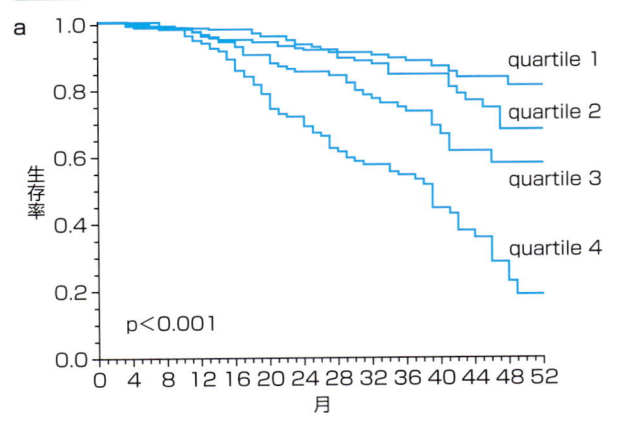

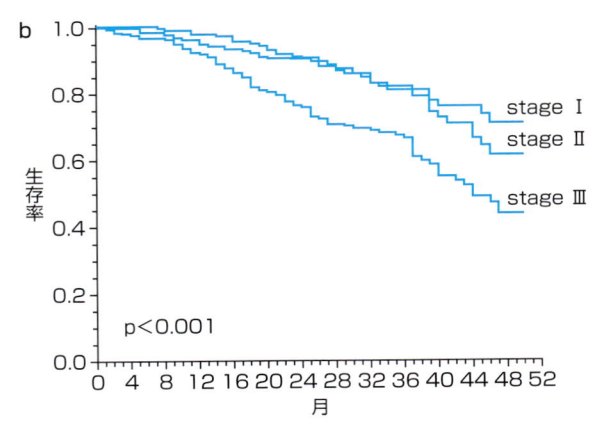

文献24）より引用

が前向きコホート研究で明らかにされた[29]（図21）。

最近，身体活動量の評価は，三次元の加速度軸をもつ加速度センサによって測定の精度が向上し，1日の生活のなかでの活動の強度が解析できるようになった。筆者らは，3軸加速度計である日常生活活動度計（activity monitoring and evaluation system；A-MESTM）を用いて，COPD患者の身体活動量（physical activity；PA）を定量的に評価し検討を加えている。A-MESTMによって1日における姿勢・動作時間，姿勢変換回数を測定し，PAを比較検討した結果，COPD患者ではコントロール群と比較して，1日の総歩行時間，起立回数が約40％有意に少なく，総座位時間は約30％有意に長くなっていた[30,31]。さらに，COPD患者に対する呼吸リハのPAへの効果をCOPD患者で検討したところ，呼吸リハ前後のPAの変化量では，歩行時間の延長，臥位時間の減少の有意に変化しており，呼吸リハによってPAが増加する可能性が示唆された[32]（図22）。

図20 COPD患者における身体活動量の予後に及ぼす影響

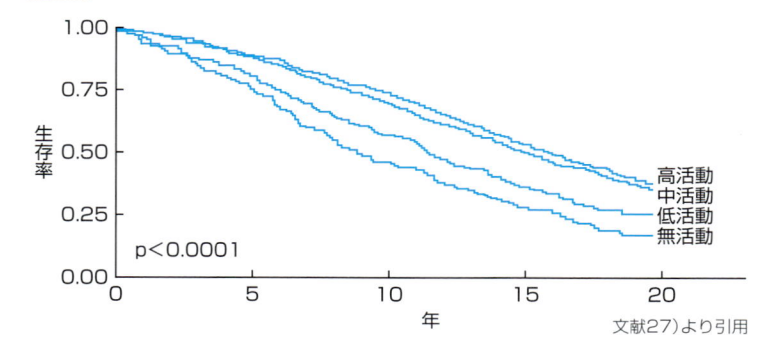

文献27）より引用

図21 死亡原因に対するリスク因子

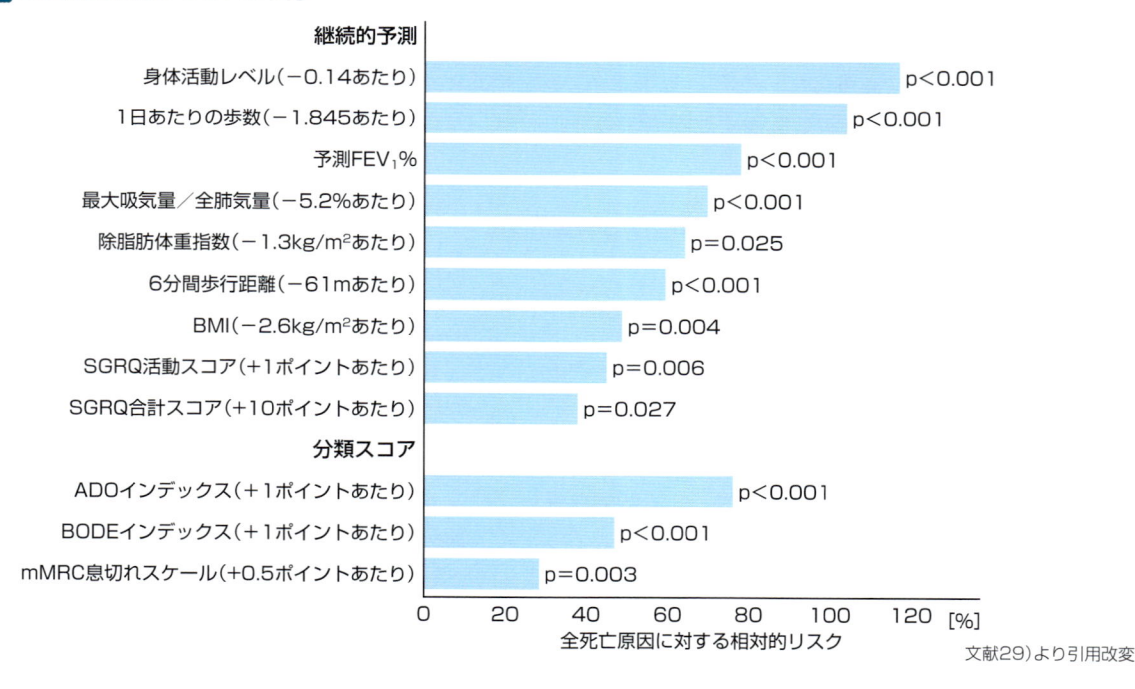

文献29）より引用改変

閉塞性換気障害

COPDに対する呼吸リハビリテーションのエビデンス

1997年以来，世界ではさまざまな呼吸リハのガイドラインが発表され，その効果についての検討はCOPDを中心にして行われている。American College of Chest Physicians / American Association of Cardiovascular and Pulmonary Rehabilitation（ACCP/AACVPR）[33,34]，British Thoracic Society（BTS）[35]，Global Initiative for Chronic Obstructive Lung Disease（GOLD）[36]のエビデンスレベルの変化を表8に示す[37]。

GOLDのガイドラインは，「Global」の意味からもわかるように，先進諸国のみばかりでなく世界的な規模で捉えている。2001年に発表されたエビデンスはA～Dの4段階で評価され，呼吸困難の軽減，運動耐容能の改善，HRQOLの向上，不安と抑うつの軽減，および入院回数と入院日数の減少が最も強いAレベルであった。生存率の改善のエビデンスは，ACCP/AACVPRではCレベルであったのが[33]，Bレベルにランクが上がった[36]。GOLDのガイドラインは，その後，何度もアップデートされている。2011年のガイドラインでは上述した内容のエビデンスレベルには変化がないが，症状（修正MRC（modified Medical Research Council）またはCAT（COPD

図22 呼吸リハビリテーションが身体活動に及ぼす影響

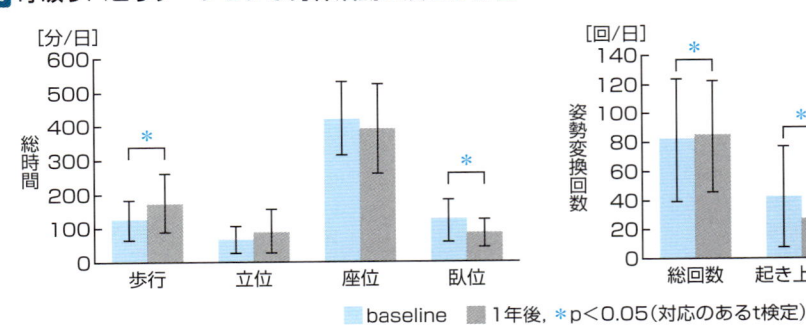

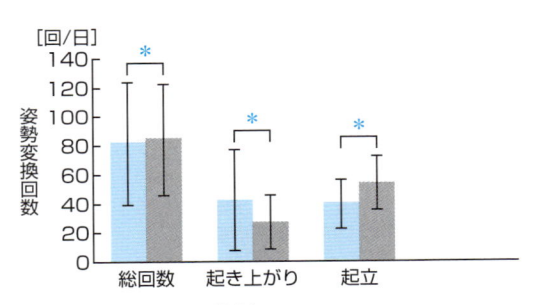

［baseline／1年後，$*p<0.05$（対応のあるt検定）］

文献32）より引用

表8 呼吸リハビリテーションのエビデンスの変遷

	ACCP/AACVPR (1997)	BTS (2001)	GOLD (2001)	ACCP/AACVPR (2007)	GOLD (2011)	GOLD (2013)
下肢のトレーニング	A	A	―	1A	―	―
上肢のトレーニング	B	B	B	1A	B	B
呼吸筋トレーニング	B	―	C	1B*	C	C
呼吸困難改善	A	A	A	1A	A	A
運動耐容能改善	A	A	A	―	A	A
健康関連QOL改善	B	A	A	1A	A	A
抑うつ・不安の改善	―	―	A	―	A	A
入院回数と入院日数の減少	B	―	A	2B	A	A
増悪による入院後の回復	―	―	―	―	B	A
生存率改善	C	―	B	―	B	B

*吸気筋トレーニングをルーチンに行うことは支持しない。
エビデンスの強さ　A：高い，B：中等度，C：弱い
推奨レベル　1：高い，2：低い

文献37）より引用

assessment test）と2つの危険因子（GOLD分類による気流制限の重症度と過去の増悪頻度）から，COPD患者をA，B，C，Dの4つのグループに分類した点が大きな改訂のポイントとなっている[36]）（図23）。このなかで，すべての病期のCOPD患者にとって，定期的な身体活動が重要視され，その有益性を強調がされた。また呼吸リハによって増悪による入院後の回復を促進することがエビデンスBとして加えられ，さらに最新の2013年のGOLDのガイドラインではエビデンスAランクに上がったので，GOLDのガイドラインでのA評価は6項目となった[36]）。

ACCP/AACVPRガイドライン2007では，①息切れの軽減，②HRQOLの改善，③6～12週行った呼吸リハはいくつかの有益な効果をもたらし，12～18カ月かけて徐々に減少，④運動療法は歩行にかかわる筋群のトレーニングが必須，⑤筋力トレーニング

表9 ACCP/AACVPRのガイドライン（2007）に示された呼吸リハに関するエビデンス

		推奨レベル	
		1（高い）	2（低い）
エビデンスレベル	A（強い）	●COPDの息切れを軽減 ●COPDの健康関連QOL（HRQOL）を改善 ●6～12週の呼吸リハはいくつかの有益な効果をもたらし，それらは12～18カ月かけて徐々に減少 ◆COPDの運動療法は，歩行に関わる筋群のトレーニングが必須 ◆筋力トレーニングを加えることにより，筋力が増強，筋量が増加 ◆上肢支持なし持久力トレーニングはCOPDに有用であり，呼吸リハに加えるべき ◆低強度負荷および高強度負荷によるCOPDの運動療法は，両者とも臨床的に有用	
	B（中等度）	●呼吸リハはCOPD以外のいくつかの慢性呼吸器疾患においても効果的 ◆COPDの高強度負荷による下肢運動トレーニングは，低強度負荷トレーニングよりも生理学的効果は大きい ◆呼吸筋トレーニングを呼吸リハの必須の構成要素としてルーチンに行うことを支持するエビデンスはない ●患者教育は呼吸リハの不可欠な構成要素。相互的なセルフマネージメント，急性増悪の予防と治療に関する情報提供が必須	●COPDの入院日数や医療資源の利用を減少 ◆COPDに対する包括的呼吸リハは心理社会的効果をもたらす ◆選択された重症COPDの運動トレーニングにNIPPVを併用すると，ある程度の相加的な効果が得られる
	C（弱い）	●HRQOL等いくつかの呼吸リハの効果は，12～18カ月の時点でも対照群を超えて維持される ◆高度の運動誘発性低酸素血症をきたす患者には，呼吸リハ中は酸素投与をすべき	●費用対効果が高い ◆より長期的なプログラム（12週）は短期的なプログラムよりも効果の持続性が高い ◆呼吸リハ終了後の維持を目的とした介入は，長期的なアウトカムにある程度の効果を示す ◆COPDの呼吸リハに蛋白同化ホルモン剤のルーチン併用を支持する科学的エビデンスはない ◆単独療法として行う心理・社会的介入を支持するエビデンスはわずかである ◆高強度負荷運動療法中の酸素投与は，運動誘発性低酸素血症をきたさない患者の持久力をより改善させる可能性がある

1）COPDに対する生命予後改善効果は，エビデンスが不十分。効果として推奨はできない。
2）COPDの呼吸リハにおいて，ルーチンの栄養補充療法併用を支持する科学的エビデンスは不十分。効果として推奨はできない。
3）エビデンスに基づく推奨はできないが，臨床の現場および専門家の見解は，心理・社会的介入を包括呼吸リハの構成要素として支持している。
4）エビデンスに基づく推奨はできないが，臨床の現場および専門家の見解は，COPD以外の慢性呼吸器疾患患者への呼吸リハは，COPDと非COPDの共通の治療計画に，疾患別・個別の治療計画を加えたものとすることを示唆している。
●：呼吸リハに関するエビデンス
◆：手技・介入方法に関するエビデンス

文献38）より引用

を加えると，筋力が増強，筋量が増加，⑥上肢支持なし持久力トレーニングは有用であり呼吸リハに加えるべき，⑦運動療法は低強度負荷および高強度負荷とも臨床的に有用，と以上7項目がエビデンスAレベルで判定された[34,38]（表9）。特に歩行にかかわる下肢筋群のトレーニング，筋力トレーニングの有効性，上肢支持なし持久力トレーニング，低強度負荷運動療法が評価され，その実施が推奨された点が特筆される。

最後に筆者らの行ったわが国における呼吸リハの効果を検討したメタ分析の結果を表10に示す[16]。この結果からは，呼吸介助法や呼吸筋ストレッチ体操などのコンディショニングが肺気量改善や呼吸困難軽減に与える可能性が示唆されている。これらのエビデンスについては，日本から発信すべき課題であると考える。

図23 COPD患者の個別評価

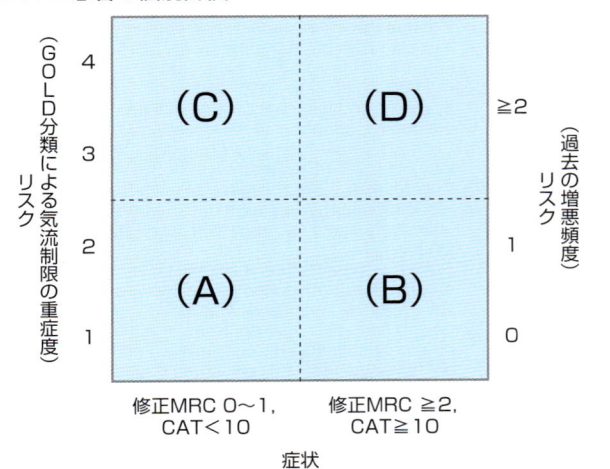

患者のグループ分類
A：症状レベル低，増悪リスク低
B：症状レベル高，増悪リスク低
C：症状レベル低，増悪リスク高
D：症状レベル高，増悪リスク高

リスク評価にあたっては，GOLDグレードと過去の増悪頻度のうちリスクの高いほうに基づいて判定する。

文献36)より引用改変

表10 わが国における呼吸理学療法の効果（メタ分析の結果）

	文献数	患者数	ES	95%CI
%VC	13	320	0.27	0.12〜0.43
FEV_1	18	402	0.17	0.03〜0.32
FEV_1%	11	292	−0.04	−0.20〜0.12
RV	8	128	−0.35	−0.60〜−0.10
PI_{max}	11	286	0.55	0.38〜0.72
PE_{max}	10	241	0.60	0.42〜0.79
chest expansion	5	95	0.76	0.47〜1.06
6MD	18	428	0.65	0.50〜0.79
dyspnea	7	154	0.76	0.52〜0.99
emotional function	7	154	0.62	0.40〜0.85
fatigue	7	154	0.53	0.30〜0.76
mastery	7	154	0.54	0.31〜0.77

文献16)より引用

【文献】

1) 日本呼吸器学会COPDガイドライン第4版作成委員会：COPD（慢性閉塞性肺疾患）診断と治療のためのガイドライン第4版，メディカルレビュー社，2013．
2) 厚生労働省：人口動態統計2011年．http://www.mhlw.go.jp/toukei/saikin/hw/jinkou/kakutei11/dl/10_h6.pdf [Accessed on 18 September 2014]
3) Fukuchi Y, Nishimura M, Ichinose M, et al：COPD in Japan: the Nippon COPD Epidemiology study. Respirology 9 (4)：458-465, 2004.
4) 総務省：平成20年患者調査（総患者数，性・年齢階級×傷病小分類別）．(http://www.e-stat.go.jp/SG1/estat/List.do?lid=000001060228)
5) 厚生労働省：健康日本21（第二次）．http://www.mhlw.go.jp/bunya/kenkou/dl/kenkounippon21_02.pdf [Accessed on 18 September 2014]
6) O'Donnell DE, Revill SM, Webb KA：Dynamic hyperinflation and exercise intolerance in chronic obstructive pulmonary disease. Am J Respir Crit Care Med 164 (5)：770-777, 2001.
7) 高橋仁美：フィジカルイグザミネーションの実際．フィジカルアセスメント徹底ガイド呼吸（高橋仁美，佐藤一洋 編著），24-63，中山書店，2009．
8) Jones PW, Harding G, Berry P, et al：Development and first validation of the COPD Assessment Test. Eur Respir J 34：648-654, 2009.
9) Tsuda T, Suematsu R, Kamohara K, et al：Development of the Japanese version of the COPD assessment test. Respir Investig ヵ50：34-39, 2012.
10) 鈴木俊介：スパイロメトリーの実際．OPPD Frontier 2 (1)：25-31, 2003．
11) Hammon WE, et al：Cardiac arrhythmias during postural drainage and chest percussion of critically ill patients. Chest 102：1836-1841, 1992.
12) 日本呼吸ケア・リハビリテーション学会，日本呼吸器学会，日本リハビリテーション医学会，日本理学療法士協会（編）：呼吸リハビリテーションマニュアル―運動療法―，第2版，照林社，2012．
13) Minoguchi H, et al：Cross-over comparison between respiratory muscle stretch gymnastics and inspiratory muscle training. Intern Med 41：805-812, 2002.
14) 松本香好美ほか：呼吸理学療法が重症肺気腫患者の肺気量に及ぼす即時的効果についての検討．総合リハ 32：577-582, 2004．
15) Yoshimi K, et al：Pulmonary rehabilitation program including respiratory conditioning for chronic obstructive pulmonary disease (COPD)：Improved hyperinflation and expiratory flow during tidal breathing. J Thorac Dis 4：259-264, 2012.
16) 高橋仁美：呼吸リハビリテーションのメタ解析．包括的呼吸リハビリテーション1 基礎編（塩谷隆信 編），59-65，新興医学出版社，2007．
17) Dyspnea. Mechanisms, assessment, and management: a consensus statement. American Thoracic Society. Am J Respir Crit Care Med 159：321-340, 1999.
18) 高橋仁美ほか：運動療法．動画でわかる呼吸リハビリテーション（高橋仁美，宮川哲夫，塩谷隆信 編），第2版，156-175，中山書店，2008．
19) Takahashi H, Sugawara K, et al：Effects of low-intensity exercise training (Chronic Obstructive Pulmonary Disease Sitting Calisthenics) in patients with stable Chronic Obstructive Pulmonary Disease. Jpn J Compr Rehabil Sci 2：5-12, 2011.
20) Mahler DA，福地義之助：COPD患者に対する運動療法の実際―呼吸困難感を指標とした運動処方―．COPD FRONTIER 3：51-62, 2004．
21) Puhan MA：Interval versus continuous high-intensity exercise in chronic obstructive pulmonary disease: a randomized trial. Ann Intern Med 145：816-825, 2006.
22) Sugawara K, Takahashi H, Kasai C, et al：Effects of nutritional supplementation combined with low-intensity exercise in malnourished patients with COPD. Respiratory Medicine, 104：1883-1, 2010.
23) Sugawara K, Takahashi H, Kasai C, et al：Effect of anti-inflammatory supplementation with whey peptide and exercise therapy in patients with COPD. Respiratoy Medicine 106：1526-1534, 2012.
24) Celli BR, et al：The body-mass index, airflow obstruction, dyspnea, and exercise capacity index in chronic obstructive pulmonary disease. N Engl J Med 350：1005-1012, 2004.
25) Cote CG, et al：Pulmonary rehabilitation and the BODE index in COPD. Eur Respir J 26：630-636, 2005.
26) Rubi M, et al：Effectiveness of pulmonary rehabilitation in reducing health resources use in chronic obstructive pulmonary disease. Arch Phys Med Rehabil. 91：364-368, 2010.
27) Pitta F：Characteristics of physical activities in daily life in chronic obstructive pulmonary disease. Am J Respir Crit Care Med 171：972-977, 2005.
28) Garcia-Aymerich J, et al：Regular physical activity reduces hospital admission and mortality in chronic obstructive pulmonary disease: a population based cohort study. Thorax 61：772-778, 2006.
29) Waschki B, et al：Physical activity is the strongest predictor of all-cause mortality in patients with COPD: a prospective cohort study. Chest 140：331-342, 2011.
30) 川越厚良，佐竹將宏，塩谷隆信ほか：安定期高齢COPD患者の日常生活における身体活動量の生活活動計による定量評価．理学療法学 38：497-504, 2011．
31) Kawagoshi A, et al：Quantitative assessment of walking time and postural change in patients with COPD using a new triaxial accelerometer system. Int J COPD 8：397-404, 2013.
32) Kawagoshi A, et al：Effects Of Home-Based Pulmonary Rehabilitation On The Time Spent In Active-And Passive-Walking In Elderly Patients With COPD. http://www.atsjournals.org/doi/abs/10.1164/ajrccm-conference.2013.187.1_MeetingAbstracts.A1825
33) Pulmonary rehabilitation：joint ACCP/AACVPR evidence-based guidelines. ACCP/AACVPR Pulmonary Rehabilitation Guidelines Panel. American College of Chest Physicians. American Association of Cardiovascular and Pulmonary Rehabilitation. Chest 112：1363-1396, 1997.
34) Ries AL, et al：Pulmonary Rehabilitation: Joint ACCP/AACVPR Evidence-Based Clinical Practice Guidelines. Chest 131 (Suppl)：4S-42S, 2007.
35) British Thoracic Society Standards of Care Subcommittee on Pulmonary Rehabilitation. Pulmonary rehabilitation. Thorax 56：827-834, 2001.
36) Global Initiative for Chronic Obstructive Lung Disease. Global Strategy for the Diagnosis, Management, and Prevention of Chronic Obstructive Pulmonary Disease. NHLB/WHO workshop report. Bethesda, National Heart, Lung and Blood Institute, 2001；Update of the Management Sections, GOLD website (www.goldcopd.com) updated：2011, 2013.
37) 高橋仁美：呼吸理学療法の進歩 COPD患者に対する呼吸理学療法の進歩，PTジャーナル 47：963-972, 2013．
38) 日本呼吸ケア・リハビリテーション学会，日本呼吸器学会，日本リハビリテーション医学会，日本理学療法士協会（編）：呼吸リハビリテーションマニュアル―患者教育の考えかたと実践―．照林社，2007．
39) 高橋仁美：ガイドラインに基づいたトータル呼吸ケア－COPD－．COPDの呼吸リハビリテーション，第2回呼吸ケアセミナー：63-67, 2003．

拘束性換気障害

玉木 彰

　拘束性換気障害（restrictive lung disorder）とは何らかの原因により肺の容量が縮小する，すなわち肺活量（vital capacity；VC）や努力性肺活量（force vital capacity；FVC）が減少する病態のことである。そして拘束性換気障害は，間質性肺炎や肺腫瘍など肺内組織の病変によるものだけでなく，胸膜疾患や胸郭変形，神経筋疾患など，肺外病変によっても起こりうる。

　拘束性換気障害を呈する疾患には，表1のようなものがある[1]。

　このように拘束性換気障害を呈する疾患は多種多様であり，症状もさまざまである。在宅呼吸ケア白書[2]によると，在宅酸素療法施行患者の疾患は，慢性閉塞性肺疾患（COPD）45％，肺線維症18％，肺結核後遺症12％，肺がん6％，慢性心不全のよるチェーンストークス呼吸3％，神経筋疾患2％という順であり，拘束性換気障害である肺線維症，肺結核後遺症，神経筋疾患で32％を占めている。つまり拘束性換気障害患者に対する呼吸リハビリテーションを実施する機会は非常に多いことがわかる。そこでここでは，拘束性換気障害の病態と拘束性換気障害を呈する疾患のなかから特に間質性肺炎，肺結核後遺症，円背（脊柱後彎症），パーキンソン病を取り上げ，それらの病態や評価および実際の呼吸リハビリテーションについて説明する。

拘束性換気障害の病態

　拘束性換気障害の病態の特徴として，肺・胸郭コンプライアンスの低下と換気駆動力の低下が挙げられる。たとえば，間質性肺炎，肺結核後遺症，脊柱後彎症などでは，胸郭や肺実質が異常に固くなることによって換気障害が起こり，また神経筋疾患などでは胸郭を動かす筋肉（呼吸筋）の筋力低下や麻痺などによって換気障害が発生する。それらの関係を図1[3]に示す。

　肺・胸郭コンプライアンスが低下する，すなわち肺や胸郭が硬くなると，拡張制限が起こるため，換気のための呼吸筋仕事量は増加し，呼吸筋疲労の原因となる。また呼吸パターンは浅くて速い，いわゆる浅速呼吸となり，1回換気量（分時換気量）が低下することで，死腔換気率が増大し肺胞低換気となるため，高二酸化炭素血症に繋がる。また換気駆動力の低下，すなわち呼吸筋力が低下してくると，換気能力が低下するため，睡眠時の低換気だけでなく，日中も肺胞低換気となることで高二酸化炭素血症となる。さらに呼吸筋力の低下や麻痺は咳嗽力の低下に繋がるため，気道分泌物の喀出が困難となり，無気肺となることで，換気血流比の不均等をまねくことになる。

表1　拘束性換気障害を呈する疾患

●肺内病変

肺コンプライアンスの低下	・特発性間質性肺炎 ・じん肺 ・膠原病肺 ・過敏性肺（臓）炎　など
肺の容量減少	・肺腫瘍 ・肺葉切除　など

●肺外病変

胸壁・胸膜疾患	・胸膜炎 ・胸膜中皮腫 ・気胸　など
胸郭の運動制限	・神経・筋疾患 ・後側彎症 ・円背 ・肺結核後遺症 ・横隔膜麻痺 ・肥満　など

文献1)より引用

拘束性換気障害を呈する疾患

■間質性肺炎

　間質性肺炎は広くびまん性肺疾患として胸部放射線画像上びまん性の陰影を認める疾患のうち，肺の間質（狭義では肺胞隔壁，広義では小葉間間質，胸膜近傍を含む）を炎症の場とする疾患である。その病理像は多彩であり，職業性や薬剤性などの原因が明らかなものもあれば，膠原病，サルコイドーシスなどの全身性疾患に付随して発症する場合，さらに原因が特定できない場合などがある。そして特発性間質性肺炎（idiopathic interstitial pneumonias；IIPs）は原因不明の間質性肺炎の総称であり，以下の7つの疾患に分類される[4]。

- 特発性肺線維症（idiopathic pulmonary fibrosis；IPF）
- 非特異性間質性肺炎（nonspecific interstitial pneumonia；NSIP）
- 特発性器質化肺炎（cryptogenic organizing pneumonia；COP）
- 呼吸細気管支炎関連性間質性肺疾患（respiratory bronchiolitis-associated interstitial lung disease；RB-ILD）
- 剥離性間質性肺炎（desquamative interstitial pneumonia；DIP）
- リンパ球性間質性肺炎（lymphocytic interstitial pneumonia；LIP）
- 急性間質性肺炎（acute interstitial pneumonia；AIP）

以上のなかでは，IPFとNSIPがほとんどを占めており，その次に喫煙との関連性が高いとされているRB-ILD，DIPが多い。

　IPFやAIPは特に予後が不良であり，診断確定後の平均生存期間は2.5～5年といわれている。

　したがって，ここではIIPsのなかでも呼吸リハビリテーションの対象として最も多いIPFを取り上げて解説する。

◆IPFの臨床診断

　IPFの診断は問診，身体所見，胸部X線所見，呼吸機能検査，病理所見などに基づいて行う。また高分解能CT（HRCT）などで典型的な所見が認められ，ガイドラインの診断基準を満たす場合に，IPFと診断される[5]（表2）。しかし典型的でない所見が認められる場合には，気管支肺胞洗浄（broncho alveolar lavage；BAL）や経気管支肺生検（transbronchial lung biopsy；TBLB）が考慮される。

図1　拘束性換気障害の病態

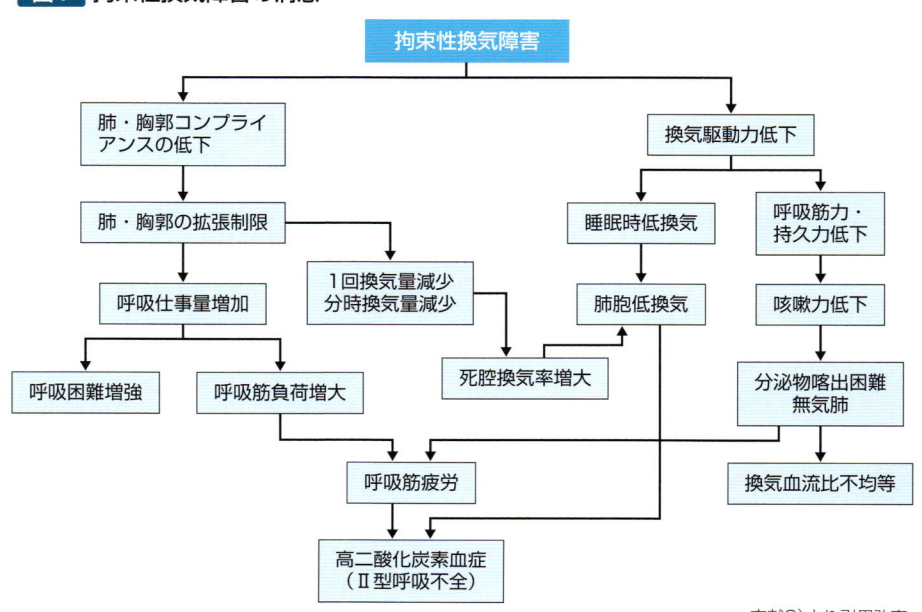

拘束性換気障害
- 肺・胸郭コンプライアンスの低下 → 肺・胸郭の拡張制限 → 呼吸仕事量増加 → 呼吸困難増強／呼吸筋負荷増大
- 肺・胸郭の拡張制限 → 1回換気量減少，分時換気量減少 → 死腔換気率増大
- 換気駆動力低下 → 睡眠時低換気 → 肺胞低換気
- 換気駆動力低下 → 呼吸筋力・持久力低下 → 咳嗽力低下 → 分泌物喀出困難，無気肺 → 換気血流比不均等
- 呼吸筋負荷増大／肺胞低換気 → 呼吸筋疲労 → 高二酸化炭素血症（Ⅱ型呼吸不全）

文献3）より引用改変

IPFの明確なリスクファクタを表3に示す。

◆ IPFの臨床症状

IPFの主要な症状は労作時の呼吸困難と乾性咳嗽である。聴診所見では捻髪音（fine crackle）が約90%に聴取され、疾患が進行するにつれて、fine crackleの聴取できる領域が肺野全体に広がり、さらにばち状指、肺性心、末梢性浮腫がみられることもある。胸部X線所見はすりガラス陰影や浸潤影であり、病態の進行に伴い網状影や蜂窩肺、そして肺容量の減少が認められる（図2）。

HRCTの所見では、両側下葉背側胸膜下に優位に分布する網状陰影が認められる。

呼吸機能検査では、拘束性換気障害〔VCやTLC（total lung capacity）の減少〕や肺拡散能（D_{LCO}）の低下があり、血液ガス分析では、肺胞気-動脈血酸素分圧較差（$A-aDO_2$）の開大や動脈血酸素分圧（PaO_2）の低下が認められ、病態が進行すると安静時にも低酸素血症が起こるようになる。低酸素血症は特に労作時に著明であり、やがて高二酸化炭素血症も出現してくる。

血液検査所見では、LDHの上昇、赤沈の上昇、CRPやWBCの上昇、さらに血清マーカーとしてKL-6、SP-A、SP-Dの上昇などが認められる。

表2　IPFの診断基準

●主診断基準
1. 原因の明らかな間質性肺疾患（薬剤性、膠原病、環境曝露など）の除外
2. 呼吸機能検査異常（VC↓、D_{LCO}↓、$A-aDO_2$↓、PaO_2↓など）
3. HRCTで両側肺底部、胸膜直下優位に明らかな蜂巣肺を伴う網状影とわずかなスリガラス様陰影

●副診断基準
1. 年齢＞50歳
2. 労作時呼吸困難のゆるやかな進行
3. 罹病期間≧3カ月
4. 両側肺底部で捻髪音（fine crackle）の聴取

文献5）より引用

表3　IPFのリスクファクタ

- 喫煙
- 金属類、木材などの粉塵への曝露
- 遺伝的素因
- 加齢（＞55歳）
- 鳥や家畜への頻繁な曝露
- 石材加工や研磨
- 野菜ゴミや動物の死体への頻繁な曝露
- 整髪剤

文献4）より引用

図2　間質性肺炎

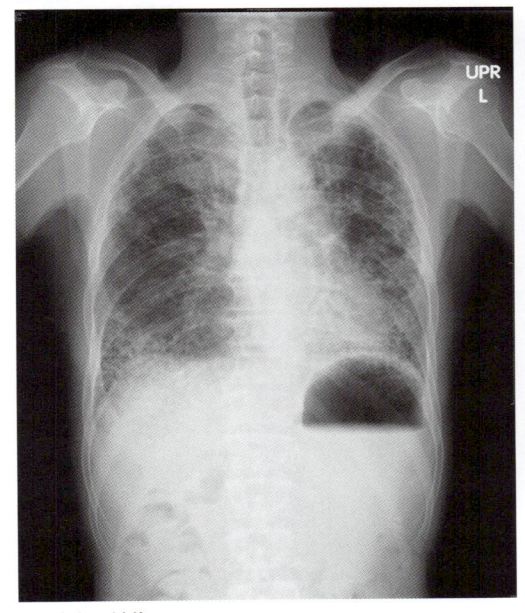

a. 胸部X線像

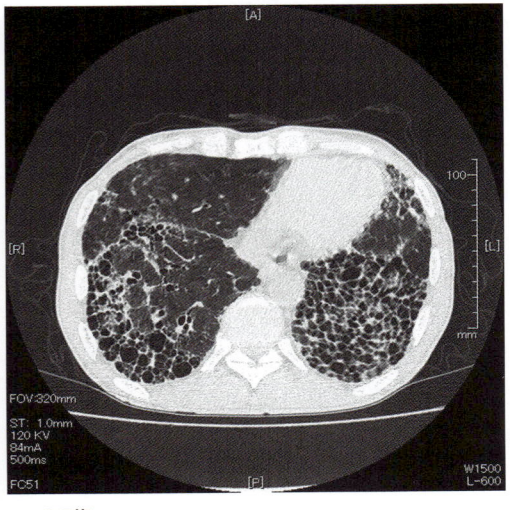

b. CT像

◆IPFに対する治療

　治療の基本は薬物療法であるが，標準的な治療法は確立しておらず，またその有効性も証明されていない。一般的にステロイドや免疫抑制剤を中心とした治療薬を用いる。また呼吸リハビリテーションや在宅酸素療法，さらに最終的には外科的治療（肺移植）が選択される場合もある。

肺結核後遺症

　肺結核後遺症（pulmonary tuberculosis seguela；PTBs）とは，抗結核薬がなかった昭和20年代に胸郭成形術や肺切除術などの外科的治療を受けた患者が，加齢による呼吸機能や呼吸筋力の低下によって呼吸不全に陥ったものである。つまり肺結核症の治療後にこれと関連して種々の合併症を生じた状態で，呼吸機能障害とこれに続発する肺性心，および肺真菌症がその主な内容である。呼吸機能検査ではVCの低下を認め，%VCが50%以下になることもある。また閉塞性換気障害を合併するような重度な症例も認められる。症状は労作時の呼吸困難であり，ほぼ必発で咳や痰なども合併することがある。

◆肺結核後遺症の病態

　肺結核後遺症は，広汎な肺実質病変や胸部外科手術（胸郭成形術，肺切除術など）による肺容量の減少，胸膜の癒着や胸郭変形による肺・胸郭コンプライアンスの低下によって肺活量はさらに減少する。閉塞性障害は繰り返す気道感染，太い気管支の狭窄や変形，喫煙の影響，肺気腫の合併，残存肺の過膨張などにより起こる[6]（図3）。

　呼吸機能障害が進行すると慢性呼吸不全（低酸素血症，高二酸化炭素血症）に陥るため，酸素吸入や非侵襲的陽圧換気（noninvasive positive pressure ventilation；NPPV）が必要になってくる。さらに肺性心は肺高血圧症の結果として起こり，COPDよりも比率は高く，同程度の低酸素血症ではより著しい肺高血圧を示す。また睡眠時の低酸素血症や高二酸化炭素血症などがあると，不眠や起床時の頭重感などが出てくる。

◆肺結核後遺症の診断（検査）と治療

　肺結核後遺症患者の問診においては，結核の発病の時期，治療方法，人工呼吸や胸部外科手術を受けた時期や種類，呼吸困難の程度，痰の色や体重の変化，睡眠の状況などを聴取する。また，浮腫やチアノーゼ，貧血の有無，呼吸様式や努力呼吸の有無などを観察し，胸部X線（図4），呼吸機能検査，動脈血液ガス，心電図などの検査を実施する。さらに心エコーでは肺高血圧症の有無を，胸部CTでは気管支の狭窄や肺動脈の状態，胸膜肥厚に隠された肺の状態を確認する。そして夜間や早朝の頭痛を訴える場合は，睡眠時の酸素動態をモニタする検査を行う。

◆肺結核後遺症の治療

　安定期の治療では，禁煙，薬物療法，栄養療法，感染予防，在宅酸素療法，呼吸リハビリテーションなど，閉塞性換気障害である慢性閉塞性肺疾患（COPD）の治療と共通する内容が多い。薬物療法では，閉塞性換気障害を呈する患者に対しては気管支拡張薬の吸入が，またうっ血性心不全を呈する患者に対しては利尿薬や強心薬が用いられる。さらに睡眠障害や肺性心，高二酸化炭素血症がある場合は，NPPVが適応となる。

　これに対し，増悪期の治療としては，急性増悪の原因の治療を第一に考え，呼吸・循環状態をより良

図3 肺結核後遺症

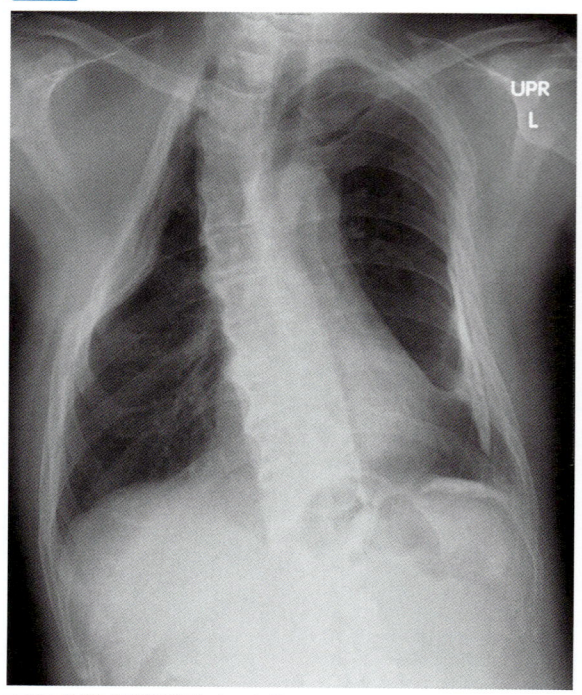

右肺に胸郭成形術が行われている。

い状態に保つようにする．急性増悪の原因は，気道感染，心不全などが多く，それらに対しては抗菌薬，利尿薬，ステロイド薬などが用いられる．

また酸素流量は安定期に比べやや増量し，吸入薬と呼吸リハビリテーションによる排痰を併用することで気道の清浄化を図る．

■円背（脊柱後彎症）

脊柱は横からみるとS次カーブをしており，頸椎は前彎，胸椎は後彎，腰椎は前彎を呈している．円背（脊柱後彎症）は胸椎の後彎角度が極端に大きくなったり，腰椎の前彎が失われて後彎になった状態のことをいう．このような脊柱の後彎をきたす疾患は多くあり，高齢者に多い脊柱圧迫骨折や骨粗鬆症などをはじめ，化膿性脊椎炎や強直性脊椎炎など，さまざまな原因がある．

そして円背が高度になってくると，胸郭の変形や呼吸機能の低下などが起こり，さらに高度な円背では拘束性換気障害を呈するためⅡ型呼吸不全に陥ることになる．

◆円背が胸郭運動や呼吸機能に与える影響

円背姿勢による胸郭の変化としては，まず肋椎関節の動きに制限が生じるとされ，肋椎関節は胸椎屈曲時に肋骨の前方回旋が生じるため[7]，前方位で固定されることとなる．そのため前方が狭くなり吸気時に本来生じる肋骨の挙上が困難となることで，吸気量が低下してしまう．また胸椎の過度な後彎によって胸郭が後方へ偏位した姿勢になると，胸郭の前後径が狭くなり，横隔膜の緊張が低下し，長さ-張力曲線の関係により発生張力が減少するため，横隔膜の呼吸筋作用が低下する[8,9]．その結果，横隔膜の働きによる下位肋骨の挙上運動が阻害され，胸郭の拡張制限に繋がる．

円背が呼吸機能に与える影響については，%VC，ピークフロー，一秒量（FEV_1），呼気筋力，吸気筋力などが低下し，呼吸様式は胸式優位となるとされている．以上のように，円背により胸郭運動は大きく制限され，その結果，VCの低下などの呼吸機能の低下に繋がり，拘束性換気障害となる．

図4 肺結核後遺症の病態生理

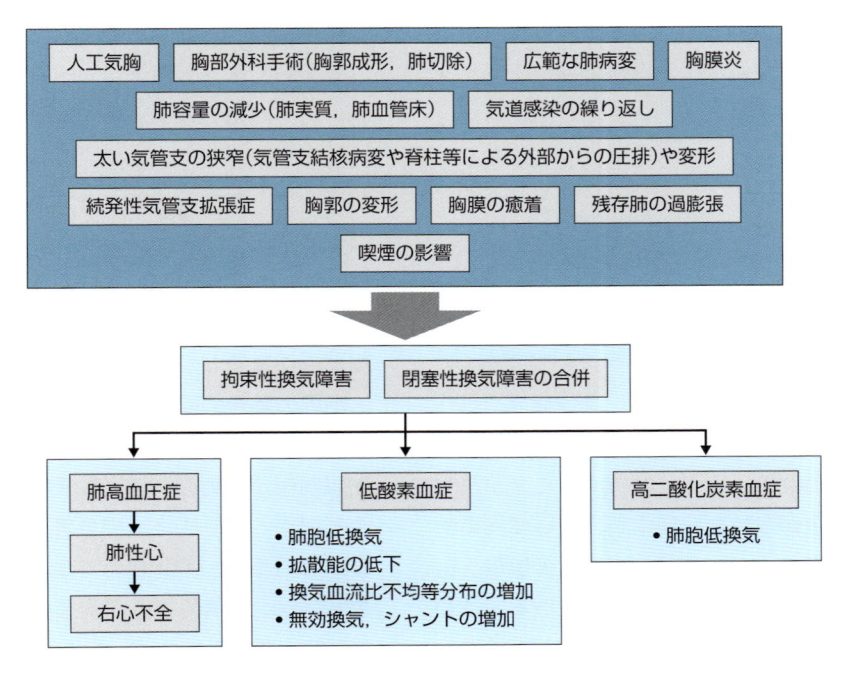

文献6）より引用

■パーキンソン病

パーキンソン病は，脳内の神経細胞から分泌されるドーパミンが不足することでさまざまな錐体外路系徴候を示す進行性の神経変性疾患である。ドーパミンは日常生活におけるスムーズな運動を促す作用がある物質であるが，このドーパミンの分泌が不足すると，身体の動きが鈍くなり，パーキンソン病の四大症状といわれる，安静時振戦，筋固縮，無動（寡動），姿勢反射障害などが現れ，日常生活に大きな支障をきたすようになる。このように，病態の進行とともに呼吸機能障害が加わることで，さらなるADL低下をまねくことも，パーキンソン病患者にとって大きな問題となっている。

◆パーキンソン病の呼吸機能障害

パーキンソン病の呼吸機能障害としては，筋固縮，無動などの影響による％VCの低下などの拘束性換気障害が挙げられる。パーキンソン病患者を対象とし，respiratory inductance prethysmographyを用いて胸腹部運動と呼吸機能を同時に計測した研究[10]では，パーキンソン病患者は健常者に比べ有意に％VCと％FVCが低下しており，％VCと胸部運動量の間には有意な相関関係が認められ，胸郭コンプライアンスの低下が呼吸運動を制限していることが明らかとなっている。その一方で，パーキンソン病患者の上気道筋群の協調運動障害や自律神経障害による気道閉塞も指摘されており，拘束性換気障害だけでなく，閉塞性換気障害も有する可能性を考慮すべきである。

拘束性換気障害に対する呼吸リハビリテーション

一般的にリハビリテーションは，身体機能や動作能力の改善を目的に実施されているが，進行性疾患の場合はそれらの改善よりも，維持することが最大の目標となる場合が多い。今回本稿において拘束性換気障害として取り上げたIPF，肺結核後遺症，円背，パーキンソン病は，いずれも進行性あるいは加齢とともに機能低下が生じてくる。特にIPFは進行性疾患で予後不良であることから，呼吸リハビリテーションの目標は主に症状の軽減，運動耐容能および日常生活動作（activities of daily living；ADL）能力の維持または改善，健康関連QOL（health related quality of life；HRQOL）の向上に主眼が置かれる。

拘束性換気障害に対する呼吸リハビリテーションの評価

■問診

問診では，自覚症状（呼吸困難の程度），咳嗽，喀痰，投薬状況などを確認する。呼吸困難は呼吸不全患者において最も主要な症状であり，その程度や時間帯，またどのような動作で呼吸困難が生じるかなどを詳細に確認することが大切である。咳嗽では頻度や持続時間，誘発要因などを，喀痰では，喀出頻度や量，色，困難の有無などを聴取する。さらに投薬状況では，特にIPFではステロイドを服用していることが多く，またパーキンソン病では薬のオン・オフによって身体機能が異なるため，服薬状況を把握しておく必要がある。

■フィジカル・アセスメント
◆視診
・全身状態

表情や顔色は患者の現在の状態をよく反映しているため，問診しながら注意深く観察する。また体型によって栄養状態を推定でき，高度の痩せなど栄養状態が悪いと呼吸機能だけでなく予後にも影響することになる。IPFなどでは低酸素血症の徴候の一つとしてばち状指が認められることがあり，また右心不全が進行している患者では，頸静脈怒張や下肢・顔面の浮腫などがみられるため注意が必要である。

・胸郭の動きの観察

拘束性換気障害患者は胸郭が硬いため，明らかな拡張制限が認められる。IPF患者では胸郭全体の拡張制限が，肺結核後遺症患者では胸郭の拡張に左右差が著明となり，円背患者では下部胸郭の拡張が制限されるため，代償的に上部胸郭の動きが目立つ。また無気肺が認められれば，その領域の拡張が減少する。

・呼吸パターン・呼吸補助筋の活動

胸式，胸腹式，腹式など，優位な呼吸パターンを

確認する。拘束性換気障害では、胸郭運動制限があるため、安静時でも頸部周囲の呼吸補助筋（胸鎖乳突筋，斜角筋，僧帽筋上部線維など）を用いた胸式優位な呼吸パターンであることが多く，また浅速呼吸を呈している場合も少なくない。しかし胸郭が高度に硬くなった場合は，胸部の動きがほとんどなくなり，むしろ動きに余裕のある腹式優位な呼吸パターンが認められることがある。

◆触診
・胸郭拡張性・可動性
拘束性換気障害では，換気に伴う呼吸運動自体が低下しているため，胸郭拡張性および可動性が著しく低下している。胸郭拡張性については，呼吸運動時に上肺野，中肺野，下肺野に分けて両手を当て，拡張の左右差，タイミングのズレなどを評価する。胸郭可動性は，徒手的に胸郭の運動方向に圧を加え，各部分の可動性・柔軟性を主観的に評価する。

・筋緊張
視診で観察した呼吸補助筋の筋緊張や圧痛，短縮などの確認はもちろんのこと，胸郭変形や脊柱変形が認められる場合は，脊柱起立筋群などの筋緊張や筋硬結なども注意深く観察する。

◆打診
打診は肺内の含気量を推定するために実施するものであり，打診音の違いによって含気量が正常（清音），含気量が低下（濁音），含気量が増加（鼓音）と判定する。肺結核後遺症で一側胸郭が変形している場合は，その部分は濁音となる。また打診によって臓器の境界が推定でき，肺肝境界による横隔膜の高さがわかる。

◆聴診
聴診は肺内で発生する音を聴取することで，肺内に起こっている現象を把握することができる評価法であり，聴取される音によって肺の状態を推測することができる。IPF患者では特徴的な捻髪音（fine crackle）が吸気終末に集中的に下肺野で聴取される。また痰の貯留が認められれば，いびき音（rhonchi）や水泡音（coarse crackle）が聴取でき，さらに低換気となれば呼吸音は減弱してくる。

■検査測定
◆血液ガス分析値
拘束性換気障害では肺胞低換気となると$PaCO_2$が上昇してくるが，パルスオキシメータによるSpO_2の測定ではわからない。PaO_2や$PaCO_2$の値を知ることで，低酸素血症や高炭酸ガス血症の有無だけでなく，呼吸リハビリテーションにおける酸素投与量の決定にも役立つ。

◆呼吸機能検査
拘束性換気障害ではTLCやVCが低下するが，特にIPFではD_{LCO}の低下が著明である。また閉塞性換気障害を合併する場合は，FEV_1の低下も認められる。

◆呼吸筋力（口腔内圧）
呼吸筋力は口腔内圧計を用いて最大吸気圧（PI_{max}），最大呼気圧（PE_{max}）を測定する。病態の進行や加齢に伴って呼吸筋力は低下する。

◆下肢筋力測定（大腿四頭筋）
下肢筋力は，呼吸器疾患患者において最も重要な機能であり，測定の意義は高い。一般的に等尺性膝伸展筋力を測定し，トルク値や体重支持指数（weight bearing index；WBI）を求めることが多い。WBIは健常者では0.6～0.8の範囲であり，0.6以下でジョギングが困難となり，0.4以下で歩行障害が出現するとされている[11]。

◆胸郭拡張差
胸郭拡張差はメジャーを用いた腋窩，剣状突起部，第10肋骨部の最大吸気時と最大呼気時における周径の差を測定する。しかし胸郭変形や非対称があると，計測が困難な場合もある。

◆歩行テスト
・6分間歩行テスト
6分間歩行テスト（6miniutes walking distance test；6MWT）は，最も多く用いられている歩行テストであり，6分間の総歩行距離が主要測定項目である。しかしIPFでは労作時に著明な低酸素血症となるため，距離だけでなく6MWT中のSpO_2の低下状況を詳細に分析することも大切である。ただし歩行速度は患者自身が決定するため，歩行距離は患者の努力に依存される。IPFでは，テスト後に急激なSpO_2の低下が認められることが多いため，注意が必要である。

IPFの6MWTにおけるMCID（臨床的に意味のある最小差）は28mとされている[12]。

・シャトルウォーキングテスト

テスト専用CDから流れるシグナルの指示によって歩行速度が漸増する運動負荷テストであり，歩行距離から最高酸素摂取量を予測することが可能である。ただし歩行速度が速くなってくると，測定結果は下肢機能に影響されやすい。

◆日常生活活動（ADL）テスト

日常生活に呼吸障害がどの程度影響しているかを評価するもので，評価表には機能的自立度評価法（FIM），バーテル指数（Barthel index）などの包括的なものや，長崎大学呼吸器日常生活質問紙（NRADL），P-ADLなどの疾患特異的なものがある。呼吸障害患者では疾患特異的評価表のほうが，ADL上の問題点を明確にしやすい。また評価表を使って点数化するだけでなく，実際のADL動作中のSpO_2の変化など確認することも大切である。特にIPF患者ではSpO_2の低下が著明でも，呼吸困難を自覚しないことがあるため，ADL動作中のSpO_2の変化を把握することが重要となる。

◆健康関連QOL（health-related QOL）

呼吸リハビリテーションの効果判定のためにも，健康関連QOLの評価は必須である。評価表はどの疾患にも利用できる包括的評価表（SF-36など）と呼吸器疾患患者のみを対象とした疾患特異的評価表（SGRQ，CRQ）などがある。

拘束性換気障害に対する呼吸リハビリテーションの実際

2012年に改訂された『呼吸リハビリテーションマニュアル－運動療法－第2版』[13]に掲載されている，呼吸器関連疾患における各介入の推奨レベルを表4に示した。これによると2003年の第1版に比べ推奨レベルが大きく変化し，拘束性換気障害では間質性肺炎，肺結核後遺症はすべての介入が適応，神経筋疾患はコンディショニング，ADLトレーニングが適応となっている。このように以前は，介入効果が明確でなかった間質性肺炎に対しても，近年さまざまな研究報告により，呼吸リハビリテーションの効果が明らかとなったことで，介入の推奨レベルが高くなってきている。

■IPF患者の運動制限因子

呼吸不全患者では労作時に呼吸困難が惹起されることで活動性が低下し，その結果，身体機能や運動能力の低下に陥っていくという悪循環が認められる。IPF患者も同様にさまざまな要因によって運動が制限されているが，その因子として換気の制限ではなく肺循環[14]や，低酸素血症[15]などが指摘されている。またIPF患者の最大酸素摂取量（$\dot{V}O_{2max}$）は基準値の46％，大腿四頭筋力は基準値の65％であり，$\dot{V}O_{2max}$との相関係数は，VC（0.79），TLC（0.64），D_{LCO}（0.64），大腿四頭筋力（0.62），最大呼気圧（PE_{max}）

表4 呼吸器関連疾患における各介入の推奨レベル

症状	コンディショニング	全身持久力トレーニング	筋力（レジスタンス）トレーニング	ADLトレーニング
COPD	++	+++	+++	++
気管支喘息	+	+++	+	
気管支拡張症	++	++	++	+
肺結核後遺症	++	++	++	++
神経筋疾患	++	+		
間質性肺炎※	++	++	+	++
術前・術後の患者	+++	+++	++	+
気管切開下の患者	+		+	+

空欄：現段階で評価できず，＋：適応が考慮される，＋＋：適応である，＋＋＋：適応であり有用性を示すエビデンスが示されている
※病型や重症度を考慮し介入する必要がある。

文献13）より引用

(0.48)，安静時PaO$_2$（0.33）であったとされ，大腿四頭筋力はIPF患者の運動能力の予測変数であるとしている[16]。したがって，下肢筋力の低下もIPF患者の運動制限の大きな因子であり，これらの改善により運動耐容能の改善が期待できると考えられる。IPF患者の運動制限因子の機序については図5[17]に示す。

■ 肺結核後遺症患者の運動耐容能低下のメカニズム

図6[18]は，肺結核後遺症患者の運動耐容能低下のメカニズムを示している。肺結核後遺症患者の多くは，数十年前に肺結核の治療のため胸郭成形術や肺切除術などを受けており，その影響で胸郭の変形や拘縮による胸郭拡張不全（胸郭可動域の低下）が著しい。

図5 間質性肺炎患者の運動制限因子

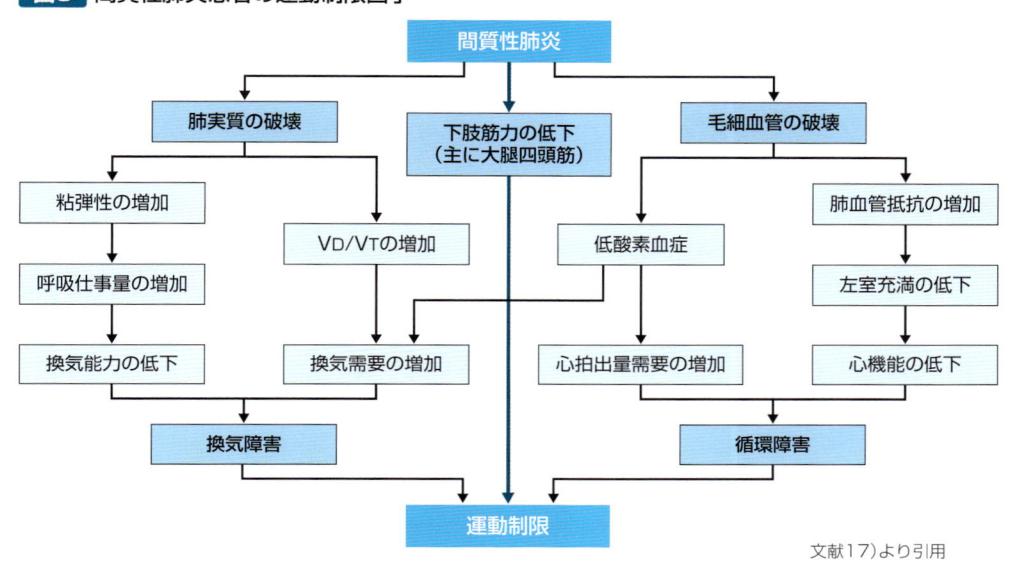

文献17）より引用

図6 肺結核後遺症の運動耐容能低下のメカニズム

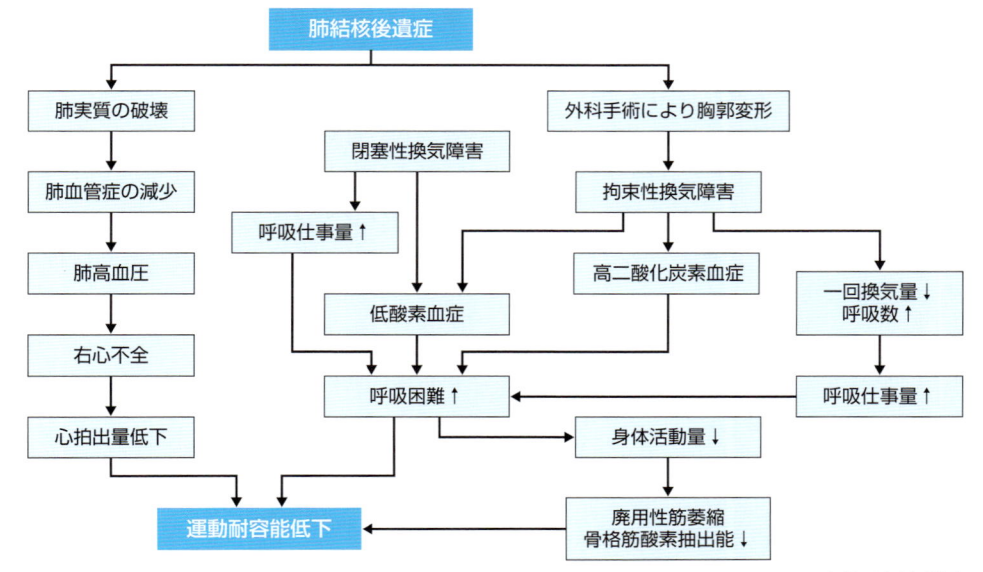

文献18）より引用

したがって，動作時には1回換気量を増加させることができないため，呼吸数の増加で代償し（浅速呼吸），その結果，呼吸困難が惹起される。

また肺実質の破壊や胸郭成形術などの外科治療によって肺血管床が減少することで肺高血圧をきたしやすく，その結果右心不全となる。さらに加齢による骨格筋量の減少や筋力低下，そして呼吸不全も相まって骨格筋機能が低下する。これらが運動耐容能の低下に繋がっている。

■拘束性換気障害に対する呼吸リハビリテーションプログラム

既に説明したように，IPF患者や肺結核後遺症患者では病態は異なっているものの，徐々に運動能力の低下をきたし，これには下肢を中心とした骨格筋機能が大きく影響している。したがって，呼吸リハビリテーションではそれらの機能改善を目的とした運動療法が中心となり，また併せてコンディショニングやADLトレーニングなどを実施する（表4）。

◆運動療法

IPFなど長期にわたってステロイド治療を行っている患者では，ステロイドミオパチーが大きな問題となる。ステロイドの副作用としては骨格筋や呼吸筋の筋力低下が認められ，ステロイドミオパチーでは組織学的にミオパチー性変化とタイプⅡb線維萎縮の両方が観察される。骨格筋の機能的構造変化の程度とステロイド投与量や投与期間との関係も指摘されており[19]，身体活動量や栄養状態もステロイドミオパチーの重症度に影響を及ぼすと考えられている。したがって，IPF患者に対する呼吸リハビリテーションでは，栄養療法とともに大腿四頭筋を中心とした下肢筋力トレーニングが重要であり，積極的に実施すべきである。

ただしIPF患者は安静時に比べ労作時に著明な低酸素血症を示し，回復するのに多くの時間を要するのが特徴である。そのため筋力トレーニングや持久力トレーニングなどの運動療法を実施する際には，SpO_2のモニタは必須であり，急激な低酸素血症に陥らないように酸素流量などにも注意を払う必要がある。特に高濃度の酸素吸入が必要なIPF患者に対しては，ベンチュリーマスクやリザーバー付マスクなどを用い，吸入気酸素濃度を安定させることが必要である。さらにIPF患者や肺結核後遺症患者では換気補助をすることで運動耐容能が向上することもあり，NPPVを用いた換気補助下での運動療法も選択肢のひとつである。

・上肢・下肢の筋力トレーニング

鉄アレイや重錘ベルト，ゴムチューブ，自重，筋力トレーニングマシンなど，さまざまな器具が用いられている。負荷量については，各患者の筋力に応じて調節し，過負荷の原則にしたがって決定する。

ただし筋力トレーニング中は，力を入れた際の息こらえによる低酸素血症を予防するため，息を吐きながら力を入れ，運動と呼吸を同調するよう指導する。

・持久力トレーニング

自転車エルゴメータ，トレッドミル，平地歩行などが用いられていることが多い。負荷強度は自転車エルゴメータの場合は，換気性作業閾値（V_T）のときの心拍数を目標心拍数としたり，事前に行った運動負荷試験から最大仕事率（peak work rate）の50％を負荷する方法などがある。またトレッドミルや平地歩行の場合は，6MWTのスピードの80％，最大心拍数の60％のときのスピードなどで実施され，運動時間は自転車エルゴメータ，トレッドミルともに5〜30分，インターバルトレーニングなどが実施されている[20〜25]。

◆コンディショニング

呼吸リハビリテーションでは，まず初めにコンディショニングとしてのリラクセーション，呼吸練習，胸郭可動域練習などを行い，その後に積極的な運動療法へと進めて行くほうがよい。

・リラクセーション

慢性的な呼吸努力により呼吸補助筋の過活動，過緊張などが続いている患者が多いため，それらの筋に対しリラクセーションを実施する。特に頸部や肩甲帯周囲筋のストレッチやマッサージは，患者の自覚的な症状の軽減に繋がることが多い。ただし活動性の低い患者にやり過ぎると，依存性を高めてしまうため注意が必要である。

拘束性換気障害

・胸郭可動域練習

拘束性換気障害の患者は肺実質の硬化や胸郭・脊柱の変形などにより胸郭可動性が低下するため，肺活量や一回換気量の低下が認められる。その結果，少ない一回換気量で換気を維持しようとするため，代償的に呼吸数が増加することになる。したがって胸郭可動域練習によって，可能な限り胸郭可動性・柔軟性を維持するようにする。

胸郭可動域練習の方法は多くあるが，徒手胸郭伸張法，肋間筋ストレッチ，胸郭モビライゼーション，胸郭捻転運動など，患者の状態に応じた方法を選択して実施する。

・排痰法

排痰法は，気道内の貯留した痰の排出を促す方法のことであり，これにより気道抵抗が低下するため，呼吸困難の軽減が期待できる。また痰の貯留に伴う無気肺の予防，換気やガス交換の改善にも繋がる。

IPFは痰の多い疾患ではないが，肺結核後遺症やパーキンソン病，円背の患者は高齢者が多いため，痰の喀出が困難な場合には援助が必要となる。

排痰法には徒手的な方法だけでなく，呼吸法によるもの，器具や機器を使うもの，離床や運動によるものなどさまざまな方法がある。したがって，必ずしも徒手的な方法を用いる必要はない。しかし拘束性換気障害患者は高齢者が多く，さらに呼吸筋力や胸郭可動性の低下などによって排痰に必要となる十分な咳嗽力を発揮できない場合が少なくない。その場合は，痰の貯留部位をできるだけ上側にした体位をとって胸郭運動を助けて呼吸流速を高めるスクイージングを用いて排痰を行う。

・呼吸練習

一回換気量が少なく呼吸数が多い浅速呼吸を呈している場合は，呼吸仕事量の軽減や呼吸困難の改善を目的に呼吸練習を実施する。その場合，口すぼめ呼吸や可能であれば横隔膜呼吸を用いることがある。ただし患者の呼吸パターンを強制的に修正しようとすると，かえって逆効果になることがあるため，患者が最も楽であり，かつ効率の良いと思われる呼吸法を見つけて指導することが大切である。

・ADLトレーニング

先にも述べたように『呼吸リハビリテーションマニュアル－運動療法－第2版』[7]では，IPF，肺結核後遺症，神経筋疾患患者に対してはADLトレーニングが推奨されている（表4）。これはさまざまな環境下で行うADLの方法を再考し，最もエネルギー消費の少ない動作の方法，スピード，呼吸法の指導，および生活環境の整備を行うことである。一般的に呼吸器疾患患者に対しては，動作は息を吐きながら行うよう指導しているが，拘束性換気障害患者に対しても同様に，基本的なADL動作（更衣，整容，食事，入浴，排泄，歩行など）の際には呼気と動作を同調する呼吸法を身につけさせる。これにより，筋力トレーニング中と同様に動作時の息こらえによる低酸素血症を防ぎ，可能なADLを増やしていく。

・患者教育

患者教育は呼吸リハビリテーションにおいて重要な項目のひとつであり，特に動作時の低酸素血症は身体に大きな負荷を与えることを理解させる必要がある。たとえばIPF患者では，低酸素血症と呼吸困難が相関しない症例が多く認められるため，安易に呼吸困難の程度を指標として，動作の方法やスピードを選択することは危険である。先のADLトレーニングの際にも，パルスオキシメータの値を確認させ，どのような方法やスピードが最も低酸素血症を抑制できるかについて教育・指導するようにする。

拘束性換気障害に対する呼吸リハビリテーションのエビデンス

■IPF患者に対する呼吸リハビリテーションの効果

近年，IPF患者に対する呼吸リハビリテーションの効果に関する研究が多数報告されており，以前に比べその効果が明確に示されてきている。運動耐容能に関する効果については図7に示したように，研究者によって呼吸リハビリテーションによる改善効果に差が認められるが，ほとんどの研究において6MWDの改善が示されている。ただしIPFの6MWTのMCIDである28m以上の改善を示しているのは9つの研究のうち5つであり，十分であるとはいえない状況である。また，下肢筋力についても呼吸リハビリテーションによって改善が認められるものの，

その効果の程度はCOPDに比べると低い[26]ことが明らかとなっている。さらに呼吸リハビリテーション前の6MWDが低い症例ほど改善度が大きいことも示されている[27]。

健康関連QOLに関する効果については，SF-36において全体的健康観，日常役割機能（身体），日常生活機能（精神）において有意な改善を認めた研究[28]がある一方で，身体的スコアはやや改善したものの，有意な改善は認められなかったという研究[29]があり，一貫した結果とはなっていない。呼吸リハビリテーションの効果について，COPDでは12〜18カ月効果が持続するとされている[30]が，IPF患者では8週間の運動療法において，6MWDや呼吸困難などの改善が認められたが，この効果は6カ月間も維持しなかったと報告[31]されており，得られた効果をいかにして長期間持続させるかが，IPFに対する呼吸リハビリテーションの今後の課題である。

■ 肺結核後遺症患者に対する呼吸リハビリテーションの効果

肺結核後遺症患者に対する呼吸リハビリテーションの効果に関するエビデンスは明らかとなっているとは言い難い。しかしいくつかのrandomized controlled trials（RCT）により，その効果が報告されている。

重度の拘束性換気障害を有する肺結核後遺症患者に対し，自発呼吸・空気吸入，NPPVによる換気補助・空気吸入，自発呼吸・酸素吸入，NPPVによる換気補助・酸素吸入の条件において自転車エルゴメータ駆動を実施し，運動継続時間，血液ガス，呼吸困難などを比較した研究[32]では，NPPVによる換気補助・酸素吸入下群が最も成績が良く，換気補助と酸素吸入が有効であることが示されている。

また肺結核後遺症患者に対し，COPD患者と同様の呼吸リハビリテーションを実施し，その効果を検討した研究[33]では，9週間の外来呼吸リハビリテー

図7 IPFに対する呼吸リハビリテーションにおける6MWDの変化

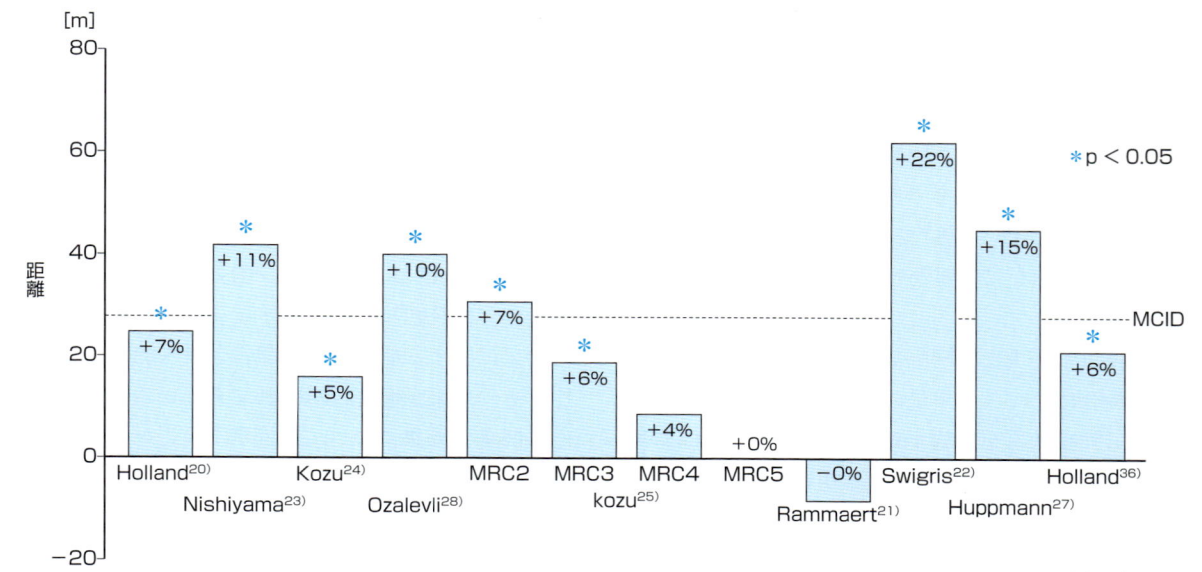

文献26)より引用

ション（30分間の上下肢低負荷筋力トレーニング，15分間の歩行トレーニング）を実施した結果，6MWD，呼吸困難，ADL能力などの改善が認められ，この効果は年齢と1秒量をマッチングさせたCOPD患者と差がなく同様であったとしている。

さらに間欠的にNPPVを装着している拘束性肺疾患患者に対する呼吸筋トレーニングの効果を検討した研究[34]では，3カ月間の呼吸筋トレーニング実施群と擬似群にランダムに分けて行い，その前後における呼吸筋力，呼吸筋耐久力，呼吸機能，運動能力，健康関連QOLについて検討した結果，最大吸気筋力，最高酸素消費量，最大仕事量は実施群で有意に増加したことから，NPPV装着下の拘束性肺疾患者に対する呼吸筋トレーニングは，吸気筋力を有意に改善させ，運動能力や健康関連QOLを改善させるとしている。

そして，肺結核後遺症患者における治療開始時の運動能力と生存率との関係について検討した研究[35]では，3カ月間343名の肺結核後遺症患者について調査した結果，運動能力の低下と早期死亡の強い関係が認められ，呼吸リハビリテーションによって運動能力を維持することが重要であるとしている。

【文献】

1) 巽 浩一郎ほか監：病気がみえる vol.4 呼吸器，188，メディックメディア，2013.
2) 日本呼吸器学会肺生理専門委員会 在宅呼吸ケア白書ワーキンググループ 編：在宅呼吸ケア白書，3，2010.
3) 細田多穂 監：シンプル理学療法学シリーズ 内部障害理学療法学テキスト，225，南江堂，2010.
4) Kekevian A, et al：Diagnosis and classification of idiopathic pulmonary fibrosis. Autoimmun Rev 13：508-512, 2014.
5) 日本呼吸器学会 びまん性肺疾患診断・治療ガイドライン作成委員会 編：特発性間質性肺炎 診断と治療の手引き，改訂第2版，53，2011.
6) 町田和子：肺結核後遺症とCOPD. COPD Frontier 6：154-158, 2007.
7) 泉崎雅彦ほか：呼吸困難感のメカニズム，呼吸と循環 51：57-65, 2003.
8) 柿崎藤泰：胸郭の病態運動学と理学療法. 理学療法 26：431-440, 2009.
9) 井上 仁：胸郭の運動学，理学療法 25 (12)：1672-1677, 2008.
10) Tamaki A, et al：Influence of thoracoabdominal movement on pulmonary function in patients with Parkinson's disease: comparison with healthy subjects. Neurorehabil Neural Repair 14：43-47, 2000.
11) 黄川昭雄ほか：機能的筋力測定. 評価法－体重支持指数(WBI)の有効性と評価の実際. 日整外スポーツ医会誌 10：463-468, 1991.
12) Swigris JJ, et al：The 6 minute walk in idiopathic pulmonary fibrosis: longitudinalchanges and minimum important difference. Thorax 65：173-177, 2010.
13) 日本呼吸ケア・リハビリテーション学会，日本呼吸器学会，日本リハビリテーション医学会，日本理学療法士協会 編：呼吸リハビリテーションマニュアル－運動療法－第2版，7，照林社，2012.
14) Hansen JE, et al：Pathophysiology of activity limitation in patients with interstitial lung disease. Chest 109：1566-1576, 1996.
15) Harris-Eze AO, et al：Role of hypoxia and pulmonary mechanics in exercise limitation in interstitial lung disease. J Respir Crit Care Med 154：994-1001, 1996.
16) Nishimura O, et al：Quadriceps weakness is related to exercise capacity in idiopathic pulmonary fibrosis. Chest 127：2028-2033, 2005.
17) 塩谷隆信：包括的呼吸リハビリテーション，10-14，新興医学出版社，2007.
18) 玉木 彰：15レクチャーシリーズ 理学療法テキスト 内部障害理学療法学 呼吸，137，中山書店，2010.
19) Decramaer M, et al：Corticosteroids contribute to muscle weakness in chronic airflow obstruction. Am J Respir Crit Care Med 150：11-16, 1994.
20) Holland AE, et al：Predictors of benefit following pulmonary rehabilitation for interstitial lung disease. Respir Med 106：429-435, 2012.
21) Rammaert B, et al：Home-based pulmonary rehabilitation in idiopathic pulmonary fibrosis. Rev Mal Respir 28：e52-e57, 2011.
22) Swigris JJ, et al：Benefits of pulmonary rehabilitation in idiopathic pulmonary fibrosis. Respir Care 56：783-789, 2011.
23) Nishiyama O, et al：Effects of pulmonary rehabilitation in patients with idiopathic pulmonary fibrosis. Respirology 13：394-399, 2008.
24) Kozu R, et al：Differences in response to pulmonary rehabilitation in idiopathic pulmonary fibrosis and chronic obstructive pulmonary disease. Respiration 81：196-205, 2011.
25) Kozu R, et al：Effect of disability level on response to pulmonary rehabilitation in patients with idiopathic pulmonary fibrosis. Respirology 16：1196-1202, 2011.
26) Kenn K, et al：Pulmonary rehabilitation in patients with idiopathic pulmonary fibrosis - A review. Respiration 86：89-99, 2013.
27) Huppmann P, et al：Effects of in-patient pulmonary rehabilitation in patients with interstitial lung disease. Eur Respir J 42：444-445, 2012.
28) Ozalevli S, et al：Effect of home-based pulmonary rehabilitation in patients with idiopathic pulmonary fibrosis. Multidiscip Respir Med 5：31-37, 2010.
29) Swigris JJ, et al：Benefits of pulmonaryrehabilitation in idiopathic pulmonary fibrosis. Respir Care 56：783-789, 2011.
30) Nici L, et al：The ATS/ERS statement on pulmonary rehabilitation. Eur Respir J 28：461-462, 2006.
31) Holland AE, et al：Short term improvement in exercise capacity and symptoms following exercise training in interstitial lung disease. Thorax 63：549-554, 2008.
32) Tsuboi T, et al：Ventilatory support during exercise in patients with pulmonary tuberculosis sequelae Chest 112：1000-1007, 1997.
33) Ando M, et al：The effect of pulmonary rehabilitation in patients with post-tuberculosis lung disorder Chest 123：1988-1995, 2003.
34) Budwizer S, et al：Respiratory muscle training in restrictive thoracic disease: A randomized control trial. Arch Phys Med Rehabili 87：1559-1565, 2006.
35) Vallere SD, et al：Poor performance status is associated with early death in patients with pulmonary tuberculosis. Trans R Soc Trop Med Hyg 100：681-686, 2006.
36) Holland AE, et al：Breathing exercises for chronic obstructive pulmonary disease. Cochrane Database Syst Rev 10：CD008250, 2012.

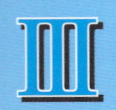

急性期呼吸理学療法

安藤守秀

集中治療室における急性期の呼吸理学療法は最近までバイブレーションやパーカッションなどの排痰手技を中心に理解され[1]，その効果は乏しいものと考えられてきた[2]。しかし2000年代に始まった早期離床（early mobilization）へのチャレンジが多くの追試により有効な治療法として確立され[3]，それを受けて最新のアメリカ呼吸器学会（ATS）／ヨーロッパ呼吸器学会（ERS）合同の呼吸リハビリテーションのオフィシャルステートメントにおいても急性期呼吸理学療法について初めての言及がなされた[4]。このように急性期呼吸理学療法を取り巻く環境はこの十数年で大きく変化し，今日では集中治療領域における重要な治療手技のひとつとして認識されつつある[5]。

しかし同時に過渡期のために医療現場の理解には混乱もみられる。たとえば十分な病態評価を行わずに早期離床のみを強引に行おうとする傾向があり，またその開始がいかに他施設より早いかを競う風潮さえ認められる。

この領域を健全に発展させていくためには理論と実証を両輪として，着実に成果を積み重ねていくことが大切であると思われる。

急性期呼吸理学療法（急性期呼吸リハビリテーション）とは

集中治療室などにおける急性期呼吸理学療法（急性期呼吸リハビリテーション）はまだ新しい領域であり，明確な定義は存在しない。筆者らは急性期呼吸理学療法を「侵襲時の呼吸器系の状態の変化に対応して適切な処置を行うことによって，最適な酸素化と安定した換気を確保し，人工呼吸に関連した合併症や全身合併症の発生を防止し，また人工呼吸器からのスムースな離脱と早期離床を促進すること」と位置づけている。そして実際的には患者の呼吸管理に伴うストレスを最小にし，侵襲に伴う呼吸状態の悪化からの回復を促進することを第一の目標としている。

急性期呼吸理学療法のエビデンス

急性期呼吸理学療法の効果については，ARDSにおける腹臥位療法および挿管人工呼吸症例に対する早期離床の2点について既にエビデンスが確立されている。

■ARDSに対する腹臥位療法

ARDSにおける腹臥位療法については酸素化の改善について既にメタアナリシスが報告されている[6]。この報告では腹臥位療法はARDS患者の酸素化を無作為化後3日間にわたって有意に改善することが示されている。また生命予後の改善効果については2013年にGuerinらが無作為比較試験によって重症度の高いARDS患者において腹臥位療法が28日目および90日目の死亡率を有意に減少させることを示した[7]（図1）。

■挿管人工呼吸症例に対する早期離床の効果

挿管人工呼吸症例に対する早期離床の効果については，2009年にScheweickertらが無作為比較試験において内科的ICUにて呼吸管理された患者の退院時のADL自立回復の比率を高め（図2），ICU在室日数を減少させ，せん妄（ICU-AD）の期間を短縮し，人工呼吸期間を短縮することを示した[8]。その後多数の追試が行われ，メタアナリシスにおいても早期離床は退院時の身体機能，QOL，四肢筋力，呼吸筋力を改善し，またICU在室中のベンチレータフリーの日数を増加させ，入院日数，ICU滞在日数を短縮させることが示された[3]。

図1 腹臥位療法の重症ARDSの生命予後に対する効果

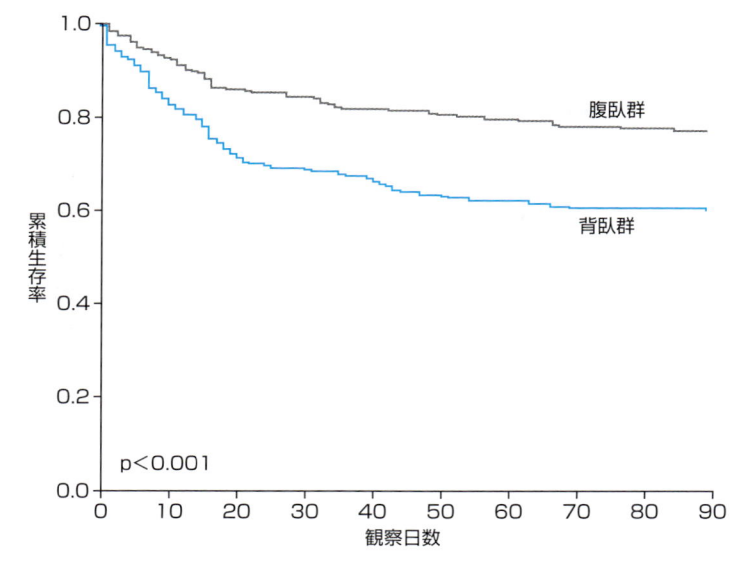

対象数

腹臥群	237	202	191	186	182
背臥群	229	163	150	139	136

重症ARDSにおいて腹臥位療法は28日目および90日目の死亡率を有意に減少させた。

文献2)より引用

図2 early mobilizationの効果

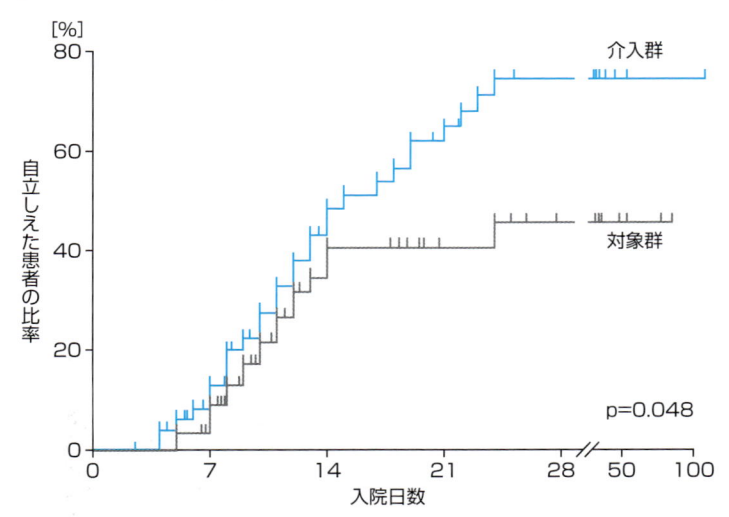

対象数

介入群	55	51	21	13	9	4	0
対象群	49	40	21	13	8	2	1

早期離床を積極的に実施した群は，コントロール群と比較し，ADL自立を達成した比率が有意に上昇した。

文献8)より引用

その他の手技に関するエビデンス

この2点以外では，たとえばマニュアルハイパーインフレーションや排痰などの単独手技の効果や，あるいは胸部手術後や上腹部手術後などの状況における呼吸器合併症の防止に対する効果などについて急性期呼吸理学療法は十分な効果を示し得ていない[2,9]。しかしこのような結果は必ずしも排痰手技などが無効であることを示しているのではなく，多くの検討で病態に合わせた正しい戦略がとられていなかったり，治療の目標を絞り込んでいないことなどが原因であると思われる。

急性期呼吸理学療法の対象疾患

急性期呼吸理学療法の対象疾患は多岐にわたる。具体的には

- 周術期（特に胸部・上腹部手術，大侵襲手術，緊急手術後）
- 呼吸管理を要する急性疾患（重症肺炎，ARDS，肺水腫を伴う急性心筋梗塞，重症膵炎など）
- 意識障害・排痰困難を伴う急性疾患（脳出血，脳梗塞，糖尿病性昏睡，肝性昏睡など）
- 外傷（胸部外傷，頭部外傷，多発外傷など）
- 慢性疾患の増悪で呼吸管理を要するもの（COPD，気管支喘息，間質性肺炎，気管支拡張症などの慢性呼吸不全の増悪，神経筋疾患に伴う呼吸不全，うっ血性心不全の増悪）

などがあり，急性期病院においては急性期呼吸理学療法は常に非常に大きな需要がある。

筆者らの病院では集中治療室，救命病棟入室者対して年間約800例の急性期呼吸理学療法を行っている。この大半は周術期および救急患者で，呼吸器疾患患者の割合はわずかである。

急性期呼吸理学療法に用いられる手技

急性期呼吸理学療法に用いられる手技は，体位管理（positioning），リクルートメントと気道管理，早期離床（early mobilization）の3つに集約される。

体位管理（positioning）

体位管理は体位を特別な治療技術として用いることであり，酸素化を最善にし，また換気仕事量を軽減することを目標とし，起座位，腹臥位，側臥位，前傾側臥位などの体位を用いる[2]（図3）。このうち起座位は横隔膜レベルを下げることによってFRCを増加させ，肺コンプライアンスの低下に伴う肺胞の虚脱を防止する効果がある[10]。またヒトの肺は解剖学的に背臥で背側に含気低下が生じやすいが，腹臥位はこの含気低下を防止し，ARDSなどの肺コンプライアンスの低下した状態での肺胞の虚脱を防止することが期待されている[11]。また人工呼吸管理による受動的な換気は重力に対して上面に入りやすく，換気を導きたい領域を上面におくことでこうした領

図3 体位管理（ポジショニング）

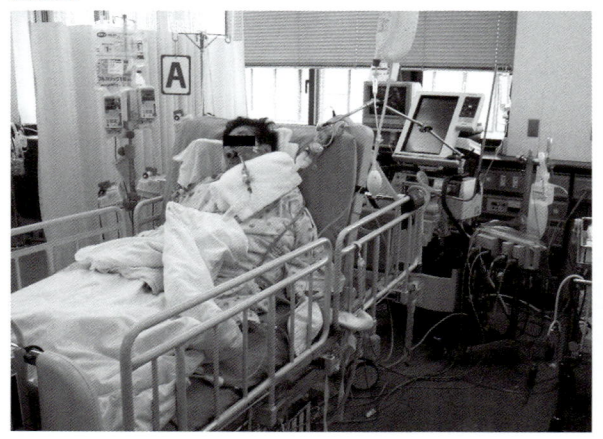

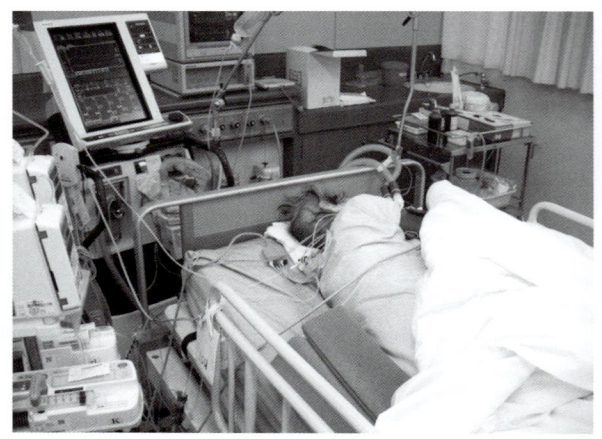

人工呼吸管理中であっても水平仰臥は避け，起座位および伏臥を含む積極的な体位管理を行う。

域の換気を確保することができる。

　先に示したように重症ARDSにおいて腹臥位を含む体位管理は，酸素化と生命予後を改善することが確立されている。

リクルートメントと気道管理

　リクルートメントと気道管理は虚脱した肺胞に含気を回復させ，また気道内に貯留した分泌物を取り除いて通気を確保することを目的とする一連の手技であり，主な手技は体位管理，マニュアルハイパーインフレーション，呼吸介助と気管内吸引である（図4）。

　肺胞の虚脱は後述するようにシャントを形成して酸素化を悪化させ，また無気肺は感染の温床となって人工呼吸器関連肺炎（ventilator-associated pneumonia；VAP）の発生を増加させるため，肺は原則として虚脱させないように管理しなければならない（このようなポリシーはopen lung philosophyともよばれる）[12]。

　リクルートメントにおいては適切なPEEPとともにポジショニングの手技を駆使してターゲットとする領域に良好な含気が得られるようにする。さらに虚脱した領域についてはマニュアルハイパーインフレーションやリクルートメントマニューバを用いて含気の回復を図る。また分泌物の排出促進のためにはマニュアルハイパーインフレーションに加えて呼吸介助による呼出のアシストを行う。

■早期離床（early mobilization）

　早期離床は重症患者に対して適応される，積極的かつ早期（最初の2〜5日目）から開始される理学療法と定義され[2]，これには四肢の受動，自動運動や座位，立位，歩行訓練の他，エルゴメータや電気刺激（EMS）などの特異的な離床を推進する手技も含まれる（図5）。早期離床は骨格筋の筋力と機能を維持，あるいは回復させ，それによって機能的な患者中心のアウトカムを改善させることを目標とする。

　先に述べたように早期離床はICUにおける挿管人工呼吸管理患者の退院時の身体機能，QOL，四肢筋力，呼吸筋力を改善し，またベンチレータフリーの日数を増加させ，入院日数，ICU滞在日数を短縮させるなどの効果が確立されており[3]，急性期呼吸理学療法における中心的手技であると考えられる。

図4　気道管理とリクルートメント

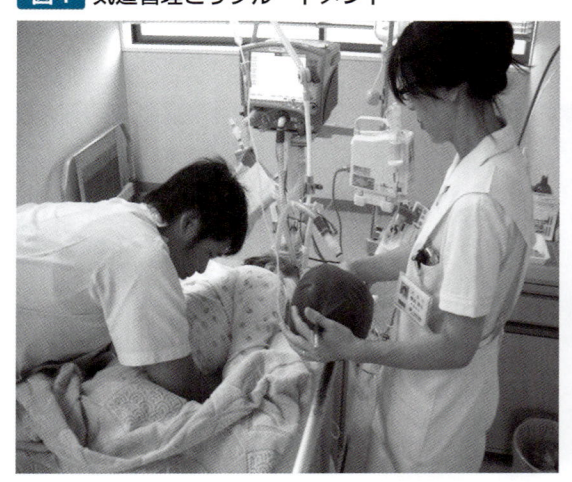

a：マニュアルハイパーインフレーションの際にはターゲットとする領域以外の胸郭を押さえ，ねらった領域に選択的に空気を導き，リクルートメントをかける。

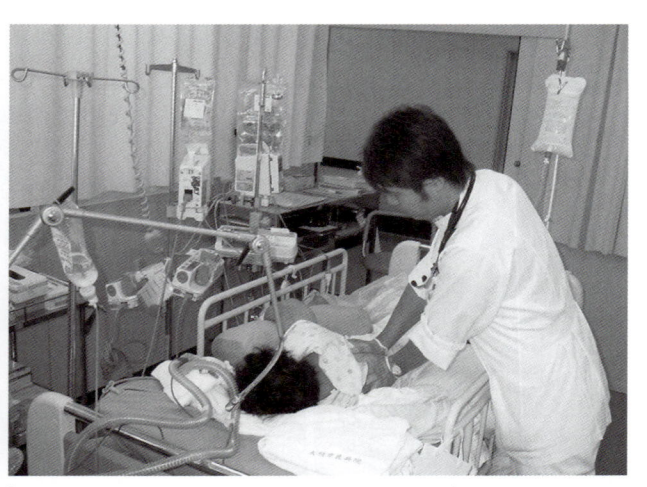

b：気道内分泌物の除去の際には，マニュアルハイパーインフレーションによるリクルートメントに呼吸介助手技を併用する。

気道管理とリクルートメントにはマニュアルハイパーインフレーションと呼吸介助手技を主に用い，連日頻回に実施する。

急性期呼吸理学療法の実施の形態

■オーダリングの仕方

　急性期呼吸理学療法は基本的に状態の早期回復と合併症の予防をその主目的としている。したがって，問題が生じてから開始するのではなく，できる限り早期から介入を開始しなければならない。このためには主治医からのオーダーを待つ形ではなく，早期からの積極的な介入を可能にするための特別なオーダリングシステム（たとえばICU入室手続き時にリハビリのオーダーを必須にする，あるいはリハ科で主体的に入室時にオーダーを入力するなど）を工夫しなければならない。

　現在筆者らの施設では，患者入室時に主治医に理学療法実施可能を確認するとその日のうちに呼吸リハチームで回診をして直ちに理学療法のオーダー入力を行う（したがって主治医からの依頼入力を待たない）システムをとっている。

■専従理学療法士の集中治療室常駐

　急性期の理学療法は1日数回といったやり方では十分な効果を上げることはできない。実施は患者の負担の軽減のためそれぞれは短時間に，そして回数は効果を上げるまで頻回に行うことが原則であり，これを可能にするためには専従理学療法士を集中治療室に常駐させる必要がある。

　また集中治療室における理学療法はときに体外循環実施中などのハイリスクの患者にもアプローチする必要があり，主治医および看護師，臨床工学技士などとの密接なコンタクトを必要とする。また夜間，休日にも絶え間なく理学療法の実施が必要であり，そうした時間帯をカバーするためには看護師とも十分な協力体制が必要である。そうした意味でも理学療法士は集中治療室に常駐し，集中治療室のスタッフの一員でなければならない。

　現在筆者らの施設では集中治療室および救命病棟には3.5名体制（午前4名，午後3名）で理学療法士が常駐する体制をとっている。

■呼吸管理全体に対する助言

　急性期呼吸理学療法は単に理学療法だけを行っていても成功しない。後述するように鎮静のコントロール，人工呼吸器からのウィーニングのプロセス，全身管理などと理学療法をシンクロさせることで初めて最良の効果を上げることができる。このため理学療法実施にあたっては，鎮静深度，人工呼吸器の設定，離脱の時期，全身管理，特に栄養や水分，電解質管理，感染のコントロールなどについて積極的に提言し，主治医と討論していかなければならない。

図5 早期離床（early mobilization）

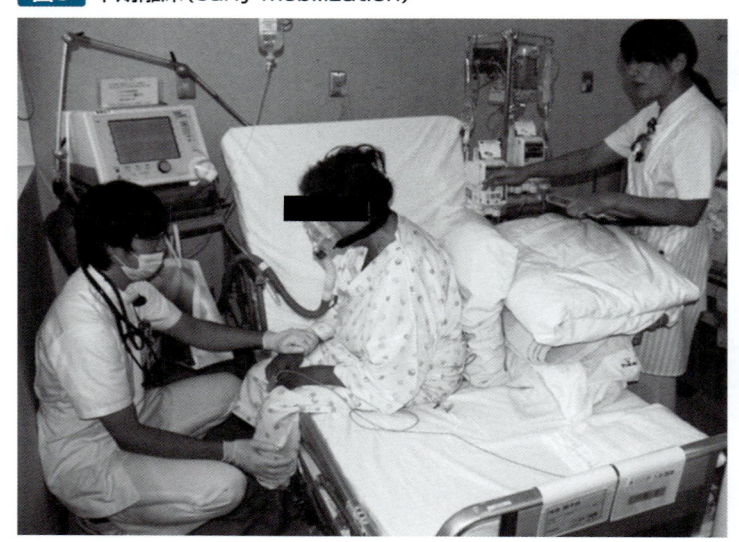

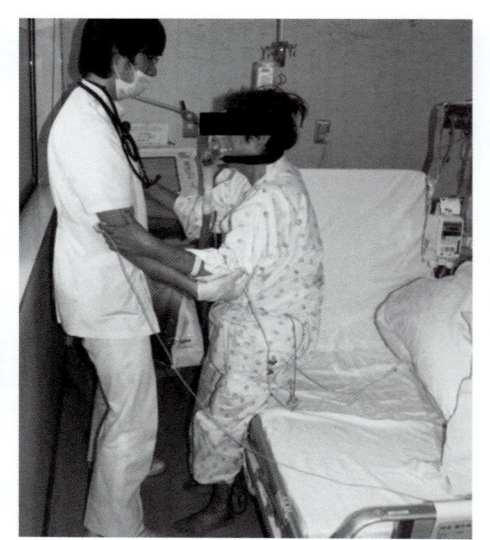

人工呼吸管理中でも積極的に端座位や立位，歩行を実施する。

こうした全体の把握の能力と建設的な提案能力も急性期呼吸理学療法において強く求められる。

筆者らの施設では，現在は主治医の側からも呼吸リハチームに対して人工呼吸器の設定について，抜管の時期について，あるいは胸部画像の読影や血液ガスの解釈などについて積極的に意見を求められることが多くなっている。

急性期呼吸理学療法の理論

急性期呼吸理学療法を有効な治療手技として成り立たせるためには，それを支える理論が必要である。残念ながらこの領域に関する生理学的な理論はまだ断片的で体系化されていないが，こうした理論は新たな有効な手段の発見の手がかりとなりうると思われる。

酸素化の障害とそのコントロール

集中治療室においては医療者はしばしば高濃度酸素投与に抵抗する重篤な酸素化の障害と対峙しなければならない。そのような重篤な酸素化の障害はどのようにして生じ，そしてそれはどのようにしたらコントロールされうるのであろうか。

■集中治療の場における酸素化の障害

肺における酸素化の障害の機序は，生理学的には拡散障害，換気血流不均等，そしてシャントの3つに整理される。この他に肺胞低換気も場合によっては低酸素血症に繋がるが，NPPVを含む人工呼吸管理が容易に行える集中治療室において肺胞低換気がコントロール不能の低酸素血症に繋がることは現実的には考えにくい。

集中治療の場においてはここにさらにいくつか付帯する条件がある。一つはほぼ安静臥床状態であることで，発熱や激しい体動がない限り代謝は抑えられ，酸素消費は少ないレベルにあると考えられる。また肺における血液循環速度も遅く，肺胞壁における血液と肺胞気のコンタクトの時間も十分に確保されていると考えられる。もう一つは十分な酸素投与が行える環境にあることで，実際に多くの場合FiO_2 >0.4以上の高濃度の酸素が呼吸管理に用いられている。こうした条件下で拡散障害，換気血流不均等，シャントがどのように酸素化に影響するかを考えなければならない。

◆拡散障害による酸素化の障害

拡散障害には拡散面積の減少と拡散速度の低下の2つの機序が考えられるが，安静臥床の状態でも酸素化が不足するほどの拡散面積の減少がシャントなどを伴わず単一原因として生じることは考えにくく，現実的には肺胞隔壁の肥厚に伴う拡散時間の延長を主体に考えることになる。

たとえば安静臥床状態で室内気で$PaO_2 = 50$Torrの低酸素血症が認められた場合，これは毎分の酸素摂取量がおよそ150mL/minまで低化した状態と考えられる。この場合，室内気における酸素拡散能力は計算上2.3mL/min/mmHgと求められる。この条件下で十分な酸素化（250mL/min以上）を得るためにはPA_{O_2}をおよそ150Torrまで上げればよく，このために必要とされる吸入酸素濃度は28％となる。このように高度の拡散障害であっても安静臥床状態であれば30％以下の酸素濃度で十分な酸素化が得られることがわかる。

◆換気血流不均等による酸素化の障害

換気血流不均等に伴う酸素化の障害は，たとえば気道狭窄によって一部の肺胞領域の換気が不良となり，換気血流比（$\dot{V}_A/\dot{Q}$）が極度に低下した場合に起こりうる。

たとえば室内気でPaO_2が50Torrの換気血流不均等とは，$\dot{V}_A/\dot{Q}<0.1$の換気不良領域が肺内におよそ60％存在する状況である。この状態から十分な酸素化を得るためには低$\dot{V}_A/\dot{Q}$領域のPA_{O_2}（$\dot{V}_A/\dot{Q}<0.1$であると室内気では40Torr前後まで低下している）を100Torr近くまで引き上げる必要があり，このために必要な吸入気酸素分圧はおよそ200Torrと求められる。これは酸素濃度ではおよそ29％に相当する。

このようにたとえ高度の換気血流不均等があっても，安静臥床時には30％以下の吸入酸素濃度で十分な酸素化を確保することが可能であることがわかる。

◆シャントによる酸素化の障害

シャントとは血流が空気に触れることなく肺循環を通過する状態を示し，肺内シャントの場合は血管

系の障害(ステロイドホルモンの代謝障害や肺動静脈奇形など)を除けばそのほとんどは肺胞の虚脱によって生じていると考えられる。

室内気でのPaO_2が50Torr(SaO_2=85%)のシャントの場合，混合静脈血の酸素飽和度を70%としてシャント血の混合率を求めると 約50%と求められる。シャントノモグラム(図6)でみるとシャント率50%では100%の酸素を吸入しても酸素飽和度は90%以下にしかならない。

つまり拡散障害，換気血流比比均等と比較し，シャントのみが酸素投与に強く抵抗し，まったく振る舞いが異なることがわかる。

◆**集中治療の場における酸素化の障害**

このように安静臥床で発熱もコントロールされている状況では，十分な濃度の酸素投与が行われていれば拡散障害と換気血流不均等はほぼキャンセルされてしまい，酸素化の障害の機序としてはシャントしか残らない。したがって逆に酸素化の障害への対処を考える場合にもまずシャントへの対処を考えるべきであることがわかる。

このような認識は臨床の場においてとても重要である。なぜならシャントはそのほとんどが肺胞の虚脱で生じており，そして肺胞の虚脱は理学的に防止，あるいは解除が可能だからである。

■シャントの予防と解除
◆**シャントはなぜ生じるのか**

たとえば手術などの侵襲後には，3rd spaceに一旦逃げた血漿成分が徐々に血管内に戻ってくるために一時的に循環血液量が増加してそれに伴い肺水分量の増加が生じ，これにより肺のコンプライアンスが低化して肺の容量の縮小が観察される[13]。また炎症や心不全などによる胞隔の浮腫も肺のコンプライアンスを低下させ，肺容量を縮小させる。また胸水，心拡大，胸郭の浮腫や腹圧の亢進などは胸郭の容積を減少させ，これも肺の容量縮小に繋がる。これらの状況はいずれも肺の含気を低下させ，肺胞の虚脱のリスクを増加させる。

背臥位は背部の換気運動を制限し，また背部の分泌物の排出を困難にする。肺胞の虚脱のリスクが高まった状態においては，背臥位はヒトの肺の解剖学的特性(背臥位では背側の含気が低下しやすい)[11]と相まって荷重側の虚脱(荷重側肺障害)や背側領域の無気肺をしばしば生じさせる。荷重側肺障害や無気肺は全体が大きなシャントを形成する。

◆**シャントはどこにあるのか**

シャントは主に肺胞の虚脱の部位に存在する。したがってシャントを見つけるためには肺胞の虚脱の部位を見つけ出すことが重要である。

そのためにはまず画像によって無気肺や荷重側肺障害の検索を行ったうえ，聴診で換気の低化した領域の確認を行うことが重要である。そして最終的に虚脱部位を特定するためには注意深い触診で気道の閉塞や肺胞の膨らみの欠如を同定することが重要である。

◆**シャントを減らすために**

シャントをできる限り減らすためにはまず肺を十分に膨らんだ状態にすることが重要で，そのためには高い機能的残気量(FRC)を維持することが必要である。高いFRCの維持には適切なPEEPをかけることがまず大切で，特にARDSの場合や肥満や浮腫の目立つ患者では十分に高いPEEPをかけなければならない。また起座位を中心としたポジショニングはFRCを増大させる効果がある[14]。さらに胸郭の容積を確保するため胸水はできる限り排除し，腹部は減圧しなければならない。

図6 シャントノモグラム

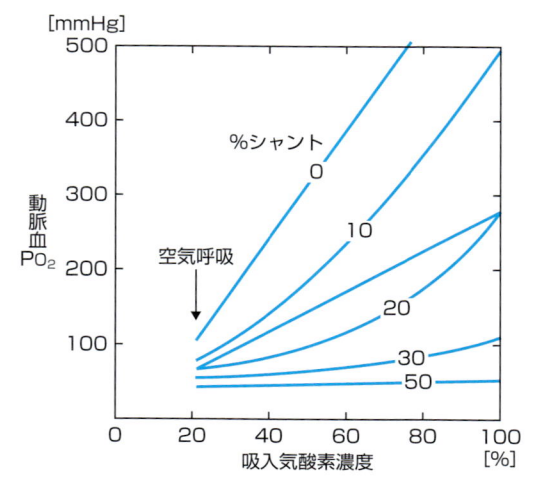

シャント率50%では100%酸素を吸入してもPaO_2は55Torr前後までしか上昇しない。

急性期呼吸理学療法

また背側の換気を確保するためには側臥や前傾側臥，腹臥を含む体位管理を積極的に行わなければならない。

虚脱した部位に対してはマニュアルハイパーインフレーションやリクルートメントマニューバを用いたリクルートメントを積極的に行い，また再虚脱を防ぐために分泌物は徹底的に除去しなければならない。このような一連の手技の効果はターゲットが明確である場合にはしばしば劇的で，迅速な酸素化の改善が得られる（図7）。

こうした観点から見ると，先に述べたARDSの腹臥位療法はこのようなシャント解除のための一連の手技のバリエーションの一つであることがわかる。

実際にはシャント解除のための手技はARDSに限らず酸素化を障害する幅広い病態が対象となり，体位は腹臥以外にも多くの選択肢があり，また加える手技もポジショニングだけでなくリクルートメントのための手技や排痰など多くの組み合わせがあり得る。重要なことは的確にターゲットを絞り，病態に応じた手技を適切に組み合わせることである。

図7 リクルートメントによる酸素化の改善

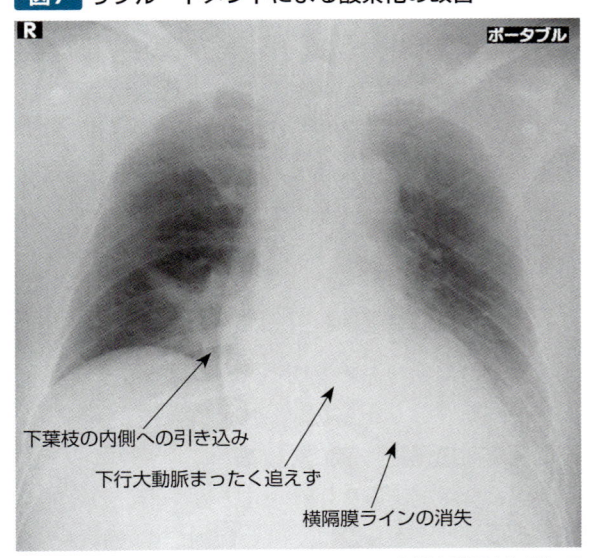

下葉枝の内側への引き込み
下行大動脈まったく追えず
横隔膜ラインの消失

症例は56歳の男性。BMI28.2の肥満あり。腹部大動脈瘤に対して人工血管置換術を実施。
術後，FiO$_2$：0.8，PS6，PEEP6の人工呼吸器設定で血液ガスはpH 7.454，PaCO$_2$ 39.4Torr，PaO$_2$ 71.9Torrと不良であった。画像上は両下葉に無気肺があり，そこをターゲットとして理学療法を行ったところ，数時間の介入後には同じ条件下で血液ガス値はpH 7.467，PaCO$_2$ 37.5Torr，PaO$_2$ 357.0Torrと著明な改善を得た。

換気の障害とそのコントロール

■換気を障害する因子とそのコントロール

人工呼吸管理からのスムースな離脱を図るためには，換気を妨げる因子について正しく評価し，それを的確に取り除くことが必要である。換気を妨げる因子には閉塞性の因子と拘束性の因子がありうる。

◆閉塞性の因子とそのコントロール

閉塞性の因子と作用するものとしては，気道の攣縮，浮腫による気道狭窄，分泌物貯留による気道抵抗の上昇などが挙げられる。ベースにCOPDなど気道の病変を伴う場合には特に気道の状態をベストにするよう心がけなければならない。気道感染のコントロールはもちろん，必要に応じてステロイド薬の投与も考慮すべきである。

◆拘束性の因子とそのコントロール

拘束性の因子として作用するものには，胸郭・肺の拡張性の制限と呼吸筋の筋力低下が挙げられる。

・胸郭・肺の拡張性の制限

胸郭の拡張性の低化は，胸部，上腹部の疼痛に伴う換気運動の制限，胸壁や体幹の浮腫による胸郭コンプライアンスの低下，胸水・腸管のガス・腹水などによる胸腔容積の減少などによって生じる。

高度の肥満があると水平仰臥では腹圧のため横隔膜が押し上げられ，胸郭の拡張性が制限されるため，できる限り下肢を下げた状態での半座位ないし座位での姿勢保持を心がけなければならない。また食道癌術後は右開胸後の胸壁の浮腫と疼痛による右の換気制限に加え，左上腹部操作による左横隔膜の可動制限も生じるため，特に術後数日間は換気状態に厳重な注意が必要である。

体幹の浮腫は厳重にコントロールし，また胸水（特に両側性）は肺の拡張を強く制限するため，原則として穿刺排液しなければいけない。また腹部の減圧も常に心がけなければならない。

胸郭の拡張性を維持するためにはポジショニングが特に重要であり，座位を中心にしてしっかりと肺が広がり換気運動が妨げられないようにポジショニングを計画する。また肺のコンプライアンスを維持するためにはマニュアルハイパーインフレーションによるリクルートメントも適宜実施する必要がある。

・呼吸筋力の低下

　呼吸筋力の低下は全身的な消耗や後述するICU-acquired weakness（ICU-AW）に伴う全身の筋力低下が原因となることが多いが[15]，肝右葉切除，胃切除や膵頭十二指腸切除，食道癌手術に伴う胃管再建術など上腹部の手術操作や，急性膵炎，胆嚢炎，消化管穿孔などに伴う重篤な腹膜炎も一時的に横隔膜運動を低下させるため注意が必要である。また長期にわたるコントロールベンチレーションによる横隔膜の受動運動が横隔膜を損傷することも知られている[16]。また横隔膜は圧負荷に弱く，過負荷がかかると筋が損傷して筋力が回復するまでに長期間を要することにも注意が必要であり[17]，特に人工呼吸管理開始前に気道攣縮や肺水腫などにより強い努力呼吸の状況があった場合には慎重に横隔膜の収縮力を評価しなければならない。

　呼吸筋の保護と早期の回復のためには自発呼吸を残した人工換気法（SIMVやPSV）の選択[16]，適切な人工呼吸器設定による十分な吸気筋の負荷の軽減，全身状態の回復のための十分な支持療法，慎重な離脱のプランニング，そして回復期には後述するように自発呼吸トライアルと早期離床などとを組み合わせた積極的な理学的アプローチ[18]が重要である。

換気仕事量を増大させる因子とそのコントロール

　ともすれば見過ごされがちであるが，換気仕事量を増大させる因子も人工呼吸器からの離脱を困難にする因子として重要である。

◆死腔率の増大

　換気仕事量を増大させる因子としては，体幹の浮腫や過剰なPEEPなどによる弾性仕事量の増大，気道の攣縮，浮腫などによる気道抵抗上昇に伴う粘性仕事量の増大，発熱，アシドーシスなどによる換気需要の増大などがあるが，特に重要なものとして死腔率の増大による異常な換気亢進が挙げられる。

　体動が抑制され，発熱もコントロールされた状態であれば通常は基礎代謝は低く抑えられ，それに伴い換気需要も低い状態が期待される。これに対し分時換気量が10Lを上回るような異常な換気亢進（多くは頻呼吸を呈する）が存在する場合は，死腔率が異常に増大していると考えなければならない。

　人工呼吸管理下での死腔率は実測された分時換気量（$\dot{V}_E$）とPaCO$_2$および肺胞換気式より以下のように概算することができる。

$$\frac{V_D}{V_T} \fallingdotseq 1 - \frac{180}{PaCO_2 \times \dot{V}_E}$$

◆死腔率の増大の原因と対策

　人工呼吸管理下における死腔率の増大は気道病変に伴う不均等換気，広汎な気腫化，そして広汎な荷重側肺障害などによって発生する。

・不均等換気に対して

　気道病変に伴う不均等換気はCOPDや気管支喘息を基礎疾患とする患者に多く見られ，喘鳴，呼気の延長，呼気終末の陽圧の残存，吸気のトリガリングの遅れなどの特徴より判断することができる。この場合はステロイド薬・気管支拡張薬の投与による気道の状態のコントロールの他，人工呼吸器設定上吸気時間と呼吸数を下げ，呼気時間を十分にとること，1回換気量も十分に呼出できる程度に制限すること，そして適切なPEEPをかけることで克服される。また多くの場合広汎な粘液栓を伴うため，丁寧な排痰も必要である。

・高度の気腫化に対して

　ベースに気腫化のある肺に対して過剰なPEEPをかけると気腫部が過膨張して健常肺の含気が低下し，死腔率の増大に繋がる。またこうした状態で健常肺に無気肺を生じると一気に死腔率が増大するため注意が必要である。気腫化がベースにある場合の人工呼吸管理は十分に注意をし，過剰なPEEPは避けなければならない。また無気肺の予防，健常部分の十分な換気の確保のため適切なポジショニングを積極的に行わなければならない。

・広汎な荷重側肺障害に対して

　広汎に荷重側肺障害が存在すると，換気の可能な領域が極端に少なくなり，狭い範囲で相対的に大きな換気が行われるためにその部位の換気血流比が上昇して死腔化する。荷重側肺障害は心原性肺水腫やARDS，誤嚥性肺炎などでは短時間で急速に進行することがあり，また広汎に存在してもポータブルX線像では捉えにくいことが多いので注意が必要であ

る．疑った場合には積極的に胸部CTをとり，評価を行わなければならない（図8）．荷重側肺障害は伏臥を含む積極的な体位変換とリクルートメントによって解除を行う．

■抜管にむけてのサポートと抜管失敗の防止

抜管の失敗は通常，48時間以上挿管人工呼吸管理された症例のうち，計画抜管後72時間以内（あるいは48時間以内）に再挿管に至ったもの，と通常定義される[19]．抜管の失敗は人工呼吸管理日数，ICU滞在日数を延長させるだけでなく，生命予後を悪化させる重大な要素の一つであり[20,21]，できる限り回避しなければならない．そのための抜管前評価は急性期呼吸理学療法の重要な責務の一つである．

抜管前評価においてはまず初めに人工呼吸器の離脱を妨げる因子（頭蓋内圧亢進，意識障害，循環動態の不安定さ，コントロール不良な心筋虚血，筋弛緩薬の継続使用，重篤な酸素化の障害，頻呼吸など）が存在しないことを確認のうえ，自発呼吸トライアル（SBT）を実施する．

SBTでは30分間の低圧CPAPモードでの観察時間中にRR>35の頻呼吸が持続しないこと，RSBI<100〜105であること，酸素飽和度低下がないこと，頻脈や徐脈が見られないこと，30mmHg以上の血圧変動や著明な血圧低下がないこと，心電図変化が見られないこと，呼吸困難や不穏，消耗が見られないことなどを確認するが，抜管前にはさらに十分な咳反射と咳漱力があること，カフリークテストで十分な上気道の開存があることなどを確認する必要がある[19,22]．

筆者らは抜管の判断をサポートするため，48時間以上の人工呼吸管理を要した症例についてはチェック表に基づいて系統的に抜管前評価を実施して主治医に抜管の可否を提言し，また必要に応じて喉頭浮腫軽減のためのステロイドの投与や抜管後の換気のサポートのためのNPPVの準備，あるいは吸痰のための輪状甲状膜穿刺の準備などを提案している（図9）．

呼吸管理に関連した合併症の防止のために

急性期呼吸理学療法の重要な目的の一つに，人工呼吸に関連した合併症や全身合併症の発生を防止することが挙げられる．集中治療室における呼吸管理において経過に深刻な影響を与え，防止の対策が必要な合併症としてはVAP，ICU-AW，そしてせん妄（ICU-AD）が挙げられる．

図8 重篤な荷重側肺障害

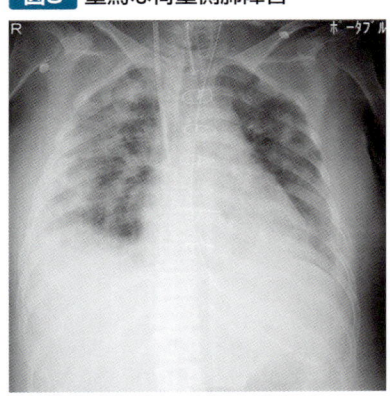

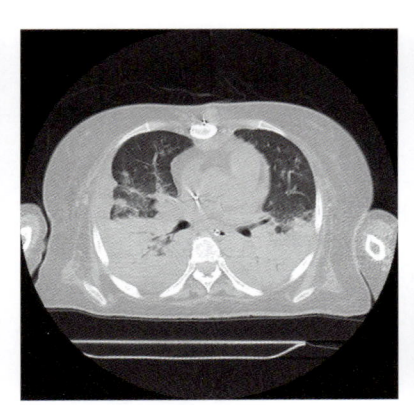

a. X線像（31病日）
b. CT像（31病日）
c. CT像（bから1カ月後）

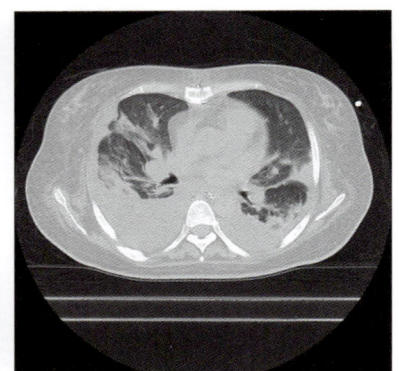

症例は38歳女性．妊娠に伴う肺血栓塞栓症．救急外来で心肺停止となり体外循環を用いて救命．その後開胸による肺動脈内血栓除去術を実施した．一時MOFに陥ったが回復し，第31病日より積極的なポジショニングとリクルートメントを開始した．気管切開下で人工呼吸管理中で設定はA/Cモード，FiO$_2$：0.6，PI17，Ti0.9，PEEP7．血液ガス値はpH 7.398，PaCO$_2$ 37.7Torr，PaO$_2$ 95.7Torrであったが，VE17L/min，RR45-60の換気亢進，頻呼吸の状態であった．
X線像（a）でははっきりしないが，CT像（b）では著明な荷重側肺障害を認めた．1カ月後の胸部CT像（c）の両側に胸水は認めるが，荷重側肺障害はほぼ解除されている．理学療法開始後速やかに分時換気量は10L/分前後に低下，呼吸法訓練と積極的な鍛錬により換気パターンも是正され，FiO$_2$：0.4，PS7，PEEP4の人工呼吸設定で安定した換気状態となり，介入開始後35日目にICUを退室した．

■人工呼吸器関連肺炎（VAP）の防止
◆VAPの問題点

VAPは人工呼吸に関連した合併症のうちでも発生頻度が高くまた予後も不良であり，最も重大なICU合併症の一つである[23]。VAPは挿管人工呼吸管理患者8～20％に生じ，特に48時間以上の長期人工呼吸管理で頻度が増加し，人工呼吸管理が長期になるほど発生頻度が増大することが知られている。

VAPの死亡率は20～50％と高く，非VAP症例の2～10倍に達し，またVAPは人工呼吸日数，集中治療室在室日数を数倍に延長させ，医療コストを著しく増大させる。VAPの起炎菌は緑膿菌，アシネトバクター，MRSAなど多剤耐性菌が多くを占め，抗菌剤治療に抵抗性で，こうした多剤耐性菌感染の場合の死亡率は70％以上にまで上昇することも知られている[23]。

図9　抜管前チェックリスト

```
挿管日数（　　　日）
意識・精神状態（RASS　　　　せん妄　□ あり　□ なし）
分泌物　□ 多い　□ 少ない　　　挿管チューブ径（　　　Fr）
換気能力の評価
□ レスピ条件：FiO2：0.4，PS6，PEEP4 以下である
f/VT（　　　）　PaCO2（　　　）　PaO2（　　　）
□ SBT 実施　FiO2：0.4　PS6　PEEP4 にて 30 分～1 時間以上耐えられる　□ はい　□ いいえ
循環動態の評価
HR（　　→　　）　BP（　　→　　）
気道狭窄の評価
cuff-leak volume（　　ml）
ジャクソン・リースでの加圧
□ 明かな leak がある　□ 多少の leak がある　□ leak はみられない
咳漱力の評価
ピーク　カフ　フロー（　　L/min）
咳漱評価スケール（レベル　　　）
呼吸リハビリチームコメント　□ 理学療法士　□ 呼吸器科医
```

抜管失敗を防止するためにはSBTによる換気予備力評価のほか，咳漱力，上気道狭窄の有無などを系統的にチェックする必要がある。こうしたチェックは理学療法と密接に関連しており，呼吸理学療法の一環として実施することがよいと思われる。

◆VAPの防止のために

VAPの防止のためには，早期抜管に向けての取り組みと下気道への細菌流入防止の手技とを組み合わせ，それをスタッフ全員が励行することが重要であり[24]，こうした取り組みはventilator (care) bundleとよばれている[25]。このbundleによってVAPの発生頻度に30〜70％の減少が得られることが報告されている[26]。

◆無気肺とVAP

経験的にVAPはその多くが無気肺を母地とすることが観察される。これに対しvan Kaanらは動物実験において，無気肺を人為的につくると下気道での細菌増殖が容易に生じ，PEEPによってこれを解除することでその増殖を抑制できることを示した[27]。この実験は急性期呼吸理学療法のVAP防止効果について重要な示唆を与えている。なぜなら無気肺の解除は呼吸理学療法の基本とする効果の一つだからである。実際に少数例ではあるが無作為比較試験において肺理学療法がVAPの発生に効果があることが示されている[28,29]。

筆者らの施設でも，以前はICUにおいて年間約40例にVAPが発生しておりその約半数が死亡していたが，理学療法士が常駐を開始してからはVAPは激減し，以後VAPに関連する死亡はまったくみられなくなっている[30]（表1）。

■ICU-AWの防止
◆ICU-AWとは

ICU-AW（ICU-acquired weakness）はICUで管理された重症患者に生じる全身的な筋力低下で，critical illness myopathy and polyneoropathy（CIM/PN）ともよばれている。ICU-AWは7日以上呼吸管理された症例の25〜50％，敗血症／MOFの患者の50〜100％に発生し，一旦発生すると人工呼吸器からの離脱の遅延，死亡率の増加，回復後の機能障害の原因となる[31〜33]。

またICU-AWによる機能障害はARDSから回復した患者の60％にみられ，長期にわたって正常に復することがないことが知られている[34]。

表1 理学療法士常駐前後での，それぞれ半年間における集中治療室での48時間以上の人工呼吸管理症例のVAP発生数の変化

	T1（理学療法なし）	T2（理学療法あり）
挿管人工呼吸管理数（48時間以上）	211(122)	224(111)
無気肺数	84	62**
入室前より	44	36
入室後新たに	40	26*
無気肺解除例	10(11.9%)	17(27.4%)*
人工呼吸期間［日］	7.3±12.1	7.1±11.4
無気肺なし	5.1±6.0	5.7±8.2
無気肺あり	10.6±17.3	10.8±16.8
VAP発生数	25(22.5/1,000人工呼吸日)	1(0.64/1,000人工呼吸日)**
無気肺関連	16(64%)	1
死亡	12(48%)	1
VAP関連死亡	6(24%)	0
最終転帰　生存退院	131(62.1%)	154(68.8%)
在室死亡	46(21.8%)	47(21.0%)
退室後死亡	34(16.1%)	23(10.3%)

理学療法士常駐後（T2）にはVAPは激減している。
＊：χ^2検定でp＜0.05
＊＊：χ^2検定でp＜0.01で有意差あり

ICU-AWの発生には高血糖や安静，ステロイドや筋弛緩薬の使用，炎症性サイトカインなどさまざまな因子が影響していると考えられているが，決して単なる廃用ではなく，ミオシンの喪失など筋肉の組織学的変化を伴っていることが報告されている[35,36]。

◆ICU-AWの防止のために

ICU-AWの防止のためには，血糖の厳密な管理，ステロイドホルモンや筋弛緩薬の使用の制限，鎮静のできる限りの減量のほか，四肢運動を含む積極的な早期離床が有用であると考えられている[33]。

■ICU-ADの防止

◆ICU-ADの問題点

ICU-ADはICU入室患者の45〜87%に生じるといわれている。ICU-ADは一旦生じると6カ月後の死亡率を3.2倍に増加させ，入院期間を2倍に延長させると報告されている。またICU-ADの期間が1日長くなると1年後の死亡率は10%上昇するといわれている[37]。

ICU-ADはICU管理における重大な予後悪化因子であり，その防止はきわめて重要である。

◆ICU-ADの防止のために

ICU-ADの防止のためには，ICU-ADのモニタリングを経時的に行うとともに，鎮静薬の投与を最小限にすること，積極的に人工呼吸器からの離脱を図ること，療養環境を整えることとともに早期からの離床が有益であると報告されている[37]。こうした一連のアプローチはABCDE bundleとよばれ[38,39]（表2），ICU-ADの発生を低減させる効果が報告されている[40]。

このように早期離床はICU-AWの防止およびICU-ADの防止においても重要な役割を果たす。ただし上に示したように早期離床は適切な全身管理，呼吸管理および鎮静のコントロールと協調して初めて効果を現すものであり，早期離床だけを無理に進めるべきでないことには十分留意すべきである。

まとめ

集中治療室における急性期の呼吸理学療法とは，早期離床と呼吸管理をサポートする理学的手技とを組み合わせ，さらにチームとして呼吸管理全般を積極的に支援することによって呼吸管理のスムースな遂行，人工呼吸器からの速やかで安全な離脱と集中治療に関連した合併症の防止を図るものである。

生理学的機序を理解したうえで的確に行われる理学療法は酸素化の改善，死腔率の低減，VAPの防止においてしばしば劇的であり，またICU-ADやICU-AWの防止と早期離床のサポートにおいても重要である。

急性期の呼吸理学療法は適切な全身管理，呼吸管理，鎮静のコントロールなどと協調して初めて効果を現す。このようなアプローチ方法をABCDE bundleとよぶが，これを機能させるためには多職種が常に協調して活動することが重要であり，そのようなチーム体制を構築することが必須である。またそれぞれの職種が呼吸管理の専門家として呼吸管理全般を見渡せる能力を身につけることも重要である。

急性期の呼吸理学療法はまだ新しい領域でありその重要性はまだ広く認識されていないが，有効性に関する知見は急速に蓄積されつつある。その高い有効性から考えて，系統的なチームアプローチとしての急性期呼吸理学療法は今後急性期ケアのスタンダードとなりうるものと思われる。

表2 ABCDE bundle

A	Awaken the patient daily	毎日の鎮静の一時中止と覚醒トライアル
B	Breathing	毎日の自発呼吸トライアル
C	Coordination	毎日の覚醒と毎日の自発呼吸トライアルを同時に
D	Delirium monitoring	ICDSCやCAM-ICUなどのチェックリストを用いた日々の評価
E	Exercise	早期離床

ICU-ADの防止のためには過度の鎮静を避け，覚醒の時間を積極的にとること，自発呼吸のトライアルを覚醒トライアルと協調して積極的に行うこと，ICU-ADのモニタリングを常に行い，ICU-ADの兆候を早期に発見すること，そして早期からの理学的アプローチ（早期離床）をそれらと協調的に実施することが重要である。

文献39）より引用

【文献】
1) Ciesla ND : Chest physical therapy for patients in the intensive care unit. Physical therapy 76 : 609-625, 1996.
2) Stiller K : Physiotherapy in intensive care, towards an evidence-based practice. CHEST 118 : 1801-1813, 2000.
3) Kayambu G, Boots R, Paratz J : Physical therapy for the critically ill in the ICU: a systematic review and meta-analysis. Crit Care Med 41 : 1543-1554, 2013.
4) Spruit MA, Singh SJ, Garvey C, et al : An official American Thoracic Society/European Respiratory Society statement: Key concepts and advances in pulmonary rehabilitation. Am J Respir Crit Care Med 188 : e13-e64, 2013.
5) Stiller K : Physiotherapy in Intensive Care, an updated systematic review. CHSET 144 : 825-847, 2013.
6) Sud S, Fridrich JO, Tocone PT, et al : Prone ventilation reduces mortality in patients with acute respiratory failure and severe hypoxemia: systematic review and meta-analysis. Intensive Care Med 36 : 585-599, 2010.
7) Guerin C, Reignier J, Richard JC, et al : Prone positioning in severe acute respiratory distress syndrome. New Engl J Med 368 : 2159-2168, 2013.
8) Schwickert WD, Pohlman MC, Pohlman AS, et al : Early physical and occupational therapy in mechanically ventilated, critically ill patients: a randomaized controlled trial. Lancet 373 : 1874-1882, 2009.
9) Gosselink R, Bott J, Johnson M, et al : Physiotherapy for adult patients with critical illness: recommendations of the European Respiratory Society and European Society of Intensive Care Medicine Task Force on physiotherapy for critically ill patients. Intensive Care Med 34 : 1188-1199, 2008.
10) Dean E, Ross J : Discordance between cardiopulmonary physiology and physical therapy, toward a rational basis for practice. Chest 101 : 1694-1698, 1992.
11) Gattinoni L, Taccone P, Carlesso E, et al : Prone position in acute respiratory distress syndrome, rationale, indications, and limits. Am J Respir Crit Care Med 188 : 1286-1293, 2013.
12) Tsuman G, Bohm SH, Warner DO, et al : Atelectasis and perioperative pulmonary complications in high-risk patients. Curr Opin Anesthesiol 25 : 1-10, 2012.
13) Ali J, Weisel RD, Layug AB, et al : Consequences of postoperative alterations in respiratory mechanics. Am J Surg 128 : 376-382, 1974.
14) Hsu HO, Hickey RF : Effect of posture on functional residual capacity postoperatively. Anesthesiology 44 : 520-521, 1976.
15) Kahn J, Burnham FL, Moss M : Acquired weakness in the ICU: critical illness myopathy and plyneuropashy. MINERBA ANESTESIOL 72 : 401-406, 2006.
16) Vassilakopoulos T, Petrof BJ : Ventilator-induced diaphragmatic dysfunction. Am J Respir Crit Care Med 169 : 336-341, 2004.
17) Zhu E, Petrof BJ, Gea J, et al : Diaphfagm muscle fiber injury after inspiratory resistive breathing. Am J Respir Crit Care Med 153 : 1110-1116, 1997.
18) Pandharipande P, Banerjee A, McGrane S, et al : Liberation and animation for ventilated ICU patients: the ABCDE bundle for the back-end of critical care. Crit Care Med 14 : 157-159, 2010.
19) Boles J-M, Bion J, Connors A, et al : Weaning from mechanical ventilation. Eur Respir J 29 : 1033-1056, 2007.
20) Spstein SK, Ciubotaru RL, Wong JB : Effect of failed extubation on the outcome on mechanical ventilation. CHEST 112 : 186-92, 1997.
21) Seymoour CW, Martinez A, Christie JD, et al : The outcome of extubation failure in a community hospital intensive care unit: a cohort study. Cirt Care 8 : R322-327, 2004.
22) MacIntyre NR, Cook DJ, Ely Jr. EW, et al : Evidence-Based guidelines for weaning and discontinuing ventilator support. CHEST 120 : 375s-395s, 2001.
23) Nseir S, Pompeo CD, Soubrier S, et al : Impact of ventilator-associated pneumonia on outcome in patients with COPD. CHEST 128 : 1650-1656, 2005.
24) Lorente L, Blot S, Rello J : Evidence on measures for the prevention of ventilator-associated pneumonia. Eur Repir J 30 : 1193-1207, 2007.
25) Berwick DM, Calkins DR, Hackbarth AD : The 100000 lives campaign, setting a goal and a deadline for improving health care quality. JAMA 295 : 324-237, 2006.
26) Lawrence P, Fulbrook P : The ventilator care bundle and its impact on ventilator-associated pneumonia : review of the evidence. Nurs Crit Care 16 : 222-234, 2011.
27) van Kaan AH, Lachmann RA, Herting E, et al : Reducing atelectasis attenuates bacterial growth and translocation in experimental pneumonia. Am J Respir Crit Care Med 169 : 1046-1053, 2004.
28) Ntoumenopoulos G, Persneill JJ, McElholum M, et al : Chest physiotherapy for the prevention of ventilator-associated pneumonia. Intensive Care Med 28 : 850-856, 2002.
29) Patanashetty RB, Goude G : Effect of multimodality chest physiotherapy in prevention of ventilator-associated pneumonia: a randomized clinical trial. Indian J Crit Care Med 14 : 70-76, 2010.
30) 安藤守秀, 片岡竹弘, 平山晃介ほか：急性期呼吸リハビリテーションの無気肺の予防・解除に対する効果. 日呼ケアリハ学誌 20 : 249-254, 2010.
31) Khan J, Burnham EI, Moss M : Acquired weakness in the ICU: critical illness myopathy and polyneuropathy. MIERVA AENSTESIOL 72 : 401-406, 2006.
32) Stvens RD, Dowdy DW, Michels RK, et al : Neuromuscular dysfunction acquired in critical illness: a systematic review. Intensive Care Med 33 : 1876-1891, 2007.
33) Schweikert WD, Hall J : ICU-Acquired weakness. CHEST 131 : 1541-1549, 2007.
34) Fan E, Dowdy DW, Colantuoni E, et al : Physical complications in acute lung injury survivors: a two-year longitudinal prospective study. Crit Care Med 42 : 849-858, 2014.
35) Hremans G, De Jonghe B, Bruyninckx F, et al : Clinical review: critical illness polyneuropathy and myopathy. Critical Care 12 : 238-247, 2008.
36) Schfold JC, Bierbrauer J, Weber-Carstens S: Intensive care unit-acquired weakness (ICUAW) and muscle wasting in critically ill patients with sever sepsis and septic shock. J Cachexia Sarcopenia Muscle 1 : 147-157, 2010.
37) Cavallazzi R, Saad M, Marik PE : Delirium in the ICU: an overview. Annals of Intensive Care 2 : 49-60, 2012.
38) Pandharipande P, Banerjee A, McGrane S, et al : Liberation and animation for ventilated ICU patients: the ABCDE bundle for the back-end of critical care. Critical Care 14 : 157-159, 2010.
39) Vasilevskis EE, Ely EW, Speroff T, et al : Reducing iatrogenic risks, IUC-acquired delirium and weakness - crossing the quality chasm. CHEST 138 : 1224-1233, 2010.
40) Balas MC, Vasilevskis EE, Olsen KM, et al : Effectiveness and safety of the awakening and breathing coordination, delirium monitoring/management, and early exercise/mobility bundle. Crit Care Med 42 : 1024-1036, 2014.

III 理論と技術

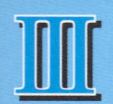

急性期呼吸理学療法（小児）

木原秀樹

新生児・小児における呼吸の特徴

新生児における呼吸の特徴には，腹式呼吸が優位なため呼吸労作の増加に耐えにくい，気道径が小さく，気道は軟弱なため気道が閉塞しやすい，呼吸パターンが不規則で無呼吸を起しやすく呼吸調整機能は未熟などがある（表1）。

何らかの理由で換気量を増加させたいとき，腹式呼吸が優位であるため，胸式呼吸も行うことで1回換気量を増やすということはできない。換気量を増加させたいときは，呼吸数を多くすることで足りない換気量を賄う。呼吸数が多くなると，呼吸筋はすぐに疲労し，無呼吸を起こしやすくなる。

また，気道径が小さく気道は軟弱なため，何らかの理由で気道が狭窄した場合，肺に空気が入りにくくなる。そのぶん，硬い肺は拡張しにくく，軟弱な胸郭は，吸気時の横隔膜の収縮により陥没しやすくなる。陥没しやすい呼吸では，換気量が不足し，呼吸数を多くしなくてはいけないが，呼吸調整が未熟なため，足りなくなった酸素不足を補うために，優先的に無呼吸を起こす。

新生児の呼吸は，何らかの要因で呼吸調整をしなくてはいけないときに，修正がききにくいばかりか，悪循環に陥りやすい。易感染性もあり，新生児は急性呼吸不全・肺炎・無気肺のような呼吸器合併症を容易に起こしやすく，その傾向は乳幼児期まで続く。

新生児・小児の呼吸器疾患と治療[1,2]

新生児・小児の主な呼吸器疾患には，呼吸窮迫症候群，新生児一過性多呼吸，胎便吸引症候群，肺低形成，無呼吸発作，慢性肺疾患，喉頭・気管軟化症，気管支喘息，肺炎，細気管支炎などがある。また，先天性心疾患は呼吸器疾患を合併しやすい。いくつかの疾患について説明する。

表1 新生児・小児における呼吸の特徴

呼吸労作の増加に耐えにくい	・腹式呼吸優位 ・死腔量が多い ・呼吸筋が疲労しやすい ・軟弱な胸郭，硬い肺 ・肺胞は未熟で，肺胞数が少ない ・安静時の酸素消費量が大きい ・胎児ヘモグロビンが多く，酸素運搬能が低い ・肺血管抵抗が高く，肺血流が低下しやすい
気道が閉塞しやすい	・気道径が小さく，気道は軟弱 ・咳嗽反射が弱い ・口腔に比べ舌が大きく，沈下しやすい ・鼻呼吸しかできない
呼吸調整機能が未熟	・呼吸パターンが不規則で無呼吸を起こしやすい ・換気の増加は1回量増加でなく，呼吸数の増加で対応 ・高炭酸ガス，低酸素血症に対する呼吸調整が未熟

※下線は，新生児期から乳幼児期まで続く呼吸の特徴

■呼吸窮迫症候群（RDS）

呼吸窮迫症候群（respiratory distress syndrome；RDS）は出生時のサーファクタント産生の不足で，肺胞が虚脱する疾患である（図1）。妊娠32週未満出生の場合，出生時にサーファクタント産生が不足しているため，肺胞の虚脱が起きやすい。

治療は人工呼吸器管理，人工サーファクタントの投与などである。人工サーファクタントの投与により，速やかに肺胞が拡張する例が多い。そのため，RDSが呼吸理学療法の対象になることはない。

■新生児一過性多呼吸（TTN）

新生児一過性多呼吸（transient tachypnea of the newborn；TTN）は出生時の肺水の排出および吸収の障害で，換気ができない疾患である。出生前，胎児の肺胞は肺水で満たされている。出生時に産道通過による胸郭の収縮や児の啼泣により，肺水は排出および肺外へ吸収される（図2）が，帝王切開の症例では，子宮外へ直接出されるため，肺水の排出および吸収の障害が起きやすい。

治療は酸素投与，利尿剤投与，人工呼吸器管理・サーファクタントの投与などである。TTNは，数日で改善することがほとんどで，呼吸理学療法の対象になることはない。

■胎便吸引症候群（MAS）

胎便吸引症候群（meconium aspiration syndrome；MAS）は胎児が低酸素状態に陥り，肛門括約筋が緩み，子宮内へ排出された胎便を肺内へ吸引する疾患である。そのため気道閉塞やサーファクタント不活化による肺胞の虚脱，肺炎を起こす（図3）。

治療は酸素投与，人工呼吸器管理，サーファクタントによる洗浄，一酸化窒素吸入療法などである。MASは，肺炎による分泌物の増加および肺胞の虚脱による無気肺を合併することがあり，呼吸理学療法の対象になることもある。

図1　呼吸窮迫症候群におけるサーファクタント不足

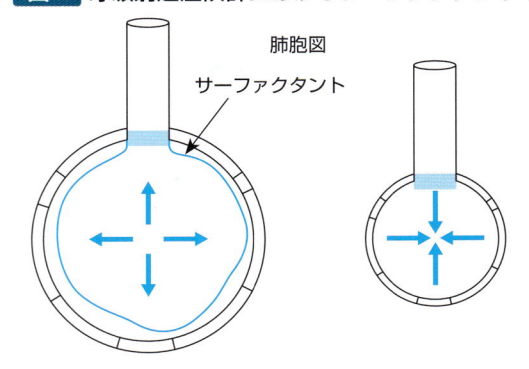

肺胞図
サーファクタント

十分なサーファクタント産生による肺胞の拡張

妊娠34週未満出生でのサーファクタント産生不足による肺胞の虚脱

図2　出生時における肺水の吸収

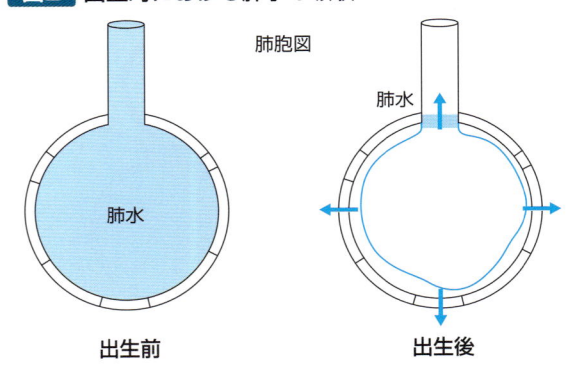

肺胞図
肺水

出生前
肺水で満たされた肺胞

出生後
肺水の排出と吸収による肺胞の拡張

図3　排出された胎便を肺内へ吸引

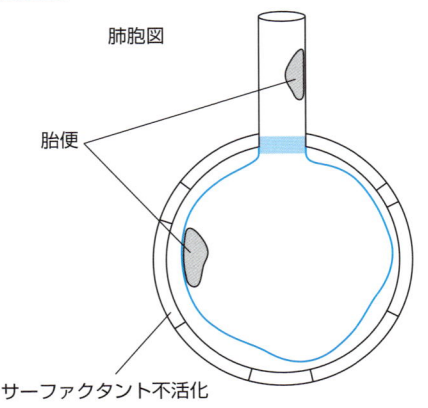

肺胞図
胎便
サーファクタント不活化

サーファクタント不活化
胎便による気道閉塞やサーファクタント不活化による肺胞の虚脱

■慢性肺疾患（CLD）

慢性肺疾患（chronic lung disease；CLD）は人工呼吸器管理中の陽圧・容積変化，酸素投与，胎児期の感染などによる肺胞上皮の損傷と治癒過程の線維化がみられる疾患である（図4）。

治療は酸素投与，水分制限，利尿剤投与，人工呼吸器管理などである。CLDは病型分類（旧厚生省研究班）がある[3]（表2）。病型分類のなかでも，胸部X線像で泡沫／気腫状を示すⅠ・Ⅲ型は過膨張肺や無気肺を呈しやすく，呼吸理学療法の対象となることが多い（図5）。

■喉頭軟化症・気管気管支軟化症

喉頭軟化症は，喉頭が脆弱なため，吸気時に喉頭が閉塞や狭窄する疾患である。吸気性喘鳴，閉塞性無呼吸などを起こす。軽症例では1歳頃までに自然治癒が期待できる。重症例での治療は，喉頭蓋つり上げ術や気管切開などである。

気管気管支軟化症は，気道が脆弱なため，呼気時に気道内腔を保持できない疾患である。呼気時の気道閉塞を起こす。治療はhigh PEEP療法での人工呼吸器管理，ステント術などである。喉頭軟化症，気管気管支軟化症は頸部の位置や体位の工夫で呼吸理学療法の対象となることもある。

図4　正常と慢性肺疾患の肺組織の違い

正常
正常な肺組織

慢性肺疾患
間質や上皮の肺組織の変化

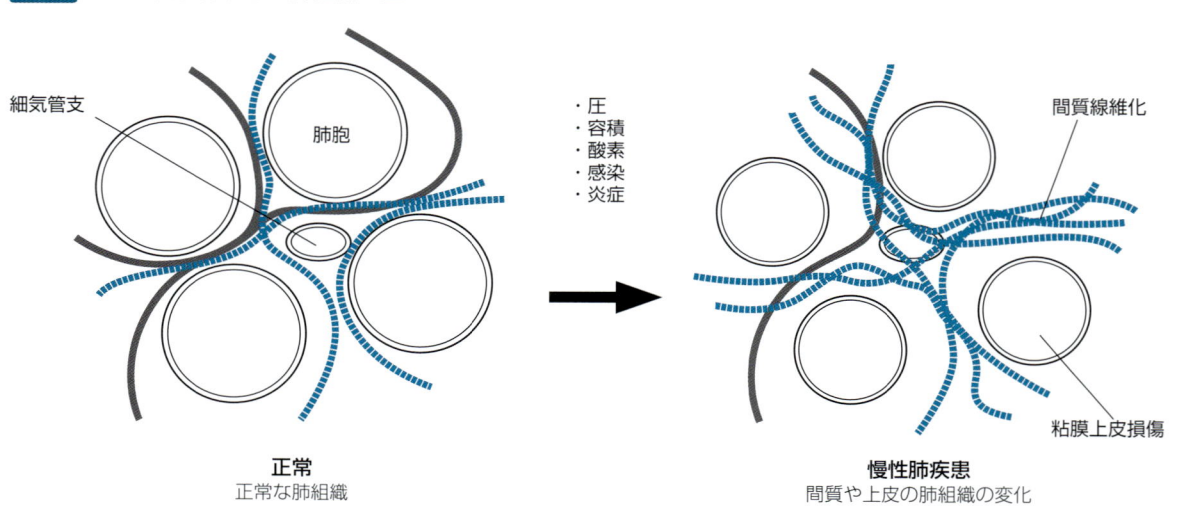

表2　慢性肺疾患の病型分類（旧厚生省研究班）

	RDSの既往	子宮内感染の有無	胸部X線像で泡沫／気腫状
Ⅰ	+	−	+
Ⅱ	+	−	−
Ⅲ	−	+	+
Ⅲ'	−	+	−
Ⅳ	−	不明	+
Ⅴ	−	−	−
Ⅵ	Ⅰ〜Ⅴ型のいずれにも分類されないもの		

文献3）より引用

図5　慢性肺疾患のX線像での過膨張と無気肺

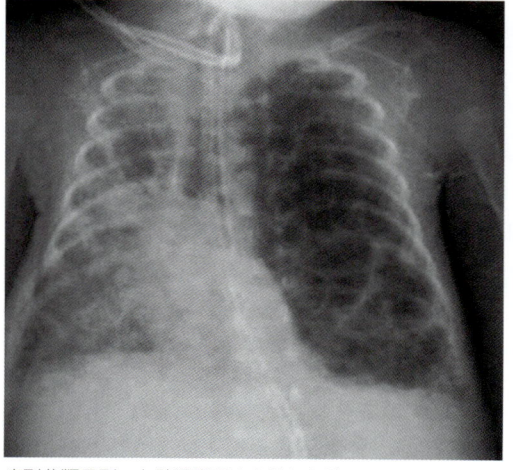

病型分類Ⅲ型：左肺過膨張と右肺無気肺

■先天性心疾患（CHD）における呼吸器合併症

先天性心疾患（congenital heart disease；CHD）は出生児100名に対し1名の割合でみられる疾患で，重症CHD児はそのうちの3分の1で，呼吸器合併症を起こしやすい。CHDには，出生時の胎児循環から新生児循環への移行不全のタイプと先天的な心臓の奇形のタイプがある（表3）。術前のCHDと呼吸器合併症の関係を表4に示す。

循環動態で肺血流量が増加している場合，肺血流量増加による気道圧迫（受動性無気肺），気管分泌物の増加，閉塞性無気肺発生が起きやすくなり，呼吸理学療法の対象となることが多い。しかし，血管構造物圧迫や拡大した肺静脈圧迫などの解剖学的圧迫による受動性無気肺は，呼吸理学療法の対象になりにくい。

新生児・小児の急性期呼吸理学療法の目的と評価

新生児・小児は呼吸予備能が小さいうえに，特有の呼吸器疾患を発症しやすいため，呼吸器合併症が起きやすい。したがって，新生児・小児治療のなかで呼吸管理は重要な位置を占める。しかし，呼吸理学療法を含む呼吸管理は最もストレスを与える可能性が高い。そのため，児に対し細心の注意を払い，必要最低限の介入といじめない介入を心がける。

■新生児・小児の呼吸理学療法の目的（図6）

新生児・小児の場合，呼吸理学療法の目的は，気道の確保，換気の促進，呼気および排痰の促進と限られる。また，発達支援による離床の促進も行う。

表3 先天性心疾患

出生児の胎児循環から新生児循環への移行不全	・心房中隔欠損症（ASD） ・心室中隔欠損症（VSD） ・動脈管開存症（PDA）
先天的な心臓の奇形	・チアノーゼ型疾患（ファロー四徴症など） ・心内膜床欠損症 ・房室弁疾患（僧帽弁閉鎖不全など） ・半月弁疾患（大動脈弁閉鎖不全など） ・大動脈弓疾患（大動脈縮窄症など） ・総肺静脈還流異常症

図6 新生児・小児の呼吸理学療法の目的

呼吸理学療法の目的		呼吸器合併症
気道の確保	→	気道の閉塞（空気や痰の通り道が塞がる）
換気の促進	→	肺胞や胸郭の拡張性・肺容量の低下（肺内に空気が十分入らない）
・呼気の促進 ・排痰の促進	→	ポンプ機能不全（呼気量と排痰能力が乏しい）

表4 術前の先天性心疾患と呼吸器合併症の関係

CHD（術前）	循環動態	呼吸器合併症	リスク管理
・心房中隔欠損症（ASD） ・心室中隔欠損症（VSD） ・動脈管開存症（PDA） ・房室中隔欠損症（AVSD）	肺血流量増加	肺血流量増加による ・気道圧迫（受動性無気肺） ・気管分泌物の増加 ・無気肺発生	
・ファロー四徴症（TOF） ・肺動脈弁狭窄（PS）を合併した三尖弁閉鎖症（TA） ・両大血管右室起始（DORV）	肺血流量減少		無酸素発作
・重複大動脈弓 ・vascular sling	解剖学的圧迫	血管構造物圧迫による気道圧迫（受動性無気肺）	
・肺動脈弁欠損を合併したファロー四徴症（TOF）	解剖学的圧迫	拡大した肺動脈圧迫による気道圧迫（受動性無気肺）	
・Ebstein奇形 ・三尖弁異形成		拡大した心房圧迫による気道圧迫（受動性無気肺）	
・心室中隔欠損症（VSD） ・動脈管開存症（PDA） ・房室中隔欠損症（AVSD）	肺動脈圧上昇（肺高血圧）		肺高血圧発作

児に対し，必要最低限な呼吸理学療法を行うには，その呼吸理学療法が必要か，どのような目的で行うか明確にする。

■新生児・小児の評価基準（表5）

心拍数と呼吸数は新生児から学童にかけて大きく変化していく。新生児・小児の人工呼吸器管理はほとんどが従圧式で，児の心拍数，呼吸数，酸素飽和度を確認しながら設定される。血液ガスやX線での評価基準に大きく変わりはないが，聴診では，肺の一部で聴かれる複雑音が肺全体に響きやすいので，肺野の様子を捉えにくく，聴診の特性を十分考慮する必要がある。

■新生児・小児の呼吸器疾患と呼吸理学療法の適応（表6）

新生児・小児に多い上気道狭窄（喉頭軟化症・舌根沈下）・下気道狭窄（気管支喘息・気管気管支軟化症）では，陥没呼吸，吸気・呼気性喘鳴が症状としてみられ，気道確保が適応となる。頸部の位置や体位の工夫で対応する。

新生児期の重症な呼吸器疾患である慢性肺疾患や小児でよくある肺炎・無気肺では，胸郭拡張不全がみられ，換気の促進が適応となる。小児でよくある細い気管支炎では，肺過膨張による分泌物排出不全や二酸化炭素貯留が症状としてみられ，排痰・呼気の促進が適応となる。

新生児・小児の急性期呼吸理学療法の手順と方法

新生児・小児の呼吸器合併症の予防のためには，気道の確保，換気の促進，呼気・排痰の促進が必要である。通常は，体位排痰法の定期的ターニングと適宜吸引で呼吸器合併症は予防できる。

表5 新生児・小児の評価基準

バイタル	新生児	心拍数140回/分・呼吸数40回/分
	乳児	心拍数110回/分・呼吸数35回/分
	幼児	心拍数110回/分・呼吸数25回/分
	学童	心拍数90回/分・呼吸数20回/分
人工呼吸器	新生児	PIP 15～20cmH$_2$O・PEEP 4～5cmH$_2$O RR 30～50回/分 （HFO：MAP10～15）
血液ガス		成人と値は同じ
聴診		肺音は聞こえにくい・複雑音が肺全体に響きやすい
視診		陥没呼吸，シーソー呼吸が多い
触診		分泌物の位置，胸郭部分拡張の確認
X線		成人と肺野は同じ

表6 新生児・小児の呼吸器疾患と呼吸理学療法の適応

	疾患	症状	対応
気道の閉塞	・上気道狭窄（喉頭軟化症・舌根沈下） ・下気道狭窄（気管支喘息・気管気管支軟化症） ・分泌物貯留　など	・陥没呼吸 ・吸気・呼気性喘鳴 ・いびき音 ・水泡音　など	気道の確保
肺胞や胸郭の拡張性・肺容量の低下	・肺炎　　・肺水腫 ・無気肺　・慢性肺疾患 ・分泌物貯留　・心臓術後 ・胸水　・抜管後 ・気胸　・胸郭変形　など	・胸郭拡張不全 ・シーソー呼吸 ・捻髪音 ・肺胞音の減弱　など	換気の促進
ポンプ機能不全	・未熟な呼吸中枢　・神経筋疾患 ・細気管支炎　・長期挿管 ・呼吸筋力低下　・異常筋緊張　など ・横隔神経麻痺	肺過膨張 ・二酸化炭素貯留 ・笛音 ・胸式呼吸優位 ・咳低下　など	排痰・呼気の促進

急性期呼吸理学療法（小児）

呼吸器合併症を起こした場合，体位排痰法の体位ドレナージに徒手的排痰手技である胸郭圧迫法（スクイージング），肺拡張療法であるCPAP，高頻度振動法である肺内振動換気（IPV），機械的咳嗽介助法（MI-E）などを併用し実施する（表7）。

新生児・小児の急性期理学療法の各方法および肺拡張療法と排痰法による呼吸器合併症改善後の離床について示す。

■ 体位排痰法：ターニング

無気肺や肺内分泌物の貯留を予防するために定期的にターニングを行う。新生児の場合は3時間ごとの哺乳のため，それに合わせた時間帯での実施が多い。

注意点は，頻回なターニングによるエネルギーの消耗を避ける，新生児・小児は，頸部の位置で気道閉塞が起こるため，ターニング後は呼吸音を聴診し換気を確認するなどがある。

■ 吸引

新生児・小児の気管内吸引では，容易に無気肺や肺損傷を引き起こす。吸引のタイミングを評価し，極力肺内の空気を吸わないように，事前に分泌部を気管に移動させ，短時間の1～2回吸引で済むようにする。

吸引圧は，新生児60～80mmHg，乳幼児80～120mmHg，学童150mmHgを超えないようにし，吸引カテーテルのサイズと深さは，新生児6～7Fr・8～10cm，乳幼7～10Fr・10～14cm，学童10～12Fr・14～16cmが目安である。

■ 体位排痰法：体位ドレナージ

無気肺や分泌物が貯留した部位を最高位にした体位をとり換気を促進する，重力を利用し気道内分泌物を移動させる。成人と同じ目的である。

無気肺や分泌物が貯留した部位を最高位にした体位をとるが，注意点として頭低位の体位は用いない。また，排痰体位をとる際は，頭部の固定や保護を行うなどがある。

■ 徒手的排痰法：胸郭圧迫法（スクイージング）

新生児や乳児の場合，無気肺や分泌物のある肺野の胸郭を手指や手掌を当て呼気時に圧迫する。人工呼吸器管理中は人工呼吸器の呼気に同調し，自発呼吸がある場合は数回に1回圧迫する。

注意点として，こどもの場合，肺コンプライアンスが低く，胸郭圧迫での肺胞虚脱の可能性もあるため，胸郭の圧迫が過度にならないようにする。

■ 肺拡張療法：CPAP（製品名EzPAP）

EzPAPは，簡便な持続気道内陽圧（CPAP）システムで，医療ガス（空気・酸素）を流し，吸気／呼気ともに気道内へ呼気陽圧（PEP）をかける。コアンダ効果により流入した流速に対して，出口では4倍の吸気流速が得られる。

医療ガス流量（呼気圧），医療ガス（酸素・空気），ネブライザ併用を設定する。医療ガスの流量を5LPM（L/分）の流量から開始し，呼気時13～15cmH$_2$Oを目標に流量を調整する。小児の場合1LPMの流量につき1cmH$_2$Oの上昇が目安である。吸入療法を行っている児（者）はネブライザを併用する。

当院での標準適応は，非挿管児の肺炎・無気肺発症で，他器具に比べ低侵襲であるため，乳幼児に用いることが多い。当院での標準設定は，医療ガス流量10～13LPM（呼気圧13cmH$_2$O以上），医療ガス（酸素または空気），吸入療法処方児はネブライザ併用，1分間×3回（または3分間×1回）/セットを2～3セット/日で，気管切開児には直接回路を接続する。

表7 新生児・小児の呼吸理学療法の手順と方法

● 呼吸器合併症の予防
- ▶ 排痰法
  - ・体位排痰法
    └ ターニング
- ▶ 吸引

● 呼吸器合併症の発症
- ▶ 排痰法
  - ・体位排痰法
    └ ターニング

以下の1つを併用
- ▶ 排痰法
  - ・徒手的排痰法
    └ 胸郭圧迫法（スクイージング）
- ▶ 肺拡張療法
  - ・CPAP（製品名：EzPAP）
- ▶ 排痰法
  - ・高頻度振動法
    └ 肺内振動換気（IPV）
- ▶ 排痰法
  - ・機械的咳嗽介助法（MI-E）

■高頻度振動法：肺内振動換気（IPV）

エアロゾール吸入を60〜300サイクル/分の波動（パーカッション性小換気団）で肺内に送り込み，肺内を直接パーカッションすることで分泌物を流動化し，末梢気道からの排痰を促す。IPVでの推奨圧は30psi以上，最適条件は35〜40psiだが，20psiでも十分に効果があり，新生児・小児にも適応できる。

当院での標準適応は，側彎・変形が高度な重症心身障害児や挿管児の肺炎・無気肺発症である。当院での標準設定は，パーカッション頻度NEUTRALポジション（緊張しやすい児はFULL EASYポジション），作動圧は乳幼児20〜30psi，学童は30〜40psi，人工呼吸器管理児は呼吸器の最大気道内圧に合わせる。PEEP圧5psiをかけ，5〜10分間/セットを2〜3セット/日（呼吸抑制しやすい児は1分間）で，気管切開児には直接回路を接続する。

■機械的咳嗽介助法（MI-E）

気道に陽圧を加えた後，急速（約0.1秒）に陰圧にシフトすることにより咳の代用となり，児の気道に貯留した分泌物の排出を促す。

当院の標準適応は，分泌物増加などによる排痰困難症例，肺組織が正常な学童以上である。当院の標準適応は，オートモード，幼児は±20〜30cmH$_2$O，学童は±30〜40cmH$_2$O，陽圧（吸気）1秒間，陰圧（呼気）0.5秒間，休止0.5秒間，吸気流量最大，オシレーション（適宜），1分間×3回（または3分間×1回）/セットを2〜3セット/日で，気管切開児には直接回路を接続する。

■呼吸器合併症改善後の離床

呼吸器合併症が改善した児は病態に応じて離床を進める。新生児・乳児にとっての一番の離床は抱っこである。また乳幼児・学童では，ベッド上でのファーラー位やベッド端での椅子座位などをとるように努める。抜管困難児においても，入院前の発達に合わせて，座位・立位などを進める（図7）。

臥床による発達の停滞を改善する以外に，活動量増加による無気肺等予防，体幹筋および呼吸筋強化による早期抜管も期待できる。

新生児・小児の急性期呼吸理学療法の禁忌とリスク

新生児・小児では，呼吸理学療法で，児が啼泣したり全身を緊張すると，気道が狭窄したり，胸郭が硬くなり，肺内に空気が入りにくくなる。肺内に空気が入らないと分泌物も移動しにくくなる。

呼吸理学療法は児が快適な状態で受けられることが，一番換気を改善し児の呼吸を楽にする。児にストレスを与えないために，姿勢と体位管理の工夫，手技や器具などの設定による負担軽減を図ることが大切である。

■禁忌

新生児・小児での呼吸理学療法施行を慎重に検討する病態（姿勢と体位管理以外）を表8[4]・9に示す。

図7 抜管困難児での離床

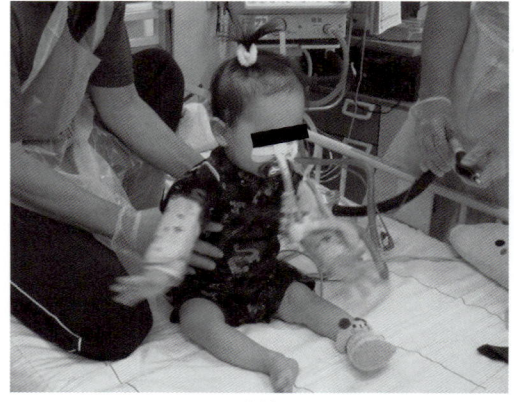

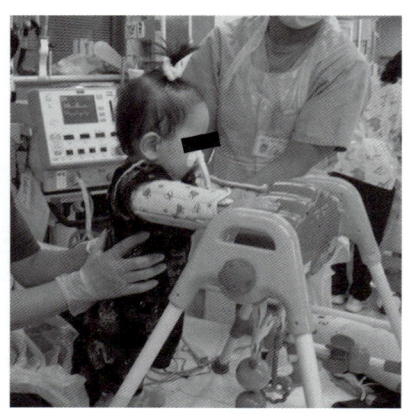

座位　　　　　支持立位

■リスク管理

呼吸理学療法施行中はモニタリングや呼吸状態（無呼吸，徐脈発作など）の観察に細心の注意を払い，必要に応じて吸入酸素濃度を上げる。

新生児や乳児は，成人と比べて骨形成が不十分であるが，胸郭は非常に柔軟であるため，適切に徒手的手技を行えば肋骨骨折などのリスクは高くない。逆に胸郭が柔軟であるため，徒手的手技は直接的に肺や循環へ影響を及ぼすことがある。たとえば，肺コンプライアンスが低い場合は，肺胞虚脱を起こすことや，CHDにより心拡大している場合は，循環動態が急激に変化する可能性がある。このような場合，力加減や頻度を調整すれば手技の実施可能だが，効果がリスクを上回らない場合は，徒手的手技を控えたほうがよい。

◆先天性心疾患（CHD）

CHDは近年手術施行年齢の若年化に伴い，新生児・乳児を対象とした手術数が増加している。原疾患に基づく血行動態変化のしやすさに加え，新生児・乳児では呼吸機能の未熟性により呼吸器合併症を発症しやすい。CHDの呼吸器合併症とリスク管理について表10に示す。

側開胸術の場合，肋間の異常や術中の片側肺圧迫による無気肺発生の可能性が高くなる。CHDのなかには血行動態が不安定で，血行動態の微妙な変化が致命的な状態悪化を引き起こす可能性が高い症例もある。しかし，モニタリングなどのリスク管理を徹底すれば，周術期の呼吸理学療法は安全かつ有効に施行できる。

●

人工呼吸管理下などにおける新生児・小児の急性期呼吸理学療法は必要不可欠であり，適切な呼吸理学療法の施行は児の病態改善に大きく貢献する。反対に新生児・小児は呼吸予備能が非常に低く，適切でない手技の施行は容易に児に致命的な結果をもたらす。新生児・小児における呼吸理学療法の施行は適応を見分け必要最低限とし，施行する際も児に多大なストレスをかけないよう細心の注意を払う。また，新生児・小児特有の解剖・病態生理，手技の危険性をよく理解し行うことが大切である。

表8 新生児での呼吸理学療法施行を慎重に検討する病態（姿勢と体位管理以外）

- 頭蓋内出血48時間以内
- 新生児遷延性肺高血圧症（PPHN）などの血行動態が著しく不安定な全身状態
- 極低出生体重児急性期（生後72時間以内）
- RDS発症24時間以内
- 重症低体温
- 未処置の緊張性気胸
- 肺出血
- 出血傾向のある児（血小板減少・凝固異常など）
- 骨形成不全

文献4）より引用

表9 小児での呼吸理学療法施行を慎重に検討する病態（姿勢と体位管理以外）

- 気管支攣縮が誘発されやすい（気道過敏性の亢進）
- 出血傾向がある（肺出血，血症板減少，低血圧など）
- 血行動態が不安定（頭蓋内出血，肺高血圧症など）
- 未処置の緊張性気胸
- 骨形成不全

表10 先天性心疾患の呼吸器合併症とリスク管理

遺残の状況から（心内修復術後）	遺残異常の改善	術後管理における通常の呼吸器合併症の予防と改善
	遺残異常の残存	表4に準じた呼吸器合併症およびリスク管理
切開術の状態から（姑息的手術後など）	側開胸術	肋間の異常，術中の片側肺圧迫による無気肺発生の可能性が高い
	正中切開術	術創の癒合に注意
体位の制限		三尖弁閉鎖症（TA）や単心室（SV）を適応とし，全還流静脈を肺動脈に誘導する目的で，右房-肺動脈を吻合するFontan手術後は，重力により静脈圧を下げるために"セミファーラー位（上体挙上位）"の体位をとる。静脈圧が安定する3日～1週間の保持が必要である
胸郭圧迫法（squeezing）の適応		閉胸状態，心臓や縦隔サイズの縮小を確認する。心胸隔比51％以上の場合は心拡大しているため，スクイージングにより胸郭を絞り込むスペースが少ない。循環動態が変動しやすいため細心の注意が必要である

症例呈示（X線無気肺改善例）

図8 症例1

修正35週2日（35週0日出生・入院3日目）
早産児・低出生体重児・RDS・右下葉無気肺

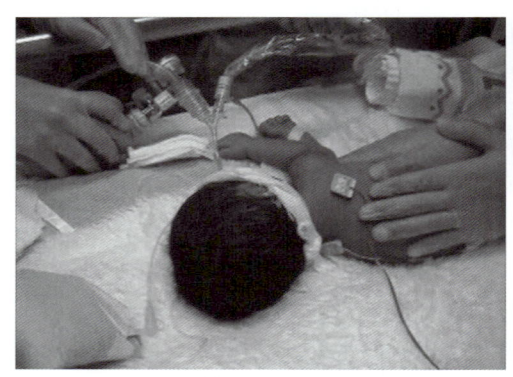

a. スクイージング実施

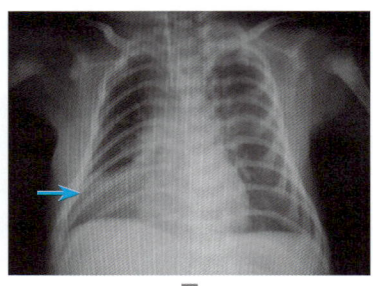

b. スクイージング実施前日
- 出生日にサーファクタントの補充をしたが右下葉無気肺発生

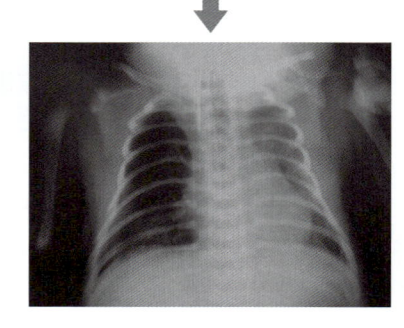

c. スクイージング実施後（翌日）
- 右下葉無気肺改善
- 左肺が虚脱傾向

図9 症例2

1カ月2日（生後2日：Norwood術/24日：シャント術）
大動脈離断・左肺無気肺

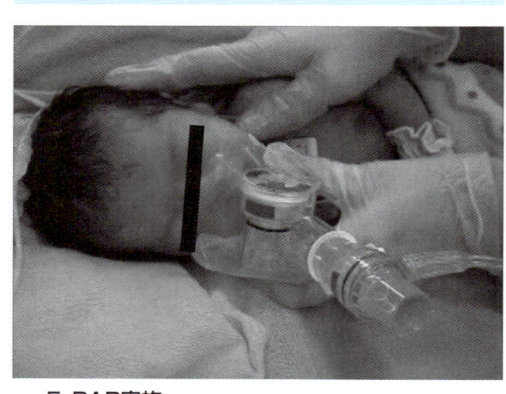

a. EzPAP実施

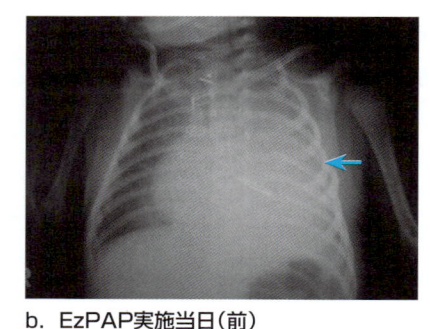

b. EzPAP実施当日（前）
- 左肺無気肺

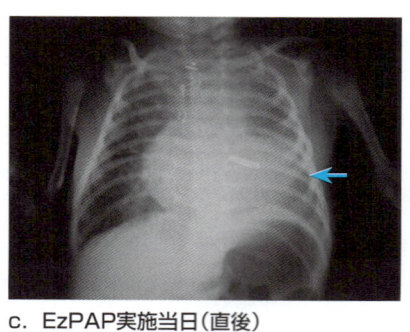

c. EzPAP実施当日（直後）
- 左肺無気肺大幅改善

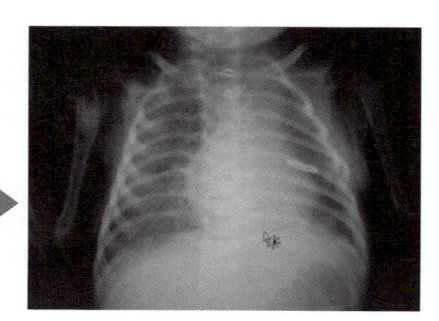

d. EzPAP実施後（翌日）
- 無気肺改善

急性期呼吸理学療法（小児）

図10 症例3

修正45週2日（29週6日出生・入院109日目）
早産児・低出生体重児・胎児水腫・右肺無気肺

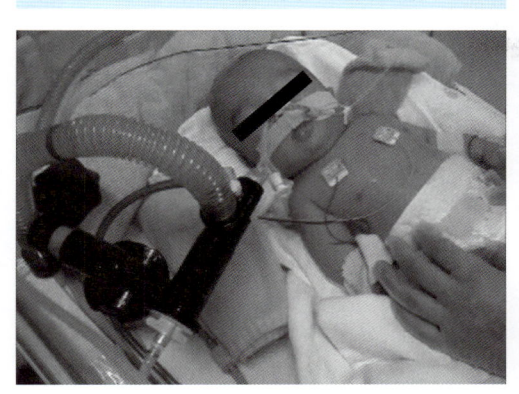

a. IPV実施

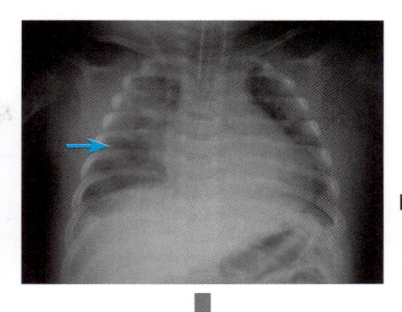

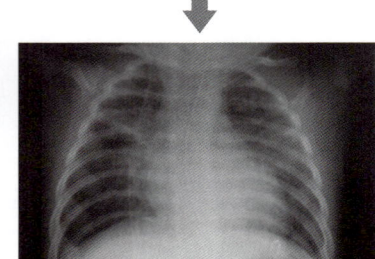

b. IPV実施前日
- 両肺野不均等暗影
- 肺炎像
- 右肺無気肺

c. IPV実施後（2日後）
- 両肺野不均等暗影
- 肺炎像・無気肺
- 大幅改善

NICUにおける呼吸理学療法のガイドラインの概要[4]（表11）

表11 NICUにおける呼吸理学療法のガイドラインの概要

1	新生児，とりわけ低出生体重児では，患児病態生理の特殊性と手技の危険性をよく理解した熟練者が行う
2	頭蓋内出血48時間以内，新生児遷延性肺高血圧症などの血行動態が不安定な場合，重症低体温，未処置の緊張性気胸，肺出血では体位変換と吸引以外の体位排痰法は行わないほうがよい
3	極低出生体重児では，脳室内出血の危険性が高い時期は，体位変換と吸引以外の体位排痰法を行わない。その後の時期についても体位変換と吸引以外の体位排痰法の施行は慎重な検討を要する
4	体位変換と吸引の体位排痰法を行う場合は頸部を中間位に固定する
5	気管内吸引はshallow法を推奨する
6	抜管後の患者に対しては，再挿管防止のためには頻回の体位排痰法を行うほうがよい
7	軽打法は，早産児に対しては行うべきでない
8	ルーチンの振動法は推奨できない。振動法は通常の吸引で痰がとりきれない場合や明らかな無気肺が存在する場合に限って行う
9	呼気圧迫法は熟練者が施行した場合，どの体重の児に対しても有効性と安全性は高く，軽打法や振動法に比べ無気肺の改善に有効である。呼気圧迫法，バッグ加圧，サーファクタント洗浄などと併用するとより無気肺改善に有効である
10	ゆすり法（含む変法の有効性と安全性は不明であり，実施に関しては個々の施設，症例によって判断する
11	呼気流量増加手技の新生児に対する有効性と安全性は不明であり，実施に関しては個々の施設，症例によって判断する

文献4)より引用

【文献】
1) 楠田　聡：新生児の呼吸器疾患．イラストで学ぶ新生児呼吸管理（楠田聡 編），53-84，メディカ出版，2008．
2) 楠田　聡：新生児の呼吸管理法．イラストで学ぶ新生児呼吸管理（楠田聡 編），85-131，メディカ出版，2008．
3) 藤村正哲：新生児慢性肺疾患の定義と診断，新生児慢性肺疾患の診療指針（小川雄之亮 監，藤村正哲 編），14-17，メディカ出版，1999．
4) 田村正徳，福岡敏雄，宮川哲夫ほか：NICUにおける呼吸理学療法ガイドライン（第2報）．未熟児新生児誌 22 (1)：139-149, 2010．

III 理論と技術

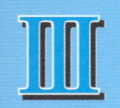

小児

石川悠加, 三浦利彦

小児においても, 成人で換気不全を引き起こすあらゆる病態が発生しうる。

訴えや症状が捉えにくく, 理学所見や検査への協力もしばしば困難なため, 発見が遅くなることが多い。

代表的疾患の病態生理

■神経筋疾患

神経筋疾患（neuromuscular disorders；NMD）の病変は, 表1に示すものである[1]。わが国では, 中枢神経疾患が主体の運動機能障害をきたす疾患を含めて"神経・筋疾患"という分類もある。

神経筋疾患において, 呼吸の問題が生じる原因は, 呼吸筋の弱さ, 睡眠時呼吸障害, 不十分な咳, 喉咽頭機能障害, 脊柱側彎や胸郭の変形, 食道胃逆流などによる。四肢の運動機能低下のため, 運動負荷によって出現する早期症状を検出しにくいため, 軽度の呼吸機能障害が見過ごされやすい。一方, 不動化により, 二次性に心肺耐容能の低下をまねきやすい[1]。

（表2）。そして, 普段よりわずかな負荷がかかると, 突然, 呼吸困難が顕在化する。風邪を引いたときの痰がらみや痰づまり, 誤嚥, 急性胃拡張による呼吸苦, 腹部手術後の肺炎, 無気肺, 気管挿管抜管困難などである。

また, そのようなエピソードがなく, 徐々に慢性肺胞低換気が進行することもある。深呼吸の欠如により, 胸郭や肺の結合織増加による呼吸仕事量が増大する。高炭酸ガス血症が主体のため, よく知られている低酸素血症の症状を呈することはほとんどない。そのため, 睡眠時呼吸障害が重症化してから朝の頭痛や傾眠, 悪夢, 不眠など特徴的な症状に気づかれたり, 浅く速い呼吸や努力呼吸を認めたり, 息苦しさの訴え, 疲労, 活動性低下, 食欲不振, やせ, 上気道分泌物制御困難, 筋肉痛, 便秘, 二次性心不全症状が出現したり, CO_2ナルコーシスに至ることもある。

■中枢神経疾患

脳性麻痺と知能障害の合併例（わが国では重症心

表1 神経筋疾患の定義

- 運動ニューロン（脊髄前角細胞や脳神経の運動神経核）
- 脊髄神経根
- 脳神経
- 末梢神経
- 神経筋接合部
- 筋肉

神経筋疾患の病変は, 上記のいずれかである。

文献1)より引用

表2 神経筋疾患の呼吸の異常

病理	・胸郭のコンプライアンスの低下 ・肺気量の減少 ・深呼吸とあくびの減弱 ・筋力低下が正常の30%以下で高炭酸ガス血症
臨床症状や所見	・無気肺や微小無気肺（小児では肺や胸郭の発達障害をまねく） ・誤嚥性肺炎（喉咽頭機能低下や咳の能力低下などによる） ・急性呼吸不全や術後の気管挿管の抜管や人工呼吸器の離脱困難 ・胸腹部の呼吸パターンの異常 ・睡眠時閉塞性無呼吸や混合性無呼吸（最初は睡眠時のみの酸素飽和度低下と高炭酸ガス血症, 進行すると覚醒時にも換気障害による血液ガスの異常） ・傾眠, 頭痛, 頻脈

文献1)より引用

身障害児という状態分類もある）における呼吸障害の管理については，北住が詳しく述べている[2]。呼吸障害の要因は，全身の筋緊張低下や亢進，下顎後退，舌根沈下，披裂部陥没・喉頭軟化，喉咽頭機能障害，気管狭窄，扁桃・アデノイド肥大，誤嚥，食道胃逆流，分泌物貯留，呼吸筋と補助呼吸筋の協調不良，胸郭変形と脊柱側彎，中枢性低換気，低栄養，肥満などである。これらにより，中枢性，閉塞性，拘束性のあらゆる換気障害が複合してみられ，感染も併発・悪化しやすく，睡眠時呼吸障害の頻度も高い[2]（表3）。抗痙攣薬や筋弛緩剤も呼吸状態に影響を与えることがある。

呼吸機能障害は，個々の病態と加齢にしたがって微妙なバランスをとって代償されていることが多く，一旦それが種々の要因で破綻すると急激に重篤化したり，元に戻すことが困難なことがある。

呼吸障害への対応としては，姿勢管理，リラクセーションや換気介助を目的とした呼吸理学療法，去痰剤内服，吸入，吸引（口腔，鼻腔，気管内），経鼻咽頭エアウェイ法，持続的気道陽圧（continuous positive airway pressure；CPAP），非侵襲的陽圧換気療法（noninvasive positive pressure ventilation；NPPV），誤嚥対策，食道胃逆流への対応，アデノイド摘出手術，気管切開などが行われている[2]。ただし，気管切開や窒息を避けるために実施される種々の呼吸ケアや呼吸理学療法も，緊張や疲労などを誘発しやすく，期待される効果が確認しにくく，副作用も把握しづらい場合もあるので注意する。

■ 気管支喘息

日本小児アレルギー学会の小児気管支喘息治療・管理ガイドライン2012が示されている[3]。

表3　重度の脳性麻痺児における呼吸障害の諸要因

上中気道	狭窄（機能的，構造的）	▶変形や発達不良 ▶筋緊張低下，亢進 ▶舌根沈下 ▶小顎，下顎後退 ▶アデノイド肥大 ▶扁桃肥大 ▶分泌物貯留 　・分泌物量増加（抗痙攣薬，刺激に対する過敏性など） 　・咳の機能低下による気道分泌物排出困難 　・分泌物の粘稠化（うがいや必要時の水分摂取困難，口呼吸などによる） ▶胃食道逆流 ▶誤嚥
胸郭	呼吸筋活動の異常	▶筋緊張亢進による呼吸運動制限 ▶呼吸筋（肋間筋，横隔膜）の活動低下 ▶筋活動の協調不良（横隔膜と腹筋） ▶肋間の結合織増殖 ▶呼吸筋血流低下 ▶リラクセーションが困難なことから，疲労回復の不良
	変形	▶発育不良 ▶肋骨突出や走行異常，非対称など ▶脊柱側彎 ▶便秘による腹部膨満により胸郭の圧迫
	消化管ヘルニア（胸腔内）	
中枢		▶睡眠時呼吸障害 ▶末梢（頸動脈受容体）および中枢性（脳幹部）換気調節異常
その他	循環不全	▶末梢血管抵抗増大（運動障害，変形，発育不良や筋緊張や痙攣などにより） ▶換気血流分布の異常（変形） ▶肺性心
	栄養不良や電解質異常	▶摂食嚥下障害 ▶経鼻胃チューブや胃瘻からの経腸栄養剤注入のための自己調節や代償能の欠如 ▶消化管機能障害による吸収低下

文献2）より引用

理学療法の特徴

■ 小児における活用

　小児では，成人と比べて呼吸代償機能が弱いため，それを破綻するような負荷やストレスをかけるべきではない[4]。あらゆる呼吸理学療法は，泣いたり抵抗・緊張して換気を妨げることがないよう，慎重に行う。たとえ排痰や呼吸介助，リラクセーションの目的でも行っても，うまくいかなかったときの呼吸不全増悪への対処が難しい。慢性の呼吸苦や排痰困難症状に対しても，神経筋疾患のある病態のように確実性のある手法以外は，ルーチンの適応になり得ない。

　また，乳幼児では，指示にしたがって，規定の運動療法を自発的または他動的に行うことは，ある種の神経筋疾患以外は不可能である。また，学童以上でも，ある種の神経筋疾患の手法以外では，慢性呼吸不全の呼吸困難に予防的な理学療法が確立していないなかで，学校や遊び，趣味，家事手伝いなど，その時期にトータルな人間形成に大切な時間を割いて，心理的に好ましくないかもしれない画一的なホームプログラムを奨めるべきではない。むしろ，いかに，日常動作のなかに，呼吸理学療法の要素が組み込まれているかを確認し，アドバイスしていく。

成人と違って，本人の判断や選択能力が乏しい小児においては，ともすれば，医療側の意向と親との承認で内容が決定され，本人にとっては抵抗できない事後承諾のようになってしまうことすらある。

■ 神経筋疾患

　神経筋疾患では，「健全な肺を保つ呼吸リハビリテーション」を行うように，国内および国際ガイドラインでも示されている[5〜10]。検査の結果と疾患の種類，肺炎の経験の有無，本人家族の希望によって，必要な呼吸ケアを行う。経時的な呼吸機能評価を行い，タイムリーなインターベンションにより，気道分泌物のクリアランスを保ち，睡眠時にも換気を維持することが大切である[11]（表4）。これにより，肺と胸郭の最大限の成長発達，心肺耐容能の獲得を促し，呼吸困難を和らげ，安定した日常生活を過ごし，心身の発達を促す可能性を追求する[11]（表5）。

　希望によりNPPVを有効に活用できるためにも，早期から肺と胸郭の可動性と弾力を維持し，肺の病的状態を予防しておく。小児期発症のSMAでは，適応により，幼児期から夜間のNPPVを始めると，肺と胸郭の発達がよくなることも期待される[12]。

表4　神経筋疾患の病的肺予防のための介入

①	6歳以上の理解度で，VC，CPFを，定期的に測定する。%VC＜50%（12歳以上ではVC＜2,000mL）なら，救急蘇生用バッグか舌咽呼吸による息溜め（エアスタック）を行い，MICを測定する
②	風邪のときの痰がらみなどから，咳の力が弱いと考えられるとき（12歳以上ではCPF＜270L/min）は，徒手による介助咳を習得する
③	徒手介助咳も弱いとき（12歳以上では徒手介助のCPF＜270L/min）には，風邪を引いたときにパルスオキシメータを用意する。必要時に，NPPV，MI-Eを行う
④	SpO_2が95％未満に低下したら，NPPVと徒手や器械による介助咳を行って，SaO_2を95%以上に維持する。酸素付加をしないとSpO_2が95％以上にならないときは，肺炎や無気肺の可能性がある。気管挿管を要したときは，抜管の際にNPPVへの移行を一時的に要することがある
⑤	慢性肺胞低換気症状（疲労，息苦しさ，朝に多い頭痛，日中の居眠り，頻回の悪夢，集中力低下，イライラ，学習障害，学業成績低下，食欲低下，過度の体重減少，筋肉痛，上気道分泌物の制御困難，嚥下困難，二次性心不全症状による頻脈や動悸，発汗など）を認めるとき，適応により，NPPVを夜間から開始する
⑥	徒手や機械による介助のCPF＜160L/minになったり，気道確保が困難な場合は，風邪のときや，気管切開を考慮するときにインフォームドコンセントを行って気管挿管も適応する

MIC；maximum insufflation capacity，最大強制吸気量
CPF；cough peak flow，咳のピークフロー

文献11）より引用

■NPPV活用のために

近年，小児でも，NPPVの適応が拡大し，神経筋疾患ではガイドラインも公表されている[5〜10]（表6）。

小児の成長発達にとって，気管切開に伴う合併症は望ましくないことが多く[11]，これらを回避できるのがNPPVである。NPPVでは，本人の医学的・身体的・社会的発達に望ましい環境をつくりやすく，家族や介護者もケアがしやすく不安が軽減する。しかし，小児では，NPPVで気道確保の維持や再開を確認したり可能にすることが困難なことがある。小児救急やICUなどが充実していないわが国では，患者家族や周囲の教育と理解，協力は慎重に行う。

NPPVの初回導入の際には，用手呼気介助で本人の呼吸のリズムを指導したり，人工呼吸器との同調を良くすることで，本人の苦しさが軽減され，NPPVの導入をスムースにすることができる。呼吸困難や痰がらみに対しては，NPPVを導入しながら理学療法を実施することで，安全に効果的に換気補助や排痰を行うことができることがある。さらに，胸郭可動性や肺コンプライアンスの維持を図るような呼吸リハビリテーションが，NPPV効果を持続させ，長期に排痰困難や呼吸困難をコントロール可能にする。

評価

■症状と診断

小児では，訴えがはっきりしないことも多い。急性の低酸素や高炭酸ガス血症により，脳血管の拡張と脳血流増加をまねき，強い頭痛を訴えるかもしれない[13]。呼吸補助筋を急激に使うことにより，背部痛を訴えることもある[13]。中等度以上の高炭酸ガス血症による末梢血管の拡張や，軽度から中等度の低酸素血症による末梢の血管収縮をきたすと，手足の冷感を訴えるかもしれない[13]。他に，低酸素血症により，落ち着きのなさ，めまい，思考力低下を認めることもある[13]。母親や家族，周囲にいた人々から状況や変化を聞く。

疾患による呼吸機能の異常が起こった場合に，小児では呼吸不全の代償機能が限られているために，早期診断が決定的な意味をもつ。呼吸不全を未然に防ぎ，ガス交換の変化をきたさないようにする。医師が理学所見をとる際にも，患者の独自の代償機構を妨げるようなことを避けなければならない[13]。

表5 神経筋疾患のインターベンション（治療介入モデル）

総合的配慮	・早期診断と遺伝相談 ・栄養 ・消化管合併症管理 ・心合併症のモニター
歩行可能な段階	・早期のインフォームド・カウンセリングと患者家族の心理的サポート ・筋，関節，胸郭の拘縮予防
車椅子を使用する段階	・日常生活動作（ADL）の自立促進 ・脊柱側弯の予防と矯正
人工呼吸療法を活用する段階	・呼吸筋補助の手段の習得 ・嚥下困難指導 ・ADL自立の工夫と情緒的安寧（well-being）

文献11）より引用

表6 小児の非侵襲的換気療法の適応疾患

▶気管支肺異形成（BPD）
 ・未熟児の呼吸管理後のウィーニング困難例
▶肺炎など肺疾患による低酸素性呼吸不全
 ・急性期（ARDSを含む）および慢性期
▶神経筋疾患
 ・脊髄性筋萎縮症（SMA）タイプ1およびタイプ2
 ・筋ジストロフィー（Duchenne型，福山型など）
 ・ミオパチー（先天性，代謝性）
 ・強直性脊椎症候群（rigid spine syndrome）
 ・末梢神経疾患
 ・神経筋接合部疾患（重症筋無力症）
▶脊髄損傷後
▶脊柱側弯などの胸郭の病気
▶気管支喘息発作重積
▶心筋症
▶脳性麻痺および知能障害（重症心身障害児）
▶睡眠時呼吸障害
▶中枢性低換気（先天性中枢性低換気症候群，脳幹梗塞など）
▶先天性気管支異形成や低形成
▶嚢胞性線維症（cystic fibrosis）

■評価項目

◆胸腹部の呼吸パターンの観察（視診と触診による評価）

胸壁の各部位，腹部の呼吸運動パターンや，呼吸筋群の活動状態を視診や触診により評価する。

新生児の肋骨と胸骨は軟骨性の構造であり，大きな柔軟性をもっている。このため肋骨と胸骨は胸郭を取り巻く筋の活動によって与えられる力に対してほとんど抵抗力をもたない。気道内分泌物や上気道の構造的狭窄による気道通過障害がある場合には，吸気時に肋間，鎖骨上部，肋骨周囲の肋軟骨部が陥没する陥没呼吸を認める。横隔膜機能不全や横隔膜疲労，肋間筋や呼吸補助筋の活動亢進時は，吸気時に腹部が沈むシーソー呼吸が認められる。呼気が障害された場合には過剰に腹筋群を活動させる努力性呼気を認める。

◆肺活量の評価

肺活量は原疾患の進行状況を把握するためには，最も簡便で貴重な情報を提供してくれる。神経筋疾患では肺活量が座位から臥位になると著しく低下することがしばしばあり，できるだけ両方で測定する。携帯が可能で簡便な簡易流量計（英国フェラリスメディカル社製Halo scale wright respirometerなど，日本ではIMIが輸入）（図1）を使用することができる。

◆肺の伸張性と胸郭可動性の評価

これには最大強制吸気量（maximum insufflation capacity；MIC）が臨床上もっとも有効な指標となる。MICは強制的に肺に送気された空気を，声門を閉じ，息溜め（air stacking）によって肺に保持することが可能な空気の量である[14,15]（図2）。胸郭可動性や肺の伸張性，一定の空気を肺に保持して声門を締めるための咽頭喉頭機能の総合的な指標となる。肺活量とMICの格差には個人差があり，強い咳をするための介助による深吸気として，MICが高値に保たれているほど咳介助の効果は増加する[14,15]（図3）。

◆気道クリアランスのための咳機能の評価

気道内分泌物や誤嚥による異物を除去するために必要な咳機能の評価には，咳のピークフロー（cough peak flow；CPF）を用いる[16,17]。CPFは咳嗽時に呼出される呼気の流量であり，健常成人では360～960L/minで約2.3Lの呼気が排出される[11]。12歳以上の指標として，CPFが270L/min以下では，風邪を引いたら痰がらみの可能性がある。CPFが160L/min以下では，日常的に上気道の分泌物の除去が困難となり，窒息などのリスクが高まる。ピークフローメータにマウスピースやフルフェイスマスクを接続して評価する[11]（図4）。

自力の咳のCPFが270L/min以下の場合は誤嚥による窒息や痰づまりを回避するため，徒手による咳介助のCPFも評価する。

◆呼気終末CO_2（$EtCO_2$）または経皮CO_2（$TcPCO_2$）

呼気終末CO_2（end-tidal CO_2；$EtCO_2$）は，一回の呼気ガスにおける最後の少量の二酸化炭素（CO_2）分圧や濃度，異常な低換気や重症心不全など以外では，動脈血ガス分析によるCO_2分圧と近似している[18]。

呼吸筋の機能障害では，肺を適切に換気できないために，血中の二酸化炭素（CO_2）濃度が増加する。神経筋疾患では酸素飽和度が正常でも炭酸ガス濃度が上昇することがある[11]。これも，日中だけでなく，疑わしいときには睡眠時に測定してみると，異常が早く発見できることがある。症状があって日中や夜間に$EtCO_2$や経皮CO_2（transcutaneous CO_2；$TcPCO_2$）が45mmHg以上になるなら，何らかの介入が必要である[11]。

●

呼吸機能検査がうまくできない乳幼児では，普段の動脈血ガス分析値が正常でも，急性呼吸不全や無気肺のエピソード，繰返す呼吸器感染，風邪のときなどの痰がらみや喘鳴の出現，体重増加不良や食欲低下，むせ，発汗，頻脈，多呼吸や努力呼吸，胸郭の変形や発達不良，肋間の硬さ，酸素飽和度低下（SpO_2<94％は神経筋疾患では異常）や経皮または呼気終末炭酸ガス濃度の上昇（特に睡眠時）があれば，慢性肺胞低換気を疑う。

小児

図1 簡易流量計とマウスピースによる肺活量の測定

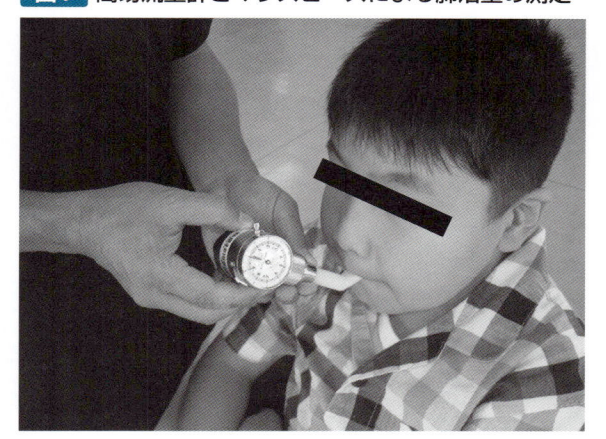

図4 ピークフローメータによるCPFの測定

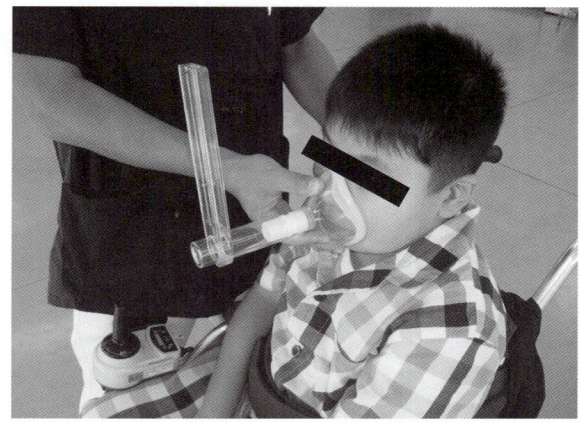

CPFは喘息などの評価に用いられるピークフローメータにマウスピースやフェイスマスクを接続して使用する（写真はASSESS SHRピークフローメータ）。

図2 最大強制吸気量（MIC）測定

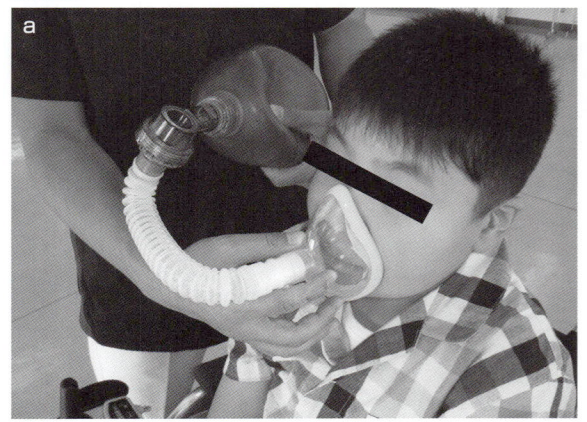

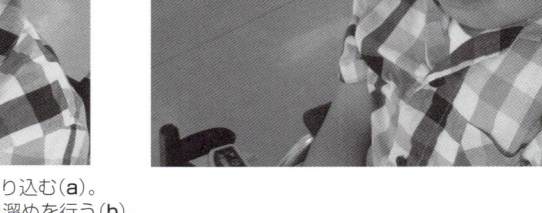

①救急蘇生バッグによるbaggingにより肺内に空気を送り込む（a）。
②air stacking：最大吸気位で声門を閉じ，5～10秒息溜めを行う（b）。
③呼出される呼気量を簡易流量計にて測定（図1）したものが，最大強制吸気量（MIC）である。

図3 肺活量（VC）と最大強制吸気量（MIC）との関係

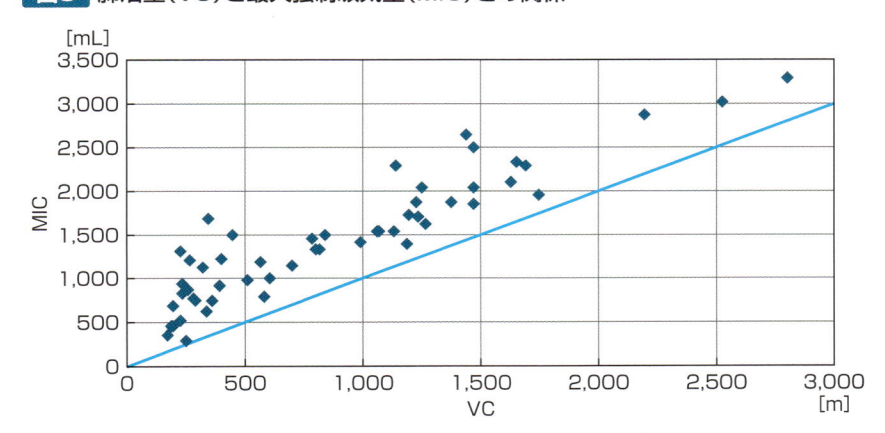

MICはすべての患者においてVCよりも高値を示すが，その較差には個人差を生じる。
MICが1,000mL以上であれば徒手的介助咳嗽によりPCF＞270mLを得ることができる。

III 理論と技術

理学療法プログラム

■神経筋疾患

進行性に全身の筋力の低下をきたす神経筋疾患において，呼吸筋力を強化して肺活量を維持しようとする試みはあまり効果が期待できない。また自力で深吸気を促すような方法も，肺活量の低下した患者では一回換気量よりわずかに吸気が増えるだけのこともあり，呼吸筋疲労により状態を悪化させてしまうこともある。肺活量の維持・増大は呼吸理学療法の目標とはなりにくい。しかし，他動的な深吸気により肺に十分な空気を送り込むことで微小無気肺の発生を予防し，減弱した呼吸運動を補助して胸郭の可動性を維持することができる[11]。それにより肺と胸郭のコンプライアンスを維持し，呼吸仕事量を軽減する。このようにMICを維持することは咳介助の効果を維持することにも繋がる。進行性に全身の筋力の低下をきたす神経筋疾患において，呼吸筋力を強化して肺活量を維持しようとする試みはあまり効果が期待できない。また自力で深吸気を促すような方法も，肺活量の低下した患者では一回換気量よりわずかに吸気が増えるだけのこともあり，呼吸筋疲労により状態を悪化させてしまうこともある。肺活量の維持・増大は呼吸理学療法の目標とはなりにくい。しかし，他動的な深吸気により肺に十分な空気を送り込むことで微小無気肺の発生を予防し，減弱した呼吸運動を補助して胸郭の可動性を維持することができる[11]。それにより肺と胸郭のコンプライアンスを維持し，呼吸仕事量を軽減する。このようにMICを維持することは咳介助の効果を維持することにも繋がる。

◆肺の伸張性と胸郭可動性を保つための方法

MICを測定する方法で行う。肺に送気された吸気はすぐに吐き出さずに声門を閉じて数秒程度息を溜める（air stacking＝エアスタッキング）。これにより胸郭を広げ，肺を十分に拡張し，咽頭喉頭機能を強化する。この声門を圧に抗して閉じたり開いたりする機能は，咳機能の維持にも役立つ。

吸気補助の手段は救急蘇生バックによる送気，NPPVの一回換気量を吐かずに2～3回溜めること，機械による咳介助（MI-E）の陽圧，舌咽呼吸などがある[11]。深吸気は1日に2～3回行う。

・舌咽呼吸（GPB）

舌咽呼吸（glossopharyngeal breathing；GPB）とは，1950年代，ポリオの流行で肺活量がゼロになった患者が鉄の肺をはずす間に行っていた方法をドクターが記載したものである[11]。これは咽頭喉頭機能がある程度維持されていれば可能で，肺活量がゼロになった患者でもMICと同等量の肺の換気が可能である。気管切開による人工呼吸療法（TPPV）患者では不可能だがNPPV使用患者では，呼吸器が不意に停止した場合でも5～数十分GPBで換気して支援を待つこともできる（表7）。

◆効果的な咳の介助（気道クリアランス）

一般的に行われる体位排痰法や呼気介助，スクイージングは中枢側気道までの分泌物移動を目的としており，神経筋疾患においては気道内分泌物が特に多い場合や肺炎，無気肺などの急性増悪時以外は

表7 舌咽呼吸（GPB）の用途

- 人工呼吸器の故障時に自力で換気ができる
- 人工呼吸器なしでいられる時間が延長
- 他のNPPVへの変換時の呼吸補助
- 咳の効果を持続させるためのより深い呼吸
- 会話に要する空気量の増加
- 会話の量やリズムの正常化
- 肺コンプライアンスの改善または維持
- 微小無気肺の予防

図5 徒手胸郭圧迫による咳の介助

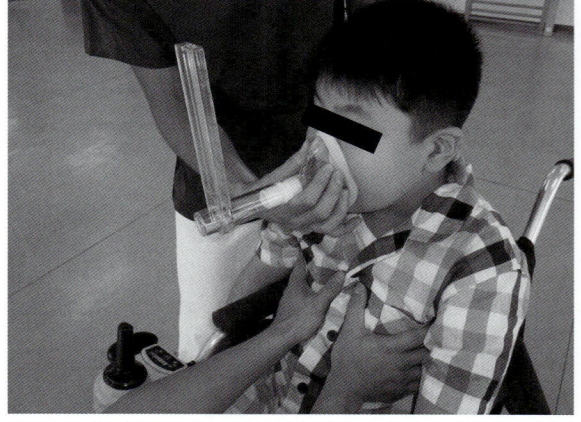

患者の胸郭下部（可動性が低い場合は腹部）に介助者が両手を広げて置き，咳嗽に合わせてタイミングよく圧迫し，CPFを高める。吸気は肺活量位か，不十分であればbaggingかNPPVによる陽圧換気で最大強制吸気量（MIC）を確保してから行うことで，より高いCPFを得ることができる。

ルーチンには行わない[19]。神経筋疾患において最も考慮しなければならないのは，低下した吸気筋と呼気筋の筋力を補助して，中枢側気道から口腔内まで痰を排出するための咳の介助である[9,11,19]。

- **徒手による咳介助**

肺活量が低下した患者でも，吸気・呼気の適切な介助を行うことで効果的な咳をさせることができる[20]。吸気はbaggingやNPPVによる陽圧換気により肺活量以上のMICレベルまで吸気量を得てから，呼気時に徒手的に胸郭や腹部を圧迫する(manually assisted coughing，図5)。徒手的に咳介助を行うことで自力の咳の2～5倍ものCPFを得ることもできる(図6)。

原則的に体位は背臥位から体幹を45°～60°起こして行うが，体位排痰法施行中や，変形などにより困難な場合は背臥位で行う[2]。

- **機械による咳介助(MI-E)**

徒手による咳介助が有効ではない場合には，機械による咳介助(mechanical insufflation-exsufflation；MI-E)を考慮する[11](図7)。MI-Eの呼気(陰圧)にタイミングを合わせ，胸腹部を圧迫介助(呼気介助)することで，最も効果的な徒手介助併用の機械による咳介助(mechanically assisted cough；MAC)を行うことができる(表8)。

図6 %VCと咳のピークフロー(CPF)との関係

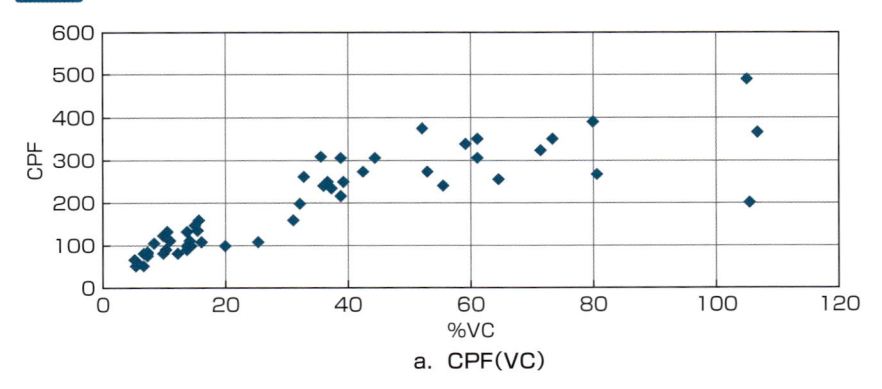

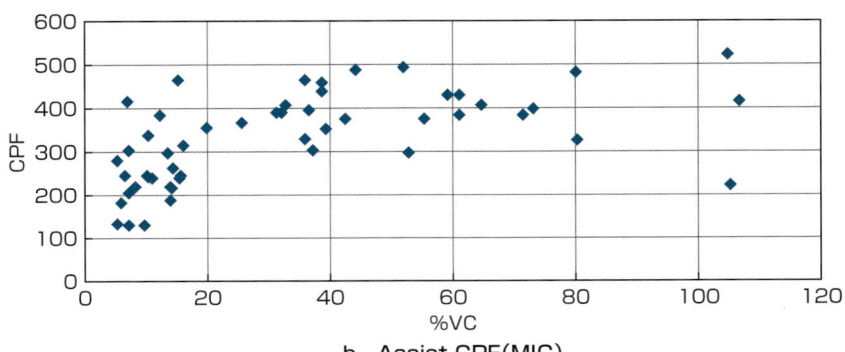

a. CPF(VC)

b. Assist CPF(MIC)

a. 自力の咳の場合：%VC40%以下になると分泌物の自己喀出が困難になる傾向を示す(CPF＜160L/min)
b. 最大強制吸気位からmanually Assisted coughを行った場合：徒手的介助咳嗽を行ったときのCPFは，VCとの相関は低く，低肺活量の患者でも高いCPFを得て分泌物喀出に有効な咳をすることができる。
(対象Duchenne型筋ジストロフィー n＝55名)

■脳性麻痺

異常筋緊張と姿勢変換障害，呼吸運動異常，上気道通過障害などが見られる重度脳性麻痺児では，呼吸理学療法として気道の確保，リラクセーション，ポジショニングを組み合わせ，総合的に行われる[21]。

排痰を促す方法としては，胸郭に徒手的介助（呼吸介助，ゆすりなど）を加える方法もあるが，あくまで補助的手段として選択する。咳嗽反射が減弱したり消失していることもあり，随意的な咳（huffingなども）は困難であることが多い。気道が未発達であったり気道自体の変形もあり，咳嗽時に胸郭に圧迫を加えてCPFを高めようとする呼気介助は，逆に気道の狭窄をまねくことがある。したがって，気道確保やリラクセーション，ポジショニングを中心に行い，咳を誘発させる（吸引チューブによる気管粘膜への刺激など）。期待する効果は肺胞換気の改善，それに続く運動機能および日常生活動作の改善と生活の質（QOL）の向上を目的として行われる[21]。

・気道確保

頭部の位置調整（中間位保持），気道内分泌物除去（口腔内や鼻腔等の吸引），頭部の伸展または下顎の前突を行い，ポジショニングと併用し，アデノイドや扁桃肥大による構造的狭窄や異常筋緊張による舌根沈下や下顎後退などによる狭窄を改善して換気を促す。

図7 徒手介助併用の機械による咳介助（MAC）

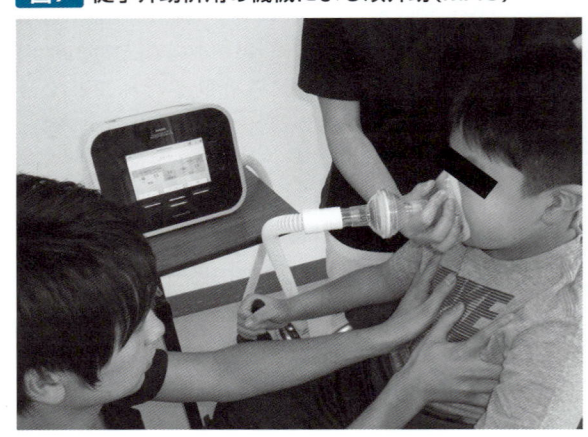

表8 機械による咳介助（MI-E）

効果	・+40cmH$_2$Oの陽圧から−40cmH$_2$Oの陰圧に，瞬時（0.1秒）でシフトすることにより生じる気道の流速で，気道内分泌物を除去するのを助ける ・神経筋疾患などの上気道感染時や，頭部や胸腹部などの術後で咳が弱くなっているとき，短時間で疲労や痛みが少なく効果的に排痰できるため，肺炎や無気肺になったり，気管内挿管になるのを防ぐ ・誤嚥による気管内異物の除去のために気管支内視鏡を使う必要が減る ・フェイスマスクとMI-Eを用いた適切な呼吸リハビリテーションにより，非侵襲的換気療法から気管切開への移行を遅らせる ・鼻汁貯留による鼻閉時に，鼻をかむことの代わりにもなり，上気道を空気の通り道として確保し，非侵襲的換気療法の効果を維持できる ・在宅人工呼吸において介助者でも使え，MI-Eの併用により，緊急入院の頻度が減る ・ICUやリカバリールームで，気管内挿管を通しての排痰にも効果があり，抜管（非侵襲的換気療法への移行を含む）を助ける ・気管切開チューブを通しての排痰にも有用で，通常の吸引のみより，苦痛が少なく一度に多量の痰を吸引でき，吸引の頻度が減り，肺炎になりにくい
副作用	・bullaのある肺気腫の既往，気胸や気縦隔の疑い，人工呼吸による肺障害の患者に対しては，原則として行わない ・不整脈や心不全のある患者では，原則として行わないが，どうしても行う場合は，脈拍と酸素飽和度をモニターしながら慎重に行う
適応	・神経筋疾患や脊髄損傷や術後でparalyticな呼吸機能障害により，咳が弱くて痰が出しにくいほうである ・12歳以上の例で使える指標として，徒手による排痰介助によるCPFが270L/min以下になったら，風邪など上気道炎で痰が多くなって粘稠になってきたり，体力が弱ってきたり，徒手による介助咳でも痰切れが悪かったり，頻回の徒手による圧迫で胸が痛くなってきたりするなら，MI-Eが有効である ・12歳以上の例では，介助によるCPF160L/min以下になると，排痰には常にMI-Eが必要になる
導入	・医療機器なので，医師の指示で使用する ・フィリップス・レスピロニクス社のパンフレットとDVDが参考になる
MICを得るための使用	・導入は上記の方法であるが，痰が出るか出ないかとは関係なく，肺や胸郭の可動域やコンプライアンス維持のために行うことになる ・医師の処方により決めた何サイクルかを一日に2回か3回行う。深呼吸の代わりに行うと考える

- リラクセーション

呼吸運動に関与する胸郭周囲の関節（肋椎関節，椎間関節，胸肋関節）や姿勢変換障害の原因となる肩関節，股関節などの可動域改善や，呼吸関連筋群（主に大胸筋，僧帽筋，斜角筋，腹直筋，腰方形筋など）の筋緊張の正常化を目的に，他動的関節可動域運動や筋の伸張運動を行う。

- ポジショニング

リラクセーションをより得やすいように，①安定性を与えるため，支持面を多くする，②筋緊張を正常化するために，関節が中間位になるように注意する。各姿勢において一般的に期待される効果や注意点が知られている[22]（表9）。

各手技はお互いが影響し合い，良好な効果を得ることを期待している[21]（図8）。しかし手技の選択は，児のさまざまな反応に基づいて適切に選択，変更されなければならず，一定のプログラムや効果が示されるには至っていない。

効果と限界

急性の症状に対して，原因が特定された神経筋疾患などで以下に記載した呼吸理学療法のいくつかは，適切な活用により確実な効果を期待できる[22]。慢性の症状に対しても，神経筋疾患や脊髄損傷で，評価に基づいて処方された理学療法は，最も重要な治療である[22]。

欧米では，囊胞性線維症（cystic fibrosis）に対しての排痰などを目的とした呼吸理学療法が小児では最も臨床研究されてきた[23]。しかし，フラッターブリージングなどの器具も，呼吸機能障害が強い患児

図8 重度脳性麻痺児の呼吸改善の機序

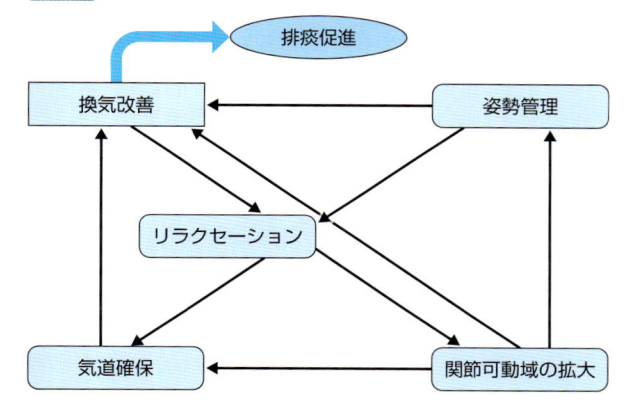

文献21）より引用

表9 姿勢が呼吸・嚥下に与える影響

姿勢	特徴
背臥位	・下顎や舌根が後退，沈下しやすい ・頭や肩を後退させるような緊張が出やすい ・痰や唾液が喉にたまりやすい ・呼気が十分にしにくい ・背側胸郭の動きが制限される ・食道胃逆流が起こりやすい
腹臥位	・下顎後退や舌根沈下を避けられる ・条件をよく設定すれば緊張が緩んだ状態になりやすい ・痰や唾液が喉にたまることがない ・呼気が十分にしやすくなり，換気量が多くなる ・背側の胸郭や肺が広がりやすい ・食道胃逆流が起きにくい
側臥位	・舌根沈下を防ぐことができる ・緊張が緩んだ状態になりやすい ・痰や唾液が喉にたまるのを妨げる ・胸郭の前後の動きがしやすい ・胸郭の横の動きは制限される ・右側臥位は食道胃逆流を誘発することがある
座位	・前傾座位では腹臥位と同じ利点がある ・横隔膜の呼吸運動がよくなる ・後ろへのリクライニングは下顎後退や舌根沈下や喉頭部狭窄を悪くすることがある ・重度の嚥下障害がある場合，唾液が気管に誤嚥され，呼吸が悪くなることがある ・食道胃逆流が起きにくい

では使用することは難しく，使用しないほうがよいという結果が出た[9,19)]。他の手技でも決定的なEBMが示されているものは小児ではほとんどない[9)]。このため，以下に記載した手技でも今後の検討を要するものであり，それ以外の小児の種々の呼吸困難を予防したり改善できる呼吸理学療法は，まだ確立されていないし，施行にはリスクが大きい[9,19)]。

今後，NPPVやMI-Eを活用して，呼吸理学療法を実施することで，非侵襲的で安全で効果的な方法論が生み出されていくことが期待される。それまでは，小児の呼吸代償能が弱く，協力を得られなければ，泣いたり暴れたりストレスが加わり，マイナス面が出ることすらあるため，呼吸理学療法は，慎重な管理の下で処方されるべきである。必要な薬剤投与や気管内挿管の時期を逸したりしないようにする。

小児では，呼吸理学療法は，必要なときのみ適切に行うこととして，呼吸そのものやトータルな小児の心身の発達にも配慮しなければならない。重度脳性麻痺や神経変性疾患では，年長でも言語による意思表示は難しいが，非言語による観察や親との良好なコミュニュケーションにより，選りすぐりの手技を個々で見つけ，決して児の負担や嫌悪になっていないことを確認して行う。大規模治験や無作為化比較対象試験（RCT）が困難と思われる多くの小児の疾患では，そのような症例の積み重ねも大切である。現時点や近未来にEBMになり得ないことで，その手技を否定するのではなく，経験的効果やこれまでの科学的検証を知ったうえで，さらに分析と改善を進め，理学療法の内容を洗練していくべきである。

■徒手的排痰と咳介助

呼気介助と咳の介助は，痰の移動に最も有効な呼吸理学療法である[9,19)]。cystic fibrosis（CF）やCOPDを中心に研究報告がなされてきた[19,23)]。自力で痰を吐き出すことがまったくできない患者でも有効である。これらの手法をNPPVやMI-Eと組み合わせたプロトコールを用いて，神経筋疾患の呼吸不全の急性増悪による入院回数を減らしたり，気管内挿管の抜管困難例の抜管を成功させる[24)]。呼吸筋力低下が著しい患者では，吸気介助（舌咽呼吸など）を併用したり，MI-Eを使いながら胸部や腹部を呼気時に徒手的圧迫を加えたりする。呼吸理学療法として，常に最初に試みられるべきである。

■MI-E

NPPVを含めた非侵襲的呼吸ケアと呼吸理学療法の組み合わせは，咽頭喉頭機能がある程度保たれている患者では，少なくとも気管切開に劣らない換気効果がある[11)]。むしろ，気管切開に比べて，徒手や機械による非侵襲的な吸気呼気介助を行うことで，肺の病的状態を予防し，入院頻度を減らす[24)]。

MI-Eのリスクとしては，圧損傷や循環動態への影響が心配される。bullaや気胸，気縦隔の既往のある患者，不整脈や心不全患者では注意が必要なる。Lauraら[25)]はMI-E中の胃内圧（Pgas）と容量の変化を報告しているが，MI-E使用に慣れた患者であれば，MI-Eによりかかる腹部の陽圧は，自力の咳よりも低く，神経筋疾患患者の腹部手術後にMI-E使用を考慮すべきであるとし，使用を差し控えることは無気肺や他の呼吸器合併症のリスクを増加させるとしている。MI-E使用に抵抗を示す例では，胃内圧の上昇が過剰になる可能性も示している。医師の総合判断のもとで，使用に習熟したスタッフや患者教育を行いながらリスクを最小限にして実施する。

■予後の改善効果

当院では，1964年から2010年まで，227例のDMDのうち，187例に呼吸循環介入を要した[26)]。全国の国立療養所筋萎縮症病棟の入院患者に長期人工呼吸が未使用であった1984年以前は，全例25歳までに死亡した[26)]。その後，1984年から1991年までの気管切開人工呼吸で生命予後が延長した[26)]。1991年以降は，NPPV88例で，さらに生命予後が改善した[26)]。歴史的比較であるが，人工呼吸器未使用56例において18.1歳であった50％生存年令は，気管切開24例は28.9歳，NPPVおよびMI-E，心筋症への心保護治療（アンジオテンシン変換酵素阻害剤とβ遮断薬）などの呼吸循環介入では，39.6歳になった[26)]。

症例呈示

■症例1

症例：6歳，男性
診断：脊髄性筋萎縮症（SMA）タイプ2
経過：座位以降の運動発達の遅れあり，末梢血遺伝子により，SMAタイプ2と確定診断される。

1歳5カ月時から，1～2カ月に1度，気管支炎や肺炎のため入院を要するようになる。酸素飽和度低下のため酸素テントを使用するようになり，急性増悪時は救命のために気管内挿管の必要性を示唆されていた。家庭で口鼻腔の吸引を1日数回行っている。

母がMI-Eを希望し，2歳9カ月で当院初診となる。睡眠時と上気道炎時のNPPVと徒手による呼気時の排痰介助とMI-E導入を行った。NPPVは，携帯型の従圧式人工呼吸器を，timedモード，IPAP＝18，EPAP＝3，呼吸回数＝24，％IPAP＝40％とした。酸素付加や加温加湿器の使用はしていない。もちろん，上気道炎のときに加温加湿や酸素が必要になることがある。

MI-Eをオートマチックモードで，陽圧＝＋40cmH$_2$O，陰圧＝－40cmH$_2$O，in time＝1.0sec，ex time＝1.5secで痰が出るまでか最大5クール行う。ある程度痰が切れるまで疲労がなければくり返す。座位や臥位で行い，必要時には徒手による呼気時の胸部圧迫排痰介助を組み合わせる。母により在宅で行うことができる。

■症例2

症例：8歳，女性
診断：交通外傷による頸髄損傷（C2），慢性肺胞低換気
経過：3歳時，交通外傷による頸髄損傷（C2）により，気管切開による人工呼吸療法（tracheostomy positive pressure ventilation；TPPV）を開始した。最初は24時間のTIPPVであったが，次第に離脱時間が増え，4歳時には，睡眠時のTIPPVとなり，在宅人工呼吸療法へ移行した。昼間は人工呼吸器から離脱していたが，気管切開チューブの吸引のため，幼稚園としては，特別の通園施設に母が付き添っていく必要があった。小学校入学に際し，地域の小学校に一人で登校することを希望したが，気管切開チューブがあると受け入れ困難か，母の付き添いを要すると判断された。そこで，気管切開チューブを抜去し，睡眠時NIV移行と排痰方法習得のため当院に入院した。

◆入院後

気管切開チューブ交換の際に，一時的に抜去したまま気管切開孔をデュオアクティブドレッシングと布テープで塞いだ。自発呼吸でパルスオキシメータによる酸素飽和度は95～96％，鼻カニュラを用いたEtCO$_2$は55mmHgであった。
VC：220mL（背臥位），310mL（座位）
CPF：42L/min（背臥位），50L/min（座位）
徒手介助のCPF：42L/min（背臥位），88L/min（座位）であった。MICはすぐには習得できなかった。MAC，NPPVは協調が得られた。

◆気管切開閉鎖1週間後

介助排痰やMIC，姿勢管理など呼吸リハビリテーションを行い，1週間後に自発呼吸でSpO$_2$は96～97％，EtCO$_2$は43mmHgに改善した。しかし，排痰困難に陥ると，SpO$_2$が60～80％台に低下し，EtCO$_2$は55mmHgに上昇した。このため，1週間までは，MACとNPPVの呼気時に徒手による胸部圧迫排痰介助を要していた。

また，気管切開孔を塞いでいるデュオアクティブドレッシングに痰が付着し，気道を塞いでしまうため，それを除去することを要した。そのうち，徐々に上気道を通って口から痰が出せるようになってきた。呼気時の胸部圧迫介助がなくても自力でも排痰できることが多くなってきた。

◆気管切開閉鎖2週間後

気管切開孔を塞いで2週間後，
VC：265mL（背臥位），380mL（座位）
CPF：70L/min（背臥位）
徒手介助のCPF：153L/min（背臥位）

であった．フェイスマスクと救急蘇生用バッグを使ったMICも習得でき，630mL（背臥位）であった．舌咽頭呼吸は実例を見せて指導・練習するが，年齢のためかすぐには習得できなかった．気管切開孔は自然閉鎖しないため，外科的に縫合閉鎖した．

◆退院後

気管切開チューブ抜去から1カ月後に退院した．在宅では，睡眠時のNPPVと救急蘇生用バッグによるMICを1日に2〜3回行うことにした．排痰は自力で困難なときは呼気時の胸部圧迫介助排痰，MIC，MIC後の徒手介助咳，MI-Eを必要に応じて選択して使用した．

風邪のときにはMACを要することが数カ月はあったが，そのうちにMI-Eは不要になり，それ以外の簡単な器具と徒手的排痰介助で排痰が可能になった．気管切開閉鎖から4年後，風邪を引いてもほぼ自力での排痰が可能になっている．希望通り，地域の小学校に通学し，現在は大学生になっている．

【文献】

1) Zaidat OO, Suarez JI, Hejal RB, et al : Critical and respiratory care in neuromuscular diseases. Neuromuscular Disorders in Clinical Practice, Katirji B, et al eds, Butterworth-Heinemann, Woburn, 384-399, 2002.
2) 北住映二：重度脳性麻痺児の療育の基盤としての医療－QOL改善のためのケアの進歩と課題．脳と発達 30：207-214, 1998.
3) 日本小児アレルギー学会：小児気管支喘息治療・管理ガイドライン 2012，協和企画，2011.
4) 稲員惠美：乳児・小児の排痰手技と姿勢管理．理学療法学 29：314-321, 2002.
5) 日本リハビリテーション学会 編：神経筋疾患・脊髄損傷の呼吸リハビリテーションガイドライン，金原出版，2014.
6) Bushby K, Finkel R, Birnkrant DJ, et al : For the DMD Care Considerations Working Group. Diagnosis and management of Duchenne muscular dystrophy, part 2: implementation of multidisciplinary care. The Lancet Neurology 9：177-189, 2009.
7) Wang CH, Dowling JJ, North K, et al : Consensus Statement on standard of care for congenital myopathies. J Child Neurol 27：363-382, 2012.
8) Wang CH, Bonnemann CG, Rutkowski A, et al : Consensus statement on standard of care for congenital muscular dystrophies. J Child Neurol 25：1559-1581, 2010.
9) Hull J, Aniapravan R, Chan E, et al : British Thoracic Society guideline for respiratory management of children with neuromuscular weakness. Thorax 67：i1-i40, 2012.
10) Wang CH, Finkel RS, Bertini ES, et al : Consensus statement for standard of care in spinal muscular atrophy. J Child Neurol 22：1027-1049, 2007.
11) Bach JR：神経筋疾患の評価とマネジメント（大澤真木子 監訳），診断と治療社，1999.
12) Lissoni A, Aliverti A, Chen AC, et al : Kinematic analysis of patients with spinal muscular atrophy during spontaneous breathing and mechanical ventilation. Am J Phys Med Rehabil 77：188-192, 1998.
13) Haddad GG and Pérez Fontán J : Respiratory failure. Nelson Textbook of Pediatrics, Behrman RE, Kliegman R, Nelson WE eds, 1248-1250, W.B. Saunders company, 2000.
14) Kang S-W, Bach JR : Maximum Insufflation Capacity. Chest 118：61-65, 2000.
15) Kang S-W, Bach JR : Maximum Insufflation Capacity. Vital Capacity and cough flows in neuromuscular disease. Am J Phys Med Rehabil 79 (3)：222-227, 2000.
16) Bach JR, Saporito LR : Criteria for extubation and tracheostomy tube removal for patients with ventilatory failure. Chest 110：1566-1571, 1996.
17) Bianchi C, Baiardi P : Cough peak flows: standard values for children and adolescents. Am J Phys Med Rehabil 87：461-467, 2008.
18) 石川悠加，石川幸辰，南 良二：Duchenne型筋ジストロフィーの睡眠時無呼吸症候群に対するカプノグラフオキシメーターによる夜間モニタリングの有用性．医療 46：398-402, 1992.
19) Strickland SL, Rubin BK, Dresher GS, et al : AARC Clinical Practice Guideline: Effectiveness of Nonpharmacologic Airway Clearance Therapies in Hospitalized Patients. Respi Care 58：2187-2193, 2013.
20) Ishikawa,Y, Bach JR, Komaroff E, et al : Cough augmentation in Duchenne muscular dystrophy. Am J Phys Med Rehabil 87：726-730, 2008.
21) 花井丈夫：障害の重い子どもの医療的ケア基礎講座 呼吸訓練法の理論と実際，重症心身障害児(者)医療講習会 資料，2000.
22) 社会福祉法人 全国重症心身障害児(者)を守る会 ビデオ製作委員会：呼吸障害への取り組み（ビデオ），社会福祉法人・医療事業団（子育て支援基金）助成事業．
22) Bach JR : Pulmonary Rehabilitation, Hanley and Belfus Medical publishers, 1996.
23) Lester MK, Flume PA : Airway-clearance therapy guidelines and implementation. Respir Care 54 (6)：733-750, 2009.
24) Bach JR, et al : Extubation of patients with neuromuscular weakness. A new management paradigm. Chest 137 (50)：1033-1039, 2010.
24) Bach JR : Noninvasive mechanical ventiation, Hanley and Belfus Medical publishers, 2004.
25) Miske LJ, McDonough JM, Weiner DJ, et al : Changes in gastric pressure and volume during mechanical in-exsufflation. Pediatric Pulmonology 48：824-829, 2013.
26) Ishikawa Y, Miura T, Ishikawa Y, et al : Duchenne muscular dystrophy: Survival by cardio-respiratory interventions. Neuromuscular Disorders 21：47-51, 2011.

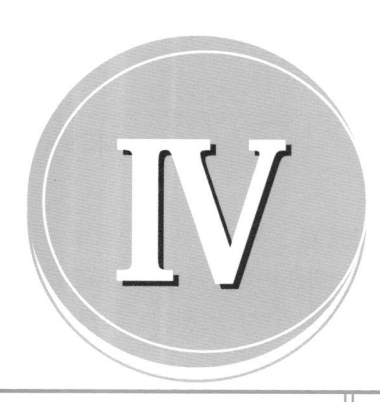

IV 手技

肺拡張療法と排痰法

気道吸引

コンディショニング

呼吸運動療法

IV 手技

肺拡張療法と排痰法

髙田順子

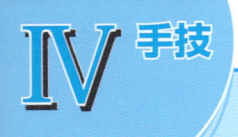

肺拡張療法と排痰法の定義と目的

肺拡張療法（lung expansion therapy, hyperinflation）は，経肺圧の較差を利用して肺容量を増加させる手法であり，無気肺の予防と改善を目的としている[1]。経肺圧（＝肺胞内圧－胸腔内圧）は胸腔内圧の減少または肺胞内圧の増加によって増加する[1]。

肺拡張療法には，インセンティブスパイロメトリ（incentive spirometry；IS），呼気陽圧（positive expiratory pressure；PEP），持続気道陽圧（continuous positive airway pressure；CPAP），間欠的陽圧呼吸（intermittent positive pressure breathing；IPPB）などがあり[1]，深呼吸や徒手的蘇生バッグなどでも肺拡張を得ることができる。

排痰法（airway clearance therapy；ACT）は，気道分泌物の除去や移動を非侵襲的・非薬物的に促すことを目的としている[2,3]。その結果としてガス交換や呼吸仕事量の改善をもたらす。

排痰法の主な手法は，体位ドレナージ療法（postural drainage therapy；PDT），胸部理学療法，咳嗽，気道陽圧（positive airway pressure；PAP），呼吸法，高頻度振動法（high frequency compression/oscillation method）である[2]。その他，離床と運動[3]，加湿，吸入療法，気道吸引なども気管分泌物の移動と除去を補助する手法である。

肺拡張療法や排痰法の必要性や実施効果を判定するために，セラピーの前後または定期的にアセスメントすることは重要である。アセスメントは包括的に行い，呼吸器系疾患の既往，画像診断，呼吸数，心拍数，動脈血の酸素化（PaO_2，SaO_2，SpO_2），呼吸音の聴診，胸郭の触診，呼吸補助筋の使用，呼吸様式やパターン，呼吸困難感などの自覚症状，喀痰量や吸引の頻度，深呼吸（吸気筋力），喀痰能力（呼気筋力），疼痛，身体活動度などをアセスメントする。また，患者が自己管理で排痰法を行っている場合は，実施方法や頻度が適切であるかを定期的に観察・評価し，病態や環境に合わせて調整する。

肺拡張療法と排痰法に必要な知識

■無気肺の種類と原因

無気肺とは肺の一部分が虚脱し肺胞が適切に拡張していない状態であり，気道内異物，がん，胸水，気道分泌物，長期臥床による下側肺の圧迫などより生じる。無気肺は閉塞性（吸収性），受動性，圧排性，癒着性，瘢痕性に大別される[4,5]。肺拡張療法の治療対象となる無気肺は，手術後や臥床などと関連して発症する閉塞性無気肺と受動的無気肺である[1]。

閉塞性無気肺は，粘液栓（mucus plug）によって気道が閉塞されることで生じる。閉塞された末梢気道の肺胞換気はブロックされ，末梢に残ったガスは肺毛細血管から血液中へ拡散吸収されて肺胞が虚脱する。もし，大きな粘液栓が肺葉を閉鎖してしまうと，肺葉性無気肺となる。

受動的無気肺は，制限された一回換気量が持続することで発症しはじめ，定期的に深呼吸や完全な肺拡張が得られないと受動的無気肺が完成する[1]。

一般的によくある無気肺を生じやすい例は，過剰な鎮静，長期臥床，肋骨骨折，横隔膜に創部が近い上腹部または胸部手術による疼痛，神経筋疾患や人工呼吸器依存による横隔膜の筋力低下，腹水，重度肥満，腹部コンパートメント症候群などである。大半の術後患者は術創部痛により深呼吸を抑制し効果的な咳嗽が困難である。そのため，分泌物が多い肺疾患や喫煙歴のある患者は，さらに気道クリアランスが障害され，閉塞性無気肺を生じるリスクが高い[1]。

また，低栄養にある患者も吸気筋力低下により機能的残気量や肺活量を維持することが困難となり，術後肺合併症のリスクが高い。

無気肺の存在を示唆する臨床徴候は，相対的に呼吸数が上昇し，低酸素血症があれば頻脈となる[2]。聴診では，無気肺を形成する領域で肺胞呼吸音が減弱しファインクラックル（fine crackles）が聴取されるが，無気肺が進行すると肺胞呼吸音が消失し気管支音化する[1]。

無気肺の判定には胸部CT像が有用であるが，臨床的には肺胸部X線像も無気肺の存在を示す有効な手がかりとなる[1]。胸部X線像では，無気肺領域の透過性低下，肺葉間稜の変位，肺血管の影の集束，エアブロンコグラム（air bronchogram）が直接的な徴候として出現する[1]。二次的なサインには横隔膜の挙上，気管や心臓・縦隔の変位，肺野異常陰影，肋骨間の狭小化，無気肺周囲の代償的な肺過膨張が見られる[1]。

■ 分泌物と線毛運動

粘膜や粘膜下層にある杯細胞，粘膜腺（図1）などから一日約100mLの気道分泌物がつくられ，その大半が再吸収される[6,7]。そのうちの約10mLが，粘液線毛エスカレータ，吸気よりも呼気に速くなる気流，咳嗽によって排出され[6〜8]，咽頭まで到達した分泌物は嚥下または口腔より喀出される。呼吸障害を有する患者の場合，分泌物は増加し粘稠となり，線毛運動が障害される。さらに非効率的な咳嗽によって気道クリアランスが低下し[6]，ひいては感染，炎症，気道閉塞，肺実質が損傷されるリスクとなる[6,8]。一日の喀痰量が25mL以上の場合，または2時間ごとに気管吸引が必要な患者が，排痰法の適応となる。

気道表面にある分泌物は粘稠度の高いゲル層と低いゾル層に分かれており，ゲル層では線毛は頭側へと前進する方向にストロークを打ち，ゾル層で線毛は後退する[9]。このように線毛の動きによる分泌物の頭側への移動は，粘液線毛エスカレータとよばれる（図1）。線毛運動はさまざまな要因で阻害され，さらに痰の量や粘稠度が増すことで気道クリアランスが低下する（表1）。

■ 咳嗽

正常な咳嗽反射は刺激，吸気，圧縮，排出の4相から構成される[10]（図2）。炎症，物理的，科学的，温度変化などによる刺激によって誘発された咳嗽反射により吸気筋が収縮し，成人では平均1〜2Lの深

図1 気道分泌物と粘液線毛エスカレータ

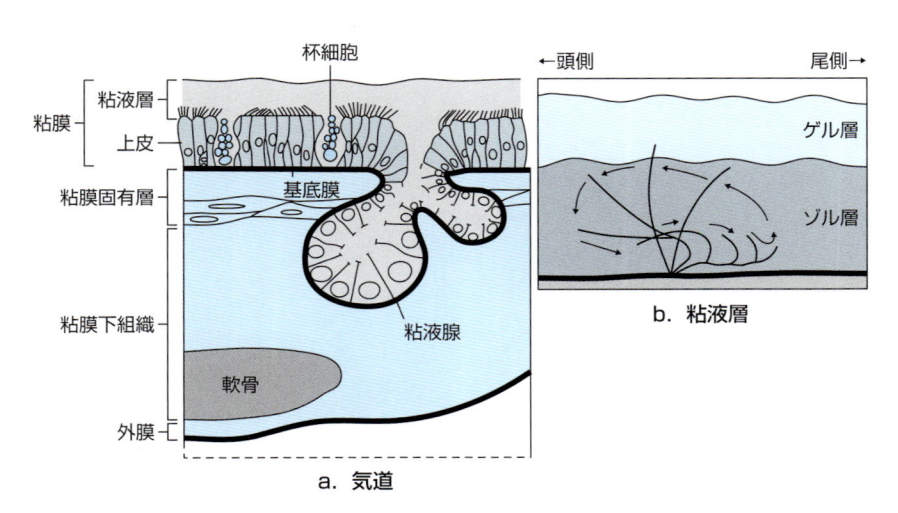

a. 気道
b. 粘液層

呼吸粘膜上皮：大半の気道に線毛を有する多列円柱上皮がある。
線毛運動：前進するストローク中の線毛はゲル層に到達し，線毛の後退はゾル層で行われる。

文献9）より引用改変

吸気が起こる[10]。次に声帯が閉鎖し呼気筋が収縮し，胸腔内圧と肺胞圧が100mmHgを超えるほどの圧縮が約0.2秒起こる。その後声帯は開放し，胸腔内の気道と大気の圧較差によるガスフローと，圧縮相から続く呼気筋の収縮も加わり，時速800km（約200m/秒）を超えるスピードとなる[10]。高速なガスフローは等圧点の移動により動的気道圧縮を伴い，気道壁にある分泌物をガスの気流へ引き離す巨大なせん断力を生み出す[10]。これらにより，分泌物や異物を下気道から上気道へ移動させ，喀出または嚥下する[10]。咳嗽を阻害する因子を表2に示す。

健常成人の咳嗽の最高流量：ピークカフフロー（peak cough flow：PCF，図3）は360〜600L/分であり，160〜270L/分以下になると十分な喀痰が困難になり，気道感染のリスクが高くなる[11]。

表1　線毛運動を阻害する因子

線毛運動を阻害する因子	・人工気道 ・過度な発熱 ・高濃度酸素 ・ちり・煙霧・タバコ煙 ・気道の乾燥 ・粘稠な痰 ・感染
気道の乾燥や痰が粘稠になる因子	・呼吸数の上昇 ・深呼吸 ・脱水 ・感染
痰が増加または粘稠になる疾患	・慢性気管支炎 ・喘息 ・嚢胞性線維症 ・急性気管支炎 ・肺炎

文献7）より引用改変

表2　咳嗽反射を阻害する因子

刺激	・麻酔 ・中枢神経抑制 ・麻薬性鎮痛薬
吸気	・疼痛 ・神経筋障害 ・拘束性障害（胸郭，腹部）
圧縮	・咽頭神経障害 ・人工気道 ・腹筋群の筋力低下 ・腹部手術
排出	・気道虚脱 ・気道閉塞 ・腹筋群の筋力低下 ・肺弾性力の低下（例：肺気腫）

文献2）より引用改変

図2　咳嗽反射の4相

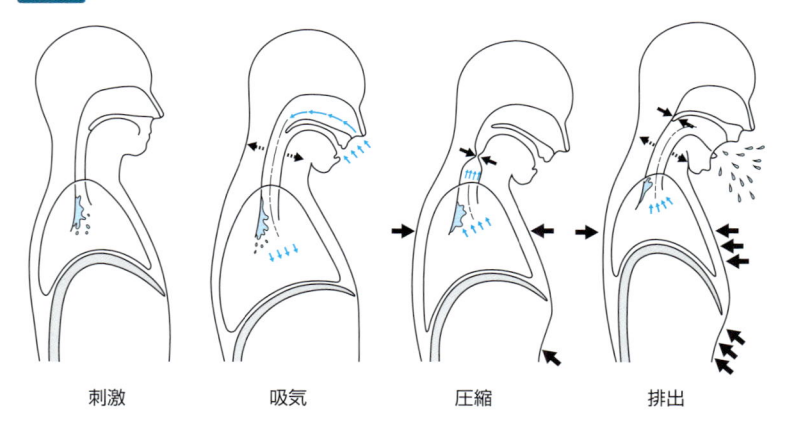

刺激　　吸気　　圧縮　　排出

文献10）より引用改変

図3　ピークカフフローメータ

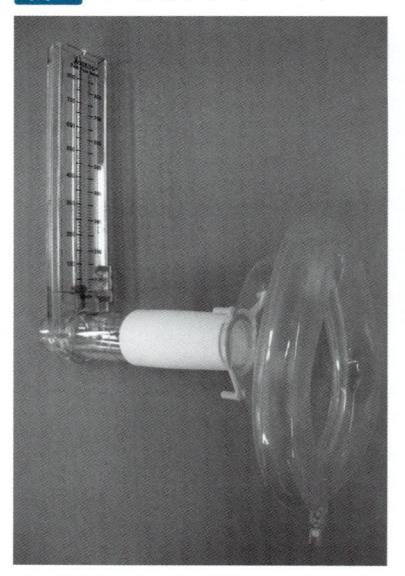

ピークフローメータに蘇生マスク（エアクッションマスク）を追加して作成

肺拡張療法

■インセンティブスパイロメトリ(IS)[12]

インセンティブスパイロメトリ(IS)は，あくびのようにゆっくり長い深吸気，つまり最大吸気を維持する方法(sustained maximal inspiration；SMI)である。患者はISを垂直に把持し，通常どおり息を吐いたのちマウスピースをしっかり口にくわえて最大吸気位までゆっくり息を吸い，息止めした後に息を吐く。

ISには一定の吸気フローで吸うと最大吸気量が提示されるボリューム型(図4)と，調整された一定吸気フローで息を吸った時間を計測するフロー型がある(図5)。フロー型ISには器具の直接設定によって吸気フローを調整するクリニフローやインスピレックスと，患者自身の吸い方で吸気フローを調整するトリフローがあるが，使用方法が簡便である点において前者のほうが患者の自己管理が行いやすいと考えられる。

ボリューム型ISはフロー型ISよりも少ない呼吸仕事量で大きな肺容量を得やすいといわれている[11,12]。最大吸気量が視覚的に認識できる点で，術後の呼吸練習にはボリューム型が適している。吸気フローや吸気量が低い高齢者や低肺機能患者では，患者の吸気フローが低すぎてボリューム型を適切に使用できない場合がある。そのような場合は，患者に適した吸気フローを選択できるフロー型の選択が適切である。

IS実施の頻度に関する特定のエビデンスはないが，1～2時間ごとに10呼吸(起きている間)などが提案されている。

図4 インセンティブスパイロメータ(ボリューム型)

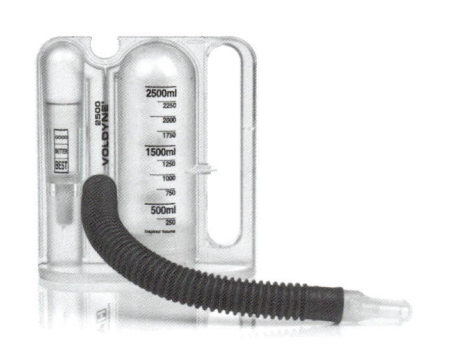

ボルダイン
(テレフレックスメディカル)

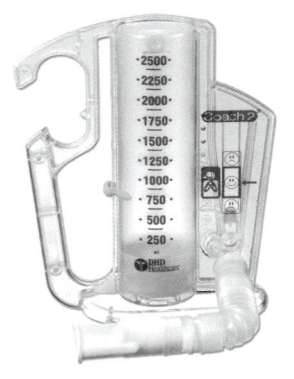

コーチ2
(スミスメディカル)

図5 インセンティブスパイロメータ(フロー型)

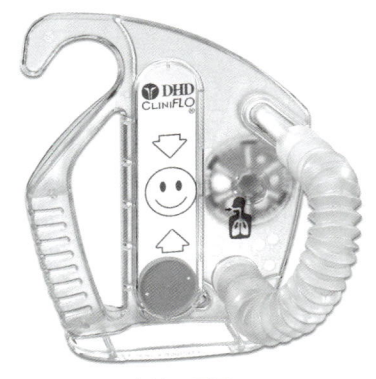

クリニフロー
(スミスメディカル)

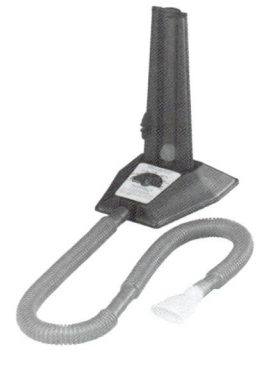

インスピレックス
(日本メディカルネクスト)

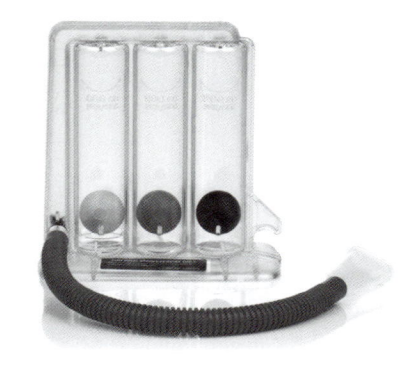

トリフロー
(テレフレックスメディカル)

ISの適応，禁忌，注意点を表3[12]に示す。肺活量＜10mL/kg（理想体重）または最大吸気量＜33％予測値の患者に対するISの使用は禁忌とされており[12]，そのような患者の無気肺治療にはPAP療法（CPAP療法，IPPBなど）への変更や，術後患者の場合は適切な鎮痛コントロールの検討が必要である。術後患者のIS単独のルーチン使用は推奨されず，早期離床，深呼吸，指導された咳嗽，適切な鎮痛管理の併用が推奨されている[3,12]。

患者が自己管理でISを使用しているときも定期的に再評価する。患者の評価に加え，IS使用の頻度，呼吸回数，セット数，吸気量，適切な実施などを観察する。

■ 持続気道陽圧（CPAP）療法[1,2]

気道陽圧（PAP）療法は，無気肺の改善や気道クリアランスを目的に実施され，持続気道陽圧（CPAP）療法は肺拡張療法，呼気陽圧（PEP）療法は排痰法として主に使用される。PEP療法は呼気のみに陽圧がかかるのに対して，CPAP療法は吸気にも呼気にも持続的に気道陽圧がかかる。

CPAPは人工呼吸器における設定として選択されるが，特殊装置または専用器具（イージーパップ，図6）を使用して気道内圧5〜20cmH$_2$Oを発生させることもできる。CPAPが無気肺を改善する機序は明確ではないが，機能的残気量（FRC）の増加を伴う虚

表3 インセンティブスパイロメトリの適応・禁忌・注意点

適応	▶術後肺合併症のリスクのある患者のベースラインの把握 ▶無気肺または無気肺を発症する可能性のある次の患者： ・上腹部および胸部手術 ・下腹部手術 ・長期臥床 ・COPD患者の手術 ・難渋する鎮痛管理 ・胸帯または腹帯の使用 ・横隔膜機能または呼吸筋力が低下した拘束性肺障害（最大吸気量＜2.5L，神経筋疾患，脊髄損傷） ▶鎌状赤血球症の急性胸部症候群に関連する無気肺の予防
禁忌	▶デバイスの適切な使用または効果的な使用が困難な患者 ・幼少すぎたり発達遅延のある患者 ・不穏やせん妄 ・深鎮静や昏睡状態 ▶肺活量＜10mL/kgまたは最大吸気量＜33％予測値 ▶深呼吸がでいない患者：疼痛，横隔膜の機能低下，オピエート鎮痛薬
注意点	▶過換気／呼吸性アルカローシス ▶酸素療法の中断による二次的な低酸素血症 ▶疲労 ▶疼痛

文献12)より引用改変

図6 CPAP療法

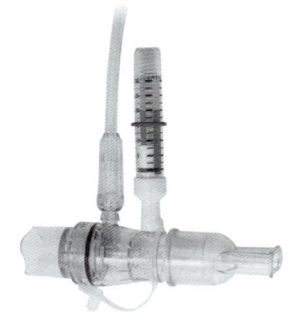

イージーパップ（EzPAP）
（スミスメディカル）

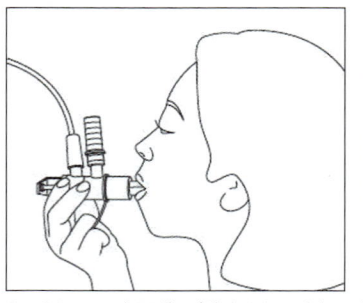

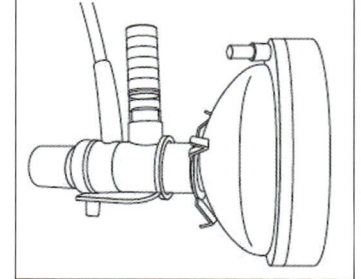

0〜60psiの高圧ガス（酸素または空気，中央配管やボンベ）と，恒圧式フローメータ（5〜15L/分）を使用する。
マウスピースまたはしっかりシーリングできるフェイスマスク（麻酔用マスク等）を使用する。

脱肺胞のリクルートメント，コンプライアンスの増加またはオートPEEP（auto end-expiratory pressure）の軽減に関連した呼吸仕事量の軽減，側副気道[14]（図7）を介した換気分配の改善，効率的な分泌物の移動が関与していると考えられている。

イージーパップは比較的容易にCPAP療法を実施できる器具であり，入院患者に使用する。イージーパップに恒圧式フローメータを介してガス（酸素または空気）5〜15L/分を接続すると器具内でガス流量が増幅され，患者はその増幅されたガスをマウスピースまたは蘇生マスクを通じて呼吸する[15]。吸気：呼気＝1：2程度，PEEP（呼気終末陽圧）15cmH$_2$O以上になるように供給ガス流量を増減させて調整する[14]。適宜必要に応じて座位，体位ドレナージ体位，咳嗽・強制呼気を併用する。明確な治療時間の推奨はないが，一般的には10〜15分，1日数回，間欠的に実施する。

PAP療法の適応，禁忌，注意点を表4[16]に示す。

気道に陽圧をかけることによる相対的な禁忌や注意点があり，静脈還流量低下による血圧低下，胸腔内圧上昇による頭蓋内圧亢進，圧外傷による気胸，過換気による呼吸性アルカローシスなどに注意する[16]。

■その他の肺拡張を補助する方法

◆深呼吸

深呼吸（深吸気）は最も簡便に行える肺拡張であり，機能的残気量位から最大吸気位まで努力性にゆっくりと息を吸い，息止めの後に力を抜いて楽に息を吐く。上部胸式呼吸になりすぎないよう注意し，腹式呼吸および下部胸式呼吸で息を吸う。

◆蘇生バッグ

徒手的蘇生バッグ（セルフインフレーションバッグ，ジャクソンリース）を使用して肺容量を増す手法（manual hyperinflation）もあり，bag squeezing method[17]とよばれる排痰法との組み合わせや，ブレススタッキングマニューバとよばれる頸髄損傷や

図7 側副気道

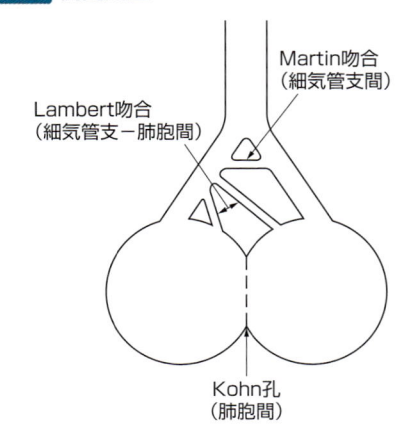

Martin吻合（細気管支間）
Lambert吻合（細気管支－肺胞間）
Kohn孔（肺胞間）

文献14)より引用改変

表4 PAP療法の適応・禁忌・注意点

適応	・喘息やCOPD患者のエアトラッピングの改善 ・貯留した分泌物の除去（嚢胞性線維症や慢性気管支炎） ・無気肺の予防または改善 ・排痰法の実施中に気管支拡張薬の投与を能率的にする
禁忌	絶対的禁忌はないが，実施前に下記に注意する ・呼吸仕事量の増加に耐えられない患者（喘息急性発作，COPD） ・頭蓋内圧（ICP）＞20mmHg ・不安定な循環動態 ・急性副鼻腔炎 ・進行性の喀血 ・未治療の気胸 ・鼓膜損傷やその他の中耳の病変 ・顔面，口腔および頭蓋の手術や外傷 ・食道手術 ・鼻血 ・悪心
注意点	・肺圧損傷 ・頭蓋内圧亢進 ・心血管系の合併症（心筋梗塞，静脈還流の低下） ・空気嚥下，嘔吐，誤嚥 ・閉所恐怖症 ・呼吸仕事量の増加に伴う低換気または過換気の可能性 ・過換気／呼吸性アルカローシス ・酸素療法の中断による二次的な低酸素血症 ・疲労 ・疼痛

文献16)より引用改変

神経筋疾患の患者の咳嗽介助の一部としても実施される[11]（図8）。

◆ **人工呼吸器の設定**

人工呼吸管理中には，肺胞の虚脱または虚脱と拡張の繰り返しを予防するために適切なPEEPの設定は重要であり，オープンラング戦略という考え方がある。

また，人工呼吸器患者の無気肺治療には肺リクルートメントマニューバ（3ブレス法，40-40など）と呼ばれる，一時的に一回換気量やPEEPを上げる手法がある。

◆ **その他**

胸部理学療法の1つであるスプリンギングやポストリフトもエアエントリを改善して肺拡張を促す手技である（p.194～195参照）。IPPB（Intermittent positive pressure breathing）という人工呼吸器（Bird®）を使用した肺拡張療法は欧米ではよく用いられる手法であるが[18]，わが国での使用は少ない。

排痰法

体位ドレナージ療法（PDT）

体位ドレナージ療法（PDT）とは定期的なターニング，体位ドレナージ，胸部理学療法（chest physical therapy；CPT），咳嗽を単独または複数を組み合わせて行う排痰法である。ターニングまたは体位ドレナージだけでは末梢気道から中枢気道へ痰の移動が困難な場合は，胸部理学療法を組み合わせ，咳嗽によって喀痰する[2,19]（図9）。体位ドレナージの適応，禁忌，危険性と合併症を表5に示す[19]。

末梢または中枢気道にある分泌物を喀出するためには十分な呼気量や呼気フローが必要であり，それらに繋がる十分な深吸気，肺拡張が得られていることで排痰法が効果を発揮する。

◆ **ターニング**

ターニングとは体軸に沿って身体を左右に回転させる手法である[2,19]。同一体位をとる時間は明確でないが，体位調整の一部として，褥瘡や人工呼吸器

図8 ブレススタッキングマニューバ

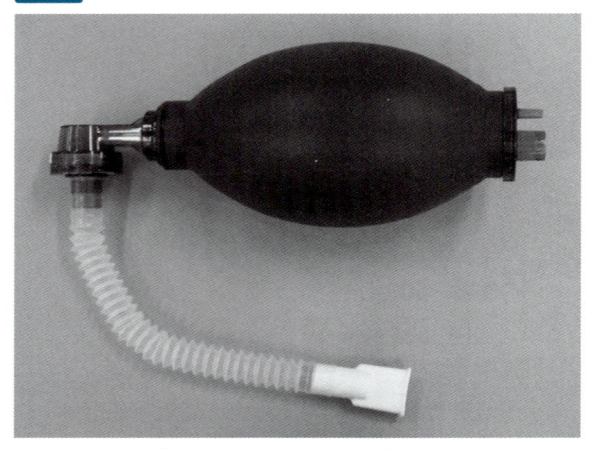

徒手的蘇生バッグに装着した一方向弁・蛇管とマウスピースを患者の口にくわえさせ，最大吸気位になるまで換気補助を繰り返した後，徒手的に咳嗽介助を行う。

文献11）より引用

図9 体位ドレナージ療法のアルゴリズム

咳嗽・ハフィング	胸部理学療法
指導・介助	スプリンギング スクイージング バイブレーション パーカッション　など

体位ドレナージ療法

定期的なターニング	体位ドレナージ
介助なし 介助あり（介助者，特殊ベッド）	標準ポジション 修正ポジション

関連事象(ventilator associated event；VAE)／感染性人工呼吸器関連合併症(infection-related ventilator-associated complication；IVAC)[22]の予防体位と合わせて実施されるのが一般的である。重症例にはローリングベッド，カイネティックベッドを使用する場合もある。

◆体位ドレナージ

体位ドレナージは，目的とする肺葉や肺区が上方にくる体位をとり，重力によって泌物を末梢気道や肺胞から中枢気道に移動させる手法である[2,19]。肺区に応じて12の基本体位(図10)があるが，人工呼吸管理患者など基本体位が困難な場合には修正体位(図11)が用いられる。

■胸部理学療法(CPT)

胸部理学療法は体位ドレナージまたはターニングと組み合わせて実施する徒手的な排痰手技である[2,19]。有効な呼気量や呼気フローが得られる十分な一回換気量が必須であり，人工呼吸器換気様式が量規定換気の場合は，従圧式換気への変更や吸気圧の増加，プレッシャーサポート換気への変更やプレッシャーサポート圧の増加を，患者の病態や患者自身の吸気筋力に応じて医師と検討するのがよいと筆者は考える。非人工呼吸器患者の場合は，必要に応じて蘇生バッグとの併用(bag squeezing method, manual hyperinflation and chest compression)を検討する。

表5 体位ドレナージの適応，禁忌，注意点

適応		▶分泌物のクリアランスが困難と思われる場合： ・痰の喀出量が25〜30mL/日以上(成人)で，分泌物のクリアランスが困難 ・人工気道を有する患者が分泌物の貯留を示すとき ▶粘液栓塞による無気肺およびその疑い ▶気管支拡張症，嚢胞性肺線維症，有空洞肺疾患の診断 ▶気道内異物
禁忌	絶対的禁忌	・頭蓋部損傷で固定する以前の状態 ・活動性出血があり血行動態不安定
	相対的禁忌	・頭蓋内圧＞20mmHg ・脊椎外科手術直後あるいは急性脊椎損傷 ・活動性喀血 ・膿胸 ・気管支胸腔瘻 ・うっ血性心不全による肺水腫 ・大量胸水 ・肺塞栓 ・体位変換に耐えられない人(高齢者，精神錯乱者，精神不安の強い人) ・肋骨骨折(フレイルチェストの有無によらず) ・外科的創傷，治癒過程の組織
	トレンデレンブルグ体位の相対的禁忌	・頭蓋内圧＞20mmHg ・頭蓋内圧上昇を回避すべき患者(脳外科患者，動脈瘤，眼球手術) ・コントロールできない高血圧 ・鼓腸 ・食道手術 ・肺癌外科治療後あるいは直後，放射線治療に関連して最近大量出血があった場合 ・誤嚥の危険を十分コントロールできない患者
	逆トレンデレンブルグ体位の禁忌	・低血圧 ・血管作動薬使用中の患者
	危険性／合併症	・低酸素血症 ・頭蓋内圧上昇 ・処置中の急性低血圧 ・肺出血 ・筋肉，肋骨，脊椎の疼痛，損傷 ・嘔吐，誤嚥 ・気管支攣縮 ・不整脈

文献19)より引用

◆**スプリンギング**

スプリンギング（springing, rib springing）は無気肺の改善や，局所肺の低換気に対して行う，肺拡張を促す手技である。胸壁に手掌を置き，呼気終末位から吸気開始に合わせて急に手を放すことで，肋骨の弾性力による胸壁の拡張がより陰圧の胸腔内圧を生み出し，肺の局所換気や吸気フローを増して肺拡張を促す[21]（**図12a**）。

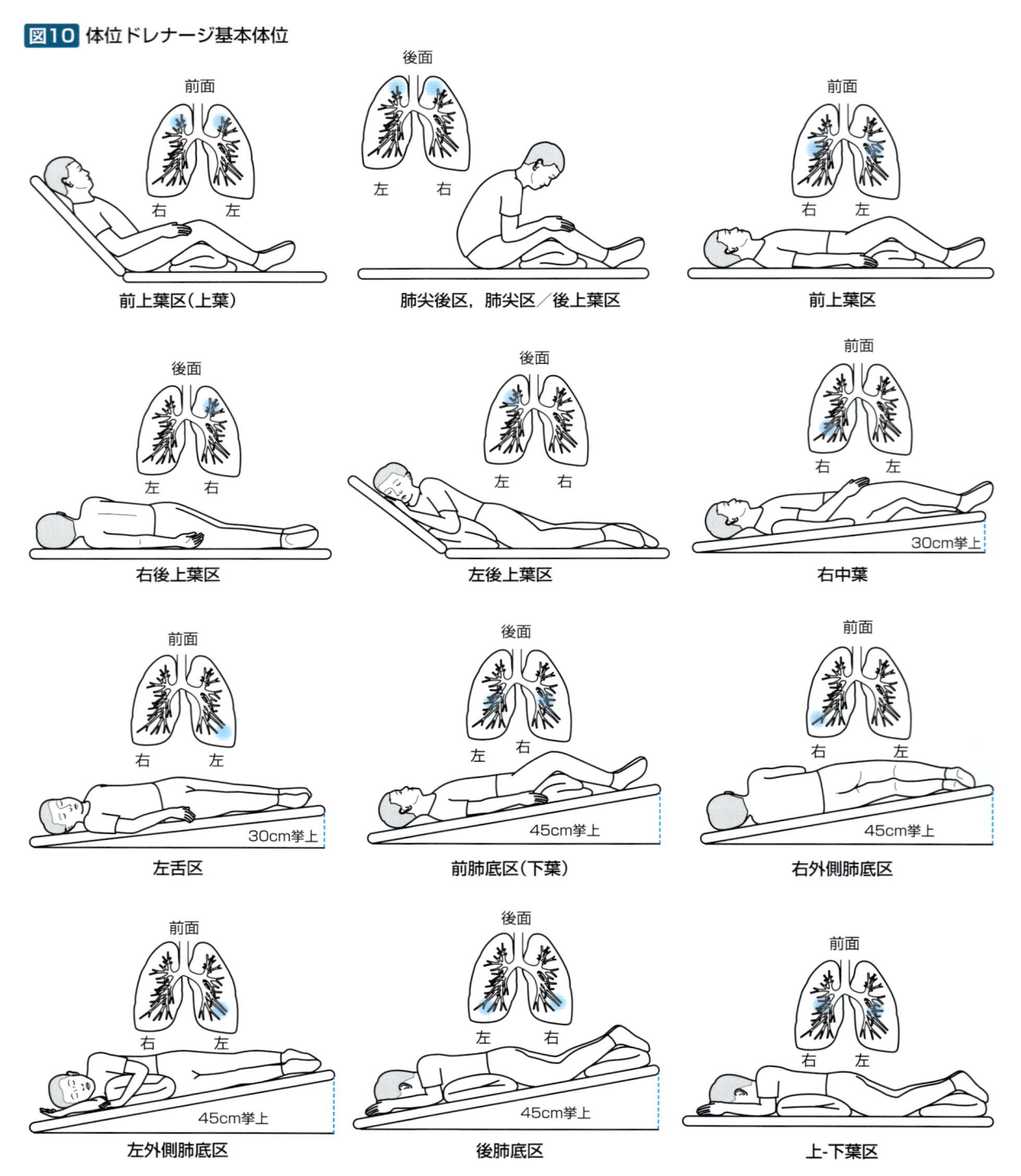

図10 体位ドレナージ基本体位

前上葉区（上葉）
肺尖後区，肺尖区／後上葉区
前上葉区
右後上葉区
左後上葉区
右中葉　30cm挙上
左舌区　30cm挙上
前肺底区（下葉）　45cm挙上
右外側肺底区　45cm挙上
左外側肺底区　45cm挙上
後肺底区　45cm挙上
上-下葉区

文献2）より引用改変

肺拡張療法と排痰法

◆スクイージング

スクイージング（squeezing）は胸郭圧迫法（chest compression）、呼吸介助手技などともよばれ、末梢気道に貯留した分泌物を移動させる。「squeeze」とは「絞る」という意味であり、胸壁に手掌を置き、吸気に合わせて胸郭を絞るように胸郭可動性に合わせて軽く圧迫することで呼気フローを増して[21]（図12b）、末梢気道から中枢気道への分泌物移動を促す。

◆パーカッション[2]

パーカッション（percussion）はクラッピング（clapping）ともよばれ、カップ状にした手掌または専用器具（パーカッサ）を用いて胸壁を軽くパカパカとリズミカルに叩く。それにより気道壁に粘着した痰を遊離させ、咳嗽や吸引で痰が除去されやすくなる。損傷や術創、骨上（鎖骨、脊椎）は叩いてはならない。推奨される叩く強度や頻度はないが、5-6Hz以下が報告されている[8]。

◆バイブレーション[2]

バイブレーション（vibration）は胸壁に置いた両手掌で、呼気相で軽く胸郭を振動させる、または専用器具（バイブレータ）などを用いて胸郭を振動させる。この振動により、呼気での分泌物の中枢気道への移動を促すが、線毛の動きに近い10Hz程度の振動がよいとされている[20]。バイブレーションはスクイージングに併用して用いられることもある。バイブレーションに似た手技にシェイキング（shaking）という2Hz程度でゆっくりとゆする方法があるが、その有効性は定かではない。

◆ポストリフト[20]

ポストリフト（post lifts）は背臥位の患者の背側胸郭とベッドの間に両手を差し込み、吸気相で手背でベッドを押し下げながら指先で脊柱棘突起部を挙上したりゆすることで、後肺底区のエアエントリを促す手法であり、蘇生バッグ換気と併用して行う。背臥位が強制されている場合や体位変換が困難な場合に用いられるが、脊髄損傷のように脊柱が不安定な患者には禁忌である。

図11　体位ドレナージ修正体位

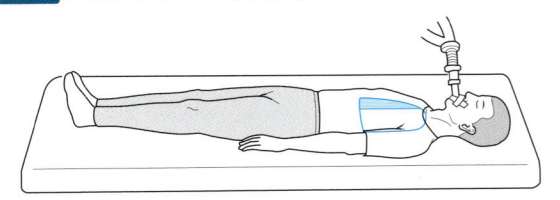

a. 背臥位：肺尖区（S^1）、前上葉区（S^3）、前肺底区（S^8）

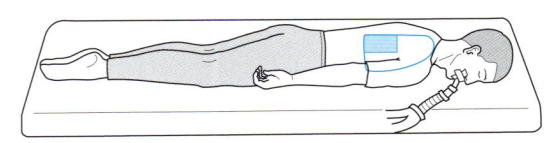

b. 腹臥位：上-下葉区（S^6）、後肺底区（S^{10}）

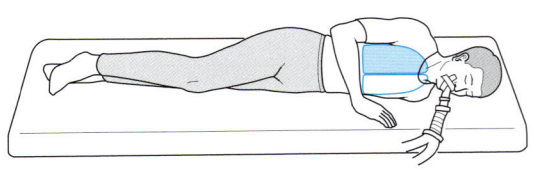

c. 側臥位：外側肺底区（S^9）、患側上の肺野

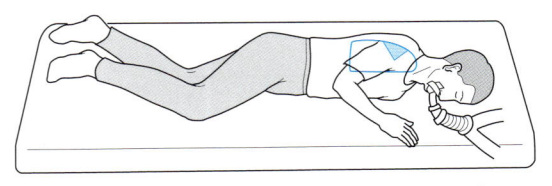

d. 前方へ45°傾けた側臥位：後上葉区（S^2）、（上-下葉区、後肺底区）

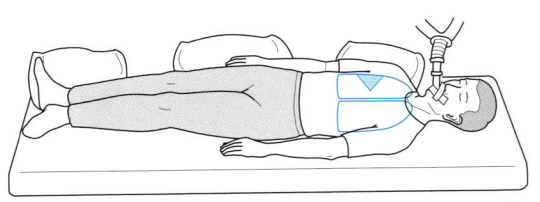

e. 後方へ45°傾けた側臥位：中葉・舌区（S^4、S^5）

上記の排痰体位で排痰が困難な場合には、区域気管支の解剖学的走行からみるとS^1およびS^6では3/4腹臥位を追加、S^4、S^5では背臥位を追加、S^8、S^9、S^{10}では3/4腹臥位を追加すると排痰可能だが、上記のa〜eの体位を定期的に変換させるターニングで、全肺野からの排痰は可能である。

文献20)より引用

咳嗽・ハフィングなど

◆咳嗽の指導[2,23]

咳嗽は最も有効な排痰の手法である。喀痰できる有効な咳嗽ができない場合(表2)、または喉だけで咳払い(tracheal cough)をしている場合には、正常な咳嗽を模擬した効果的な咳嗽を指導する(図2)。可能であれば、座位またはギャッチアップ座位を取り、深い吸気の後、息を止め、強い大きな咳嗽をするよう指導する。胸部や腹部手術後の創部痛がある場合は、疼痛のある場所を患者自身または介助者が徒手的または枕などを使用してスプリントして、疼痛を軽減しながら強い呼出を促す。咳嗽指導の適応、禁忌、注意点を表6に示す。

◆ハフィング[2]

ハフィング(huffing)／強制呼出法(forced expiratory technique；FET)は正常の咳嗽の変法であり、声帯閉鎖を伴わずに強制呼気を1～2回行う方法である。この手法は胸腔内圧の変化が咳嗽よりも少

図12 スプリンギングとスクイージングの比較

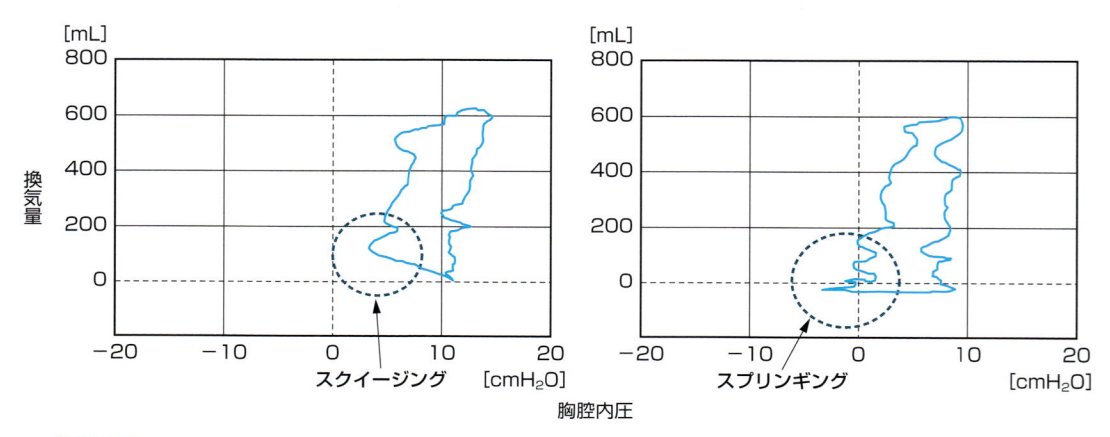

a. 胸腔内圧：
スプリンギングではスクイージングに比較して、胸腔内圧がより陰圧になっている。

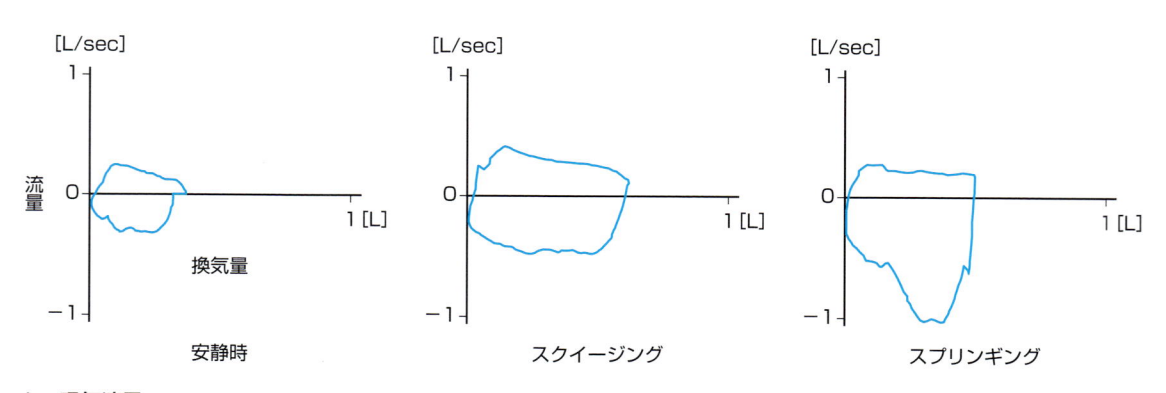

b. 吸気流量：
スプリンギングでは安静時やスクイージングに比較して、吸気流量が著明に増加する。

文献20)より引用改変

ないため気道の虚脱を予防しやすく，COPD，囊胞性肺線維症，気管支拡張症の患者に有用とされる。

◆気管圧迫法[20]

気管圧迫法（tracheal compression, external tracheal stimulation）は意識障害などで有効な咳嗽やハフィングが随意的に行えないような場合に用いられる手法であり，胸骨上切痕部から気管を親指で瞬間的に圧迫して咳嗽を誘発する。安全性や有効性に関するエビデンスは不明であり，患者は強い不快感を伴うため，限られたケースにおいてのみ臨床的に用いられている。

◆咳嗽の介助（MAC）

咳嗽の介助（manually assisted cough；MAC）は患者自身で有効な咳嗽による喀痰が困難な場合，またはピークカフフロー＜160〜270/分の場合に用いられる手法である。可能であれば患者は座位またはギャッチアップ座位をとり，深い吸気と息止めの後に患者の呼気に合わせて徒手的に胸郭または腹部を圧迫する。

表6　咳嗽の指導

適応	・中枢気道から貯留した分泌物の除去に介助が必要な場合 ・無気肺 ・術後呼吸合併症に対する予防 ・囊胞性肺線維症，気管支拡張症，慢性気管支炎，壊死性肺感染症，脊髄損傷の患者に対する気道クリアランスの一部のルーチンとして ・体位ドレナージ療法，PEP療法，インセンティブスパイロメトリ等の気道クリアランス療法と，咳嗽は必ず併用する ・診断目的に痰を採取するため
禁忌	咳嗽指導には絶対的禁忌はない。咳嗽指導を中止する場合は，次の禁忌項目が咳嗽指導の利点を上回るときである ▶分泌物の飛沫によって病原体が伝播する，またはその可能性を除去できない（例：人型結核菌） ▶頭蓋内圧上昇または脳動脈瘤がある ▶心筋梗塞のような冠動脈の灌流低下がある ▶急性の不安定な頭部，頸部，脊髄の損傷がある ▶徒手的に心窩部に圧を加える咳嗽介助は次の場合は禁忌である 　・逆流／誤嚥 　・急性腹部病変 　・腹部大動脈瘤 　・裂孔ヘルニア 　・妊娠 　・出血性要因 　・未治療の気胸 ▶徒手的に胸郭に圧を加える咳嗽介助は次の場合は禁忌である 　・骨粗鬆症 　・フレイルチェスト
注意点	・冠動脈の血流低下 ・脳血流低下 ・失禁 ・疲労 ・頭痛 ・知覚異常または麻痺 ・気管支攣縮 ・筋損傷または不快感 ・自然気胸，縦隔気腫，皮下気腫 ・発作性咳 ・共通 ・肋骨または肋骨肋軟骨接合部骨折 ・手術創または内臓脱出 ・るいそう，嘔吐，嘔気 ・網膜出血を伴う視力障害 ・セントラルラインの抜去 ・胃食道逆流

文献22）より引用改変

quad-cough, abdominal-thrust[11]とよばれる手法は脊髄損傷により腹筋群が麻痺した患者に使用される手法で，呼気に合わせて介助者の拳で腹部圧迫する方法である．また，デュシャンヌ型筋ジストロフィーや頸髄損傷などの神経筋障害により吸気筋力が非常に弱い場合，蘇生バッグを使用して十分な吸気量を補助してから（ブレススタッキング），咳嗽介助を行う方法もある[11]．

咳嗽介助の禁忌や注意点は，咳嗽および胸部理学療法のそれに準ずる．

◆ **機械的咳嗽介助（MI-E）[2]（図13）**

機械的咳嗽介助（mechanical insufflation-exsufflation；MI-E）はカフマシーンともよばれ，中枢気道からの喀痰を補助する機器であり，病院・施設や在宅で使用される．

MI-Eは麻酔マスクや気管切開チューブを通して，

図13 機械的咳嗽介助法（MI-E）

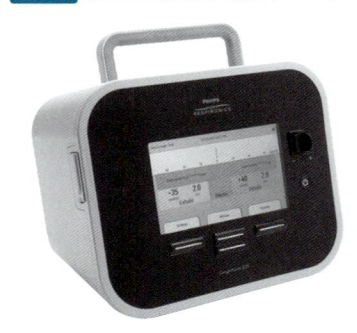

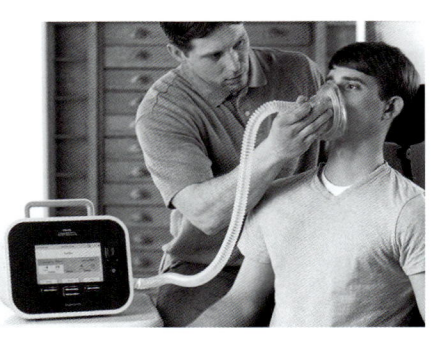

カフアシストE70（オシレーション機能搭載）
（フィリップス・レスピロニクス）

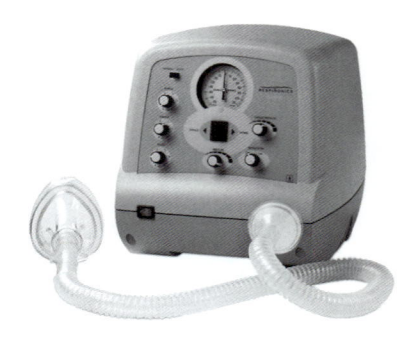

カフアシスト
（同左）

図14 排痰を促す呼吸法

autogenic drainage

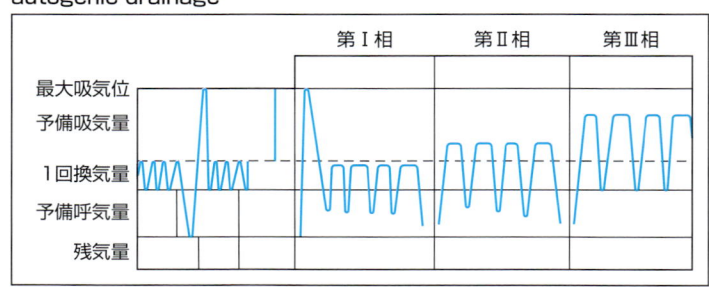

active cycle of breathing

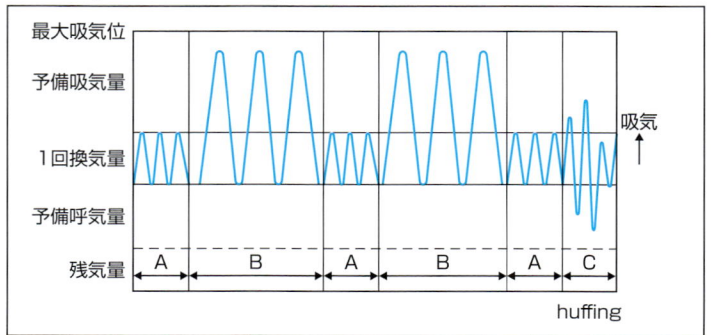

A：breathing control；リラックスし通常呼吸
B：deep breaths；深吸気と息止め
C：huffing；ハフィング

文献24）より引用改変

気道を陽圧（30～50cmH$_2$O，1～3秒）から陰圧（−30～−50cmH$_2$O，2～3秒）に瞬間的に圧較差をつくり，平均450L/分の呼気フローをつくり出す。これは徒手的な咳嗽介助よりも早いフローとなる。一般的には5サイクルほど，喀痰されるまで行う。主に慢性期の神経筋疾患患者に使用されているが，集中治療室や急性期でも使用されることがある。

■呼吸法

◆自原性ドレナージ（AD）[24]，（図14）

自原性ドレナージ（autogenic drainage；AD）では，患者は座位をとり，3種類の肺容量と呼気フローを段階的に行い，それにより等圧点が末梢から中枢気道へ移動して分泌物が中枢気道へ移動する。その後咳嗽によって喀痰する。自原性ドレナージは複雑な内容であるため，適切に実施できるよう患者指導が必要とされる。

◆アクティブサイクル呼吸法（ACBT）[24]（図14・15）

アクティブサイクル呼吸法（active cycle of breathing technique；ACBT）は，リラックスして呼吸のbreathing control（BC），深吸気と息止めを行うdeep breaths（DB），ハフィングまたは強制呼気の3種類を数回組み合わせて喀痰する方法である。ACBは体位ドレナージや胸部理学療法と併用する。

■呼気陽圧（PEP）療法[2]

呼気陽圧（PEP）療法とはマウスピースや蘇生マスクに接続した器具を通じて，呼気に5～20cmH$_2$Oの陽圧をかける方法（図16）である。PEP療法は座位または体位ドレナージ体位をとり，器具を使用した呼吸と咳嗽またはハフィングの組み合わせで行う。

類似した手法に振動PEP療法（図17）があるが（後

図15 active cycle of breathing：組み合わせの例

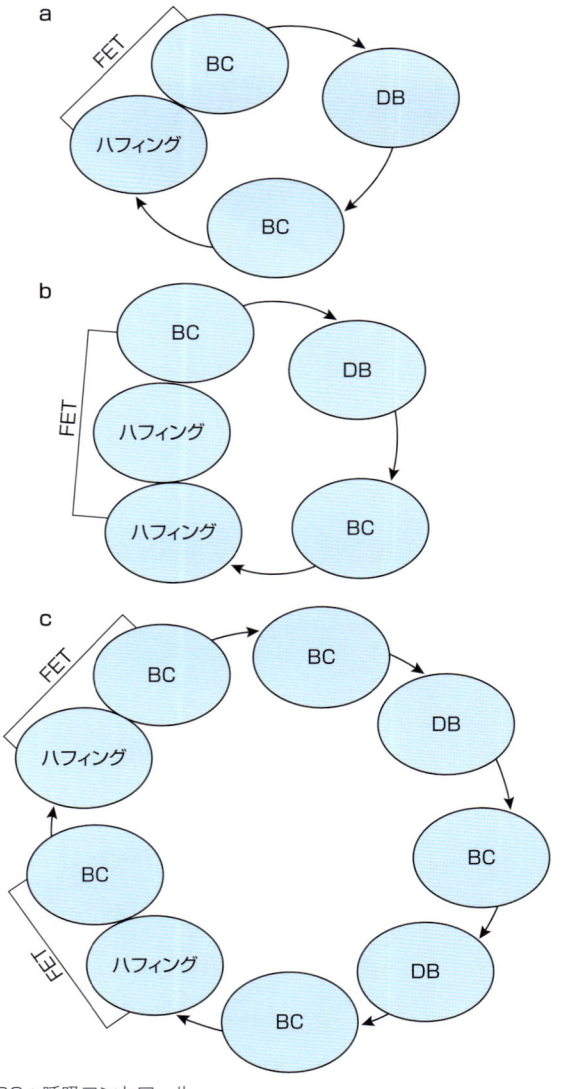

BC：呼吸コントロール
DB：深吸気と息止め
FET：強制呼出法

文献24)より引用改変

図16 PEP（呼気陽圧）療法

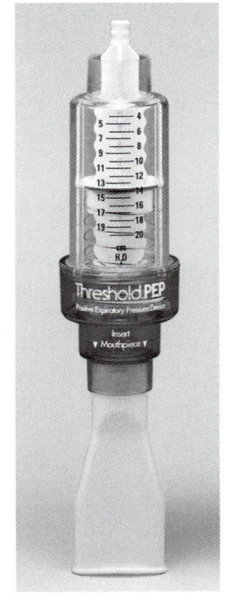

Threshold PEP
（フィリップス・レスピロニクス）

述），PEP療法と振動PEP療法のどちらがより排痰に有効かを示すエビデンスはない[25]。振動PEP療法は体位ドレナージに加えて行うことで，末梢気道に貯留した分泌物を時間的に早く排痰できると考えられている。

■高頻度振動法

高頻度振動法は，分泌物を流動化させたり排出作用を活性化させて気道浄化を促す方法であり，気道内を直接振動させる方法と，胸郭への振動が気道に及ぶものに大別される。

◆振動PEP療法

気道内を直接振動させる方法で，10〜25cmH$_2$OのPEP療法に15Hzほどの振動が気道に作用する[2,25]。フラッター®，アカペラ（図17）などの専用器具を使用し体位ドレナージ，咳嗽またはハフィングと組み合わせて行う。

アカペラは，深吸気の後に2〜3秒間息止めを行い，

図17 振動PEP（呼気陽圧）療法

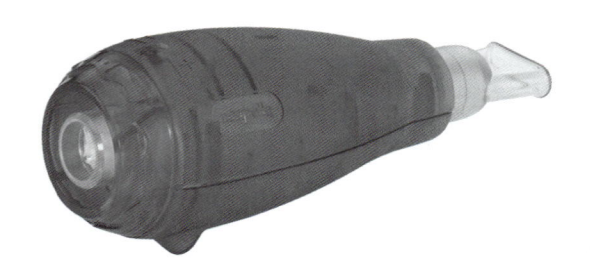

アカペラ
（スミスメディカル）

図19 胸壁高頻度振動法（HFCWC）

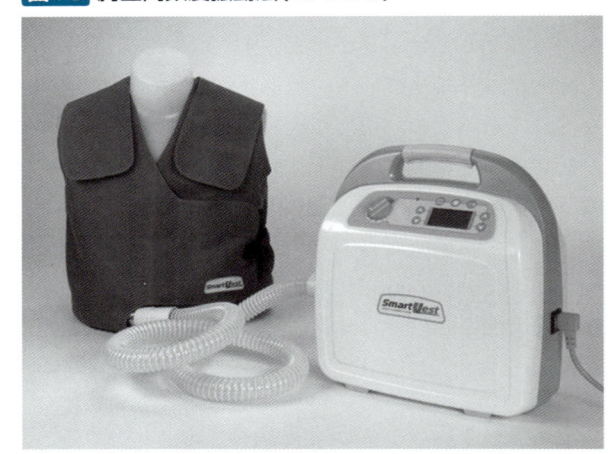

スマートベスト®
（東機貿）

図18 肺内パーカッション

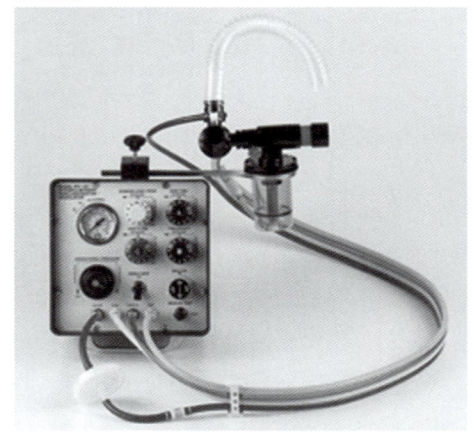

IPV-1C：院内用
（パーカッショネア・ジャパン）

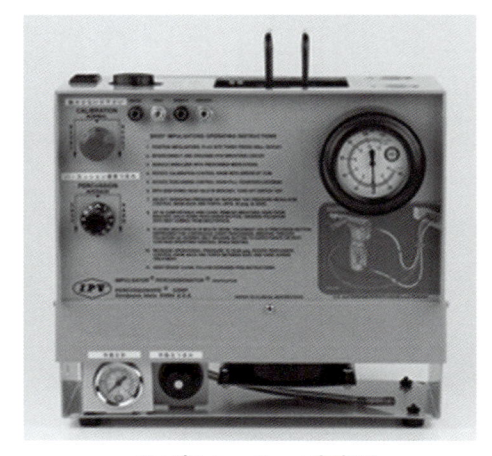

インパルセーター：在宅用
（同左）

器具に息を吹むことで気道に陽圧と振動がかかり、機能的残気量位まで息を吐くサイクルを10〜20呼吸、一日数セット繰り返す。呼気は3〜4秒間持続するよう、調整ダイヤルで抵抗を調整する。

◆肺内パーカッション換気（IPV）[2,25]（図18）

肺内パーカッション換気（intrapulmonary percussive ventilation；IPV）は気道内を直接振動させる方法で、電気駆動原を要する機器によって100〜300回/分の肺内パーカッションにより気道浄化を促す。IPVは安定した患者または人工呼吸器やネブライザとの併用が可能で、20分程の治療を一日数回実施する。また、肺内パーカッションを搭載したカフマシーン（図13）もあり、末梢気道と中枢気道からの喀痰の両者に作用する治療機器である。

◆胸壁高頻度振動法（HFCWC）[2,25]

胸壁高頻度振動法（high-frequency chest wall compression；HFCWC）は、専用のベストや胸帯を患者の胸郭に装着し、本体から送気される空気による振動がベストへ送られることで患者の胸壁へ5〜25Hzの振動が伝わる（図19）。治療時間は30分間、1日数回行う。また、HFCWC機能が追加された陽陰圧体外式人工呼吸器（図20）もあり、胸郭全面に装着されたキュラスを通じて高頻度振動が加わる。

■その他の排痰を補助する方法

◆離床と運動

離床や運動は肺拡張や排痰を促す重要な要素であり、排痰法単独ではなく離床や運動との組み合わせが推奨されている[3]。座位や立位では腹部内臓器が重力方向に下がることで機能的残気量が増したり、横隔膜が機能しやすくなる。また、座位や立位では体幹筋の筋活動が増すため咳嗽力が増す。また離床や運動により換気量が増すことで肺拡張が促され、加えて体幹・四肢の筋活動／筋力が増加することで咳嗽力が増す。

◆加湿，水分管理

気道内が乾燥すると線毛運動が阻害され粘稠な分泌物となる（表1）。気道内の乾燥を予防するために十分な加湿や、脱水を予防・改善する全身水分管理が必要である。自然の加温加湿機能を有する鼻腔をバイパスする気管挿管チューブや気管切開チューブは、十分な加湿・加温を行い痰の粘稠度が上がらないように注意する。また、脱水は痰の粘稠度を増す可能性があるので補正する。

◆吸入療法

吸入薬には気管支拡張薬、肥満細胞安定化薬、ステロイド、去痰薬、抗生剤などの吸入薬があり、

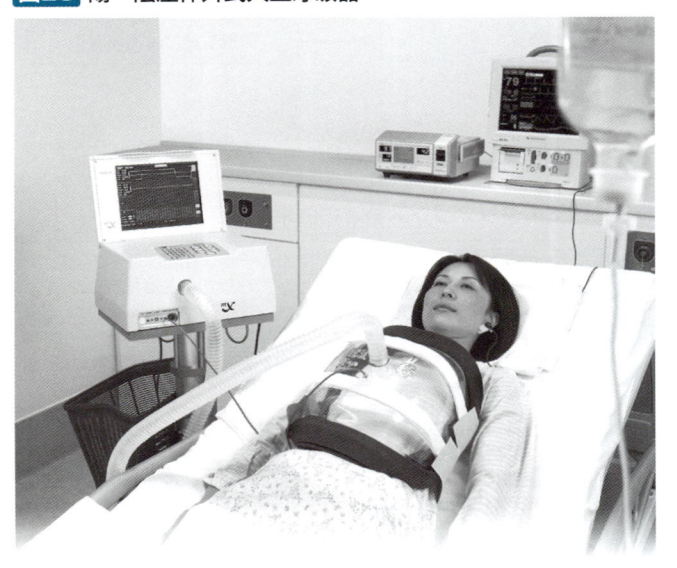

図20 陽・陰圧体外式人工呼吸器

RTXレスピレータ
（アイ・エム・アイ）

ジェットネブライザ，MDI，DPIなどの方法で吸入する。直接または間接的に痰の産生，痰の粘稠度，気管径，呼気フローなどに関連し，気道クリアランスに影響を与える。

◆**気道吸引**

肺胞や末梢気道から中枢気道へ移動した痰は，咳嗽により中枢気道から咽喉頭・口腔へ排出されるが，効果的な咳嗽が困難または咳嗽介助でも喀痰が困難

図21 無気肺と痰の貯留に対する治療選択

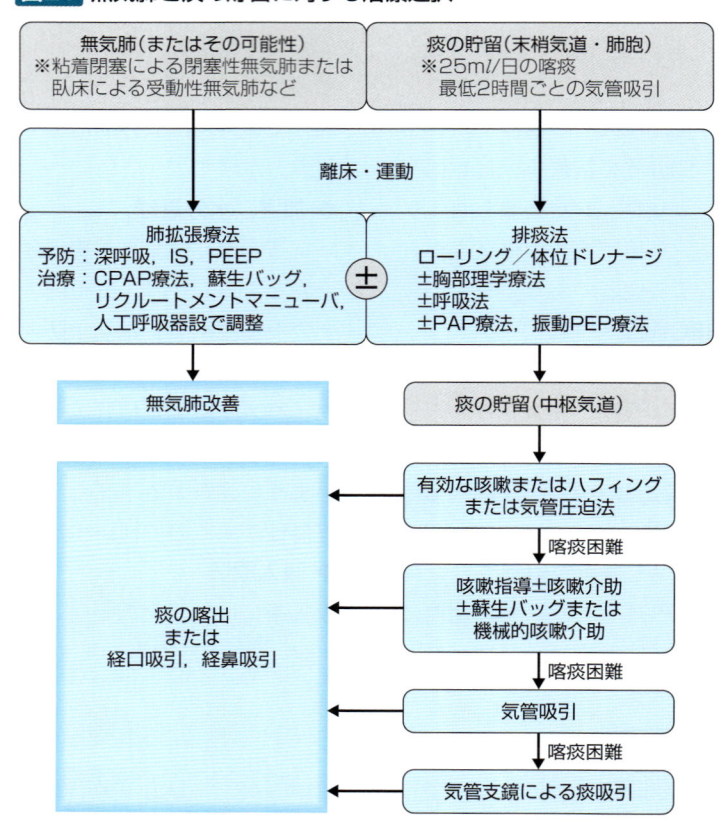

```
           無気肺（またはその可能性）              痰の貯留（末梢気道・肺胞）
           ※粘着閉塞による閉塞性無気肺または       ※25ml/日の喀痰
           臥床による受動性無気肺など              最低2時間ごとの気管吸引

                              離床・運動

           肺拡張療法                          排痰法
           予防：深呼吸，IS，PEEP              ローリング／体位ドレナージ
           治療：CPAP療法，蘇生バッグ，    ±    ±胸部理学療法
                リクルートメントマニューバ，    ±呼吸法
                人工呼吸器設で調整              ±PAP療法，振動PEP療法

           無気肺改善                          痰の貯留（中枢気道）

                                              有効な咳嗽またはハフィング
                                              または気管圧迫法
                                                    ↓喀痰困難
           痰の喀出                            咳嗽指導±咳嗽介助
           または                              ±蘇生バッグまたは
           経口吸引，経鼻吸引                   機械的咳嗽介助
                                                    ↓喀痰困難
                                              気管吸引
                                                    ↓喀痰困難
                                              気管支鏡による痰吸引
```

表7 入院患者の非薬物的気道クリアランス療法の効果

成人・小児の入院患者 （嚢胞性肺線維症を除く）	・合併症のない肺炎患者に対するルーチンな胸部理学療法は推奨しない ・COPD患者に対するルーチンな胸部理学療法は推奨しない ・COPD患者において，症状のある痰貯留，患者の好み，耐性，セラピーの有効性がある場合は，胸部理学療法を検討してもよい ・咳嗽によって喀痰できる場合は胸部理学療法は推奨しないが，効果的な咳嗽の指導は有用である
神経筋疾患，呼吸筋力低下，咳嗽が困難な成人・小児患者	・神神経筋疾患，特にピークカフフロー＜270L/分の患者は，咳嗽介助（徒手・機械）を実施するべきである： 胸部理学療法，PEP療法，IPV，HFCWCは，エビデンスが不十分であるために推奨することができない
成人・小児の術後患者	・術後患者に対して予防的にルーチンなISの使用は推奨しない ・術後合併症を減少させ，気道クリアランスを促すために早期離床と歩行を推奨する ・術後患者に対するルーチンな胸部理学療法は推奨しない

文献3）より引用改変

な場合は気道吸引による痰の除去が必要である(次項参照).気道吸引でも痰の吸引が困難な場合は,気管支鏡による吸引を検討する.

■ 肺拡張療法と排痰法の実施について

各手法の原理と効果,適応,方法,注意点をよく理解して,患者アセスメントに基づいて適切な手法選択をすることが重要である.肺拡張療法と排痰法の選択方法,時間,頻度などを示すガイドラインはないが,筆者が考える無気肺と痰の貯留に対する治療選択の流れを図21に示す.

2013年AARCガイドライン3)では気道クリアランスにおいて離床と運動,咳嗽が推奨され,ルーチンな排痰法は推奨しないと示している(表7).無気肺と痰貯留に対する第一選択は離床・運動であり,それが困難または効果が低い場合には肺拡張療法や排痰法を適切に用いることがきわめて重要である.

【文献】

1) Robert LW : Lung expansion therapy. Egan's Fundamentals of Respiratory Care (Robert LW, James KS, Robert MK, eds), 9th ed, 903-919, MOSBY ELSEVIER, 2009.
2) Mary JM, Craig LS : Bronchial Hygiene Therapy. Egan's Fundamentals of Respiratory Care (Robert LW, James KS, Robert MK, eds), 9th ed, 921-946, MOSBY ELSEVIER, 2009.
3) Strickland SL, Rubin BK, Drescher GS, et al : AARC (American Association for Respiratory Care) clinical practice guideline: Effectiveness of Nonpharmacologic Airway Clearance Therapies in Hospitalized Patients. Respir Care 58 : 2187-2193, 2013.
4) 足立秀治, 亀田京子, 河野通雄:無気肺の画像診断. 呼吸 7 : 310-320, 1988.
5) Up to date topic 6978 version 11.0 Literature review current through: Aug 2014. This topic last updated: Apr 08, 2013.
6) Fink JB : Forced expiratory technique, directed cough, and autogenic drainage. Respir Care 52 : 1210-1221, 2007.
7) Price T : Mucokinetics and Surfactants. Integrated Cardiopulmonary Pharmacology, (Bruce JC, Barbara JK, eds), 2nd ed, 107-128, Pearson Education Inc., 2008.
8) Volsko TA : Airway clearance therapy: finding the evidence. Respir Care 51 : 1669-1678, 2013.
9) Will B : The Airway and Alveoli. Respiratory Care anatomy and Physiology: Foundation for Clinical Practice, (Will B, ed), 2nd ed, 2-23, MOSBY ELSEVIER, 2007.
10) Cherniack RM, Cherniack L : Defenses of the respiratory system. Respiration in health and disease (Cherniack RM, Cherniack L, eds), 3rd ed, WB Saunders, 1983.
11) Boitano LJ : Management of airway clearance in neuromuscular disease. Respir Care 51 : 913-922, 2006.
12) Restrepo RD, Wettstein R, Wittnebel L, et al : AARC (American Association for Respiratory Care) clinical practice guideline: Incentive spirometry. Respir Care 56 : 1600-1604, 2011.
13) Lunardi AC, Porras DC, Barbosa RC, et al : Effect of volume-oriented versus flow-oriented incentive spirometry on chest wall volumes, inspiratory muscle activity, and thoracoabdominal synchrony in the elderly. Respir Care 9 : 420-426, 2014.
14) Delaunois L : Anatomy and physiology of collateral respiratory pathways. Eur Respir J 2 : 893-904, 1989.
15) 管理医療機器 CPAPキット ボーテックス・イージーパップ(EzPAP)添付文書, 2013年8月1日(第6版).
16) AARC (American Association for Respiratory Care) : AARC clinical practice guideline: Use of positive airway pressure adjuncts to bronchial hygiene therapy. Respir Care 38 : 516-521, 1993.
17) Clement AJ, Hübsch SK : Chest physiotherapy by the 'bag squeezing' method: a guide to technique. Physiotherapy 54 (10) : 355-359, 1968.
18) Sorenson HM, Shelledy DC : AARC (American Association for Respiratory Care) clinical practice guideline. Intermittent positive pressure breathing: 2003 revision&update. Respir Care 48 : 540-546, 2003.
19) AARC (American Association for Respiratory Care) : AARC clinical practice guideline. Postural Drainage Therapy. Respir Care 36 : 1418-1426, 1991.
20) 宮川哲夫:第5章 スクイージング・体位排痰法のテクニック. 動画でわかるスクイージング 安全で効果的に行う排痰のテクニック(宮川哲夫 編), 95-124, 中山書店, 2005.
21) 鵜沢吉宏, 山口泰成:排痰手技の換気力学的検討. 理学療法学 25 : 221-224, 1998.
22) Center for Disease Control (CDC) and Prevention, National Healthcare Safety Network: Ventilator-Associated Event (VAE) , http://www.cdc.gov/nhsn/pdfs/pscManual/10-VAE_FINAL.pdf, January 2014.
23) AARC (American Association for Respiratory Care) : AARC clinical practice guideline. Directed cough. Respir Care 38 : 495-499, 1993.
24) Lapin CD : Airway physiology, autogenic drainage, and active cycle of breathing. Respir Care 47 : 778-785, 2002.
25) Myers TR : Positive expiratory pressure and oscillatory positive expiratory pressure therapies. Respir Care 52 : 1308-1326, 2007.

IV 手技

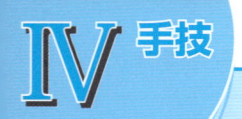

気道吸引

鵜澤吉宏

気道吸引の定義と種類

■定義

　気道吸引は人工気道を含む気道からカテーテルを用いて機械的に分泌物を除去するための準備，手技の実施，実施後の観察，アセスメントと感染管理を含む一連の流れのことと定義される[1]）。

　気道吸引の目的は，気道の開放性を維持・改善することにより，呼吸仕事量（努力呼吸）や呼吸困難感を軽減すること，肺胞でのガス交換能を維持・改善することである[1]）。

■種類

　気道吸引の種類には吸引（カテーテルを挿入）する部位から経口吸引，経鼻吸引，気管吸引に分けられる（図1）。

◆気管吸引

　気管切開チューブや挿管チューブから気管内へ吸引カテーテルを挿入する方法で，気管の分泌物を吸引する。気管吸引の際は滅菌操作が必要で吸引カテーテルを操作する側の手には滅菌手袋を装着する。

　気管吸引は実施方法により開放式吸引と閉鎖式吸引とがある（図2）。

- 開放式吸引

　挿管チューブ（気管切開チューブ）へ吸引カテーテルを挿入するとき，人工呼吸器をチューブから外して行う。

- 閉鎖式吸引

　閉鎖式吸引では挿管チューブ（気管切開チューブ）と吸引カテーテル，人工呼吸器の回路が連結しているため回路を開放せずに吸引が可能となる。

図1 気管吸引の種類

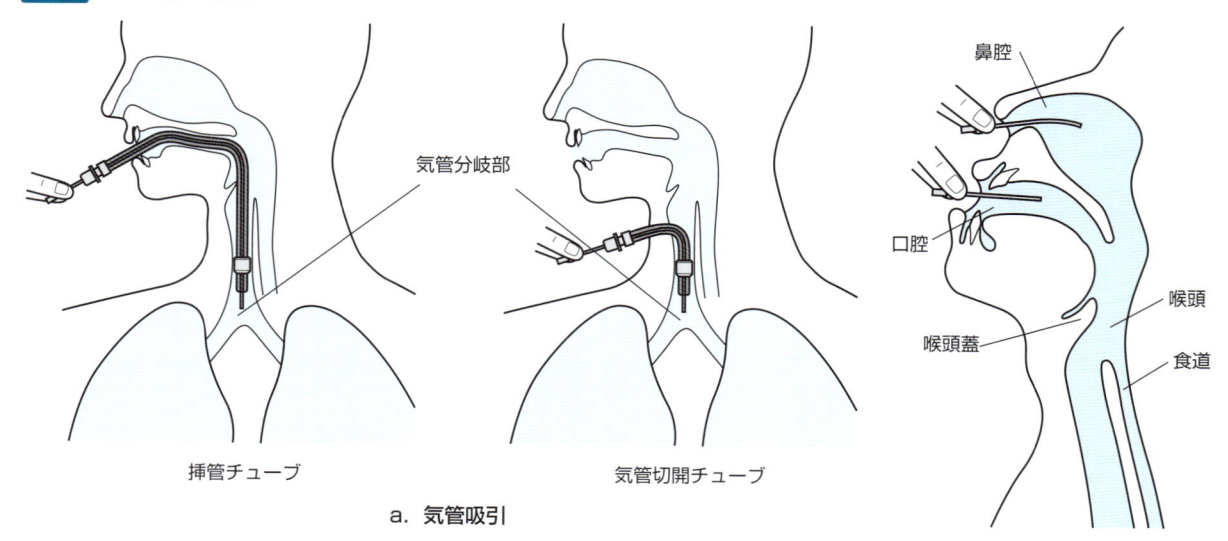

a. 気管吸引（挿管チューブ／気管切開チューブ）

b. 経口・経鼻吸引

◆経口・経鼻吸引

口腔，鼻腔からカテーテルを挿入する方法で，口腔，鼻腔，咽頭部の唾液や気管分泌物を除去することを目的とする。気管吸引のような滅菌操作は必要でなく，未滅菌手袋の装着で実施する。

気管吸引は滅菌操作，経口・経鼻吸引は滅菌操作でなくてもよいため，気管吸引を終えた後，経口・経鼻吸引を行うことは可能である。しかし，その逆に経口・経鼻吸引を行ったカテーテルを気管吸引に用いることはできない。

患者アセスメントから各気管吸引への実施までの流れを図3に示した。

気道吸引の適応

気道内分泌物などがあることで呼吸仕事量が増加している所見ならびに低酸素血症が観察されるときであり，具体的に呼吸仕事量が増加している所見を次に挙げる。

■気道吸引が必要となる所見[1,2]

気道吸引が必要かどうかを判断する際には，表1のような所見を参考にする。

また人工呼吸器を装着している患者では，グラフィック波形のフロー波形にて"のこぎり歯状の波形"が観察されるときとされる[3]。リハビリテーションスタッフが気管吸引実施を判断した所見は，湿性咳嗽の観察と聴診，触診によるアセスメント，視覚的な分泌物の確認が多いとされる[4]。

図2 閉鎖式吸引と開放式吸引

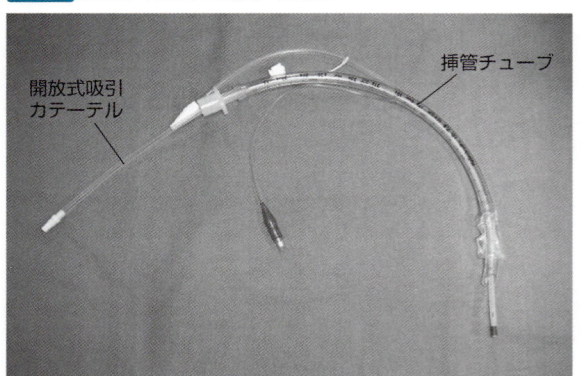

a：挿管チューブでの開放式吸引

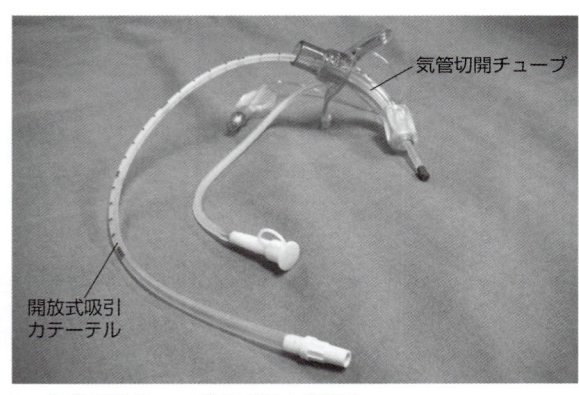

b：気管切開チューブでの開放式吸引

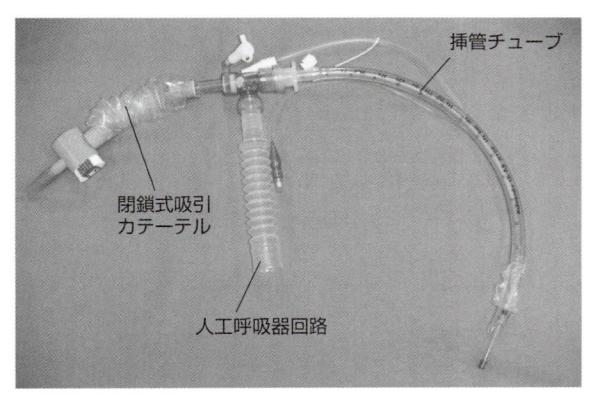

c：挿管チューブでの閉鎖式気管吸引

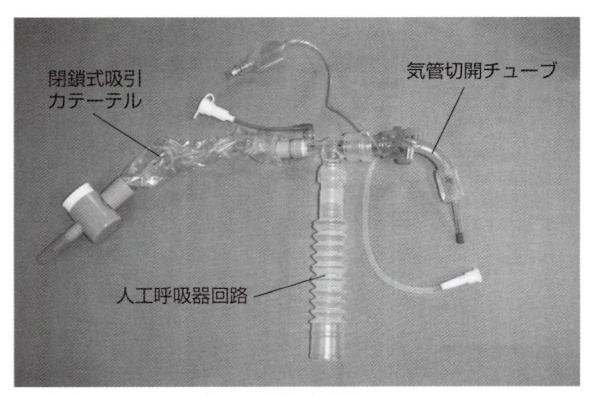

d：気管切開チューブでの閉鎖式吸引

閉鎖式吸引では吸引カテーテル挿入時に人工呼吸器回路から外さなくてよい。

■注意すべき状態

気道の確保は生命維持のために求められる処置であるため気道を開通させる気道吸引が禁忌になることは基本的にないとされる。しかし、気道吸引を行うことで生命に危険を及ぼす不整脈などの有害事象をきたす可能性があるため、以下のような場合は医師監督の下に、慎重に気道吸引を行うとされる[1]。

- 低酸素血症：高濃度酸素療法や高いPEEPが必要な状態
- 出血傾向：DIC、高度の肝機能障害
- 頭蓋内圧亢進：頭蓋内出血、広範囲な脳梗塞、くも膜下出血など
- 吸引刺激で病態の悪化しやすい病態：破傷風、気管・気管支の術後、気管支喘息など
- 感染症：排菌中の結核菌感染症、気道から採取された分泌物からMRSAや多剤耐性病原菌などが検出されている

また、気道吸引の合併症は、表2のように挙げられており、各患者の原疾患やその重症度、また併存疾患などを念頭に注意を払う。このなかでも低酸素血症や不整脈、血圧変動、頭蓋内圧上昇、気管粘膜損傷などについて、吸引操作との関連性を図4に挙げる[5]。

図3 気道吸引の種類とアセスメントからの流れ

患者アセスメント → 吸引不要
↓ 吸引必要
自己喀出可能？ → できる → 自己喀出
↓ できない
人工気道有無 → 無 → 経口吸引／経鼻吸引
↓ 有
人工気道種類（挿管チューブか気管切開チューブがある）→ 気管吸引
- 開放式吸引
- 閉鎖式吸引

文献5)より引用

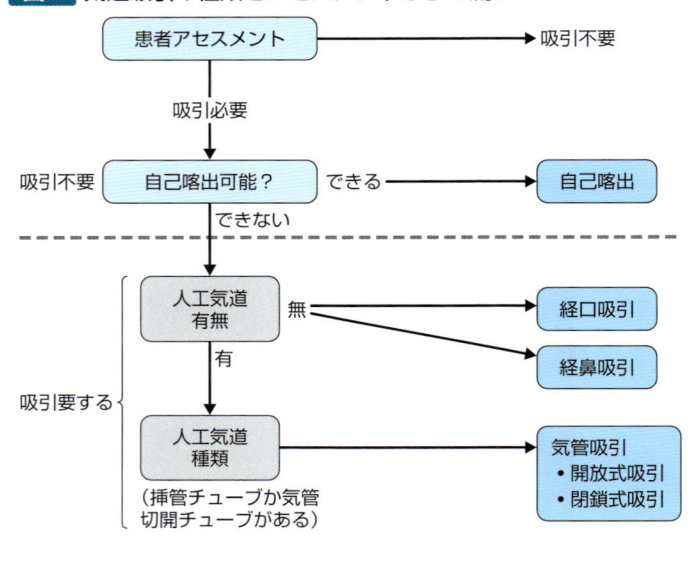

表1 気道吸引が必要となる所見

▶ **呼吸様式の観察**
努力性呼吸が強くなっている。呼吸仕事量が増えているという所見であり、以下のような観察所見とされる
- 呼吸数増加や呼吸パターンが浅く速くなる
- 頸部補助筋活動が増加する
- 陥没呼吸（鎖骨上部、肋骨間、胸骨下部などの吸気時の内方向への凹み）

▶ **視覚的に確認できる**
チューブ内や口腔に分泌物が見える

▶ **胸部の聴診**
気管から左右主気管支にかけて分泌物の存在を示唆する副雑音（低音性連続性ラ音：ロンカイ（rhonchi）が聴取される。または、呼吸音の減弱が認められる

▶ **気道分泌物により咳嗽が誘発されている**
咳嗽に伴って気道分泌物の存在を疑わせる音が聴こえる（湿性咳嗽）

▶ **胸部触診**
前胸部を触診し、呼吸に伴い振動が感じられる（ラトリング）

▶ **誤嚥した場合**

▶ **ガス交換障害がある**
経皮酸素飽和度モニタで低酸素血症を認める

図4 吸引による合併症状出現の関係

① 吸引による肺容量低下
　酸素濃度低下、呼気終末陽圧低下 ┐低酸素血症、無気肺

② 副交感神経反射 ⇒ 徐脈、不整脈、循環変動（血圧変動）
　痛み刺激 ⇒ 交感神経賦活 ⇒ 頻脈、不整脈

③ 物理的刺激＝カテーテルと気管壁の接触 ┬粘膜損傷、出血
　　　　　　　　　　　　　　　　　　　└気管攣縮

④ 咳嗽（ムセ）⇒気道内圧上昇⇒胸腔内圧上昇→静脈環流減少→低血圧
　　　　　　　　　　　　　　↓
　　　　　　　　脊髄くも膜下腔内圧上昇⇒頭蓋内圧上昇

文献5)より引用

表2 気道吸引の合併症

- 鼻腔・気管支粘膜等の損傷
- 低酸素症・低酸素血症、無気肺
- 循環動態変調：不整脈・心停止・血圧変動　など
- 呼吸停止
- 咳嗽による疲労
- 気管支攣縮
- 嘔吐
- 不快感・疼痛
- 肺炎
- 無気肺
- 頭蓋内合併症
- 気胸

文献1)より引用

気道吸引の流れ（図5）

ここでは実施前，実施中，実施後に分け，それぞれでのポイントをまとめていく。

■アセスメント

気道吸引の流れ全般を通じて行われていなくてはならないものが，患者状態のアセスメントである。アセスメントの目的は，次のとおりである。

- 気道吸引の必要な状態か，また実施したあとの効果判定（気道吸引が必要と判断した所見は改善したか）
- 気道吸引をして患者の状態を悪化させていないか（合併症が出ていないか）

■吸引実施前（気道吸引が必要と判断後）

吸引を実施する前の準備として，
①非侵襲的な手段での気道内分泌物の喀出の試み，
②患者への説明，
③手指衛生・感染予防，
④吸引前の酸素化，
⑤口腔およびカフ上部の吸引
を行う。

◆①非侵襲的な手段での痰の移動や喀出を試みる

気道吸引は吸引カテーテルを体内へ挿入するので侵襲的な手段となる。そのため気道内分泌物の喀出を行う際は，まず非侵襲的な手段を試みて気道内分泌物の除去が可能かどうかを確認する。それでも気道内分泌物を十分喀出できない場合に気道吸引を行う。

気道吸引は口腔，鼻腔，咽頭，気管からの分泌物の回収を目的としている。気管より先へのカテーテル挿入は困難であるため，気道吸引の必要性を評価する場合は主に気管や気管チューブ内に分泌物が貯留しているかの所見をとる。そのため吸引の前に気管まで気道内分泌物を移動させることができるかの評価も合わせて必要とされる。

- **咳嗽**

  気管，気管支レベルまで分泌物が移動した所見がある場合に試みる。姿勢は座位をとるほうが咳嗽しやすいため，できればベッドアップ45°以上もしくは端座位をとらせて行う。

- **ハフィング**

  咳嗽がうまくタイミングが掴めないなど十分に行えない場合，声帯を開いたまま呼気を強く出す。いわゆる"ハッ，ハッ，ハッ"と短く強く吐き出すように行う。

- **体位ドレナージ**

  分泌物が気道まで移動できず，肺野に貯留している所見がある場合は，体位を変えることで気道内分泌物を移動させるようにする。貯留している部位が相対的に上になるような体位をとる。

- **体動，姿勢**

  ベッド上で同一姿勢であると気道内分泌物の移動が得られにくいため，ベッドアップをする，また端座位にするなど姿勢を変化させ，できるだけ離床させる姿勢をとるようにする。

◆②患者への説明

侵襲的な手技であるため，患者には苦痛を伴うものである。吸引をする前に患者へ説明し，協力をしてもらうように配慮する。

図5 基本手技の手順についてのポイント

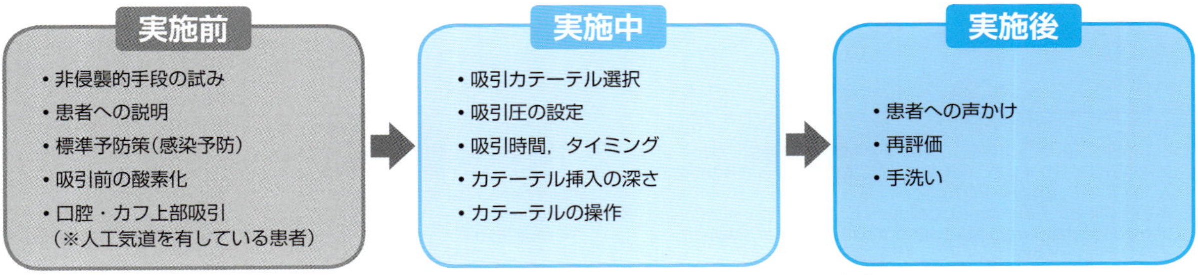

実施前	実施中	実施後
・非侵襲的手段の試み ・患者への説明 ・標準予防策（感染予防） ・吸引前の酸素化 ・口腔・カフ上部吸引 　（※人工気道を有している患者）	・吸引カテーテル選択 ・吸引圧の設定 ・吸引時間，タイミング ・カテーテル挿入の深さ ・カテーテルの操作	・患者への声かけ ・再評価 ・手洗い

手技前から手技を終えるまで，患者のアセスメントは継続して行う。

◆ ③手指衛生，感染予防

実施前の手指衛生を行い，ゴーグルやマスクなど気管吸引時に必要とされる標準予防策の対応をする。

◆ ④吸引前の酸素化

吸引時には一時的に低換気になることや肺内のガスを吸われることから，低酸素血症となることがある。酸素療法や人工呼吸療法を受けている患者については，供給する酸素濃度を事前に上げておく。

◆ ⑤口腔およびカフ上部の吸引

人工気道を有する患者においては，気道吸引の前に口腔または鼻腔を介して咽頭部に貯留した唾液をあらかじめ吸引除去しておく。また人工気道にカフ上部吸引ポートが付いている場合には，カフ上部の貯留物も吸引除去しておく。

■ 気道吸引実施中

気道吸引中は，
- 吸引カテーテル挿入の深さ，
- 陰圧をかけるタイミング，
- 挿入時間の長さ，
- 吸引圧の強さ，
- 吸引の操作，

などに注意する。

◆ 吸引カテーテル挿入の深さ

吸引カテーテルはカテーテルの先端が気管分岐部に当たらない位置まで挿入することになるが，もし"コツ"と当たってしまった場合はカテーテルを少し引き戻す。

挿管チューブにはチューブ先端からの長さが記載されている。また気管切開チューブは約10～12cmであるので，これらを参考に挿入する。

◆ 陰圧をかけるタイミング

陰圧をかけるタイミングは，予定していた長さの吸引カテーテルを挿入した後，カテーテルを引き戻す時とし，10秒以上陰圧をかけないようにする。

◆ 挿入時間の長さ

1回の気道吸引で挿入開始から終了までの時間は15秒以内にする。

◆ 陰圧の強さ

吸引圧は最大で20kPa（150mmHg）であり，これを超えないように設定する。吸引圧の設定の確認は接続チューブを完全に閉塞させた状態で行う。

◆ 吸引の操作

陰圧をかけながら吸引カテーテルを引き戻すが，分泌物がある場所ではカテーテルを引き戻す操作を少しの間だけ止めてもよい。

■ 気道吸引の実施後

一連の流れのなかでアセスメントは継続してされているが，実施後は特に効果判定と合併症の有無の確認が重要である。また苦痛を耐えた患者への声かけ，手洗い，記録（報告）などを行う。終了後は手洗いをする。

◆ 実施後のアセスメント

前述したように，気道吸引の効果判定と合併症状の出現がないかを確認する。

◆ 患者への声かけ

苦痛を経験した患者に対してのねぎらいの言葉をかけるようにする。

【文献】
1) 日本呼吸療法医学会 気管吸引ガイドライン改訂ワーキンググループ：気管吸引ガイドライン2013（成人で人工気道を有する患者のための）．人工呼吸 30：75-91，2013．
2) AARC Clinical Practice Guidelines : Endotracheal suctioning of mechanically ventilated patient with artificial airways 2010. Respir Care 55：758-764, 2010.
3) Guglielminotti J, Alzieu M, Maury E, et al : Bedside detection of retained tracheobronchial secretions in patients receiving mechanical ventilation: is it time for tracheal suctioning? Chest 118：1095-1099, 2000.
4) 鵜澤吉宏ほか：リハビリテーション職員による気道吸引の実施状況と傾向．人工呼吸 31：39-44, 2014．
5) 森永俊彦：合併症と対処法．気管吸引教育ガイド，43-53，メディカ出版，2011．

コンディショニング

角本貴彦

「コンディショニング（conditioning）」とはコンディションを整え改善することをさす[1]。慢性呼吸器疾患，特に慢性閉塞性肺疾患患者などにおいては不十分な酸素化などによる呼吸困難感により，二次的な呼吸運動パターンの異常，筋・関節の柔軟性の低下，姿勢の異常などの身体機能の失調・低下（ディコンディショニング）を多く認める[1]。また，運動器疾患を原因とした姿勢異常が，呼吸機能の低下を引き起こす場合もあり，これも同様にディコンディショニングの状態といえる。

呼吸器疾患患者のディコンディショニングは，結果的に運動耐容能を低下させ，日常生活動作能力に影響を及ぼす。そのなかでも呼吸困難感はその主たる原因の一つであるため，呼吸困難感の緩和は重要な位置づけとなる。また，慢性呼吸器疾患患者の多くは胸郭周囲筋の柔軟性が低下し，呼吸運動における胸郭の可動性が低下しており，二次的に呼吸機能の低下をきたしている。

そのため，呼吸困難感の改善を目的とした介入として，胸郭の柔軟性を再獲得することは大変重要なことであり，コンディショニングを行ううえで主たる目的となる。ただし，肺を取り囲む胸郭や腹部は，呼吸器であるだけでなく運動器としての体幹の一部であり[2]，円滑な動作を行うための基盤でもあるため，その影響を考慮せずに単に胸郭の可動性を向上させるような介入を行えば，姿勢や動作そのものに悪影響を与える可能性がある。このあとの「コンディショニングの評価」でも繰り返すが，直接的に胸郭周囲筋を弛緩させることを目的とするのではなく，頭部体幹四肢の肢位と抗重力下での姿勢を考慮し，体幹の安定性が得られた結果として胸郭の柔軟性が獲得されることが望ましい。

コンディショニングは，ディコンディショニングの改善と予防を目的とするが，それを引き起こす一次的要因となっている原疾患の治療とは区別する必要がある。原疾患の病態を理解し，二次的な影響が引き起こされるメカニズムを分析し，また，二次的な影響により引き起こされている問題が原疾患に与える影響を考慮しながら，より良い状態を再構築し維持することが求められる。

また本来，コンディショニングには身体的な介入のみでなく，運動に対する不安感の解消，モチベーションやアドヒアランス向上を目的としたメンタル面の介入，呼吸器疾患を患っている場合は呼吸困難の軽減を目的とした運動前の短時間作用型気管支拡張薬の吸入等の指導も含まれる[1]が，この項で扱う手技としての「コンディショニング」では，身体面の介入について具体的な例を交えながら述べていく。

コンディションの評価

■良い呼吸運動ができるコンディションの評価

コンディショニングが適切に行われているか否かは，あらゆる条件下で身体を労せず自由に動かせる状態，つまりはリラクセーションが図られた状態を維持しつづけられるかどうかが鍵となる。

リラクセーション（relaxation）は緊張を緩めることなどを意味しており，呼吸リハビリテーションではコンディショニングに関する「手技」の一つとされている。その手技には楽な体位，Jacobson's progressive relaxation，呼吸補助筋マッサージ・ストレッチング，呼吸介助法などがある[1]。その目的は他の運動療法を効率よく行うため，全身の筋緊張を調整することであり，特に呼吸補助筋の活動を抑制し不要な酸素消費量を減少させることである。

身体活動は抗重力下のあらゆる運動制約のなかで呼吸運動を伴いながら行われる。したがって呼吸のコンディションを評価するためには抗重力下におけ

る姿勢を考慮する必要がある。

抗重力下における活動を体位で分類すると，まず臥位では支持基底面が広く他の体位と比較して相対的に重心位置が低くなり比較的姿勢制御を必要としないため，呼吸運動を中心とした身体運動の構成が必要となる。座位では上半身が抗重力位となるため，主に呼吸運動と上半身の姿勢制御を両立させる機能が必要となる。さらに立位では足底で構成される狭い支持基底面に加え，下肢の直上に体幹を位置させながら呼吸運動を行う機能が必要となる。また歩行等の動作では支持基底面が経時的に変化するなかで合目的な身体運動を行いながら呼吸運動を継続しなくてはならない。つまり姿勢制御を中心とした身体運動と呼吸運動の平衡を取り続けることができているか，良い呼吸運動ができるコンディションの主要な評価となる。そのため，対象者がおかれるそれぞれの条件下でリラクセーションが図れているかを検討する必要がある。

コンディショニングが良好な場合，胸郭や腹部の可動域・運動域が大きくほぼ左右同等であることが観察・触察され呼気終末時の胸郭弛緩運動のend feelのコンプライアンスも高い。また，筋は呼吸状態に合わせて拮抗筋が十分に弛緩していることが観察できる。ここでいう運動域とは，山嵜の形態構築アプローチの理論[2)]に基づくものであり，課題に応じて実際に運動を行っている範囲のことをいう。

リラクセーションが図れず左右非対称的な胸郭運動を形成してしまう原因として，脊柱の機能的・構造的変形，特に側彎を呈していることが多い。そのなかでも脊柱の機能的側彎は，運動機能の機能低下や心理的因子などにより，姿勢保持を補償する結果として生じ，胸郭の動きはそれに影響される。

■ 上部体幹のコンディションの評価

上部体幹を第1胸椎から第12胸椎の高位までとすると上部体幹にあたる胸郭の機能は，頭位と上肢肢位に影響を受けることが多い。上部体幹のリラクセーションが図れている場合，肩甲帯の運動域は確保されており肋骨の下制方向へのコンプライアンスが良好に確保される。同時に背臥位で前額面上に胸郭を動かした際の被動性も高い。

■ 下部体幹のコンディションの評価

下部体幹を第1腰椎から第5腰椎の高位までとすると下部体幹にあたる腹部の機能は，骨盤位に影響を受けることが多い。下部体幹のリラクセーションが図れているかを評価するために，下肢を屈曲させ，横に倒すことで，左右への回旋時にどの体幹レベルで運動がみられるかを観察する（図1a）。回旋レベルに相違があった場合，また腰椎・股関節のレベルで回旋が起こらず，上部体幹が浮いてくるような場合は，下部体幹のリラクセーションが図れていると

図1 リラクセーションの評価

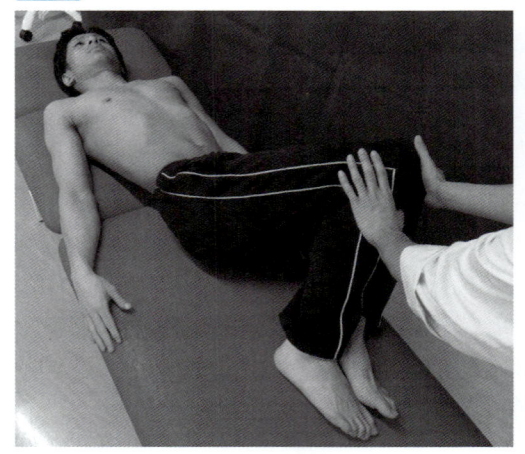

a. 下部体幹のリラクセーションの評価 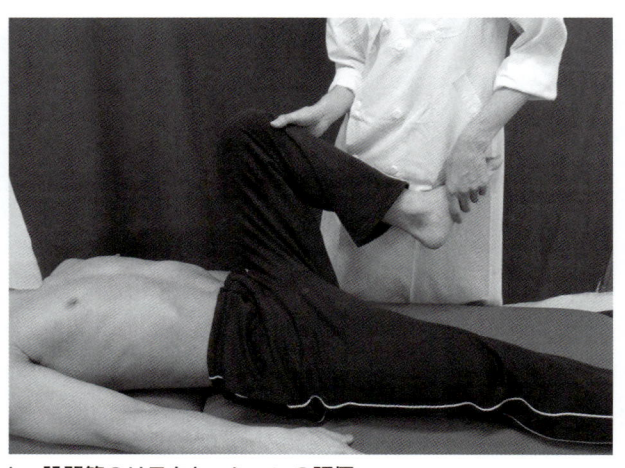　　b. 股関節のリラクセーションの評価

はいえない[3]。股関節の柔軟性も一つの指標となる（図1b）。

■リラクセーションについて

以下に述べるリラクセーションは特に呼吸器疾患患者に対して離床を含む運動療法を実施するにあたり，身体全体が運動療法に対して順応できる状態を提供する手技と定義する。

そのため，呼吸器疾患患者に対しての実際に臨床で行うリラクセーションは，呼吸困難感を緩和して動作能力を獲得できることが目的になり，いかなる状況においても呼吸器および呼吸器により取り込んだ酸素を有効に活用できる末梢運動器の両方をリラックスした状態に保つことができるようにすることがポイントとなる。

すなわちそれは，呼吸器の十分な運動性を維持しながらあらゆる身体運動方向に労せずに自由に動かせる身体状態であり，拮抗筋同士がおおよそ同等の適度な筋緊張を維持していられることである。

■リラクセーションの考え方

呼吸器のリラクセーションにおいては，たとえば胸郭が硬いからといって直接的に力を加えて柔軟性をもたせること（矯正）は量的に柔軟性を高めただけといえ，臨床上機能的ではなく，リラクセーションが図られた状態を持続することも困難であることが多い。

呼吸器疾患患者では，日常生活やその他社会活動における抗重力下での動作時に呼吸筋群を十分に機能させ，それを維持できることが重要であるため，胸郭を中心に呼吸運動に影響する身体部位もしくはその身体がおかれている環境に対して外的に働きかけ，結果的に呼吸器がリラクセーションされた状態に移行できる過程（誘導）が望ましい。

呼吸器のリラクセーションを図るためには，呼吸運動もまたいわゆる運動であり，支点と作用点という物理学的観点から，空間上定位を保つ部分と運動をする部分がそれぞれ存在することで成立するという理解が必要である。また，解剖学的には体幹は胸郭と脊柱，骨盤により骨格形成されており，軟部組織はそれぞれのパーツを繋ぐ形で付着しているため，各々が影響しあう構成になっている。したがって，どの部位に問題が生じても呼吸運動に影響し，逆に呼吸運動の機能低下が胸郭や脊柱の運動を阻害する。つまり呼吸器を中心としたリラクセーションを展開していくうえでは，胸郭の問題が全身に及ぼす影響と胸郭以外の問題が呼吸運動に及ぼす影響という2つの視点で胸郭を全身の一部として捉えること，すなわち呼吸器を運動器として捉え身体全体の異常性（病態像・障害像）を解釈することが必要であり，対象者それぞれの状態に合わせて個別に対応することが重要となる。

■コンディショニングの阻害因子と注意点

呼吸器のコンディショニングを阻害する因子として，呼吸器症状の悪化（呼吸困難感の増悪，咳や痰の増量），四肢体幹の運動性や筋力の低下，不良な姿勢や動作などが挙げられる[2]。不良な姿勢においては体幹のglobal muscleの過活動やglobal muscle, local muscleの機能不全が生じる。

コンディショニングを行うにあたり，内部疾患の増悪を引き起こさないよう注意をはらうことはいうまでもないが，段階としては臥位，座位，そして立位へと視点を移し，個人に見合った形で身体運動レベルを高めていくために，病期や身体状況に応じ，限られた条件下でのリラクセーションが必要となる。

以下に姿勢に焦点を当て，呼吸器のリラクセーションの中の一手技であるポジショニングを紹介する。

コンディショニングの一例－ポジショニング

■ポジショニングとは

ポジショニング（positioning）は一般的に良肢位保持と説明されていることが多い。本稿では前述のリラクセーションが図られるための一手段として，ポジショニングを説明する。

リラクセーションを行うにあたってポジショニングをどのように行うかは重要である。

基本的には対象者の立位姿勢とその姿勢に生じる外力を推察し，その特徴的な姿勢を考慮したポジショニングを行うことで姿勢の機能的安定を図ることができ，結果としてリラクセーションが図られた状態に移行できる。そのため対象者が臥床中で立位姿勢を直接観察できない場合は臥床中の身体の形態

から立位姿勢を予測する必要がある。

　対象者が重力下で姿勢を制御し，体幹を下肢上に位置させ，全身運動を円滑に行うことができる立位を再構築し，その状況下で適切な呼吸を身につけることを目的とした環境設定がポジショニングである。そのため，対象者の身体機能に合わない，いわゆる良い姿勢・良い呼吸パターンを強制するようなポジショニングを行った場合，対象者にとって不快感を生じさせる可能性があるので最深の注意が必要である。

　臨床上，ポジショニングが適切に行われれば，リラクセーションが図られる。変形に対していわゆる良い姿勢に矯正するようなポジショニングは対象者にとって運動負荷が大きくなり呼吸運動の障害となることが多い。変形に対しては，それを補償し必要に応じて運動を代償するようなポジショニングを行う必要がある。ただし，見せかけの変形などによりその姿勢に生じている外力を的確に解釈できず適切なポジショニングが行えなかった場合，十分にリラクセーションが図れないことがある。

　また臨床では全身状態，内部疾患の状態や病期に合わせて運動器的な視点をもちながら呼吸運動を中心にしてポジショニングを行うべきであり，いわゆる，内部疾患や病期だけに合わせた体位変換の観点のみや，運動器的観点のみに偏って行われるものではなく，いくつかの方法を組み合わせ，状況に合わせて調整することが望ましい。つまり生じうるすべてのリスクを考慮し，今後の活動を見据えたうえでできる限り運動器的視点でポジショニングを展開し，現状の身体機能を構築すると良い。特に体位（position）と肢位（attitude）の影響による身体に生じる筋の活動を考慮し，対象者に合わせた展開が必要である。姿勢保持に必要な筋緊張を補償し，拮抗筋同士の筋緊張を揃える，すなわち機能的安定を考慮した姿勢を構築する。

　図2aの場合，通常の背臥位に比べ身体重心は尾側に位置することが予想され，身体を動かそうとした場合，運動の支点が背尾側方向に偏位する。そのため通常の背臥位の場合よりも上半身の関節の運動域が大きくなりやすく，下半身の特に下半身の背面筋を使用した関節の運動域は狭くなりやすい。図2・3に主な例を示す。また，胸郭の形状に合わせたポジショニングを図4に示す。

代表的な呼吸法のコントロール

　呼吸の主体的な筋である横隔膜の訓練としては横隔膜呼吸がある。またCOPDでは努力呼気によって気道虚脱が生じるため，口腔内抵抗をつくる口すぼめ呼吸が有効であるとされる。これらの呼吸法をコントロールするための方法や注意点を以下に述べる。

■横隔膜呼吸

　服やベルトを緩め，膝の下には枕などを入れセミファーラー位で十分にリラクセーションを図ったなかで行う。

　腹部に重錘や砂嚢を載せ，腹式呼吸を行わせる。重さは0.5～3.0kg程度で10～15分程度行う方法が一般的である[1]。

　しかし，重度に横隔膜が平坦化している症例は横隔膜呼吸そのものが困難である場合が多く，そのような症例に横隔膜呼吸をさせようとすると，かえって呼吸補助筋を過活動させ，呼吸効率を低下させてしまう。そのため，より効率的・機能的に横隔膜呼吸を再建する方法は「呼吸運動療法-横隔膜の機能を高める方法」(p.218)の項を参考にするとよい。

■口すぼめ呼吸

　口すぼめ呼吸は鼻から息を吸い，口をすぼめて"ふー"と呼出させる方法である。口をすぼめて口腔内に内因性のPEEPを拮抗させるように働くことで，呼気時間を延長させ気道の虚脱を防ぐ効果がある。しかし，むやみに，即座に気道内圧を上昇させればよいというわけではなく，呼出量と流速をコントロールして行う必要がある。実施のポイントは腹部表層筋の収活動を抑制しながらゆっくりと呼出し，吐ききることを意識させ，呼気終末に深部腹筋の賦活を図ることである。吸気と呼気の比率は1：3～5くらいを目安とし，呼出流速は腹部表層筋の活動をモニタリングしながら行うとよい。

コンディショニング

図2 臥位でのポジショニング(1)

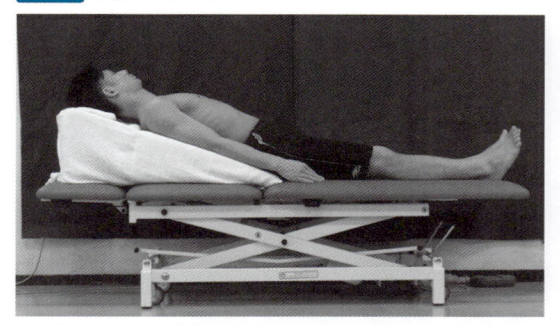

a. 上半身の前方傾斜が特徴的な立位姿勢を呈する場合
胸郭が腹側上方に偏位する傾向にある。

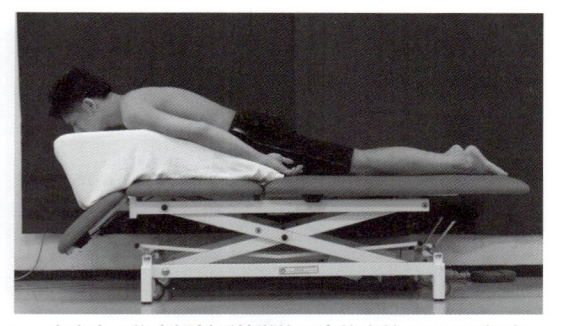

b. 上半身の後方傾斜が特徴的な立位姿勢を呈する場合
胸郭が背側下方に偏位する傾向にある。

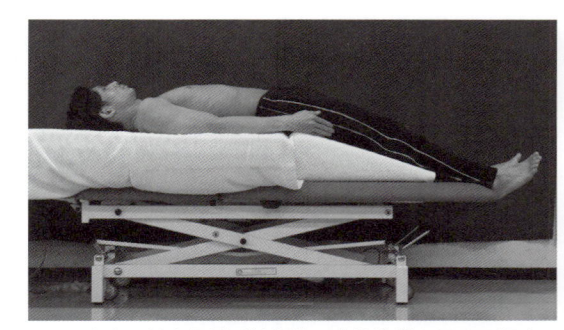

c. 下半身の前方傾斜が特徴的な立位姿勢を呈する場合
胸郭が背側上方に偏位する傾向にある。

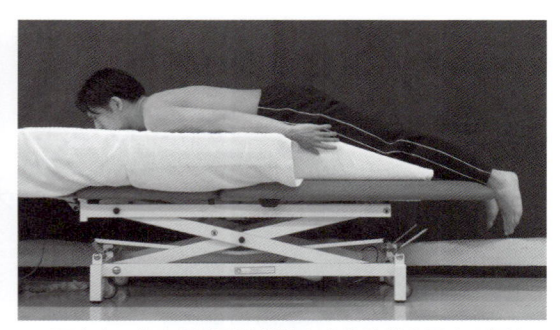

d. 下半身の後方傾斜が特徴的な立位姿勢を呈する場合
胸郭が腹側下方に偏位する傾向にある。

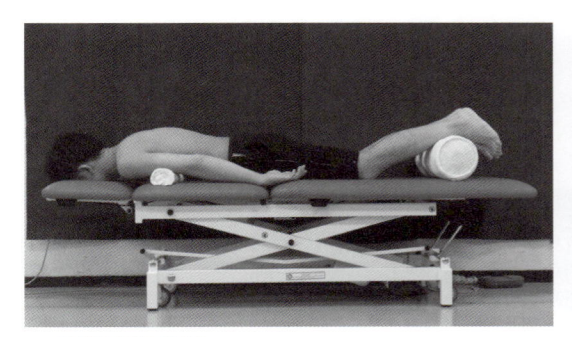

e. 胸郭の前面短縮
胸郭の前面が短縮した場合，胸郭は身体に対して後方に位置する傾向にある。

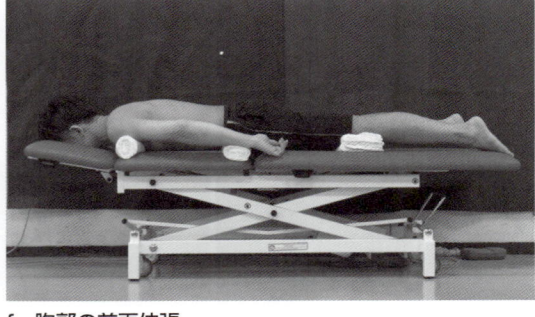

f. 胸郭の前面伸張
胸郭の前面が伸張した場合，胸郭は身体に対して前方に偏位する傾向にある。

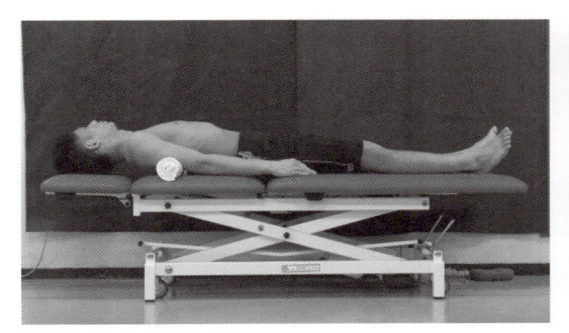

g. 胸郭の後面短縮
胸郭の後面が短縮した場合，胸郭は身体に対して前方に位置する傾向にある。

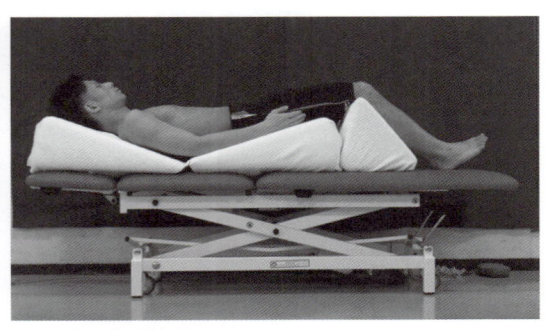

h. 胸郭の後面伸張
胸郭の後面が伸張した場合，胸郭は身体に対して後方に位置する傾向にある。

図3 座位でのポジショニング

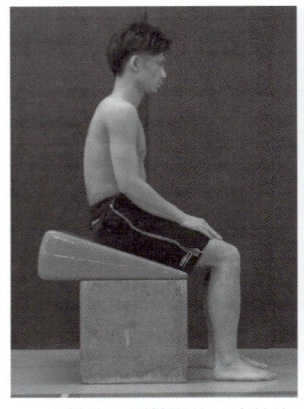

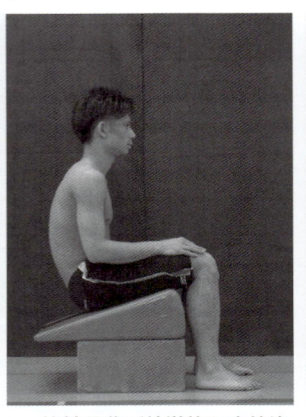

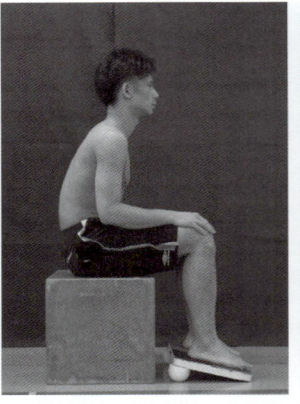

a. 体幹伸展が特徴的な座位姿勢を呈する場合
b. 体幹屈曲が特徴的な座位姿勢を呈する場合
c. 体幹前傾が特徴的な座位姿勢を呈する場合
d. 体幹後傾が特徴的な座位姿勢を呈する場合

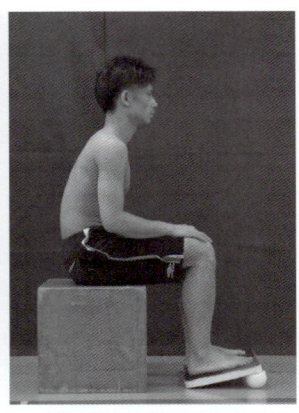

座位では，下肢を含む全身でいかに体幹の長軸を抗重力位に保ちつつ，呼吸運動を行えるようにするかが焦点となる。

図4 胸郭形状に合わせたポジショニング

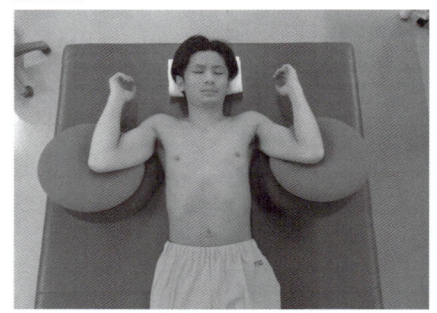

a. 上位胸郭の縦径/横径が増大している場合
b. 上位胸郭の縦径/横径が減少している場合 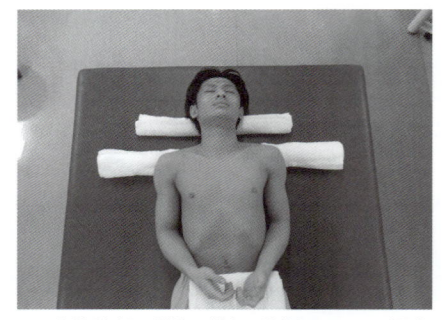
c. 下位胸郭の縦径/横径が増大している場合 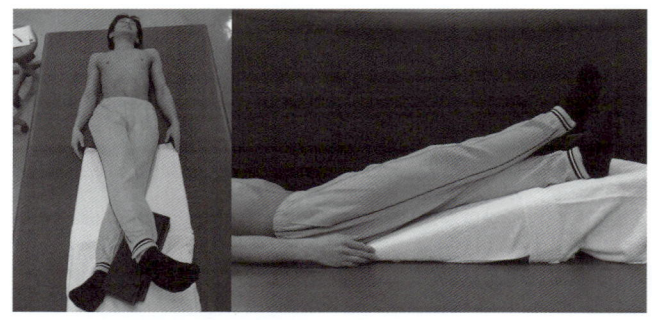
d. 下位胸郭の縦径/横径が減少している場合 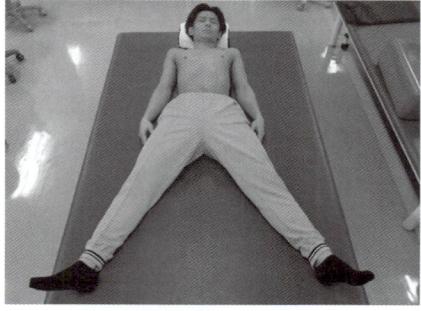
e. 胸郭側方が短縮している場合

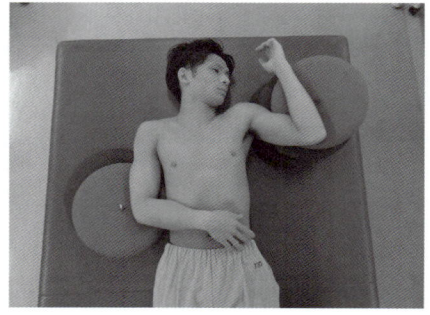

呼吸筋トレーニング

呼吸筋トレーニングは吸気筋と呼気筋トレーニングに分けられる。それぞれトレーニングで使用する機器の説明を加えながら方法と特徴を述べる。

■抵抗負荷法

吸気，呼気時に流出および流入する空気の量や流速をコントロールすることで，筋力強化を図る方法である。

◆ピーフレックス

ピーフレックスは通気口の大きさが6段階に分かれており，吸気抵抗が調節できる。吸気流速によって抵抗量が変化してしまう欠点があるため，流速は一定にすることが望ましい。

◆スレショルド

スレショルドは吸気圧の閾値を設定する器具であり，吸気流速に関わらず，設定した吸気圧で抵抗をかけることができる[3]。抵抗性吸気筋訓練の方法は，週に4～5回，強度は最大吸気口腔内圧（PI_{max}）の25～35％，1日に30分間を1回，もしくは15分間を2回というのがガイドラインとして提唱されている。

■過換気法

過換気法は外部抵抗を加えずに過換気を繰り返す方法である。換気容量や吸気流速を増大させる方法と死腔再呼吸法（imcreased dead space and expiratory pressure；IDSEP）がある。前者は設定した吸気容量や流速を目標に繰り返し呼吸させる方法である（「肺拡張療法と排痰法」p.186～参照）。

死腔再呼吸法にはスーフル（Souffle）がある。これは筒内に残った自分の吐いた息を吸うことで，血中二酸化炭素分圧を高め，呼吸中枢を刺激することで，換気量の促進を図るものである。排気口にはダイヤルがあり，3段階に抵抗を調節できる。

■その他

主に排痰機能をもつ呼気陽圧（positive expiratory pressure；PEP）訓練器も呼吸筋の訓練として用いる（p.199参照）。

◆ローソク吹き

ローソクに火をつけて口の高さに位置させ，15cm程度離す。ローソクに向かって口をすぼめて息を吐き，炎をなびかせるようにする。1m程度まで行う。この際，呼吸は横隔膜呼吸を意識させる。1回5分，1日1～2回程度行う。

◆びん吹き

水の入ったコップのなかにストローを入れ，腹式呼吸を使ってゆっくりと息を吐き出す。1回3分，1日3～4回行う。

◆ティッシュ吹き

口の高さにティッシュを位置させ，ティッシュを揺らすように口をすぼめながら息を吐く。呼出時間を計測したり，ティッシュまでの距離を長くすることで呼気流速の改善を図ることができる。

シクソトロピーストレッチ[4]

シクソトロピーとは，ギリシャ語の「シクソ（刺激を与える）」と「トロピー（変化する）」という語を組み合わせたもの[4]を意味する。呼吸筋ストレッチ体操では，呼吸筋をストレッチしたまま収縮させ[4]，筋内部のクロスブリッジにシクソトロピー現象を起こし，筋の弾性力をアップさせる[4]効果がある。

シクソトロピーストレッチには下肢筋のストレッチも含まれるが，ここでは呼吸筋に対するストレッチのみを紹介する（図5）。

呼吸筋ストレッチ体操は呼吸筋を呼吸相に合わせて適切なタイミングでストレッチする体操である。呼吸困難感を生じるメカニズムの一つとして「呼吸筋ミスマッチ説」があり，脳から呼吸筋への指令と呼吸筋から脳への情報伝達に食い違いが生じたときに呼吸困難感が発生するとされている。呼吸筋ストレッチ体操では，吸気筋を吸気時に，呼気筋を呼気時にストレッチすることにより，脳と呼吸筋のミスマッチの改善を図る。実施にあたっては痛みの生じない範囲で無理なくストレッチすることが大切であり，誤った呼吸相で実施した場合，効果が得られないので注意が必要である。

図5 呼吸筋ストレッチ体操

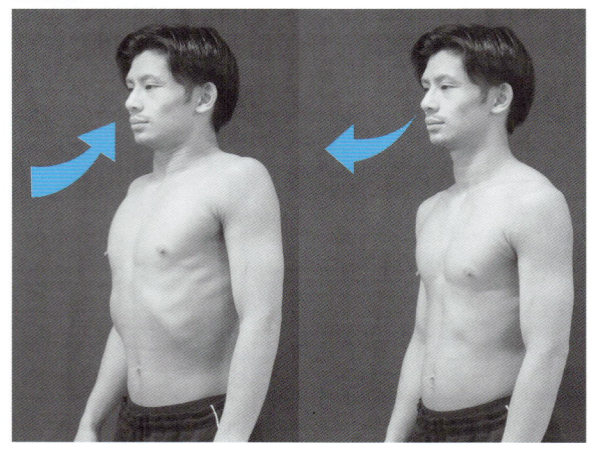

a. 肩の上げ下げ
息を鼻から吸いながら，両方の肩をゆっくり上げていく．息を吸いきったら口から息を吐きながら，肩の力を抜いて下ろしていく．

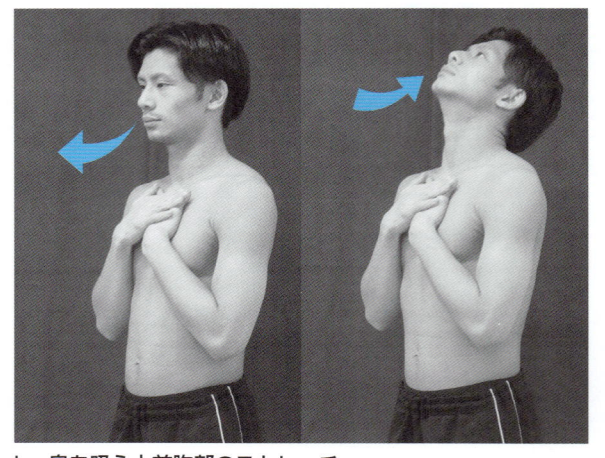

b. 息を吸う上前胸部のストレッチ
両手を胸の上部に当てて息を吐く．次に息を吸いながら顎を上前方に挙げ，両手で軽く胸を押さえる．息を吸いきったら，息を吐きながら元の状態に戻す．

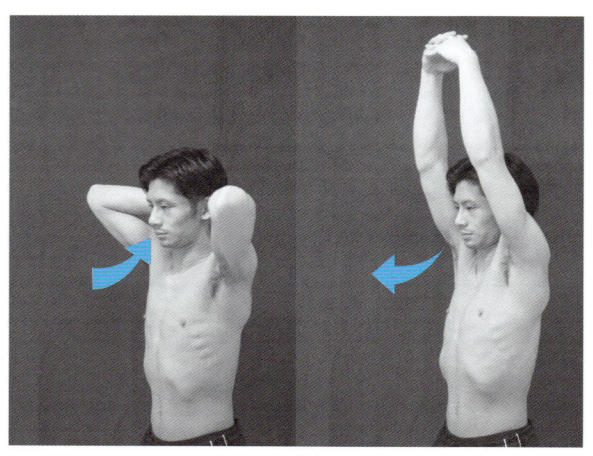

c. 息を吐く体側と下胸部のストレッチ
頭の後ろで両手を組んで息を吸い，息を吐きながら両手を上方に伸ばしていく．息を吐ききったら，息を吸いながら両手を元の姿勢に戻す．

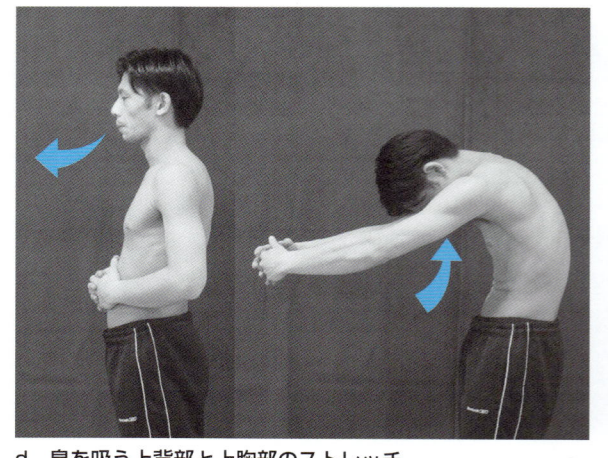

d. 息を吸う上背部と上胸部のストレッチ
みぞおちの前で両手を組み，深く息を吐く．次に息を吸いながら腕を前下方に伸ばし，へそを覗き込むように上背部を丸めていく．息を吸いきったら，息を吐きながら元の姿勢に戻る．

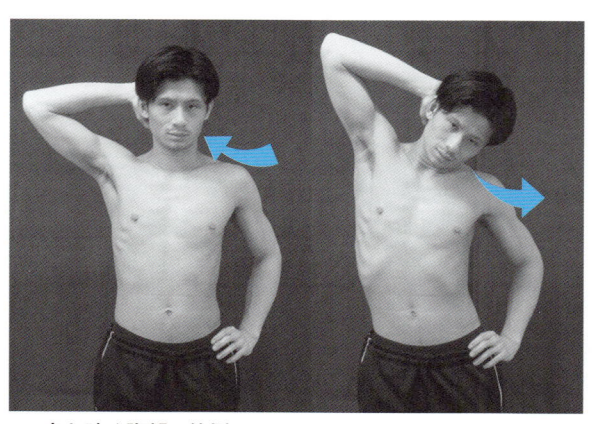

e. 息を吐く腹部，体側のストレッチ
片方の手を後頭部へ，もう片方の手を骨盤に当て鼻から息を吸う．息を吸ったら，次は息を吐きながら，頭に当てた側の肘を上に持ち上げていく．息を吐ききったら，息を吸いながら元の姿勢に戻る．対側も同様に行う．

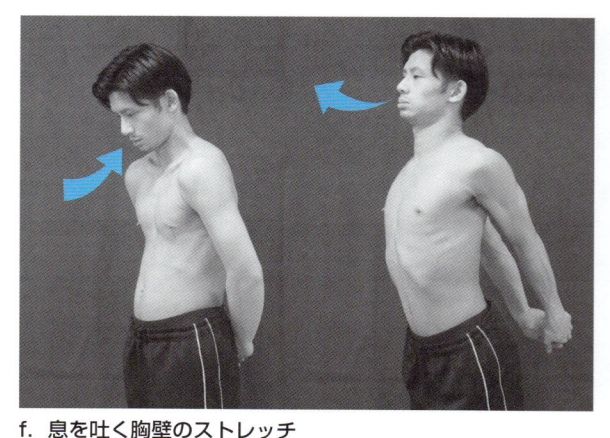

f. 息を吐く胸壁のストレッチ
両手を後ろ手腰の高さで組み息を吸う．ゆっくりと息を吐きながら，組んだ両手を腰からはなし，下胸部と腹部を前に張り出すように伸ばす．息を吐ききったら元の姿勢に戻る．

■コンディショニングを行う意義

　呼吸困難感を生じている対象者に対して呼吸法のコントロール練習を実施する際は十分な注意が必要である。なぜならば呼吸困難感を訴える多くの対象者では努力性の呼吸によりすでに呼吸筋が疲弊しており、また、二次的な筋・関節機能の低下や姿勢異常により、呼吸法コントロール習得に不準備の状態といえるからである。このような状態で呼吸法のコントロール練習を行った場合、たとえ量的なトレーニングが必要な場合であっても対象者に過剰な努力を要求し、さらなるディコンディショニングを生み出す可能性が否定できない。したがって、事前に呼吸法のやり方をイメージできることは重要であるが、呼吸法のコントロール自体を直接的な練習手段とするのではなく、コンディショニングの結果得られた成果としてその呼吸法ができるようになることが重要である。つまり、横隔膜呼吸や口すぼめ呼吸が容易にできる身体機能を再構築することこそが目的となるべきである。

　端的にいえば、慢性呼吸器疾患などの不可逆的な肺実質の病変が二次的に胸郭やその周囲筋に与える悪影響に対して対応するため継続的に対応することにより、呼吸器的にも運動器的にもより良い状態を可能な限り維持することができ、呼吸困難感の軽減や動きやすさが得られることによって、対象者の目的に沿って日常的に楽な状態を保つことができる。このような状態こそが理想であり、コンディショニングを行う意義である。

【文献】
1) 大久保圭子：呼吸訓練と呼吸筋訓練．理学療法MOOK4 呼吸運動療法，124-129，三輪書店，1999．
2) 山嵜　勉：形態構築アプローチの理論と技術＜理学療法士列伝 EBMの確立に向けて＞，三輪書店，2013．
3) 日本呼吸管理学会　監訳：呼吸リハビリテーション・プログラムのガイドライン，第2版，ライフサイエンス出版，1999．
4) 本間生夫：呼吸を変えるだけで健康になる 5分間シクソトロピーストレッチのすすめ，講談社，2011．

IV 手技

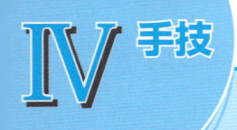

呼吸運動療法

柿崎藤泰

呼吸器の機能を再建する意義

呼吸器疾患患者にみられる胸郭の可動性低下は，胸郭運動を制限し，呼吸運動に伴う酸素消費量を増大させ，疲労や呼吸困難を増悪させる[1]。また，慢性閉塞性肺疾患（chronic obstructive pulmonary disease；COPD）では労作時の呼吸困難によってADLが制限され，健康関連QOL低下に繋がっている[2]。それゆえに，COPDなどの呼吸器疾患患者に対する理学療法の大きな目標の一つとして呼吸困難の軽減が挙げられ，そのためには胸郭の運動性を再建することが重要である。

COPDなどの呼吸器疾患患者の多くは，胸郭の可動性低下や呼吸筋の過緊張，短縮などによって呼吸機能が低下しているだけでなく，姿勢の悪化や歩行などの日常生活動作の障害も認められる。そして，姿勢の悪化や日常生活動作の障害により，二次的な胸郭の可動性低下や呼吸筋の過緊張などをまねき，悪循環に至っているケースが多くみられる。その場合，臨床においては姿勢や動作の改善を図ることによって，呼吸筋の負荷が減少したり，胸郭の可動性が向上したりし，呼吸困難の軽減や呼吸機能の改善に繋がることを経験する。研究の分野においては，脊柱後彎位では上位胸郭の吸気に伴う前上方への運動が制限されることや[3]，立位姿勢の変化が呼吸機能や運動耐容能に変化を与えることなどが報告されており[4]，姿勢の問題が胸郭の運動性や呼吸機能に大きな影響を及ぼす一要因であると考えられる。

したがって，本稿では呼吸器である胸郭を運動器として捉え，胸郭の運動性を再建する方法を呼吸運動療法とし述べていく。

横隔膜の機能を高める方法

■ 横隔膜の機能

横隔膜は最も重要な吸気筋であり，吸気活動の60～80％を担っている[5]。横隔膜の作用としては，腹部に対する拡張作用と胸郭に対する拡張作用がある。

腹部に対する拡張作用は，横隔膜が下降し腹部内容物を押し下げることによって生じる腹部の前方への膨隆である。この横隔膜の下降は胸腔を拡大するための主要な作用である。

胸郭に対する拡張作用としては，直接的拡張作用と間接的拡張作用がある。胸郭に対する直接的拡張作用は，腹部内容物や腹腔内圧の上昇により腱中心が固定されている状態で横隔膜の下位肋骨付着部を腱中心の方向へ引き上げることにより生じる下位肋骨の外上方への挙上[6]（図1）とzone of appositionを

図1 下位肋骨に対する横隔膜の直接的拡張作用

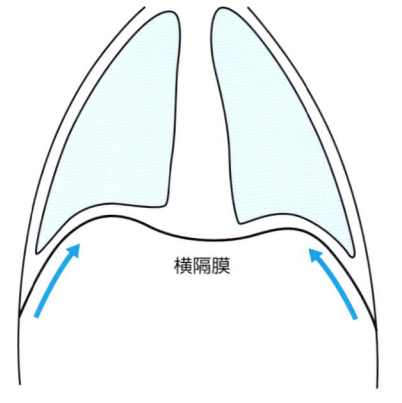

横隔膜

腹部内容物や腹腔内圧の上昇により腱中心が固定されている状態で横隔膜の下位肋骨付着部を腱中心の方向へ引き上げることによって下位肋骨は外上方へ挙上する。

文献6）より引用

介した下位肋骨の外上方への挙上である[7]（図2）。胸郭に対する間接的拡張作用は，下位肋骨の挙上に伴って生じる胸骨を介した上位肋骨の前上方への挙上である[6]（図3）。よって，横隔膜は腹部と胸郭全体の運動性に関わる。

また，横隔膜は呼吸運動に作用するだけでなく姿勢制御にも関与している。横隔膜が姿勢制御に関わることを明らかにした研究として，上肢の挙上運動を急速に行うと上肢の筋収縮に先行して横隔膜が収縮することや[8]，反復した上肢の挙上運動を行うと呼吸活動に関係なく横隔膜の活動が生じることが報告されている[9]。つまり，横隔膜は呼吸活動と身体運動における姿勢制御活動の二重作用を担っている。

■ 横隔膜機能と姿勢の関係

横隔膜機能は姿勢の悪化などによって容易に機能低下を呈する（図4）。良好な姿勢の場合，横隔膜の付着する心臓下部の前方部分が脊柱への付着部より

図2 zone of apposition

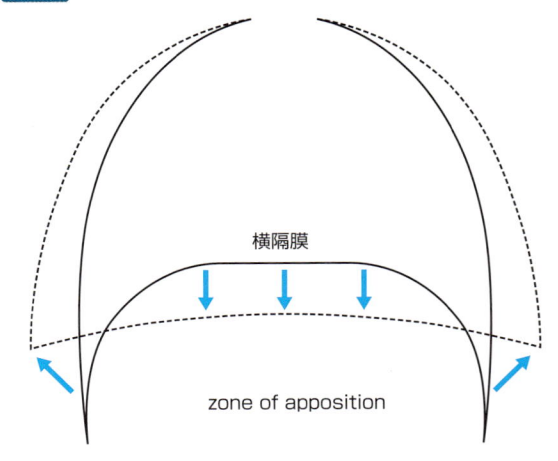

横隔膜の胸郭内面に接している部分（zone of apposition）を介して下位肋骨は外上方に挙上する。

文献7)より引用

図3 上位肋骨に対する横隔膜の間接的拡張作用

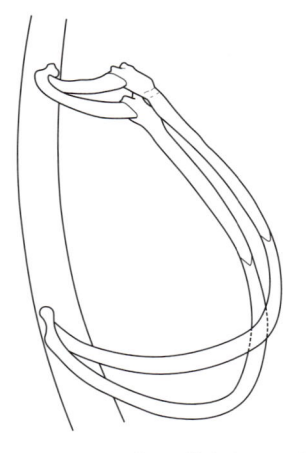

胸郭は肋骨と胸椎，胸骨により籠状に構成されているため，下位肋骨が挙上すると胸骨を介して上位肋骨は前上方に挙上する。

文献6)より引用

図4 姿勢による横隔膜アライメントの変化

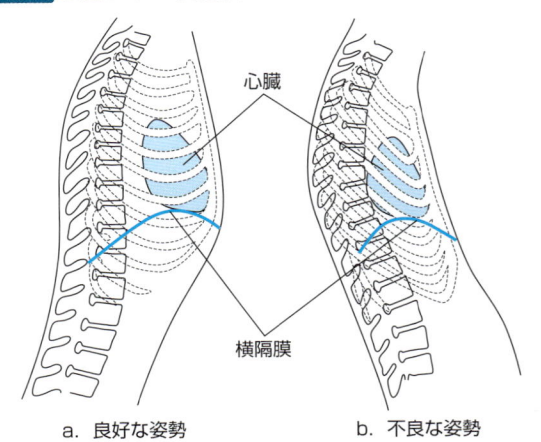

a．良好な姿勢　　b．不良な姿勢

a：横隔膜の付着する心臓下部の前方部分が脊柱への付着部より高くなる。
b：肋骨の下制に伴い横隔膜前方部も垂れ下がり，呼吸時の横隔膜の可動性は低下する。

図5 腰部骨盤帯のローカルシステム

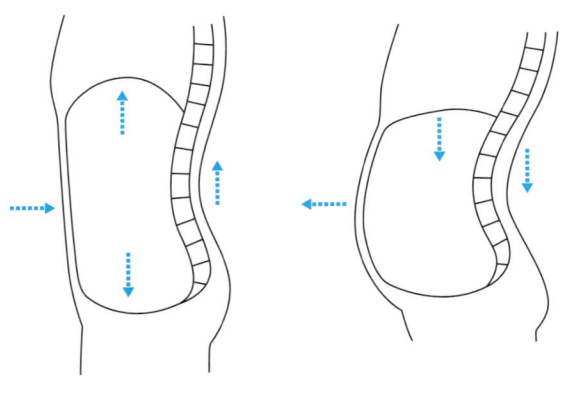

a．良好な姿勢　　b．不良な姿勢

a：骨盤帯に対して胸郭が体幹長軸に正しく配列している。
b：骨盤帯に対して胸郭が体幹長軸に正しく配列していないため，腰部骨盤帯のローカルシステムの機能低下が生じる。

文献10)より引用

高くなる。一方，胸椎後彎位のような不良姿勢の場合，肋骨の下制に伴い横隔膜前方部も垂れ下がり，呼吸時の横隔膜の可動性は低下する。それに加え，腹部前面筋群が弛緩することから，強制呼気で能動的な腹部前面筋群の活動が障害され，腹部内容物を内上方に押し込んで得られる受動的な横隔膜の挙上も不十分となる[10]。

また，横隔膜や腹横筋，骨盤底筋群，腰部多裂筋深層線維などで構成される腰部骨盤帯のローカルシステムは，腰部骨盤帯の安定に寄与するインナーユニットである[11]。体幹にねじれや曲がり，伸びなどが生じ，骨盤帯に対して胸郭が体幹長軸に配列されないと，腰部骨盤帯のローカルシステムは破綻し，ユニットの一部である横隔膜の機能は低下する[10]（図5）。そのため，腰部骨盤帯のローカルシステムを適切に機能させ，横隔膜の機能を維持するには，骨盤帯に対して胸郭を体幹長軸に配列させることが必要である。

要するに，胸椎の伸展性を高め，肋骨の配列が水平面に近くなるような姿勢の改善が横隔膜の動きの再建に繋がり，下位肋骨の運動性を高めるための一つの戦略となる。

■横隔膜の機能を高める意義

COPDでみられる横隔膜の平坦化や姿勢の悪化などによって横隔膜機能が低下すると，吸気での効率的な胸腹部の拡張が制限され，吸気補助筋が動員されやすくなる。吸気補助筋が動員され，その活動が定着することにより胸郭は吸気位で固定される。その結果，呼気においては適切な胸郭の弛緩が困難となり，呼気補助筋も動員されやすくなる。つまり，横隔膜機能が低下することにより，呼吸に努力が生じやすくなる。

呼吸器疾患患者では，肺などの呼吸器自体の病態に加えて，姿勢の悪化による横隔膜の機能低下により呼吸努力が生じることで呼吸困難の増悪に繋がる。そのため，姿勢の改善を含めて横隔膜機能の向上を図ることで，調和のとれた呼吸を再建することは重要である。

■体幹のリラクセーションと横隔膜呼吸の学習

ベッド上に背臥位となることで呼吸困難が増悪する症例は，呼吸時の胸郭運動が小さく，背部や腹部の筋を強く緊張させて呼吸を補助していることが多い。そのような症例に対しては，スリングを用いて全身を懸垂する（図6）。

全身を懸垂すると，胸郭運動が拡大し，腹部の拡張と同調した胸腹式呼吸が得られることで呼吸困難が軽減することを多く経験する。その要因としては，全身への自重免荷作用が働き呼吸筋が抗重力活動から解放されること，体幹後面に対する圧を除くことで胸椎や肋椎関節の動きが拡大し胸郭の運動性が高まることが考えられる。スリングがない環境の場合は，ストレッチポールを頭部，背部，仙骨部，下腿遠位部の4カ所に挿入することでも類似した反応を

図6 スリングを用いた全身の懸垂

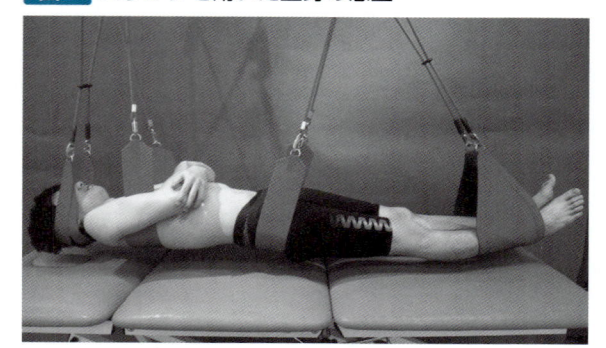

自重免荷作用を利用して横隔膜呼吸を学習していく。

図7 ストレッチポールを用いたポジショニングと横隔膜呼吸の学習

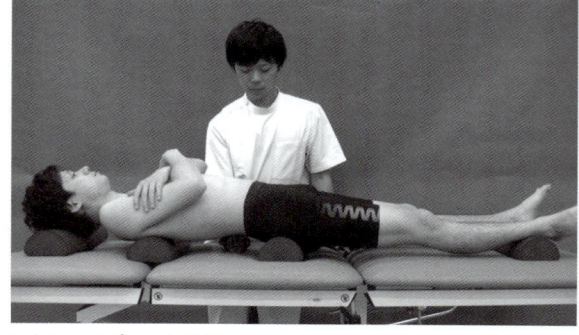

ストレッチポールを頭部，背部，仙骨部，下腿遠位部の4カ所に挿入する。吸気時に片側的な脊柱起立筋の過活動がみられる場合は，過活動がみられる同側の腰椎棘突起近傍をセラピストの指先で垂直上方に圧迫を加える。

得ることができる．以上のような環境設定で横隔膜呼吸を学習していく．

吸気時に片側的な脊柱起立筋の過活動がみられる場合は，過活動がみられる同側の腰椎棘突起近傍をセラピストの指先で垂直上方に圧迫を加える．吸気に合わせて数回圧迫を加えることで脊柱起立筋の過活動は徐々に抑制され，より大きな横隔膜呼吸を得ることができる．圧迫を加える腰椎レベルは，特に大きな横隔膜呼吸が得られる部位とする（図7）．

下位肋骨と横隔膜に対する呼気介助

横隔膜は安静呼気位付近で適切な長さ-張力となるため最大の筋力を発生する[12]．よって，横隔膜が平坦化した状態や姿勢の悪化などにより横隔膜が垂れ下がっている状態では横隔膜機能を十分に発揮できない．そのため，横隔膜の機能を高めるためには，横隔膜を挙上位（安静位）に保つことが必要である．

横隔膜を挙上位（安静位）に保つためには肋骨を下制させ，腹腔内圧の上昇により横隔膜を押し上げる作用が必要となる．しかし，肋骨を下制させることが困難な症例では，呼気時に腹直筋や外腹斜筋など表層の腹部前面筋群の過活動が確認でき，腹部周囲径が変化しないか，反対に増加してくる．そのような現象がみられた場合は，腹横筋の適切な活動が生じていないといえる．腹横筋の正しい収縮では腹壁の緊張がゆっくりと高まるのに対し，不適切な作用では腹壁の緊張が急激に高まり表在筋の筋収縮が感じられ，腹壁全体が拡張し触診している手指が腹壁から押し出される[13]（図8）．腹横筋の活動を促すうえで大事なことは胸郭の容積を減らし，腹壁を引き込むようにすることである．したがって，息を吐きながら腹横筋の収縮を促すと効果的に行える．

上述したような症例に対しては，スリングを用いて，背臥位にて股関節と膝関節を90°屈曲位に設定し，骨盤をわずかに後傾位に懸垂する（図9a）．スリングがない環境の場合は，昇降台や椅子などを用いてポジショニングする（図9b）．このポジショニングにより，横隔膜の平坦化が生じている症例でも深い呼吸が得られやすい．その要因としては，骨盤を後傾位に懸垂していることにより，腹部内容物が頭側へ移動し，その圧力が横隔膜を挙上させることや腹部前面筋の機能低下を補う作用として働くことが考えられる．

図8 腹横筋の評価

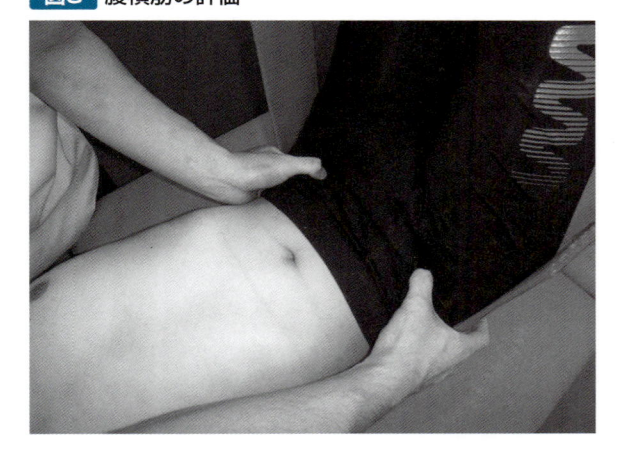

図9 横隔膜に対する呼気介助を行うためのポジショニング

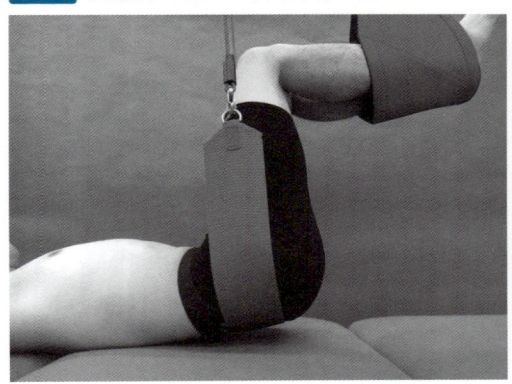

a：スリングを用いて，背臥位にて股関節と膝関節を90°屈曲位に設定し，骨盤をわずかに後傾位に懸垂する．

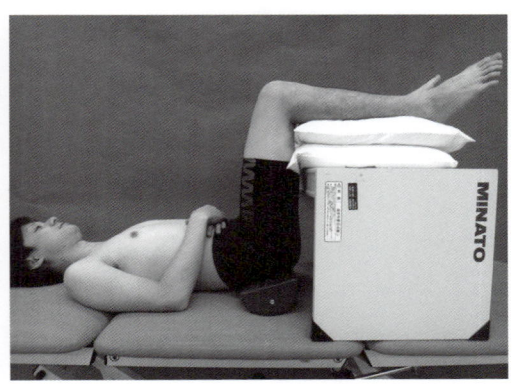

b：スリングがない環境の場合は，昇降台や椅子などを用いてポジショニングする．

このポジショニングでゆっくりとした呼気に合わせて剣状突起下方部に軽い圧迫を加える（図10）。その際，表層の腹部前面筋に過活動を起こさせないように誘導し，呼気終末で下位の腹部に筋収縮が生じることを確認しながら行う。このアプローチにより呼気時における腹横筋の適切な収縮を学習でき，下位肋骨の下制運動を促すことができる。

呼気時における表層の腹部前面筋群の過活動を抑制し，腹横筋の適切な収縮が得られた後，下位肋骨を内方に軽く誘導しながら肋骨弓下方部からセラピストの指を挿入し，横隔膜肋骨部を内上方に持ち上げるようなイメージで横隔膜に対して呼気介助を行う（図11）。呼気介助は肋骨弓の内側から外側にかけて全体にわたり行う。その際，呼気終末で胸骨下角が減少していくことを確認しながら行う。

以上のアプローチを行うことにより，呼吸時における横隔膜や腹横筋の適切な作用を促すことができ，胸部と腹部の同調した拡張と弛緩が得られやすい。

■ 脊柱伸展エクササイズ

姿勢の悪化により胸腰椎の後彎が定着した場合，肋骨の後方回旋運動が制限されるため，胸郭の挙上運動が障害される。また，胸腰椎の後彎姿勢により肋骨は前方回旋位で定着しやすく，横隔膜は垂れ下がり，機能低下が生じる。その場合，座位で上肢と上部体幹をスリングにもたれかけさせたポジショニングで，上半身質量中心の前方移動運動を行い，脊柱の伸展運動を促す（図12）。その際，脊柱起立筋群や大腿直筋に過活動が生じないように注意して行う。

■ 肩甲骨下制内転エクササイズ

胸椎の後彎が増強した姿勢が定着すると，肩甲骨は挙上，外転位となりやすく，吸気筋である僧帽筋上部線維などが短縮する可能性がある。そのため，僧帽筋下部線維の収縮が生じづらくなり，胸郭の挙上運動が制限されたり，胸椎の伸展性が低下したりする。その場合，側臥位で，自動介助運動にて肩甲骨の下制内転運動を行う（図13）。その際，上部体

図10 下位肋骨の下制運動を促す呼気介助

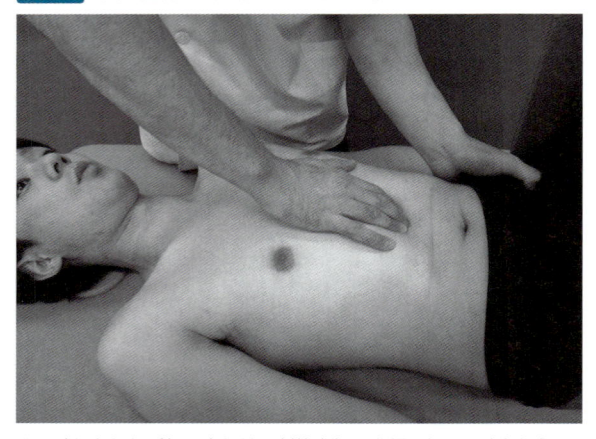

ゆっくりとした呼気に合わせて剣状突起下方部に軽い圧迫を加える。

図11 横隔膜に対する呼気介助

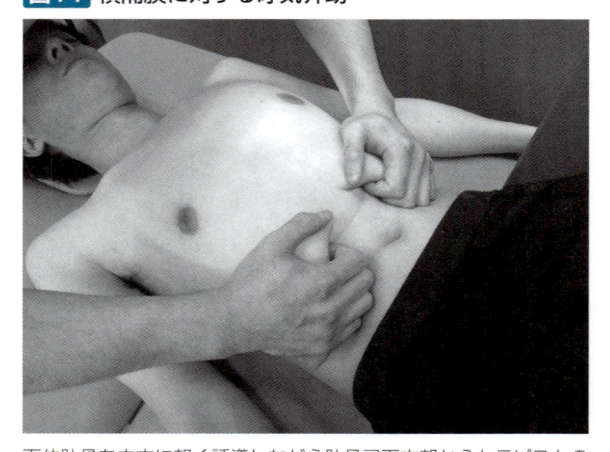

下位肋骨を内方に軽く誘導しながら肋骨弓下方部からセラピストの指を挿入し，横隔膜肋骨部を内上方に持ち上げるようなイメージで横隔膜に対して呼気介助を行う。

図12 脊柱伸展エクササイズ

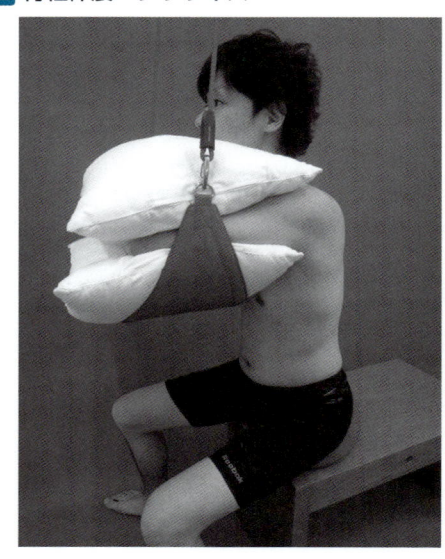

座位で上肢と上部体幹をスリングにもたれかけさせたポジショニングで，上半身質量中心の前方移動運動を行い，脊柱の伸展運動を促す。不安定板を殿部直下に挿入すると運動が行いやすくなる。

幹の回旋が生じたり，脊柱起立筋の収縮が生じたりしないように注意する。

■下部体幹での姿勢制御エクササイズ

下部体幹での姿勢制御機能が低下すると，上部体幹での屈伸，側屈，回旋により姿勢制御を行いやすくなり，体幹姿勢の悪化に繋がる。そのため，腰部骨盤帯のローカルユニットの機能は障害され，横隔膜の可動性は低下する。下部体幹での姿勢制御機能を高めることにより，胸郭運動性は向上し，一回換気量が増加，呼吸数は減少したとの報告はそれを裏付けるものである[14]。

その場合，端座位にて殿部直下に不安定板を挿入し，可及的に頭部と上部体幹を正中位に保持した状態で，前後左右あるいは各斜め方向に座圧中心を移動させる（図14）。特に移動が困難な方向へ繰り返し行い，下部体幹での姿勢制御機能の改善を図る。

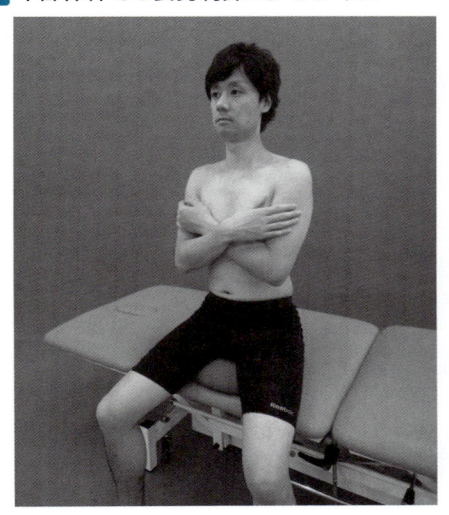

■腰部骨盤帯の安定化による直接的あるいは間接的な横隔膜機能への貢献

大腰筋と腰方形筋の一部は横隔膜の一部と筋の連結を有しているため[15]，各々の筋は横隔膜と相互に影響を及ぼし合っている。つまり，大腰筋や腰方形筋の機能低下は横隔膜の機能低下に繋がる。また，大腰筋と腰方形筋は腰部の垂直安定装置として腰部骨盤帯の安定に寄与するため[5]，骨盤の鉛直上に胸郭を可及的に保持し，肋骨配列を維持することに貢献する。それらのことから，大腰筋と腰方形筋は直接的あるいは間接的に横隔膜機能に関係するため，両筋のコンディショニングも重要である。

■大腰筋エクササイズ

スリングを用いた横隔膜に対する呼気介助と同様のポジショニングで股関節のわずかな屈伸運動を行う（図15）。その際，二関節筋である大腿直筋やハムストリングスに過活動が生じないように注意する。また，特に屈曲運動時に表層の腹部前面筋群に過活動が生じないように触診しながら行う。それらの筋群に過活動が生じる場合は，股関節屈伸運動に伴い骨盤の前後傾が生じたり，上部体幹へ運動が波及したりするため，注意深く観察しながら目的とした運動が行えるようにする。

図13 肩甲骨下制内転エクササイズ

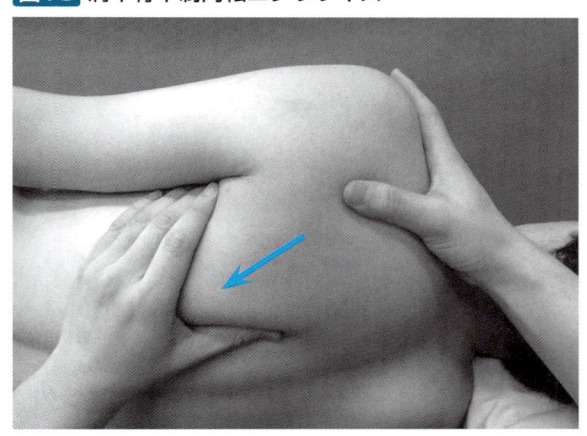

図14 下部体幹での姿勢制御エクササイズ

図15 大腰筋エクササイズ

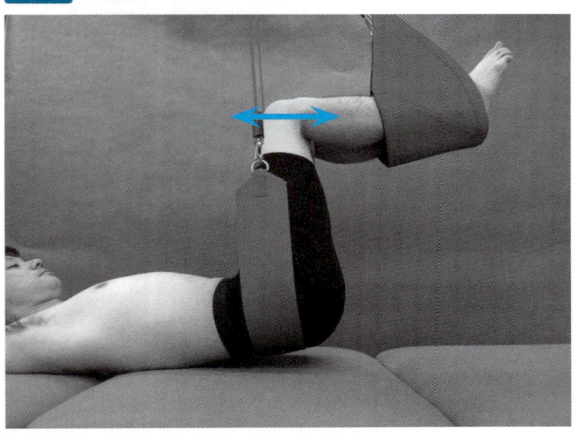

■腰方形筋エクササイズ

大腰筋エクササイズと同様のポジショニングで左右対称的な下位腰椎レベルでの側屈運動を行う(図16)。その際、両側的あるいは片側的に脊柱起立筋群や表層の腹部前面筋群の過活動が生じないように注意する。それらの筋群に過活動が生じる場合は、上部体幹に運動が波及したり、左右非対称な運動となったりするため、注意深く観察しながら目的とした運動が行えるようにする。

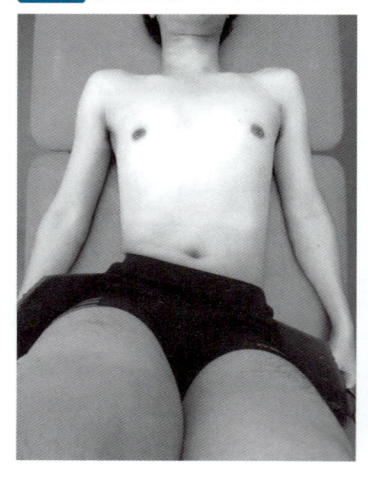

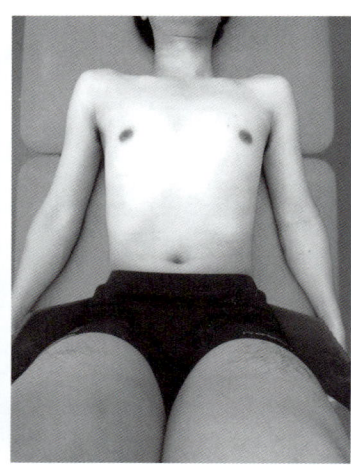

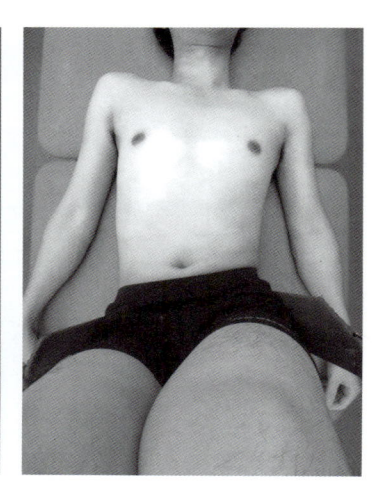

胸郭の機能を高める方法

■一般的にみられる胸郭形状

呼吸器疾患患者の胸郭形状を注意深く評価すると、左右非対称な形状となっていることがほとんどであり、どの呼吸器疾患患者の胸郭形状も同様な形状が観察される。また、呼吸器疾患患者のみならず、運動器疾患患者や健常者においても胸郭形状は共通した形状を呈している。つまり、ヒトには定型的な胸郭形状が存在するといえる。

その胸郭形状は、上位胸郭の右側肋骨は前方回旋位で左側肋骨は後方回旋位、下位胸郭の右側肋骨は後方回旋位で左側肋骨は前方回旋位である[16]。さらに具体的には、臨床での観察において左右同レベルの肋骨回旋位を比較すると、右側の第1〜6肋骨は前方回旋位、左側の第1〜6肋骨は後方回旋位であり、右側の第7〜10肋骨は後方回旋位、左側の第7〜10肋骨は前方回旋位である(図17)。このような胸郭形状を呈した症例の姿勢を前額面上で観察すると、多くは骨盤中心に対して胸郭中心が左側に偏位している(図18)。

筆者らは、健常者を対象とした検討において、前額面上で骨盤に対して胸郭が左側方偏位を呈している例が89％存在し、胸郭左側方偏位姿勢は一般的な姿勢であることを報告している[17]。この骨盤中心に対する胸郭中心の左側方偏位が、一般的にみられる左右非対称な胸郭形状を形成する一要因であると考えている。

また、この一般的にみられる胸郭形状の場合、胸骨は前額面上で右側傾斜を呈している。たとえば、左側の上位肋骨のみに前方回旋を与えると、胸骨の左側傾斜を介して、右側の上位肋骨は後方回旋が生じ、右側の下位肋骨は前方回旋、左側の下位肋骨は後方回旋が生じるため、胸郭形状は左右対称に近づく。一方、左側の上位肋骨にのみ後方回旋を与えると、胸骨の右側傾斜を介して、右側の上位肋骨は前方回旋が生じ、右側の下位肋骨は後方回旋、左側の下位肋骨は前方回旋が生じるため、胸郭形状の非対称性は増強する。この運動連鎖はどの部位に肋骨偏位に与えても同じように生じる。

実際には、肋骨に直接的または間接的に付着する筋活動により肋骨偏位が生じ、胸骨の側方傾斜や椎骨の回旋を介して、他部位の肋骨偏位を引き起こす。

図16 腰方形筋エクササイズ

■胸郭の機能を高める意義

横隔膜肋骨部は第7～12肋骨に付着しているが，下位肋骨の肋骨回旋位に左右差が存在することにより，横隔膜肋骨部の長さ-張力が左右で不均衡となり効率的な収縮が得られにくくなる．また，左右非対称な胸郭形状は，骨格的にも胸郭全体の可動性を低下させる要因となりうる．以上のように胸郭形状の左右非対称性が増強した場合，胸郭運動が制限され，効率的な呼吸を行えないことが考えられる．

前額面上で骨盤に対して胸郭が左側方偏位している者を対象として，機械的に胸郭を右側方あるいは左側方に偏位させたときの呼吸パターンは，右側方に偏位させた場合のほうが一回換気量は大きく，呼吸数は少ないという報告や[18]，臨床において胸郭形状を限りなく左右対称に近づけるような理学療法を展開することで胸郭運動は拡大し，呼吸困難が軽減する症例が多く存在することから，筆者らは胸郭形状のニュートラル化（胸郭形状を限りなく左右対称にすること）が呼吸器疾患患者の換気効率を高めるうえで有用であると考えている．それゆえ，胸郭の機能を高めるためのアプローチでは，これまでに述べた胸郭形状を限りなく左右対称にすることを目標とする．

■肋骨アライメントの評価

肋骨アライメント（胸郭形状）を評価する方法としては，背臥位および腹臥位において，同レベルの肋骨の対称的な部位に対して前方回旋を与えるように力を加えて，その前方回旋量の差を確認する（図19）．前方回旋量が大きい側は前方回旋位を示唆し，前方回旋量が小さい側は後方回旋位を示唆する．

これから述べるアプローチを実施する前後で肋骨アライメントの評価は随時行い，アプローチの達成度を確認することが望ましい．

■呼吸運動時の胸郭可動性の評価

左右非対称的な胸郭形状の場合，上位胸郭または下位胸郭において胸郭可動性に左右差を認める．胸郭可動性に左右差がある状態では，胸郭全体の十分な呼吸運動は得られない．そのため，背臥位，腹臥位，座位などの肢位で深呼吸を数回行わせ，最大呼気から最大吸気にかけて，徒手的に上位胸郭または

図17 一般的にみられる胸郭形状

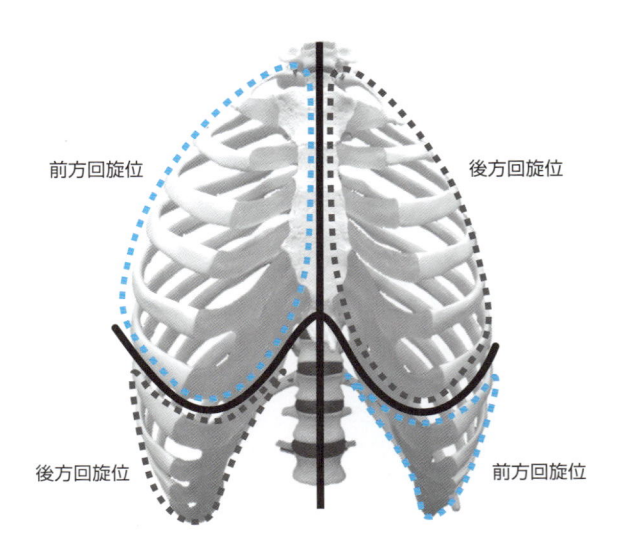

一般的にみられる胸郭形状は，左右同レベルの肋骨回旋位を比較すると，右側の第1～6肋骨は前方回旋位，左側の第1～6肋骨は後方回旋位であり，右側の第7～10肋骨は後方回旋位，左側の第7～10肋骨は前方回旋位である．

図18 前額面上での胸郭左側方偏位

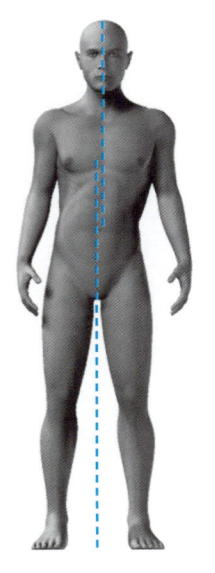

立位姿勢や座位姿勢を前額面上で観察すると，多くは骨盤中心位置に対して胸郭中心位置が左側に偏位している．

下位胸郭での胸郭運動の大きさや左右差などを注意深く観察する（図20）。また，胸郭可動性に左右差がある場合は呼吸筋活動にも左右差が生じているため，吸気では頸部や肩甲帯，背部の筋群の触診を行い，呼気では腹部前面筋群や背部の筋群の触診も合わせて行う。

■胸郭形状を考慮した呼気介助方法

安静呼吸において斜角筋や胸鎖乳突筋の活動は健常人ではほとんどみられないが，呼吸器疾患患者では，斜角筋群や胸鎖乳突筋の努力的な活動を認めることが多い。特に，胸郭形状の左右非対称性がみられる症例の呼吸運動を観察すると，吸気時に右側斜角筋群の過活動が確認できる（図21）。これは，一般的な胸郭形状の場合，右側の上位肋骨が前方回旋位であることから，吸気時により強い後方回旋作用が必要となるためであると考えられる。

三次元画像解析装置を用いて呼吸時の上位胸郭形状をみたところ，最大吸気時に右側上位胸郭がより後方回旋した報告からも裏付けられている[19]。この

図19 肋骨アライメントの評価

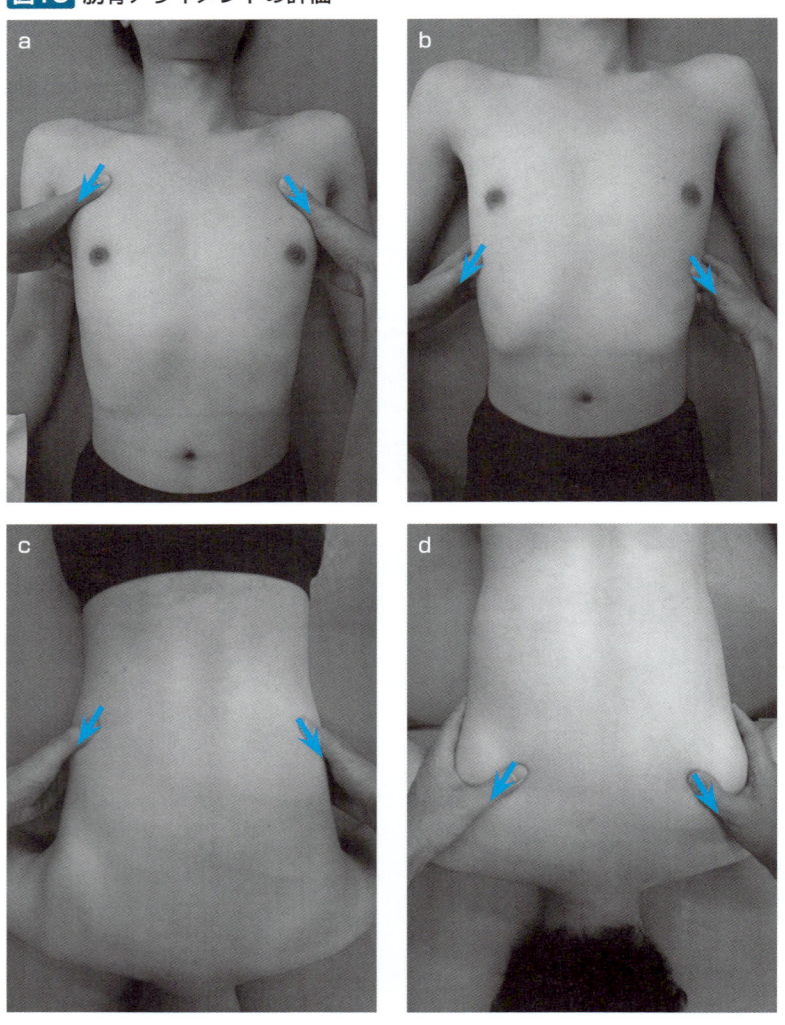

背臥位および腹臥位において，同レベルの肋骨の対称的な部位に対して前方回旋を与えるように力を加えて，その前方回旋量の差を確認する。
a：背臥位にて上位肋骨のアライメント評価を行う。
b：背臥位にて下位肋骨のアライメント評価を行う。
c：腹臥位にて下位肋骨のアライメント評価を行う。
d：腹臥位にて上位肋骨のアライメント評価を行う。

呼吸運動療法

報告では健常者が対象となっているが、課題が最大吸気であり努力を要するため、右側上位肋骨の後方回旋が大きく生じたと推察される。

そのような症例に対しては、肋骨の後方回旋位を呈している左側上位胸郭と右側下位胸郭にセラピストの手を当て、ゆっくりとした呼気に合わせて前方回旋を誘導するように呼気介助する（図22）。この呼気介助により、胸郭形状の左右非対称性は改善され、吸気時の右側斜角筋群の過活動は抑制される。また、この呼気介助方法は胸郭形状の左右非対称性を改善する方法のため、単に上位胸郭や下位胸郭に対して呼気介助するより、胸郭全体の弛緩を促すことができ、吸気でのより大きな拡張に繋げることが可能となる。

■ 胸郭のニュートラル化

下位肋骨アライメントや下位胸郭可動性の左右差は、付着部の観点から直接的に横隔膜機能に影響を及ぼすため、ここでは下位胸郭に焦点を当て述べていく。

胸郭形状に左右非対称性がみられる症例の呼吸運動時の下位胸郭可動性を評価すると、左側下位胸郭の下制運動に制限がみられることが多い。これは、左側下位胸郭の下制運動に関与する筋群の機能低下を示唆する。そのなかでも、左側の外腹斜筋や広背筋、下後鋸筋の機能低下の影響が大きいと考えられる。

広背筋肋骨部と外腹斜筋は下位胸郭の側方部で筋連結を有しており、また、広背筋と下後鋸筋も筋連

図20 胸郭可動性の評価

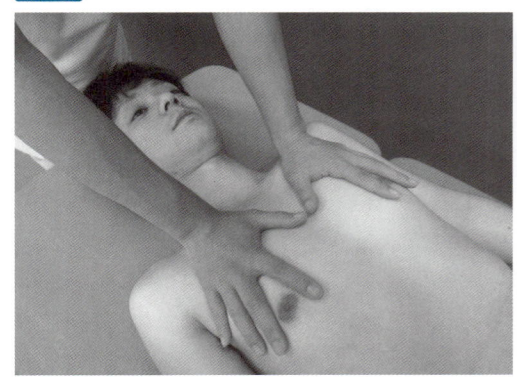

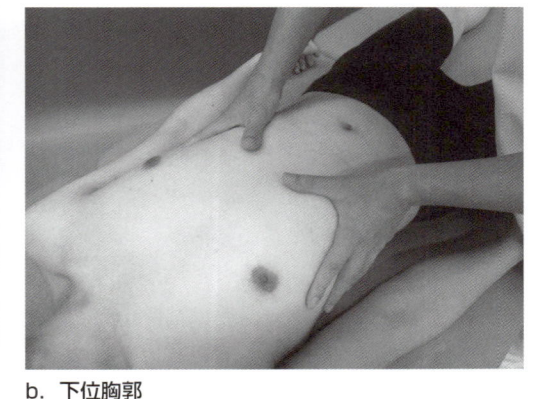

a. 上位胸郭　　　　　　　　　　　b. 下位胸郭

背臥位、腹臥位、座位などの肢位で、徒手的に上位胸郭または下位胸郭の胸郭運動の大きさや左右差などを注意深く観察する。

図21 斜角筋の触診

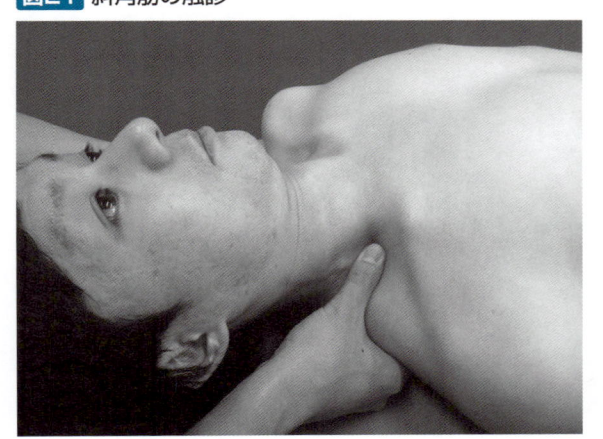

吸気時の斜角筋の活動を触診にて評価する。

図22 胸郭形状を考慮した呼気介助方法

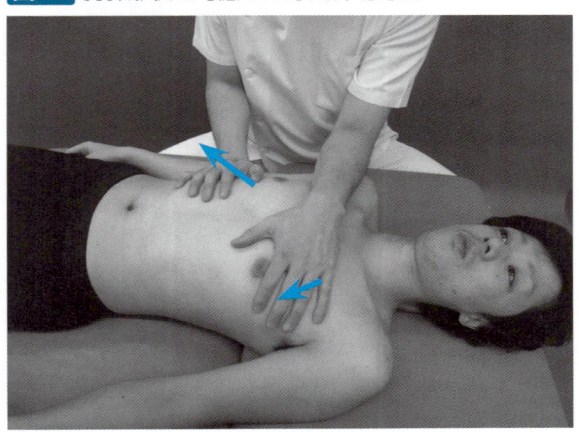

結を有している[15]。そのため，それらの筋群は機能的ユニットとして下位胸郭を内方に絞り込むような下制運動に関わる。左側の下位胸郭ではこの作用の低下がみられるため，それぞれの筋に対して評価を行い，アプローチにより左右差を最小限にしていく必要がある。

なお，一般的に左側下位胸郭は前方回旋位にも関わらず，下制運動に制限がみられるのは，前方回旋位では肋椎関節の剛性が低下し，安定した筋収縮が得られにくいためであると考えている。よって，左側の外腹斜筋や広背筋の活動を高めることは，左側の下位肋骨を後方回旋させることに繋がり，安定した筋収縮が得られることにより，下制運動が生じるのである。

■胸郭前面の評価

肋骨弓下方部で外腹斜筋の筋緊張を観察すると，右側外腹斜筋の筋緊張が高いことが観察される（図23）。加えて，胸骨下角の左右差を比較すると，右側と比較し左側の胸骨下角が拡大している（図24）。外腹斜筋の活動と胸骨下角の左右差について検討した結果，右側と比較し左側の外腹斜筋の活動が低く，胸骨下角が拡大していたという報告はこの現象を裏付けるものである[20]。また，外腹斜筋は前鋸筋との筋連結も有しており，機能的ユニットを形成する。そのため，左側外腹斜筋の劣性が認められる場合，同側の前鋸筋にも劣性が生じる。

背臥位で手指を伸展させた状態で，両側肩関節を90°屈曲位にさせた場合，左右の指尖の高さに差を観察することがあり，右側に対して左側の指尖の高さが低位となることが多い（図25）。これは左側の前鋸筋と外腹斜筋で形成されるユニットの機能低下を示唆するものである。ただし，指尖の高さには手関節や肘関節などの影響が生じうる可能性もあるので，その鑑別は基本的に行うべきである。

左右同時に肩甲骨外転運動をさせると，右側前鋸筋および外腹斜筋と比較し左側前鋸筋および外腹斜筋の活動が遅延することが明らかとなっており[21]，これは，左側の前鋸筋と外腹斜筋で形成されるユニットの機能低下が存在することを支持する結果であると考えている。

■胸郭後面の評価

腹臥位にて両側同時に肩関節を伸展させると，左側の伸展運動に制限がみられる（図26）。加えて，腹臥位にて浮遊肋である第11および12肋骨の位置を評価すると，右側と比較し左側が水平面上で外方化（表層化）していることが確認できる（図27）。第11および12肋骨の外方化は広背筋による下位胸郭の内方への圧迫が弱化しているために生じることが考え

図23 外腹斜筋の触診

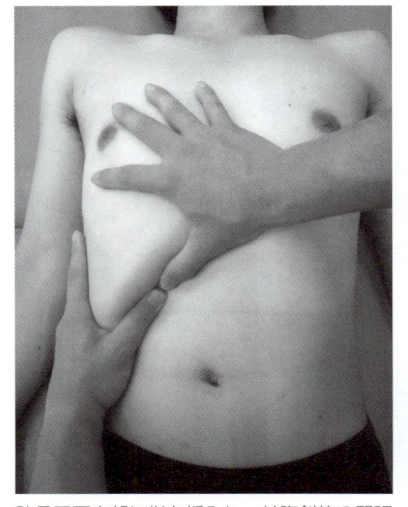

肋骨弓下方部に指を挿入し，外腹斜筋の緊張を左右比較する。

図24 胸骨下角の左右差

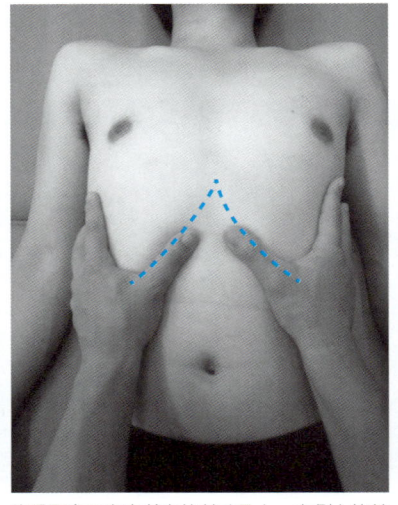

胸骨下角の左右差を比較すると，右側と比較し左側の胸骨下角が拡大している。

図25 肩関節90°屈曲テスト

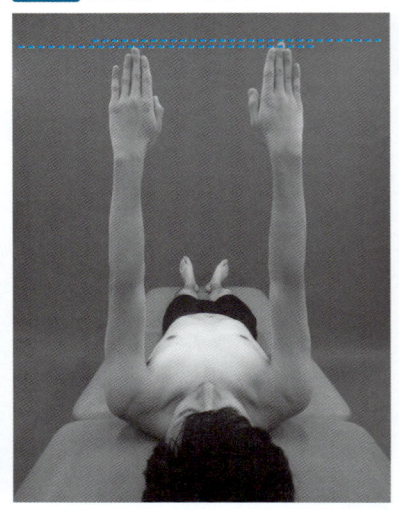

右側に対して左側の指尖の高さが低位となっている。

呼吸運動療法

られる。これらの現象は，左側広背筋の機能低下を示唆する。

筆者らの研究において，第11肋骨は安静時において右側に比べて左側が有意に外方化しており，広背筋の筋厚は安静時とプッシュアップ動作時ともに右側に比べて左側が有意に小さく，収縮率も左側が有意に小さかったことや[22]，第12肋骨は安静時では右側と比較し左側が外方化していたことを報告している[23]。

■ 外腹斜筋エクササイズ

背臥位にて股関節および膝関節を屈曲位とし，殿部直下に不安定板を挿入する。胸郭を固定し，骨盤を中間位から左側に回旋させ，左側外腹斜筋の活動性を高める（図28）。腰椎レベルの回旋運動を行うことが重要であり，股関節の回旋が可及的に生じないように注意深く観察して行う。回旋運動に関しては初動作に流暢性があることが重要であるため，運動は比較的小さくてもよい。

■ 前鋸筋エクササイズ

背臥位にて左側肩関節90°屈曲位，肘関節屈曲位で肩甲骨の外転運動を行い，前鋸筋の固有収縮を高める（図29）。その際，肩甲骨の挙上が伴わないように注意する。

図26 肩関節の同時伸展運動テスト

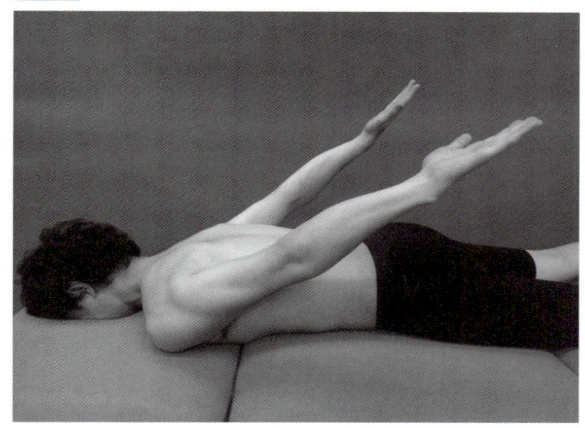

両側同時に肩関節を伸展させると，左側の伸展運動に制限がみられる。

図27 第11および12肋骨位置の観察

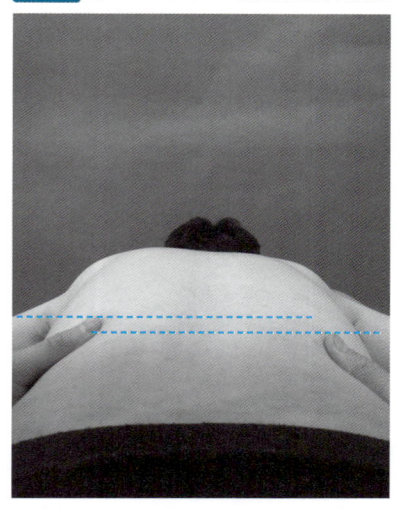

腹臥位にて，水平面上での第11および12肋骨位置の左右差を確認する。一般的には，左側の第11および12肋骨が外方化している。

図28 外腹斜筋エクササイズ

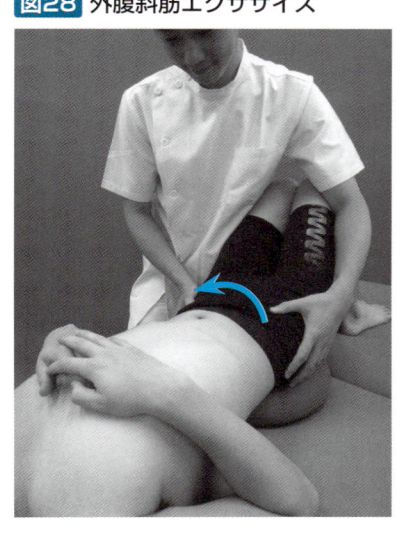

図29 前鋸筋エクササイズ

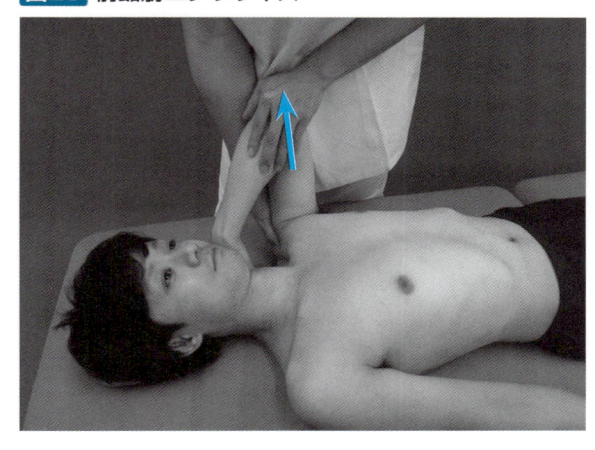

■広背筋エクササイズ

　背臥位にて等尺性の左側肩甲骨下制運動を行う（図30）。対象者の左上肢を体側に置き，セラピストの一側の手で左小指球を把持し，もう一側の手を肩甲骨上方部に置いて小指球から肩甲骨上方部に軸圧をかけながら行う。ゆっくりとした速さで徐々に筋出力を上げていき，呼吸が止まらない程度の運動強度で3～5秒間保持する。

図30 広背筋エクササイズ

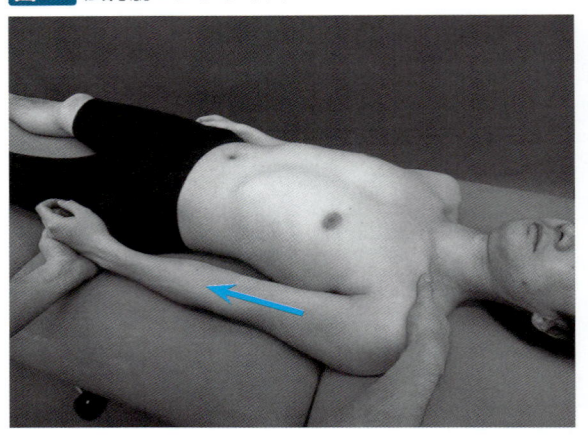

【文献】

1) 日本呼吸ケア・リハビリテーション学会 呼吸リハビリテーション委員会ワーキンググループほか編：呼吸リハビリテーションマニュアル－運動療法－，第2版，照林社，35-41，2012．
2) McSweeny AJ, Grant I, Heaton RK, et al : Life quality of patients with chronic obstructive pulmonary disease. Arch Intern Med 142：473-478, 1982.
3) 仲保　徹, 山本澄子：脊柱後彎位が胸郭運動に与える影響－Slump SittingとStraight Sittingの比較から－. 理学療法科学 24 (5)：697-701, 2009.
4) 小山内正博, 南島大輔, 舘川康任ほか：立位時のアライメントが呼吸機能, 運動耐容能に及ぼす影響. 理学療法科学 25 (1)：37-40, 2010.
5) Neumann DA：体軸骨格. カラー版 筋骨格系のキネシオロジー（嶋田智明, 有馬慶美 監訳），原著第2版，339-508，医歯薬出版，2012.
6) Blandine CG：Anatomy of breathing. Eastland Press, 2006.
7) 阿部幹雄, 堀江孝至：呼吸筋. 呼吸療法テキスト（三学会合同呼吸療士委員会），29-33，克誠堂，1992.
8) Hodges PW, Butler JE, McKenzie DK, et al : Contraction of the human diaphragm during rapid postural adjustments. J physiol 505：539-548, 1997.
9) Hodges PW, Gandevia SC : Activation of the human diaphragm during repetitive postural task. J physiol 522：165-175, 2000.
10) Zacharkow D：Posture: Sitting, Standing, Chair Design and Exercise, Charles C Thomas Pub Ltd, 1988.
11) Diane Lee：ペルビック・アプローチ－骨盤帯の構造・機能から診断・治療まで－（丸山仁司 監訳），39-65，医道の日本社，2001.
12) 道免和久, 眞渕　敏, 高橋紀代 編：最新包括的呼吸リハビリテーション. 1-24, メディカ出版, 2005.
13) Richardson C：科学的根拠. 脊椎の分節的安定性のための運動療法（齋藤昭彦 訳），93-109，エンタプライズ, 2002.
14) 柿崎藤泰, 角本貴彦, 高洲知恵ほか：下部体幹での姿勢制御が胸郭運動および安静時換気量に及ぼす影響. 理学療法学 28：114, 2001.
15) 河上敬介, 磯貝　香 編：骨格筋の形と触察法, 改訂第2版, 大峰閣, 2013.
16) 柿崎藤泰, 石塚達也：3次元画像計測を用いた呼吸運動の計測（特集 呼吸運動の計測）. バイオメカニズム学会誌 36 (3)：138-141, 2012.
17) Ishizuka T, Koseki T, Hirayama T, et al : The novel approach to determine lateral deviations of thoracis and body trunk. WCPT-AWP&ACPT Congress 2013, I-P202, 2013.
18) 石塚達也, 柿崎藤泰, 石田行知：胸郭側方変位が呼気ガスに及ぼす影響. 理学療法学 38 (suppl)：PF1-043, 2011.
19) Hirayama T, Kakizaki F, Ishizuka T, et al : Characteristic lateral deviation of upper thorax in respiratory excursion. WCPT-AWP&ACPT Congress 2013, I-P207, 2013.
20) 多米一矢, 柿崎藤泰, 小関博久ほか：胸郭形状が外腹斜筋に及ぼす影響. 理学療法学 39 (suppl)：0681, 2012.
21) Fujihara T, Kakizaki F, Hirayama T, et al : Line activities of anterior serratus muscle (ASM) and external oblique muscle (ECM) measured by EMG. ISEK Conference 2012, BIOM_P1. 3, 2012.
22) Mohara A, Kakizaki F, Homma Y, et al : Laterally different coupling between latissimus dorsi and ribs upon push-up movement. WCPT-AWP&ACPT Congress 2013, II-P201, 2013.
23) Homma Y, Kakizaki F, Okazaki M, et al : Functional relation between placement of the 12th rib and activities of quadratuslumborum. WCPT-AWP&ACPT Congress 2013, I-P204, 2013.

V 付録

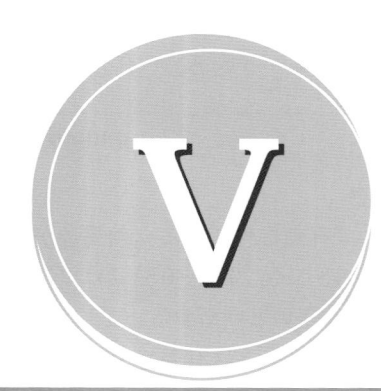

呼吸リハビリテーションのEBM

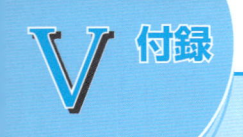

呼吸リハビリテーションのEBM

宮川哲夫

EBMとは何か

EBMとは,「個々の患者をケアする際の意志決定をその時点で得られる最善のエビデンスに基づいて行うこと」である。その手順は,疑問点をキーワードで表し,文献検索をきめ細かく行い,得られた文献の信憑性について批判的吟味を行う。そしてその文献の結論を患者に適応できるかどうかを注意深く判断する。エビデンスにはレベルがあり,症例報告,症例集積,症例対象研究,コホート研究,ランダム化比較試験(RCT),二重盲検ランダム化比較試験,メタ分析・システマティックレビューの順にレベルが高くなる。

メタ分析とは分析の分析という意味であり,原著論文をまとめて,オッズ比(OR)や効果量(effect size;ES)で分析し,結果のまとめは定量的である。これに対しシステマティックレビューは,明確で焦点の絞られた疑問から出発し,網羅的な情報収集から集められた情報を批判的に吟味し,それらの情報を要約しており,結果のまとめは定量的であるかは問わない。メタ分析の見方では,ORは1より小さくて,95%信頼区間(95%CI)に1が入らなければ有効と判断する。ESは0ならば2群間に差はなく,正の値ならば有効(増加)していることであり,負の値ならば無効(低下)していることである。効果量は95%CIに0が含まれなければ有効と判断する。効果量が0.2(−0.2)以下で効果が小さく,0.5(−0.5)では中等度,0.8(−0.8)以上では大きいと判断する。

EBMに基づいたガイドラインは有効であることが証明されているが,EBMはすべての患者に有効であるわけではなく,その有効率は60～90%といわれている。また根拠になるデータが十分に揃っていない疾患や治療はEBMを応用できない。EBMではその時点で最も信頼できるエビデンスを使えばよいと規定しているだけである。しかし,たとえ最善のエビデンスを手に入れたとしても,そのエビデンスが目の前にいる患者に使えるかどうかは別問題である。エビデンスに基づいた臨床判断は,専門家としての判断,患者による選択,臨床試験のデータ,医療資源の4つの因子に基づいて行われなければならない。そこで提唱されたものがNarrative Based Medicine(物語に基づいた医療)である。患者との対話を通じて,病気の背景や人間関係を理解し,全人的にアプローチしていく医療である。EBMとNBMは相対するものでなく,むしろ互いに補完するものであり,サイエンスとアートの融合である。

本稿では呼吸理学療法のEBMについて,エビデンスレベルを表1の推奨レベル(グレードに分類して報告する。

表1 エビデンスの推奨レベル(グレード)

A	一つ以上の適切な手法によるランダム化比較試験(RCT)やメタ分析による根拠が示されている。推奨された手技の有効性を示す強い根拠があり,必ず行うべきである
B	一つ以上の適切にデザインされた非ランダム化比較試験,あるいはコホート研究や症例対照研究(複数の施設であることが望ましい),または複数の経時的変化に基づく研究,または対照のない研究で劇的な結果が示されている。推奨された手技の有効性を示すまずまずの根拠があり,通常は行ったほうがよい
C	単なる臨床経験や,症例報告,実証研究以外の研究結果(動物実験,in vitroの実験,生理学的病理学的理論など)推奨された手技の有効性は不明であり,実施に関しては個々の施設,症例によって判断する
D	専門委員会のレポートなどに基づく,権威ある専門家の意見が示されている

EBMに基づいた呼吸リハビリテーションガイドライン

呼吸リハビリテーションの定義はATS/ERS[1]（American Thoracic Society/ Europian Respiratory Society）やAACVPR[2]（American Association of Cardiovascular and Pulmonary Rehabilitation）による定義では，「呼吸リハビリテーションとは，チーム医療であり，科学的根拠に基づいた，多職種による，包括的介入である」とされ，慢性呼吸不全を対象に，呼吸器症状とADLの改善を目的に，個々の症例に合わせ総合的に処方することにより，医療費の減少や全身性疾患の改善と安定が期待できるとした。しかし，ATS/ERSの新しい定義[3]では，「呼吸リハビリテーションとは，徹底的な患者の評価に基づいた包括的医療介入に引き続き，運動トレーニング，教育，行動変容だけでなく，慢性呼吸器疾患患者の身体的・心理的状態を改善し，健康増進行動への長期的アドヒアランスを推進するために患者個々の必要性に応じた治療が行われる」としている（図1）。

呼吸リハビリテーションのEBMに関しては，1997年のACCP/AACVPR（American College of Chest Physician）の報告から，EBMが集積され変化してきている（表2）。特に，GOLD（Global Initiative for COPD）update[4]では生命予後がB，うつ・不安の改善がAとなった。しかし，2007年のACCP/AACVPRの新しい報告[5]では，運動療法に重点を置き，上肢筋トレーニングや下肢筋トレーニングの有用性を強調し，上肢筋トレーニングA，呼吸筋トレーニングB，生命予後やうつ・不安の改善は不明であるとしている。

■ACCP/AACVPR 2007

ACCP/AACVPR 2007では21の推奨を挙げている。
1. 歩行による筋肉運動トレーニングは必須プログラムとして推奨（A）
2. 呼吸困難の改善（A）
3. HRQOLの改善（A）
4. 入院日数と医療機関利用回数の減少（B）
5. 医療経済効果（C）
6. 包括的プログラムで心理的効果（B）

図1 呼吸リハビリテーションの新しい定義

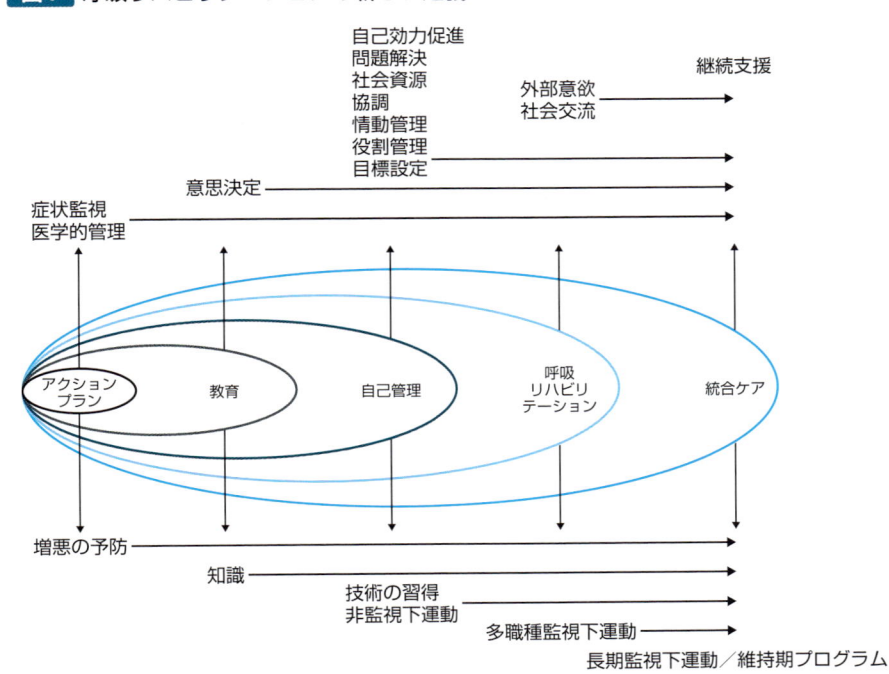

7. 6～12週のプログラムでいくつかのアウトカムが改善するが，12～18カ月以上では徐々に減少する（A）。HRQOLは12～18カ月以上維持可能（C）
8. 長期プログラム（12週）は短期プログラムより効果が維持可能（C）
9. 呼吸リハビリテーション後の維持戦略は長期アウトカムにある程度の効果（C）
10. 下肢トレーニングでは低強度よりも高強度のほうが生理学的効果が大きい（B）
11. 低強度，高強度のどちらも運動トレーニングにより臨床的な効果あり（A）
12. 筋力強化トレーニングを加えることで筋力と筋肉量を増加（A）
13. 現在のEBMでは，呼吸リハビリテーションに同化剤のルーチン使用を支持しない（C）
14. 支持なしの上肢の耐久性トレーニングは有益であり，プログラムに組み込むべきである（A）
15. EBMで呼吸リハビリテーションの必須構成成分として吸気筋トレーニングをルーチンに行うことを支持しない（B）
16. 教育は呼吸リハビリテーションの不可欠な構成要素であるべきで，教育は急性増悪の協調的な自己管理，予防，治療の情報を含むべき（B）
17. 心理社会的介入のみの治療効果を支持するわずかなEBMがある（C）
18. 重度の運動誘発性低酸素血症では，運動トレーニング中に酸素投与を行うべきである（C）
19. 運動誘発性低酸素血症のない患者に対する高強度の運動プログラム中の酸素投与は運動耐容能の増加をもたらす（C）
20. 重症患者に対して運動トレーニングの補助として行う非侵襲的換気療法は，運動パフォーマンスの改善をもたらす（B）
21. 呼吸リハビリテーションはCOPD以外の慢性呼吸器疾患の特定の患者に有用である（B）

■GOLD update 2006

GOLD update 2006[6]では，呼吸リハビリテーションをより詳細に報告した。

1. 呼吸リハビリテーションの適応はすべてのステージ（Ⅱ：中等症～Ⅳ：最重症）において，運動耐容能，呼吸困難，疲労を改善させ（A），在宅での継続プログラムにより健康状態を維持可能とする（B）
2. 呼吸リハビリテーションはMRC（medical research council）息切れの分類のⅤ度には有効でないかもしれない（B）

表2 エビデンスの変化

	ACCP/AACVPR	BTS	GOLD	NICE	ACCP/AACVPR	BTS	GOLD
	1997	2001	2003	2004	2007	2013	2014
下肢筋トレーニング	A	A	A		A	A	A
上肢筋トレーニング	B	B	B		A	B	B
呼吸筋トレーニング	B		C		B	B	C
教育・社会心理的アプローチ	C		C		B		C
呼吸困難	A	A	A	A	A	A	A
運動耐容能	A	A	A	A	A	A	A
HRQOL	B	A	A	A	A	A	A
うつ，不安			A	A	?	D	A
医療経済効果	B	A	A	A	B	A	A
生命予後	C		B		?		B

3. 障害の程度には関係なく効果を認めるが，座ったきりの症例には在宅訪問は有効でない（A）
4. 呼吸リハビリテーションの評価には，現病歴・身体的検査，気管支拡張薬の吸入前後での呼吸機能検査はベースラインの評価となり，運動耐容能，健康状態・息切れ，呼吸筋力・四肢筋力の評価はアウトカム測定の評価になる
5. 呼吸リハビリテーションの評価には，MRCの息切れの分類を用い，これは健康状態の把握や死亡率の予測になる
6. 教育・運動プログラムでは1クラス6〜8人を対象にする（D）
7. 教育に関しては，教育のみでは運動耐容能や呼吸機能は改善しない（B）が，日常生活のスキルやコーピングは改善する．禁煙教育を含む教育ではじめてCOPDの経過に影響する（A）．終末期の話し合いは，終末期医療の判断に有効である（B）
8. 喫煙者は非喫煙者に比べ，呼吸リハビリテーションを完了することは少ない（B）
9. 呼吸リハビリテーションの効果は最低で6週間必要で，より長いプログラムが有効である（B）
10. 上肢筋トレーニング，呼吸筋トレーニング，筋力トレーニングはルーチンに行う必要性のデータはないが，有酸素運動に追加すると筋力は改善するが，運動耐容能やHRQOLの改善は明確でない
11. 運動療法により最大作業能18％，最大酸素摂取量（VO_{2max}：maximum oxygen consumption）11％，耐久時間87％，6分間歩行距離（six-minutes walking distance；6MWD）では49m改善する
12. 呼吸リハビリテーションでは気管支拡張薬などの薬物療法との併用が望ましい
13. 運動療法はVO_{2max}の45％の運動強度，10〜45分，毎日少なくとも4〜10週間行うと有効であるが，長いプログラムがより改善する
14. 目標心拍数（target heart rate；THR）による運動処方はCOPDには制限があり，症候限界性の最大運動で20分の歩行，あるいは症候限界性の最大運動能力の60〜80％の耐久力トレーニングを持続あるいはインターバルを入れて行う
15. 歩行器は重症例の息切れや歩行距離を改善させる（C）

■BTS

2013年にBTS（British Thoracic Society）による新しいガイドラインが報告され，以下のとおりである[7]．

- 喫煙の有無によらず呼吸リハビリテーションを行うべきである（D）
- 慢性呼吸不全の有無によらず呼吸リハビリテーションを行うべきである（D）
- 5.5cm以下の腹部大動脈瘤では中等度の運動療法で血圧を管理しながら呼吸リハビリテーションを行うべきである（D）
- 不安・うつの有無に関わらず呼吸リハビリテーションを行うべきである（D）
- MRC息切れスケールのⅢ・Ⅳ・Ⅴでは外来呼吸リハビリテーションを行うべきである（A），ⅡではD，ⅤではBレベルである
- 呼吸リハビリテーションを受けるCOPDはNICEのガイドラインによる気管支拡張薬の使用を行うべきである（D）
- 呼吸リハビリテーションは，最少で2/週は監視下で行うべきで（D），期間は6〜12週（A），プログラムは最低で監視下12セッション（A），呼吸リハビリテーション終了後は地域での繰り返し訓練・集団訓練が必要である（D）
- 耐久力トレーニングと筋肉トレーニングの併用を行うべきである（B）
- インターバルトレーニングと持続トレーニングは安全で有効である（A）
- 個々の症例に対する運動処方が必要である（D）
- 呼吸リハビリテーションは監視下で行うべきである（A）
- 在宅リハビリテーションでは監視とサポートをすべきである（B）
- 呼急性増悪時の呼吸リハビリテーションは退院1カ月以内に行うべきである（A）
- 急性増悪後の退院後1カ月以内に呼吸リハを開始した場合は栄養摂取量・アドヒアランス・リハの完了率などのきめ細かな評価が必要で，選択的呼吸な呼吸リハビリテーションが望まれる（D）

- 呼吸筋トレーニングはルーチンな呼吸リハビリテーションには推奨しない（B）
- 性ホルモン・栄養サポートはルーチンな呼吸リハビリテーションには推奨する（B）
- 在宅でのNPPVは呼吸リハビリテーションのアウトカムを改善させ，NPPV装着下での運動療法を考慮する（D）
- 呼吸リハビリテーションの対象者にすべて酸素療法を処方すべきではなく（B），長期酸素療法や酸素投与下での運動療法の適応を考慮すべきである（D）
- 依存症のある症例を除いてヘリオックスガスの併用は推奨しない（D）
- BMIの低い症例や筋力低下が著しく呼吸リハビリテーションができない症例への神経筋電気刺激を推奨する（D）
- COPD以外の呼吸器疾患のリハの適応に関しては，気管支拡張症（D），間質性肺炎（?），喘息（D）とする
- 継続呼吸リハビリテーションに関しては，1年経過後の反復リハビリテーションを推奨し（B），生理学的に機能低下の早い症例・追加効果を期待できる症例には早期の反復リハビリテーションを推奨し（D），呼吸リハビリテーションを施行したすべての症例に対して維持期プログラムを推奨する（A）

■GOLD update 2014

GOLDは毎年更新され，最も新しい2014年版[8]では，以下のとおりとなっている。

- 運動耐容能の改善は日常活動量の改善に結びつかない
- 呼吸リハビリテーションは少なくとも6週間は必要で，より長い期間のプログラムが有効である
- 長期効果を維持できるプログラムは現在のところ存在しない
- 運動強度は1セッション10～45分で，VO_{2max}や耐えられる最大運動の50％の強度で少なくとも28セッションの運動は必要である
- 通常4週から10週間のプログラムであるが，より長い期間のプログラムがより有効である
- 多くのプログラムには簡単な廊下歩行トレーニングが用いられており，症候限界最大の歩行可能まで励まして歩行させ，一旦，休息させた後歩行を再開し，合計で20分間の歩行を行う
- 運動耐容能の改善には症候限界最大運動能の60～80％の強度の運動が有効であり，持続的な運動が困難であれば，インターバルをいれたトレーニングとする
- 歩行器の使用は重度のCOPDの歩行距離や息切れを改善させる。その他，酸素，ヘリオックスガス，呼吸筋の無負荷を併用した効果も報告されている
- 有酸素運動に上肢筋トレーニングや呼吸筋も含む筋トレーニングの併用では筋力は改善するが，運動耐容能やHRQOLの改善は認めない
- 呼吸機能障害の程度は幅広く，呼吸リハビリテーションにより機能状態は改善するが，日常座りがちの症例では，在宅訪問プログラムにさえ反応する可能性が低いと思われる（B）
- 修正MRCの息切れスケールのグレード4では，息切れは改善しない（B）
- 高い動機づけのある症例は，特に外来プログラムにおいて重要である。喫煙者は非喫煙者に比べ，呼吸リハビリテーションの効果は少ないというエビデンスはないが，喫煙者は非喫煙者に比べて，呼吸リハビリテーションプログラムを完全に終了することは少ない（B）
- 教育には禁煙，COPDの基本的な情報，一般的治療と特異的治療，自己管理スキル，息切れを最小にする方法，助けを求めるときの助言，急性増悪の判断，終末期などのトピックスが含まれる。教育は特に重症例には必要である。しかし，教育のみでは運動耐容能や呼吸機能の改善はないが，スキルや病気の克服能力や健康状態は改善する。

呼吸リハビリテーションにおけるメタ分析とシステマティックレビュー

■呼吸リハビリテーション

過去の呼吸リハビリテーションのメタ分析[9〜13]は表3・4のようになる。呼吸リハビリテーションで改善するのは最大運動能ではなく，運動耐容能であり，HRQOLのなかでは呼吸困難が最も改善している。

新しい呼吸リハビリテーションによる改善のメタ分析[13,14]は表5と下記のようにまとめられる。

- 呼吸リハビリテーションの適応は予測値に対する1秒率（%FEV_1：percentage for forced expiratory volume in one second）＜40％，高炭酸ガス血症，高齢，重度呼吸機能障害，喫煙は除外因子ではない
- 自己管理教育プログラムではコーピングスキルが改善する
- 低リスク群では教育の効果が低く，急性増悪による再入院の危険性のある重症例には有効である
- 体重2kg以上，BMI 1クラスの改善では生命予後が改善する
- 全身炎症の強いもの，高齢者，栄養摂取の低いものでは，栄養療法の効果が低い
- 維持プログラムは1回/週，高頻度，呼吸理学療法の監視下で6〜8週間は必要である

新しいCochrane reviewでは[15]表6の結果となった。

◆COPD重症例に対する新しいストラテジー

重症例に対する運動耐容能改善のための新しいストラテジー[14,16,17]も下記のように考えられている。

1. NPPVによる換気補助と運動療法の併用〔9論文97/150例のES：0.75（0.47〜1.02）〕[18]
2. 夜間NPPVによる休息と日中の呼吸リハビリテーションの併用
3. 耐久力トレーニングと筋力トレーニングの併用
4. 電気刺激による四肢筋の強化
5. インターバルトレーニングと運動強度
6. 酸素吸入

表3 呼吸リハビリテーションのメタ分析（ES）（1）

	Lacasseら[9]	Devineら[10]	Cambachら[11]
最大運動能	0.3（0.1〜0.6）	0.22（−0.12〜0.56）	0.4（0.2〜0.6）
運動耐容能	−	0.64（0.45〜0.7）	−
6MWD	0.6（0.3〜1.0）	−	0.5（0.3〜0.7）
呼吸機能（volume）	−	0.18（0.02〜0.34）	−
呼吸機能（dynamic）	−	0.10（−0.03〜0.22）	−
情動	0.5（0.2〜0.8）	−	0.5（0.2〜0.7）
呼吸困難	1.0（0.6〜1.5）	0.65（0.37〜1.04）	0.7（0.4〜1.0）
疲労	0.6（0.3〜0.8）	−	0.6（0.3〜0.9）
克服	0.8（0.5〜1.2）	−	0.6（0.3〜0.9）

文献9〜11）を元に作成

表4 呼吸リハビリテーションのメタ分析（2）

Salmanら[12]	
●軽症から中等症のCOPD 4週間の呼吸リハビリテーションで改善する	
●重症のCOPD 6カ月以上の呼吸リハビリテーションが必要	
歩行距離（ES）	0.71（0.43〜0.99）
呼吸困難（ES）	0.62（0.35〜0.89）

Cochrane Review[13]	
呼吸困難（ES）	0.98（0.72〜1.22）
6MWD	最小臨床重要差48m
95%CI	32〜65m

文献12，13）を元に作成

7. 栄養療法と運動療法の併用
8. 薬物療法（ステロイド，成長ホルモン，長時間作用型抗コリン薬）
9. バイオフィードバック
10. ヘリオックスガスの吸入　など

　重症度から見ると中等症のCOPDの効果が最も高いとされているが，$FEV_1 > 80\%$の軽症COPDに対する呼吸リハビリテーションの効果に関する（103例）3論文を対象としたシステマティックレビューでは，6MWDのESは0.87～1.82と大きく，SGRQも0.34～0.66と中等症に比して効果は変わらないとしている[19]。

◆**入院・外来・在宅での呼吸リハビリテーションの効果**

　呼吸リハビリテーションは入院・外来・在宅でも施行されているが，その効果をメタ分析すると，HRQOLの効果量には差がないことが報告されている[20]。また，在宅呼吸リハビリテーションに関する1991～2012年までの18論文（COPD 733例）を対象としたメタ分析では，HRQOLや1秒率は有意に改善するが（－10.72），最大運動能，再入院，医療費，死亡率は改善しない。12週間の介入により息切れは改善する（Borgスケール：－0.92，BDI：－1.77）。6MWDは1カ月の介入では改善しないが，8週（71.41m），12週（35.88m）の介入で改善する[21]。

　COPD 10論文（858例）を対象とした在宅テレメディスンのメタ分析[22]では，4論文は通常ケアとテレモニタリングの比較で，6論文は通常ケアと電話支援の比較である。在宅テレヘルスは通常ケアと比較して，再入院（46％対66％，$p<0.03$），救急受診（39/96例対60/95例，$p<0.002$）を減少させるが，死亡率を増加させる結果であり，今後の研究に期待したい。

表5 新しい呼吸リハビリテーションによる改善のメタ分析

運動耐容能	最大作業能	18%（13～24%）	
	最大酸素摂取量	11%（4～18%）	
	運動耐久時間	87%	
	最大運動能	8.4ワット（3.4～13.4）	
プログラムの期間の違いによる6MWD	長期（6カ月以上）	70m（41～93m）	4週と7週，6週と12週，3カ月と6カ月の比較では，いずれも長期のほうが改善している
	短期（6～8週）	42m（10～72m）	
監視下と非監視下の違いによる6MWDの違い	監視下	60m（34～80m）	監視下のほうが有効である
	非監視下	18m（15～50m）	
HRQOLの最小臨床重要差	CRQ	10点, 0.5units（0.4～0.7）	
	SGRQ	4点（1.6～6.4）	
12～18カ月後死亡率		0.69（0.38～1.25）	有意差は認めない
	呼吸リハビリテーション（＋）	7.80%	有意差を認め，750～1,000人を対象に3年間のRCTが行われると証明可能とされている
	呼吸リハビリテーション（－）	9.90%	

CRQ：chronic respiratory disease questionnaire
SGRQ：St. George's respiratory disease questionnaire

文献13，14)を元に作成

表6 新しいCochrane review

CRQの息切れ	11文献610例	1.06（0.85～1.26）
SGRQの全スコア	16文献384例	－6.11（－8.98～－3.42）
運動耐容能	16文献669例	48.86（31.64～65.28）
最大運動能	13文献511例	8.43（3.45～13.41）

文献15)を元に作成

◆呼吸リハビリテーションの長期効果

呼吸リハビリテーションの長期効果に関する7論文619例の中等症から重症COPDを対象に3回/週の運動療法を行ったメタ分析[23]では、433例の6カ月後の運動耐容能は維持可能であるが、6カ月後のHRQOL（336例）、12カ月後の運動耐容能（385例）や12カ月後のHRQOL（416例）は維持できていない。12カ月後は急性増悪によるドロップアウト率が高く、運動プログラムだけでなく包括的呼吸リハビリテーションが必要である。

◆COPDによる身体活動への影響

COPDの身体活動の予後に与える影響に関するコペンハーゲン市ハート研究がある[24]。COPD 2,386例を対象に、1981年から2000年まで調査した結果、運動耐容能が低いと入院と再入院のリスクが高くなることと運動耐容能が低いとすべての死亡率が高くなることが報告された。その後の身体活動の変化と死亡率の追跡研究[25]ではCOPD 1,270例と非COPD 8,734例において、いずれも調査当初は中等～高い身体活動であったにも関わらず、低い身体活動になった症例の死亡率が有意に高いことがわかり、長期の身体活動量の維持が重要であることが報告されている。

運動療法は身体活動量を変えられるかに関する角速度計や歩数計を使用した6論文（419例）のCOPDを対象にメタ分析した結果[26]、身体活動における運動療法のESは0.12と小さく、監視型の運動療法は最低で3回/週、8週間は必要であり、行動変化には少なくとも3カ月必要である。身体活動量を決定する因子について86論文（3,687例）を対象にしたメタ分析[27]では、息切れ、HRQOL、運動耐容能、一秒量はいずれも関連は低いが、低い身体活動レベルはCOPDの死亡率や急性増悪を有意に増加させる。このような身体活動を改善させるには、運動療法のみでは難しく自己管理教育を行ってアクションプランを変容させることが重要になってくる。

◆COPDの自己管理教育

COPDの自己管理教育に関する23論文（3,189例）のメタ分析[28]では、2～24カ月の自己管理教育と通常のケアと比較してSGRQ MD -3.51（CI：-5.37～-1.65）10論文1,413例、呼吸器関連入院OR 0.57（CI：0.43～0.75）9論文1,749例、息切れMD -0.83（CI：-1.36～-0.30）3論文119例は有意に改善する。

しかし、すべての原因での入院OR 0.77（CI：0.45～1.30）6論文1,365例、死亡率OR 0.79（CI：0.58～1.07）8論文2,134例、6MWD MD 33.69m（CI：-9.12～76.5）6論文570例には有効性を認めていない。

■四肢筋トレーニング

下肢筋と上肢筋のトレーニングのメタ分析では[29]、下肢筋トレーニングの5論文202例はES：0.90（0.42～1.38）、上肢筋トレーニングの5論文136例はES：0.7（0.28～1.11）と有用性が高い。特に重症例に対しては、耐久力トレーニングよりも筋力トレーニングのほうが、HRQOLに及ぼす効果はより大きい[30]〔ES：-0.27（-0.52～-0.02）〕。

耐久力・筋力トレーニングの併用と筋力トレーニングの比較では、歩行距離はES：-7（-24～9）、最大運動能はES：0.7（-3.6～5.0）、息切れはES：0.25（-0.02～0.53）において差を認めていない。

2008年までの18論文を対象にCOPDの四肢筋トレーニングのメタ分析では、膝伸筋力（10.4％）、下肢プレス（16.2％）、広背筋力（18.3％）が改善し、ADLでは階段昇段時間や椅子からの立ち上がりが有意に改善している[31]。

また、COPDの四肢筋の神経筋電気刺激5論文167例を対象としたメタ分析[32]では、ピークトルク値（Nm）は、4論文（36/32）9.64Nm（1.23～18.5）、ES：0.57（0.26～1.74）で、下肢筋トレーニングのES：0.90（0.42～1.38）よりは小さい。しかし、歩行距離［m］は47.55m（9.08～86.01）、6MWDのMCID 54m（37～71）と運動療法との差を認めない。筋力強化と同様な効果を認めるが、プロトコルの確立と対象患者の選択が必要である。

同様にCOPDの四肢筋の神経筋電気刺激の18論文を対象としたシステマティックレビューでは[33]、50Hzの高頻度神経筋電気刺激と20Hzの低頻度神経筋電気刺激の比較では、8論文で酵素活性の改善、7論文で筋線維組成の変化、14論文で筋線維の太さの変化を認め、低頻度刺激では酸素酵素活性は改善したが、筋線維組成や筋線維の太さの変化はなく、高頻度刺激では筋線維の太さが変化し高頻度刺激のほうがより有効であった。

■呼吸筋トレーニング

呼吸筋トレーニングに関しては現在Bレベルの推奨である。呼吸筋トレーニングの古いメタ分析では，最大吸気圧（maximal inspiratory pressure；PI_{max}）〔ES：0.15（－0.09〜0.39）〕，吸気筋耐力〔ES：0.22（－0.03〜0.48）〕，HRQOL〔ES：0.12（－0.18〜0.42）〕，運動耐容能〔ES：0.20（－0.06〜0.45）〕は改善せず，最大分時換気量（maximum voluntary ventilation；MVV）〔ES：0.43（0.07〜0.80）〕のみ改善するので有用性はないと結論づけられた[34]。

しかし，1966〜2000年までの57論文から15論文を対象としたメタ分析では[35]，PI_{max}〔ES：0.56（0.35〜0.77）〕，吸気筋耐久力〔ES：1.16（0.67〜0.15）〕，息切れ〔ES：2.3（1.44〜3.15）〕は改善するが，運動耐容能は改善しなかったので有用性は強調されなかった。それらの背景には適切な運動強度が選ばれておらず，適切に対象を選択した至適負荷強度によるトレーニング方法（30％PI_{max}から開始し，60〜80％まで段階的に増強させる）によるシステマティックレビューでは[36]，呼吸筋力，呼吸筋耐久力，運動耐容能，呼吸困難，HRQOLは有意に改善しており，有用であると思われる。

現在の見解は，
- 運動療法との併用の効果では有意差は認めないが，改善傾向にある
- 呼吸筋力の低下（PI_{max} 60cmH₂O以下）した症例には有効である
- 吸気筋力は換気制限の機序と基本的に関連しない。本法の有効性は限られた範囲のものであり，運動療法ほど大きい効果ではない

とされている。

気管支喘息に対する呼吸筋トレーニングでは[37]，5つのRCT（94例）からPI_{max} 20.2cmH₂O（13.2〜27.2）があり，1論文では努力肺活量（forced vital capacity；FVC）が15.6％改善する。結論としてPI_{max}を改善させるか不明で，長期のRCTを行い，発作，息切れ，HRQOLに与える影響を調査し，反射的な呼吸筋力の評価をすべきである。

また，維持期の呼吸リハビリテーションの最小で最大の効果を継続できるプログラムは今のところ不明であるが，在宅で簡単な呼吸筋トレーニングを継続するだけで運動耐容能やHRQOLの維持が可能であったとの論文もみられ[38,39]，その後のメタ分析では重症COPD（FEV_1％pred＜50％）の在宅呼吸リハに関する7論文のメタ分析では，呼吸筋トレーニングでは息切れが有意に改善するとした〔ES2.36（95％CI：0.76〜3.96）[40]〕。

脊髄損傷に対する呼吸筋トレーニングの効果について，23論文の6論文を対象に分析すると，呼気筋力，VC，RVは改善傾向にあるが，データが不十分なため呼気筋力，HRQOL，運動耐容能，呼吸器合併症の改善の効果に関しては十分に結論できない[41]。

32論文を対象にしたメタ分析[42]では，（PI_{max}：＋13cmH₂O），呼吸筋耐久時間（＋261s），6分間歩行距離（＋32m），12分間歩行距離（＋85m），HRQOL（＋3.8点），息切れ（Borgスコア－0.9点，TDI＋2.8点）は改善したが，運動耐容能や最大運動能は改善しなかった。しかし呼吸筋力の低下した症例（PI_{max}＜60cmH₂O）において，運動療法に呼吸筋トレーニングを併用すると呼吸筋力や運動耐容能は改善する。2013年のBTSのガイドライン[7]に対して呼吸筋トレーニングのエビデンスはメタ分析でその有用性は証明されていることから，推奨レベルはAであるとしている[43]。

■呼吸練習

腹式呼吸の効果に関する1966年〜2006年9月までの20論文のメタ分析[44]では，腹部の動き，呼吸数，一回換気量，酸素飽和度，経皮的酸素分圧は改善するが，かえって息切れと呼吸仕事量は増大し，運動耐容能は改善していない。

16論文1,233例のCOPD（一秒量30〜51％）を対象とした4〜15週の呼吸練習のメタ分析[45]では，3カ月のヨガにより6MWDは有意に改善する（45m：29〜61m，74例）。口すぼめ呼吸（6MWD 50m，60例），腹式呼吸（6MWD 35m，30例）で改善するが，息切れの改善（－0.03：95％CI －0.43〜0.49，73例）は認めていない。

■インターバルトレーニング

COPDのインターバルトレーニングと持続トレーニングを比較した388例（8論文）のメタ分析[46]では，

両群において最大パワー，最高酸素摂取量，乳酸閾値における最大酸素摂取量，6MWD，HRQOLにおいて差を認めていない。

■NPPV下での運動療法

8論文（80例，82例）COPDを対象にNPPV装着下での運動療法の効果をメタ分析[47]したものでは，トレーニング期間6～8週（12～36セッション，20～60分）施行し，心拍数は5.98拍/分（0.94～11.01，p＜0.02）減少し，運動負荷量9.73watt（3.78～15.67，p＜0.001）改善し，酸素摂取量は242.11mL（154.93～329.90，p＜0.0001）改善したが，乳酸値は減少しなかった。しかし報告数も少なく今後の研究が必要である。

■栄養療法

COPDの栄養療法単独による2005年のCochraneのメタ分析では有用性は報告されなかった。しかし，COPDの11論文（325例）を対象としたメタ分析[48]では，やせ型のCOPDでは栄養補助療法により，体重増加1.65Kg（CI：0.14～3.16）に有効であることが報告された。

■酸素療法下での運動療法

5論文（63例）のメタ分析[49]では，酸素投与により運動耐久時間が2.68分（0.07～5.28分）改善し，Borgスケールによる息切れが−1.22点（−2.39～−0.06）減少する。しかし，最大運動能，6MWD，HRQOLの改善は認めなかった。報告数も少なく論文の質も高くなく分析困難である。

■気道クリアランス法

気道クリアランスのエビデンスは，Cochraneの報告に，囊胞性線維症，気管支拡張症，COPD，神経筋疾患についての報告がある。また，いくつかのメタ分析やシステマティックレビューも報告されている[50]。

76論文（2,453例）を対象としたシステマティックレビューでは，術後，集中治療，COPDを対象とした古典的体位排痰法，IPV（肺内パーカッション換気），PEP（呼気陽圧）の有用性について，呼吸機能，ガス交換，酸素化，人工呼吸器装着期間を報告しているが症例数が少なく十分でないとしている[51]。

これを受けたガイドラインでは[52]，入院中の囊胞性線維症以外の小児・成人では，

- 合併症のない肺炎には体位排痰法は推奨しない
- COPDにはルーチンな気道クリアランス法は推奨しないが，気道分泌物の貯留している症例には耐性や適応を考慮して推奨する
- 咳で分泌物除去が可能な症例には咳を優先する

としている。

神経筋疾患では，最大咳流量が270L/分以下の症例には耐性を考慮してMI-E（機械的咳介助機器），PEP，IPV，HFCWO（高頻度胸壁振動法）を推奨する。術後症例では，

- インセンティブスパイロメトリは推奨しない
- 早期離床は肺合併症予防と気道クリアランスを促進する
- 気道クリアランス法はルーチンには推奨しない

としている。しかし，いろいろな方法の比較による差は認められていないのが現状である。また，排痰効果はあるものの，長期の予後に関する報告は皆無である。

■早期離床

1966～2006年までの24論文を対象とした成人ICU患者（敗血症，多臓器不全，長期人工呼吸）の集中治療室入室後の筋力低下（ICU-AW）のシステマティックレビュー[53]では，発症率は1,421例中655例で46％（43％～49％）である。そのリスク因子には，高血糖症，女性，入院1週SIRS，腎移植，グルココルチコイド，神経筋遮断薬，敗血症，多臓器不全が影響しており，人工呼吸30日APACHⅢや入院1週SOFAスコアの重症度に関連している。

早期離床の14論文を対象としたシステマティックレビューでは，5論文においてSF-36身体機能，6MWD，ADLの改善を認めている。有効であった5論文と無効であった9論文の差は，ICUからより早期に介入したことが原因していた[54]。17論文を対象としたシステマティックレビュー[55]では，肺塞栓・不整脈・急性心筋梗塞などの死を伴う合併症合併症はまったくなく，血圧変動1.4％，脈拍変動0.9％，SpO_2の低下2％であり，いろいろなライン，チューブ，ドレーンの抜去が問題であり，安全に施行可能である。

早期離床の効果には，吸気筋力の改善，四肢筋力の改善，歩行距離の改善，ADLの改善，HRQOLの改善，人工呼吸器装着期間の短縮，ICU在室期間の短縮，在院日数の短縮，病院内死亡率の減少，1年死亡率の減少，在宅退院数の増加，医療費の減少などが報告されている。

■ ARDS（急性呼吸窮迫症候群）の腹臥位

1976～2004年までの58論文（1,500例）を対象にシステマティックレビューした報告[56]では，

- 腹臥位は多くのARDSの酸素化を改善させるが死亡率の改善は困難である
- 腹臥位は全身性の血行動態を変動させないで，肺循環を改善させる
- 腹臥位は肺リクルートメントを改善させる
- 腹臥位の効果を予測する基準はなく施行して反応性をみるべきである。多くは重症ARDSの早期に施行すべきである
- 腹臥位の適切な時間は1日18～23時間で，酸素化の改善がある場合は持続すべきである

と報告された。しかし，腹臥位による酸素化の改善が20％以上の症例（67例/225例）とそうでない症例（51例/108例）を比較してみるとオッズ比は0.63（0.41～0.97）となり，有意な生存率の改善を認めた[57]。

10論文1,867例ARDSの腹臥位のメタ分析[58]では，PaO_2/FIO_2が100以下の重症ARDSにおいては生存率の改善を認めているが，腹臥位は人工呼吸器関連肺炎の発症，挿管チューブの閉塞，顔面の浮腫，胸腔ドレーンの抜去が報告されている。4論文（1,592例）と1論文（474例）の比較[59]では4論文の個々の論文では有意差を認めていないが，4論文をまとめたメタ分析では背臥位よりも腹臥位が有意な生存率の改善を認めている。

しかし，Guérinの1論文（474例）[59]でも，背臥位よりも腹臥位の有意な改善を認めているのは，肺保護戦略，高いPEEP設定，長時間の腹臥位，より重症

表7 わが国の間質性肺炎に対するメタ分析

MRC息切れスケール	121例	−0.5（−0.28～−0.79）
Borgスケール	130例	−0.45（−0.21～−0.70）
6MWD	242例	0.34（0.16～0.52

文献61）を元に作成

表8 Cochraneの間質性肺炎のメタ分析

6MWD	44.34m（26.04～62.64m）改善
VO_2	1.24mL/kg/min−1（0.46～2.03mL/kg/min−1）
息切れ	−0.66（−1.05～−0.28）
HRQOL	0.59（0.20～0.98）

9論文（86例）を対象に分析

文献62）を元に作成

表9 Cochraneの特発性間質性肺炎のメタ分析

6MDW	35.63m（16.02～55.23m）
VO_2	1.46mL/kg/min-1（0.54～2.39mL/kg/min-1）
息切れ	−0.68（−1.12～−0.25）
HRQOL	0.59（0.14～1.03）

例を対象としているところなど，包括的な呼吸ケアに負うところの結果が大きいと思われる。

■わが国の呼吸リハビリテーションのメタ分析

わが国の呼吸リハビリテーションのメタ分析では[60]，1991〜2002年までの9論文258例を対象とし，胸郭に対するアプローチを含むプログラムと含まないプログラムを比較してみると，胸郭可動域練習を含むプログラムでは%VCのES：0.26（0.07〜0.45），6MWD ES：0.45（0.27〜0.64），呼吸困難ES：0.90（0.62〜1.18）と，含まないプログラムでは%VCのES：0.19（−0.17〜0.56），6MWD ES：0.32（0.07〜0.56），呼吸困難ES：0.73（0.30〜1.16）と胸郭のアプローチの有効性を示唆しているものであった。

間質性肺炎に対するわが国の2001〜2010年までの9論文を対象としたメタ分析[61]は表7，Cochraneの間質性肺炎の9論文（86例）[62]は表8のようにまとめられる。特発性間質性肺炎では表9となり，ほかの間質性肺炎との間には大きい差を認めなかった。長期生存率，重症度の違いによる効果，運動とレーニング方法などの研究は不十分である。

【文献】

1) Nici L, Donner C, Wouters E, et al：American Thoracic Society/European Respiratory Society statement on pulmonary rehabilitation. Am J Respir Crit Care Med 173 (12)：1390-1413, 2006.
2) Nici L, Limberg T, Hilling L, et al：Clinical Competency Guidelines for Pulmonary Rehabilitation Professionals: American Association of Cardiovascular and Pulmonary Rehabilitation Position Statement. J Cardiopulm Rehabil Prev 27 (6)：355-358, 2007.
3) Spruit MA, Singh SJ, Garvey C, et al：An official American Thoracic Society/European Respiratory Society statement: key concepts and advances in pulmonary rehabilitation. Am J Respir Crit Care Med 188 (8)：e13-64, 2013.
4) GOLD update 2003：Global strategy for diagnosis, management, and prevention of COPD. NHLBI/WHO Workshop report, 1-112, NIH publication, 2003.
5) Ries AL, Bauldoff GS, Carlin BW, et al：Pulmonary Rehabilitation: Joint ACCP/AACVPR Evidence-Based Clinical Practice Guidelines. Chest 131 (5 Suppl)：4S-42S, 2007.
6) GOLD update 2006：Global strategy for diagnosis, management, and prevention of COPD, 1-88, NIH publication, 2006.
7) Bolton CE, Bevan-Smith EF, Blakey JD, et al：British Thoracic Society guideline on pulmonary rehabilitation in adults. Thorax 68：ii1-ii30, 2013.
8) GOLD update 2006：Global strategy for diagnosis, management, and prevention of COPD, 1-102, NIH publication, 2014.
9) Lacasse Y, Wong E, Guyatt GH, et al：Meta-analysis of respiratory rehabilitation in chronic obstructive pulmonary disease. Lancet 348：1115-1119, 1996.
10) Devine ED, Percy J：Meta-analysis of the effects of psychoeducational care in adults with chronic obstructive pulmonary disease. Patient Educ Couns 29：167-178, 1996.
11) Cambach W, Wagenaar RC, Koelman TW, et al：The long-term effects of pulmonary rehabilitation in patients with asthma and chronic obstructive pulmonary disease: a research synthesis. Arch Phys Med Rehabil 80：103-111, 1999.
12) Salman GF, Mosier MC, Beasley BW, et al：Rehabilitation for patients with chronic obstructive pulmonary disease: meta-analysis of randomized controlled trials. J Gen Intern Med 18：213-221, 2003.
13) Lacasse Y, Brosseau L, Milne S, et al：Pulmonary rehabilitation for chronic obstructive pulmonary disease. Cochrane Database Syst Rev 4：CD003793, 2002.
14) Troosters T, Casaburi R, Gosselink R, et al：Pulmonary rehabilitation in chronic obstructive pulmonary disease. Am J Respir Crit Care Med 172：19-38, 2005.
15) Lacasse Y, Goldstein R, Lasserson TJ, et al：Pulmonary rehabilitation for chronic obstructive pulmonary disease. Cochrane Database Syst Rev 4：CD003793, 2006.
16) Ambrosino N, Strambi S：New strategies to improve exercise tolerance in chronic obstructive pulmonary disease. Eur Respir J 24：313-322, 2004.
17) Zuwallack R：The nonpharmacologic treatment of chronic obstructive pulmonary disease: advances in our understanding of pulmonary rehabilitation. Proc Am Thorac Soc 4：549-553, 2007.
18) 宮川哲夫：呼吸理学療法とNPPV．NPPVマニュアル−非侵襲的陽圧換気療法の実際（大井元晴，鈴川正之 編），225-234，南江堂，2005.
19) Jacome C, Marques A：Pulmonary rehabilitation for mild COPD: A systematic review. Respir Care 59：588-594, 2014.
20) Bourbeau J：Making pulmonary rehabilitation a success in COPD. Swiss Med Wkly 140：w13067, 2010.
21) Liu XL, Tan JY, Wang T, et al：Effectiveness of Home-Based Pulmonary Rehabilitation for Patients with Chronic Obstructive Pulmonary Disease: A Meta-Analysis of Randomized Controlled Trials. Rehabi Nursing 39：36-59, 2014.
22) Polisena J, Tran K, Cimon K, et al：Home telehealth for chronic obstructive pulmonary disease: a systematic review and meta-analysis. J Telemed Telecare 16：120-127, 2010.
23) Beauchamp MK, Evans R, Janaudis-Ferreira T, et al：Systematic Review of Supervised Exercise Programs After Pulmonary Rehabilitation in Individuals With COPD. Chest 144：1124-1133, 2013.
24) Troosters T, Molen T, Polkey M, et al：Improving physical activity in COPD: towards a new paradigm. Respir Resarch 14：115-123, 2013.
25) Vaes AW, Garcia-Aymerich J, Marott JL, et al：Changes in physical activity and all-cause mortality in COPD. Eur Respir J 2014. (in press)
26) Ng LWC, Mackney J, Jenkins S, et al：Does exercise training change physical activity in people with COPD? A systematic review and meta-analysis. Chronic Respir Dis 9：17-26, 2012.
27) Gimeno-Santos E, Frei A, Steurer-Stey C, et al：Determinants and outcomes of physical activity in patients with COPD: a systematic review. Thorax 69：731-739, 2014.
28) Zwerink M, Brusse-Keizer M, van der Valk PD, et al：Self management for patients with chronic obstructive pulmonary disease (Review). The Cochrane Library Issue 3：CD002990, 2014.
29) O'Shea SD, Taylor NF, Paratz J：Peripheral muscle strength training in COPD: a systematic review. Chest 126：903-914, 2004.
30) Puhan MA, Schunemann HJ, Frey M, et al：How should COPD patients exercise during respiratory rehabilitation？ Comparison of exercise modalities and intensities to treat skeletal muscle dysfunction. Thorax 60：367-375, 2005.

31) O'Shea SD, Taylor NF, Parats J : Progressive resistance exercise improves muscle strength and may improve elements of performance of daily activities for people with COPD. Chest 136 : 1269-1283, 2009.
32) Roig M, Reid WD : Electrical stimulation and peripheral muscle function in COPD: A systematic review. Respir Med 103 (4) : 485-495, 2009.
33) Sillen MJH, Franssen FMA, Gosker HR, et al : Metabolic and structural changes in lower-limb skeletal muscle following neuromuscular electrical stimulation: A systematic review. PLOS ONE 8 (9) : 2014. (in press)
34) Smith K, Cook D, Guyatt GH, et al : Respiratory muscle training in chronic airflow limitation : a meta-analysis. Am Rev Respir Dis 145 : 533-539, 1992.
35) Letters F, van Tol B, Kwakkel G, et al : Effects of controlled inspiratory muscle training in patients with COPD: a meta-analysis. Eur Respir J 20 : 570-576, 2002.
36) Geddes EI, O'Brien K, Reid WD, et al : Inspiratory muscle training in adults with chronic obstructive pulmonary disease: an update of systematic review. Respir Med 99 : 1440-1458, 2005.
37) Garrod R, Lasserson T : Role of physiotherapy in the management of chronic lung diseases: an overview of systematic reviews. Respir Med 101 : 2429-2436, 2007.
38) Koopers RJ, Vos PJ, Boot CR, et al : Exercise performance improves in patients with COPD due to respiratory muscle endurance training. Chest 129 : 886-892, 2006.
39) Battaglia E, Fulgenzi A, Bernucci S, et al : Home respiratory muscle training in patients with chronic obstructive pulmonary disease. Respirology 11 : 799-804, 2006.
40) Thomasa MJ, Simpson J, Riley R, et al : Systematic review The impact of home-based physiotherapy interventions on breathlessness during activities of daily living in severe COPD: A systematic review. Physiotherapy 96 : 108-119, 2010.
41) Van Houtte S, Vanlandewijck Y, Gosselink R : Respiratory muscle training in persons with spinal cord injury: A systematic review. Respir Med 100 : 1886-1895, 2006.
42) Gosselink R, De Vos J, van den Heuvel SP, et al : Impact of inspiratory muscle training in patients with COPD: what is the evidence? Eur Respir J 37 : 416-425, 2011.
43) McConnell AK, Gosselink R : British Thoracic Society guideline on pulmonary rehabilitation in adults: does objectivity have a sliding scale ? Thorax 69 : 387-389, 2014.
44) Luis LK, Williams MT, Olds T : Short-term effects on outcomes related to the mechanism of intervention and physiological outcomes but insufficient evidence of clinical benefits for breathing control: a systematic review. Aust J Physiother 53 (4) : 219-227, 2007.
45) Holland AE, Hill CJ, Jones AY, et al : Breathing exercises for COPD. Cochrane Database of Systematic Reviews 2012, Issue 10. Art. No: CD008250. DOI: 10. 1002/14651858. CD008250.pub2.
46) Beauchamp MK, Nonoyama M, Goldstein RS, et al : Interval versus continuous training in individuals with chronic obstructive pulmonary disease-a systematic Review. Thorax 65 : 157-164, 2010.
47) Ricci C, Terzoni S, Gaeta M, et al : Physical training and non-invasive ventilation in stable chronic obstructive pulmonary disease patients: a meta-analysis and meta-regression. Respir Care 59 : 709-717, 2014.
48) Ferreira IM, Brooks D, White J, et al : Nutritional supplementation for stable chronic obstructive pulmonary disease (Review). The Cochrane Library : Issue 12 CD000998, 2012.
49) Nonoyama M, Brooks D, Lacasse Y, et al : Oxygen therapy during exercise training in chronic obstructive pulmonary disease. Cochrane Database of Systematic Reviews 2007, Issue 2. Art. No.: CD005372. DOI: 10.1002/14651858. CD005372.pub2.
50) 宮川哲夫：気道クリアランス法. 呼吸ケアナビガイド (宮川哲夫 編), 60-79, 中山書店, 2013.
51) Andrews J, Sathe NA, Krishnaswami S, et al : Nonpharmacologic airway clearance techniques in hospitalized patients: A systematic review. Respir Care 58 : 2160-2186, 2013.
52) Strickland SL, Rubin BK, Drescher GS, et al : AARC Clinical Practice Guideline: Effectiveness of nonpharmacologic airway clearance therapies in hospitalized patients. Respir Care 58 : 2187-2193, 2013.
53) Stevens RD, Dowdy DW, Michaels RK, et al : Neuromuscular dysfunction acquired in critical illness: a systematic review. Intensive Care Med 33 : 1876-1891, 2007.
54) Calvo-Ayala E, Khan BA, Farber MO, et al : Interventions to Improve the Physical Function of ICU Survivors. A Systematic Review. Chest 144 : 1469-1480, 2013.
55) Li Z, Peng, X, Zhu B, et al : Active Mobilization for Mechanically Ventilated Patients: A Systematic Review. Arch Phys Med Rehabi 94 : 551-561, 2013.
56) Mebazaa MS, Abid N, Frikha N, et al : Le decubiutus vebtral au cours du syndrome de detresse respiratoire aigue: une revue critique dela litterature. Ann Fr Anesth Reanim 26 : 307-318, 2007.
57) 宮川哲夫：ALI/ARDSに対する呼吸理学療法. 人工呼吸 28 : 13-20, 2011.
58) Sud S, Friedrich JO, Taccone P, et al : Prone ventilation reduces mortality in patients with acute respiratory failure and severe hypoxemia: systematic review and meta-analysis. Intensive Care Med 36 : 585-599, 2010.
59) Gattinoni1 L, Taccone P, Carlesso E, et al : Prone position in Acute Respiratory Distress Syndrome: Rationale, Indications and Limits. Am J Respir Crit Care 188 : 1286-1293, 2013.
60) Miyagawa, T Shioya N, Takahashi H : Meta-analyses of respiratory physiotherapy program in Japan, Respir Care 49 (11) : 1364, 2004.
61) 高橋仁美, 玉木 彰, 神津 玲ほか：間質性肺炎に対する呼吸リハビリテーションの効果 文献レビューとメタ解析から. 日呼吸ケア・リハ学誌 22 (Suppl) : 185s, 2012.
62) Dowman L, Hill CJ, Holland AE : Pulmonary rehabilitation for interstitial lung disease. Cochrane Database of Systematic Reviews 2014, Issue 10. Art. No. : CD006322. DOI : 10.1002/14651858. CD006322.pub3.

索引
和文・欧文

あ
アクティブサイクル呼吸法 199
新しいCochrane review 238
新しい呼吸リハビリテーションによる改善のメタ分析 238
安定期COPDの管理 119
　──のアルゴリズム 120

い
息苦しさの情動の伝播 49
異常陰影の読み方 91
異常呼吸 52
一回換気量 5, 79
一般的にみられる胸郭形状 225
いびき（様）音 55
イリタント受容器 37
陰影のパターン 91
インセンティブスパイロメータ 189
インセンティブスパイロメトリ 189
インターバルトレーニング 240

う
右心系領域 58
運動時における各肺気量分画 81
運動耐容能 76, 123
運動負荷検査 76
　──で測定・計算される諸指標 79
運動療法 126
　──による呼吸困難の改善効果 127

え
栄養療法 128
液体を介するガス拡散 13
エネルギー代謝法 84
エビデンスの推奨レベル（グレード） 232
エビデンスの変化 234
エラスタンス 5
エルゴメトリによる心肺運動負荷試験 79
延髄呼吸性ニューロン群 33
円背 139
円背が胸郭運動や呼吸機能に与える影響 139

お
横隔膜機能と姿勢の関係 219
横隔膜呼吸 212
　──を行わせた際の斜角筋の筋電図 124
横隔膜に対する呼気介助 222
　　──を行うためのポジショニング 221
横隔膜の機能 218
　　──を高める意義 220
横隔膜の高さと1秒率との関係 102
オーダリングの仕方 152

か
外傷性気胸 96
咳嗽 187, 196, 207
咳嗽の介助 197
咳嗽の指導 196
咳嗽反射の4相 188
咳嗽反射を阻害する因子 188
臥位でのポジショニング 213
外腹斜筋エクササイズ 229
外腹斜筋の触診 228
解剖学的死腔が換気量に与える影響 14
開放式吸引 204
下位肋骨と横隔膜に対する呼気介助 221
下位肋骨に対する横隔膜の直接的拡張作用 218
下位肋骨の下制運動を促す呼気介助 222
香りと呼吸 47
化学的受容器による呼吸調節 35
過換気法 215
拡散現象 72
拡散障害による酸素化の障害 153
拡散能力 19, 72
各種疾患と肺気量分画の変化 66
各種疾患の静的肺圧-量曲線 7
各有酸素運動の運動強度 128
下降経路 31
過呼吸 53
下肢筋力測定 141
加湿 201
ガス拡散 12
　──係数 19
　──の模式図 12
ガス希釈法 65
　──による肺気量の測定 66
ガス交換障害と肺拡散障害 117
ガス分圧 12
　──較差 19
画像診断 89
肩関節90°屈曲テスト 228
肩関節の同時伸展運動テスト 229
活動センサー装置による違い 87
活動センサー法 86
活動量計 87
下肺野 91
下部体幹での姿勢制御エクササイズ 223
下部体幹のコンディションの評価 210
カルバミノ化合物 30
簡易流量計とマウスピースによる肺活量の測定 177
換気のメカニクス 4
換気血流比のガス交換に及ぼす影響 20
換気血流比の肺局所での変化 22
換気血流不均等が肺のガス交換全体に与える影響 22
換気血流不均等による酸素化の障害 153
換気血流不均等をきたす代表的疾患 22
換気仕事量を増大させる因子とそのコントロール 156

換気障害 155
　──の因子とそのコントロール 155
　──の分類 67, 116
換気とガス交換の生理学 14
換気と動脈血液ガス分圧との関係 17
換気予備量 79
間質性陰影 92, 98
間質性肺炎 99, 103, 136, 137
　──患者の運動制限因子 143
　──に対するメタ分析 242
患者教育 111, 145
　──プログラム 112
顔貌 54

き
機械的咳嗽介助法 168, 198
機械的受容器による呼吸調節 37
機械による咳介助 179, 180
気管圧迫法 197
気管気管支軟化症 164
気管吸引 204
気管（呼吸）音 55, 56
気管支（呼吸）音 55, 56
気管支喘息 106, 173
　──と肥満 112
　──に対する運動トレーニングの内容 110
　──に対する運動療法の効果 110
　──に対する患者教育プログラム 112
　──に対する呼吸リハビリテーション 108
　──プログラム 109
　──発作時の呼吸理学療法 113
　──発作の強度と目安となる発作治療のステップ 113
気管支肺胞（呼吸）音 55, 56
気管支壁 10
気胸 96
気腫の変化 99
気相と液相のガス交換 13
気道 2
気道確保 180
気道吸引 204
　──が必要となる所見 205, 206
　──の合併症 206
　──の実施後 208
　──の種類とアセスメントからの流れ 206
　──の適応 205
気道クリアランス 178, 241
　──のための咳機能の評価 176
気道抵抗の局在 11
気道抵抗を決定する因子 10
気道内ガス輸送と拡散 72
気道分岐数と全気道断面積 2
気道分泌物 187
機能的残気量 5
亀背 54

吸引　➡「気道吸引」	血漿中に溶解したCO$_2$ ………………… 29	呼吸調節 ……………………………………… 35
急性期呼吸理学療法 ……………………… 148	結節陰影 …………………………………… 93	——中枢 ………………………………… 34
——に用いられる手技 ………………… 150	健康関連QOL …………………………… 142	呼吸に関連した3つの脳内部位 ……… 44
——のエビデンス ……………………… 148	肩甲骨下制内転エクササイズ ……… 222	呼吸のフィジカルアセスメント ……… 52
——の実施の形態 ……………………… 152	検査測定 ………………………………… 123	呼吸の深さと呼吸数が分時肺胞換気量に及
——の対象疾患 ………………………… 150	健常者の運動負荷時の反応 …………… 80	ぼす影響 ……………………………… 14
——の理論 ……………………………… 153	健常人の運動反応 ……………………… 80	呼吸パターン・呼吸補助筋の活動 … 140
急性期呼吸理学療法（小児） ………… 162	健常老人とCOPD患者の身体活動性の違い	呼吸補助筋の収縮 ……………………… 122
急性期呼吸リハビリテーション …… 148	………………………………………… 84	呼吸リズム産生機構 …………………… 34
急性呼吸窮迫症候群 …………………… 96		呼吸リハビリテーション
——に対する腹臥位 ……… 148, 242	**こ**	——が身体活動に及ぼす影響 ……… 131
吸入酸素分圧 …………………………… 16	効果的な咳の介助 ……………………… 178	——におけるメタ分析とシステマティッ
吸入療法 ………………………………… 201	口腔内圧 ………………………………… 141	クレビュー ………………………… 237
胸郭 ……………………………………… 3	拘束性換気障害 ……………………… 66, 135	——のEBM ………………………… 131, 232
胸郭圧迫法 ……………………………… 167	——に対する呼吸リハビリテーション	——の新しい定義 …………………… 233
胸郭後面の評価 ………………………… 228	………………………………………… 140	——の基本的構築と3つの大きな流れ 120
胸郭運動の検査法 ……………………… 122	——のエビデンス …………………… 145	——の長期効果 ……………………… 239
胸郭運動の触診 ………………………… 55	——の実際 …………………………… 142	——のメタ分析 ……………………… 237
胸郭外圧迫法 …………………………… 113	——の評価 …………………………… 140	——を実施する際の患者評価項目 … 110
胸郭拡張差 ……………………………… 141	——プログラム ……………………… 144	呼吸練習 ……………………………… 125, 145
胸郭拡張性・可動性 …………………… 141	——の病態 ……………………… 135, 136	呼気陽圧（PEP）療法 ………………… 199
胸郭可動域運動 ……………………… 125, 145	——を呈する疾患 ……………… 135, 136	心地よい香りと不快な香りで刺激したとき
胸郭可動性の評価 ……………………… 227	拘束性の因子とそのコントロール …… 155	の呼吸変化 …………………………… 49
胸郭形状 …………………………… 54, 224	喉頭軟化症 ……………………………… 164	コンディショニング ………… 124, 144, 209
——誘導 ……………………………… 214	高度の気腫化 …………………………… 156	——による胸郭へのアプローチの有無に
——を考慮した呼気介助方法 ……… 226	広背筋エクササイズ …………………… 230	よるESの比較 …………………… 126
胸郭前面の評価 ………………………… 228	広汎な荷重側肺障害 …………………… 156	——の阻害因子と注意点 …………… 211
胸郭と胸腔 ……………………………… 3	高頻度振動法 ……………………… 168, 200	——の適応とエビデンス …………… 125
胸郭の動きの観察 ……………………… 140	後方回旋位 ……………………………… 225	コンディションの評価 ………………… 209
胸郭の運動制限 ………………………… 135	呼気終末CO$_2$ …………………………… 176	コンプライアンス …………………… 5, 6
胸郭の機能を高める意義 ……………… 225	呼吸運動時の胸郭可動性の評価 …… 225	
胸郭の機能を高める方法 ……………… 224	呼吸運動出力 …………………………… 31	**さ**
胸郭の静的圧-量曲線 …………………… 8	呼吸運動神経の下行経路 ……………… 32	サーファクタント ……………………… 163
胸郭のニュートラル化 ………………… 227	呼吸運動療法 …………………………… 218	最高酸素摂取量 ………………………… 79
胸郭・肺の拡張性の制限 ……………… 155	呼吸音 …………………………………… 55	最大換気量 ……………………………… 67
胸骨下角の左右差 ……………………… 228	呼吸音の特徴 …………………………… 56	最大吸気 ………………………………… 5
胸水 ……………………………………… 100	呼吸介助法 ……………………………… 113	最大強制吸気量（MIC）測定 ………… 177
胸水の移動 ……………………………… 95	呼吸管理全体に対する助言 …………… 152	座位でのポジショニング ……………… 214
胸痛 ……………………………………… 62	呼吸管理に関連した合併症の防止のために	細胞でのO$_2$の消費とCO$_2$の産生 ……… 28
胸部CT像の基本的な読み方 ………… 97	………………………………………… 157	細胞内から血管内までのCO$_2$の移動 … 28
胸部X線像の基本的な読み方 ………… 89	呼吸器合併症改善後の離床 …………… 168	左心系領域 ……………………………… 58
胸腹部の呼吸パターンの観察 ………… 176	呼吸器関連疾患における各介入の推奨レベル	酸塩基平衡に及ぼす影響 ……………… 17
胸部の全体像 …………………………… 90	………………………………………… 142	残気量 …………………………………… 5
胸部理学療法 …………………………… 193	呼吸器系 ……………………………… 3, 4	酸素カスケード ………………………… 13
胸壁・胸膜疾患 ………………………… 135	——全体の静的圧-量曲線 …………… 8	酸素化の障害とそのコントロール …… 153
胸壁高頻度振動法 ……………………… 200	呼吸機能検査 ……………………… 64, 141	酸素摂取量 ……………………………… 79
胸膜摩擦音 ……………………………… 55	呼吸窮迫症候群 ………………………… 163	酸素当量 ………………………………… 79
気流閉塞と動的肺過膨張 ……………… 117	呼吸筋の種類 …………………………… 4	酸素の運搬 ……………………………… 24
筋緊張 …………………………………… 141	呼吸筋の働き …………………………… 4	酸素脈 …………………………………… 79
筋紡錘内伸展受容器 …………………… 37	呼吸筋ストレッチ体操 ………………… 215	酸素療法下での運動療法 ……………… 241
	呼吸筋トレーニング …………… 125, 215	
く	呼吸筋力 …………………………… 123, 141	**し**
口すぼめ呼吸 ……………………… 113, 212	——の測定 …………………………… 123	肢位条件によるX線像の違い ………… 95
クロージングボリューム ……………… 71	——の低下 …………………………… 156	持久力トレーニング …………………… 144
	呼吸困難 …………………………… 59, 121	死腔率 …………………………………… 79
け	——の質問票 …………………… 59, 121	——の増大の原因と対策 …………… 156
経口吸引 ………………………………… 204	——の評価方法 ……………………… 59	自原性ドレナージ ……………………… 199
経皮CO$_2$ ………………………………… 176	呼吸細気管支炎関連性間質性肺疾患 … 136	四肢筋トレーニング ……………… 127, 239
経鼻吸引 ………………………………… 204	呼吸商 …………………………………… 79	四肢筋力 ………………………………… 123
血液ガス分析 ……………………… 123, 141	呼吸数 …………………………………… 79	指指打診法 ……………………………… 55
血液中でのO$_2$の存在形式 ……………… 25	呼吸性ニューロン ……………………… 33	視診 ……………………………… 54, 121, 140, 176
血液中の酸素分圧 ……………………… 25	呼吸ダイアグラムで示した副雑音の特徴 56	姿勢による横隔膜アライメントの変化 219
血液による酸素と二酸化炭素の運搬 … 24	呼吸中枢 ………………………………… 33	持続気道陽圧 …………………………… 190
	——と呼吸調節 ……………………… 31	

疾患別にみた呼吸困難の鑑別 …………… 61
失調性呼吸 ……………………………… 53
質問表によるCOPD患者の身体活動性と予後
　……………………………………………… 85
質問表法 ………………………………… 84
自転車エルゴメータとトレッドミルの比較
　……………………………………………… 78
死亡原因に対するリスク因子 …………… 130
社会のなかでの呼吸 ……………………… 48
斜角筋の触診 …………………………… 227
シャトルウォーキングテスト …… 82, 142
シャント …………………………… 19, 154
　──による酸素化の障害 ……………… 153
　──の基本病態 …………………………… 19
　──ノモグラム ………………………… 154
　──率の求め方 …………………………… 20
縦隔 ……………………………………… 89
縦隔腫瘍 ………………………………… 100
縦隔条件 ………………………… 97, 100
重症度に応じた安定期の薬物療法 …… 108
重症の気管支喘息患者 ………………… 111
修正MRC質問票 ………………… 59, 121
重炭酸イオン（HCO_3^-） …………… 29
集中治療室でのX線像の読影 …………… 93
集中治療の場における酸素化の障害
　…………………………………… 153, 154
重篤な荷重側肺障害 …………………… 157
重度脳性麻痺児における呼吸障害の諸要因
　…………………………………………… 173
重度脳性麻痺児の呼吸改善の機序 …… 181
重力性の無気肺 ………………………… 96
術前の先天性心疾患と呼吸器合併症の関係
　…………………………………………… 165
腫瘍性陰影 ……………………………… 93
上位肋骨に対する横隔膜の間接的拡張作用
　…………………………………………… 219
上気道狭窄の典型的パターン …………… 69
上気道病変 ……………………………… 69
少呼吸 …………………………………… 53
上肢・下肢の筋力トレーニング ……… 144
情動と呼吸 ………………………… 44, 46
小児 ……………………………………… 172
小児での呼吸理学療法施行を慎重に検討す
　る病態 …………………………………… 169
小児における活用 ……………………… 174
小児の非侵襲的換気療法の適応疾患 … 175
上肺野 …………………………………… 91
上部体幹のコンディションの評価 …… 210
触診 …………………… 121, 122, 141, 176
食道挿管 ………………………………… 94
徐呼吸 …………………………………… 53
シルエットサイン ………………… 91, 92
心胸郭の主要領域 ……………………… 57
神経筋疾患 ………………………… 172, 174
　──のインターベンション …………… 175
　──の呼吸の異常 ……………………… 172
　──の病的肺予防のための介入 ……… 174
人工呼吸器関連肺炎の防止 …………… 158
人工呼吸器の設定 ……………………… 192
深呼吸 …………………………………… 191
診察の進め方 …………………………… 53
新生児一過性多呼吸 …………………… 163
新生児・小児
　──の急性期呼吸理学療法 …………… 165
　──の禁忌とリスク …………………… 168

　──の手順と方法 ……………………… 166
　──の呼吸器疾患 ……………………… 162
　──と呼吸理学療法の適応 …………… 166
　──の呼吸の特徴 ……………………… 162
　──の評価基準 ………………………… 166
新生児での呼吸理学療法施行を慎重に検討
　する病態 ………………………………… 169
心尖拍動 ………………………………… 57
心臓の診察 ……………………………… 57
身体活動 ………………………………… 129
　──と運動 ………………………………… 76
　──モニタから得られる行動推定 …… 87
　──量計測 ………………………… 76, 83
身体所見 ………………………………… 121
身体診察の手順 ………………………… 52
振動PEP療法 …………………………… 200
心肺運動負荷試験 ……………………… 77
　──の絶対的・相対的禁忌 …………… 77
心拍予備量 ……………………………… 79

す

随意呼吸 ………………………………… 46
随意性呼吸経路 ………………………… 32
水蒸気圧 ………………………………… 13
水分管理 ………………………………… 201
水泡音 ……………………………… 55, 56
睡眠時無呼吸 …………………………… 53
スクイージング ……………………… 167, 195
　スプリンギングと──の比較 ……… 196
ストレッチ体操と呼吸 ………………… 47
ストレッチポールを用いたポジショニング
　と横隔膜呼吸の学習 …………………… 220
スパイログラム ………………………… 64
スパイロメータ ………………………… 64
スパイロメトリ ………………………… 64
スプリンギング ………………………… 194
　──とスクイージングの比較 ……… 196
スリングを用いた全身の懸垂 ………… 220
スレショルド …………………………… 215
座ってできるCOPD体操 ………… 127, 128

せ

正常呼吸 ………………………………… 53
正常と慢性肺疾患の肺組織の違い …… 164
正常な胸部CT像で見えるもの ………… 97
正常な胸部X線像で見えるもの ………… 89
静的肺圧-量曲線 ………………………… 6
咳 ………………………………………… 60
脊柱後彎症 ……………………………… 139
脊柱伸展エクササイズ ………………… 222
脊柱の彎曲 ……………………………… 54
舌咽呼吸の用途 ………………………… 178
石灰化 …………………………………… 100
前額面上での胸郭左側方偏位 ………… 225
前鋸筋エクササイズ …………………… 229
専従理学療法士の集中治療室常駐 …… 152
全身持久力トレーニング ……………… 127
全身状態 ………………………………… 140
全身の併存疾患と合併疾患 …………… 118
喘息 → 「気管支喘息」
先天性心疾患 …………………………… 165
　──の呼吸器合併症とリスク管理 …… 169
全肺気 …………………………………… 5

前方回旋位 ……………………………… 225
喘鳴 ……………………………………… 61
線毛運動を阻害する因子 ……………… 188
せん妄の防止 …………………………… 160

そ

造影剤の使用によるCT像の違い ……… 98
挿管人工呼吸症例に対する早期離床の効果
　…………………………………………… 148
早期離床 ………………………………… 151
　──の効果 ……………………………… 149
側副気道 ………………………………… 191
蘇生バッグ ……………………………… 191

た

ターニング ……………………………… 167
第11および12肋骨位置の観察 ……… 229
体位 ……………………………………… 54
体位管理 ………………………………… 150
体位ドレナージ ………………… 167, 192, 207
　──基本体位 …………………………… 194
　──修正体位 …………………………… 195
　──の適応，禁忌，注意点 …………… 193
体位排痰法 ……………………………… 167
体幹のリラクセーションと横隔膜呼吸の学習
　…………………………………………… 220
体重増減 ………………………………… 62
体動，姿勢 ……………………………… 207
代表的な呼吸法のコントロール ……… 212
胎便吸引症候群 ………………………… 163
大腰筋エクササイズ …………………… 223
多呼吸 …………………………………… 53
多呼吸法 ………………………………… 72
打診 ………………………… 55, 122, 141
樽状胸郭 …………………………… 54, 63
痰 ………………………………………… 60
単一N_2洗い出し曲線 ……………… 70
断続（性ラ）音 …………………… 55, 56

ち

チアノーゼ ……………………………… 61
中枢化学受容器 ………………………… 36
中枢神経疾患 …………………………… 172
中肺野 …………………………………… 91
聴診 ………………………… 55, 122, 141
聴診の注意点 …………………………… 56
聴診部位 ………………………………… 55
調息 ……………………………………… 44
直接観察法 ……………………………… 84

て

低O_2に対する換気応答 ……………… 36
低O_2反応曲線 ………………………… 36
低強度運動療法 ………………………… 127
抵抗 ……………………………………… 10
抵抗負荷法 ……………………………… 215
低呼吸 …………………………………… 53
ティッシュ吹き ………………………… 215
笛（様）音 ……………………………… 55

と

動的気道閉塞 …………………… 116
特発性間質性肺炎のメタ分析 ………… 242
特発性器質化肺炎 ……………… 136
特発性肺線維症　➡「IPF」
徒手介助併用の機械による咳介助 … 180
徒手胸郭圧迫による咳の介助 ……… 178
徒手的排痰法 ……………………… 167
　──と咳介助 ………………………… 182
徒手による咳介助 ……………………… 179
努力呼気曲線 …………………………… 65

に

二酸化炭素の運搬 ……………………… 28
日常生活活動 ………………………… 123
　──テスト ………………………… 142
入院・外来・在宅での呼吸リハビリテーションの効果 ……………………… 238
入院患者の非薬物的気道クリアランス療法の効果 ……………………………… 202

ね

捻髪音 ……………………………… 55, 56
粘液線毛エスカレータ ……………… 187

の

脳性麻痺 …………………………… 180
脳と呼吸筋のミスマッチによる息苦しさのメカニズム ……………………… 47

は

パーカッション ……………………… 195
パーキンソン病 ……………………… 140
パートナーシップの確立 ………… 111, 112
肺炎 …………………………………… 98
肺音 …………………………………… 55
肺外側 ……………………………… 91
肺外病変 ……………………………… 135
肺拡散能力測定 ……………………… 74
肺拡張療法 ………………… 167, 186, 189
　──と排痰法の実施 ……………… 203
　──を補助する方法 ……………… 191
肺活量 …………………………… 5, 65
　──と最大強制吸気量との関係 … 177
　──の評価 ………………………… 176
肺機能検査による病期分類 ………… 119
肺機能重症度分類と生存率の関係 … 129
肺・胸郭系の静的圧-量曲線 ………… 7
肺気量 ……………………………… 10
　──の決定因子 ……………………… 8
　──分画 ……………………………… 4
　──の測定 ………………………… 64
肺結核後遺症 ……………………… 138
　──患者に対する呼吸リハビリテーションの効果 ……………………… 146
　──の運動耐容能低下のメカニズム　143
　──の診断（検査）と治療 ……… 138
肺血栓塞栓症 ……………………… 100
肺コンプライアンス …………………… 6
　──の低下 ………………………… 135

肺実質 ……………………………… 89
肺伸展受容器 ……………………… 37
肺尖部 ……………………………… 91
　──から肺底部までの局所肺気量と全体肺気量との関係 ……………… 71
　──と肺底部の局所肺容量変化の違い 70
肺塞栓症 ………………………… 100
バイタルサイン ……………………… 52
排痰法 ………………… 125, 145, 186, 192
排痰を促す呼吸法 …………………… 198
排痰を補助する方法 ………………… 201
肺でのCO$_2$の放出 ………………… 30
肺内ガス分布の不均等 ……………… 70
肺内振動換気 ……………………… 168
肺内パーカッション ………………… 200
肺内病変 ……………………………… 135
肺の圧-量曲線と胸腔内圧の重力方向の違い
　……………………………………… 70
肺の診察 …………………………… 54
肺の伸張性と胸郭可動性の評価 …… 176
肺の伸張性と胸郭可動性を保つための方法
　……………………………………… 178
肺の静的圧-量曲線 …………………… 8
肺の容量減少 ……………………… 135
バイブレーション ……………………… 195
肺胞 ………………………………… 3
肺胞換気式 ………………………… 14
肺胞換気量 ………………………… 16
肺胞気酸素分圧 ……………………… 16
肺胞気式 ……………………………… 16
肺胞気炭酸ガス分圧 ………………… 16
肺胞（呼吸）音 ……………………… 55, 56
肺胞性陰影 ………………………… 92
肺胞単位で換気血流比を変化させたときのシミュレーションモデル ……… 21
肺胞におけるガス拡散 ……………… 18
肺胞壁の構造 ……………………… 18
肺胞膜の厚さ ……………………… 18
肺胞膜の微細構造とガス交換 …… 18
肺胞膜表面積 ……………………… 19
肺毛細管血量 ……………………… 74
肺毛細血管内血流量 ………………… 19
肺野条件 ………………………… 97, 98
肺野のボリュームの変化 …………… 93
ばち状指 …………………………… 63
抜管困難児での離床 ………………… 168
抜管にむけてのサポートと抜管失敗の防止
　……………………………………… 157
抜管前チェックリスト ……………… 158
鳩胸 ………………………………… 54
ハフィング ……………………… 196, 207

ひ

ピークカフフローメータ …………… 188
ピークフローメータによるCPFの測定 … 177
ビーフレックス ……………………… 215
比較読影の重要性 …………………… 90
左横隔膜神経麻痺 …………………… 101
非特異性間質性肺炎 ………………… 136
非薬物療法 ………………………… 119
病態と画像診断 ……………………… 101
頻呼吸 ……………………………… 53
びん吹き ……………………………… 215

ふ

フィジカルアセスメント ………… 121, 140
部位を示す用語 ……………………… 91
不均等換気 ………………………… 156
腹臥位療法の重症ARDSの生命予後に対する効果 ………………………… 149
副雑音 ……………………………… 55
副雑音の聴取 ……………………… 57
不随意性呼吸経路 …………………… 32
ブレススタッキングマニューバ …… 192
フローボリューム曲線 …………… 67, 68
　──下降脚の傾き ………………… 68
分時換気量 ……………………… 14, 79
　──と分時肺胞換気量の関係 …… 14
分時肺胞換気量 ……………………… 14
分泌物と線毛運動 …………………… 187

へ

閉鎖式吸引 ………………………… 204
閉塞性換気障害 ………………… 66, 116
閉塞性の因子とそのコントロール …… 155
ヘモグロビン ……………………… 26
　──酸素解離曲線 ………………… 25
　　　──の移動 …………………… 27
　──の酸素親和性を低下させる因子 … 27
　──の脱酸素化によるCO$_2$運搬量の増加
　……………………………………… 30
　──量 ……………………………… 19
扁桃体の呼吸性活動 ………………… 35

ほ

歩行テスト …………………… 81, 141
　──による運動耐容能の重要性 … 82
ポジショニング ……………… 150, 181, 211
ポストリフト ……………………… 195
発作ステップごとの具体的な治療 … 114
発作性呼吸障害 …………………… 106

ま

膜拡散能力 ………………………… 74
末梢気道病変 ……………………… 68
　──のフローボリューム曲線 …… 69
末梢性化学受容器 ………………… 35
末梢毛細血管でのO$_2$とCO$_2$の動き …… 29
慢性肺疾患 ………………………… 164
　──のX線像での過膨張と無気肺 … 164
　──の疾患分類 ………………… 164
慢性閉塞性肺疾患　➡「COPD」

む

無気肺 ……………………………… 186
　──とVAP ……………………… 159
　──と胸水 …………………… 93, 94
　──と痰の貯留に対する治療選択 … 202

や

薬物療法 …………………………… 119

よ

- 陽・陰圧体外式人工呼吸器 ……………… 201
- 腰部骨盤帯の安定化 ……………………… 223
- 腰部骨盤帯のローカルシステム ………… 219
- 腰方形筋エクササイズ …………………… 224
- 予期不安時における随意呼吸の不安感への影響 ……………………………………… 46
- 予期不安時の呼吸数上昇と特性不安感との関係 ………………………………………… 45
- 予後に影響を与える因子とその相対寄与率 …………………………………………… 86
- 予後の改善効果 …………………………… 182
- 予備吸気量 …………………………………… 5
- 予備呼気量 …………………………………… 5

ら

- ラ音 ………………………………………… 55

り

- リクルートメントと気道管理 …………… 151
- リクルートメントによる酸素化の改善 … 155
- 離床と運動 ………………………………… 201
- リスク管理 ………………………………… 169
- 粒状陰影 …………………………………… 93
- リラクセーション ……… 124, 144, 181, 211
- 臨床経過からみた呼吸困難の鑑別 ……… 60

れ

- 連続(性ラ)音 ………………………… 55, 56

ろ

- 漏斗胸 ……………………………………… 54
- ローソク吹き ……………………………… 215
- 肋骨アライメントの評価 ………… 225, 226

わ

- わが国における呼吸理学療法の効果 …… 133
- ワッサーマンの歯車 ……………………… 76

A

- A-aDO$_2$ ……………………………………… 13
- ABCDE bundle …………………………… 160
- ACBT ……………………………………… 199
- ACCP/AACVPR 2007 …………… 132, 233
- active cycle of breathing ……………… 199
- AD(自原性ドレナージ) ………………… 199
- ADL ………………………………………… 123
- adventitious sounds ……………………… 55
- ARDS(急性呼吸窮迫症候群) …………… 96
- ARDSに対する腹臥位 ……………… 148, 242
- ataxic respiration ………………………… 53

B

- barrel chest …………………………… 54, 63
- Benedict-Roth型スパイロメータ ……… 64
- Biot呼吸 …………………………………… 53
- BODE index ………………………… 83, 128
- ——と生存率の関係 …………………… 129
- Borg scaleによる呼吸困難度 …………… 121
- bradypnea ………………………………… 53
- breath sounds ……………………………… 55
- bronchial (breath) sounds ……………… 55
- bronchovesicular (breath) sounds …… 55
- BTS (British Thoracic Society) ……… 235
- bubbling sounds ………………………… 56

C

- capacity …………………………………… 5
- CAT(COPDアセスメントテスト) …… 124
- CHD(先天性心疾患) …………………… 165
- chest pain ………………………………… 62
- Cheyne-Stokes呼吸 ……………………… 53
- CLD(慢性肺疾患) ……………………… 164
- clubbed finger …………………………… 63
- CO$_2$に対する換気応答 …………………… 36
- CO$_2$の拡散能力 …………………………… 19
- CO$_2$排出量 ………………………………… 79
- CO$_2$反応曲線 ……………………………… 36
- coarse crackles …………………………… 55
- Cochraneの間質性肺炎のメタ分析 …… 242
- collaborative self-management ……… 111
- continuous sounds …………………… 55, 56
- COP(特発性器質化肺炎) ……………… 136
- COPD …………………………… 101, 116
- 座ってできる——体操 ………… 127, 128
- COPDアセスメントテスト ……………… 124
- COPD患者における身体活動量の予後に及ぼす影響 ………………………………… 130
- COPD患者の運動負荷時の反応 ………… 80
- COPD患者の個別評価 …………………… 133
- COPD患者の病期的違い ………………… 85
- COPD重症例に対する新しいストラテジー ……………………………………… 237
- COPD症例の単一N$_2$洗い出し曲線 ……… 71
- COPDにおけるdynamic hyperinflation 117
- COPDにおけるstatic hyperinflation … 117
- COPDに対する呼吸リハビリテーション ……………………………………… 120
- ——のエビデンス ……………………… 131
- ——評価 ………………………………… 121
- COPDによる身体活動への影響 ………… 239
- COPDの自己管理教育 …………………… 239
- COPDの身体所見 ………………………… 121
- COPDの全身性炎症とsystemic effect ‥ 118
- COPDの全身的影響 ……………………… 118
- COPDの典型的な胸部X線像 …………… 101
- COPDの病期分類と安定期の管理 ……… 118
- cough ……………………………………… 60
- CPAP(持続気道内陽圧) …………… 167, 190
- CPET(心肺運動試験) …………………… 77, 78
- ——の特徴と限界 ……………………… 81
- CPT(胸部理学療法) …………………… 193
- CV(クロージングボリューム) ………… 71
- cyanosis …………………………………… 61
- C-線維受容器 ……………………………… 37

D

- discontinuous (breath) sounds ………… 55
- discontinuous sounds (crackles) ……… 56
- DL$_{CO}$測定法 ………………………………… 74
- DL$_{O_2}$の求め方 ……………………………… 73
- dyspnea …………………………………… 59

E

- early mobilization ……………………… 151
- ——の効果 ……………………………… 149
- EBMとは ………………………………… 232
- EBMに基づいた呼吸リハビリテーションガイドライン ………………………… 233
- edema ……………………………………… 62
- emaciation ………………………………… 62
- ERV(予備呼気量) ………………………… 5
- EtCO$_2$(呼気終末CO$_2$) ………………… 176
- eupnea …………………………………… 53
- EzPAP …………………………………… 167

F

- FEV$_1$(1秒量) …………………………… 65
- FEV$_1$%(1秒率) ………………………… 65
- fine crackles ………………………… 55, 56
- FRC(機能的残気量) ……………………… 5
- FRCの決定因子と主な病態 ……………… 8

G

- GOLD update 2006 …………………… 234
- GOLD update 2014 …………………… 236
- GPB(舌咽呼吸) ………………………… 178

H

- Hamman徴候 …………………………… 55
- HFCWC(胸壁高頻度振動法) ………… 200
- hyperpnea ………………………………… 53
- hypopnea ………………………………… 53

I

- IC(最大吸気) …………………………… 5
- ICU-AW …………………………… 159, 160
- IPF(特発性肺線維症) ………………… 136
- ——における6MWDの変化 …………… 146

——に対する呼吸リハビリテーションの
　　効果 145
——に対する治療 138
——の運動制限因子 142
IPV（肺内振動換気） 168
IRV（予備吸気量） 5
IS 189

J
J-受容器 37

K
Kussmaul大呼吸 53
kyphosis 54

L
LAA (low attenuation area) 102
lung sounds 55

M
MAC（咳嗽の介助） 180, 197
MAS（胎便吸引症候群） 163
METS 86
MI-E（機械的咳嗽介助） 168, 179, 180, 182, 198
miscellaneous 55
mMRC質問票 59, 121
MVV（最大換気量） 67

N
N_2洗い出し曲線 69
NICUにおける呼吸理学療法のガイドライン 171
NPPV活用のために 175
NPPV下での運動療法 241
NSIP（非特異性間質性肺炎） 136
NYHA心機能分類 59

O
O_2とCO_2の拡散能力の比較 18
oligopnea 53

P
PA_{CO_2}（肺胞気炭酸ガス分圧） 16
PaO_2（動脈血酸素分圧） 13
PA_{O_2}（肺胞気酸素分圧） 13
PaO_2と$PaCO_2$に及ぼす影響 17
PAP療法の適応・禁忌・注意点 191
PDT（体位ドレナージ療法） 192
pectus carinatum 54
pectus excavatum 54
PEP療法 199
pHの調節 17
PI_{O_2}（吸入気酸素分圧） 16
pleural friction rub 55
Poiseuilleの式 10
polypnea 53
positioning 150

pre-Iニューロン活動 34
PTBs（肺結核後遺症） 138
pulmonary adventitious sounds 55

Q
QOL 124

R
RB-ILD（呼吸細気管支炎関連性間質性
　　肺疾患） 136
RDS（呼吸窮迫症候群） 163
rhonchi 55, 56
RV（残気量） 5
RVの決定因子と病態 9
RVのESと95％CI 126

S
sleep apnea 53
sputum 60
stridor 56
SWT（シャトルウォーキングテスト） 82

T
tachypnea 53
$TcPCO_2$（経皮CO_2) 176
Tiffeneau曲線 65
TLC（全肺気） 5
TLCの決定因子と主な病態 8
tracheal (breath) sounds 55
TTN（新生児一過性多呼吸） 163
TV（一回換気量） 5

V
$\dot{V}_A$（分時肺胞換気量） 14
$\dot{V}_A/\dot{Q}$（換気血流比） 21
VAPの防止 158
VASによる呼吸困難度 121
VC（肺活量） 5, 65
$\dot{V}_E$（分時換気量） 14
Velcro sounds 56
vesicular (breath) sounds 55
volume 5
V_T（一回換気量） 5

W
wheeze 55, 61
wheezing 56

Z
zone of apposition 219

数字・記号
Ⅰ音，Ⅱ音の特性の違い 58
1回換気量 5, 79
1秒率 65
1秒量 65
Ⅱ音の生理的（呼気時）分裂 58
6MWT（6分間歩行試験） 82, 141
——記録用紙 83
——の禁忌 82
——の検査手順 82
——の中止基準 82
％VC 65
％VCと咳のピークフロー（CPF）との関係 179
％肺活量 65

改訂第2版
呼吸リハビリテーションの理論と技術（第1版：呼吸運動療法の理論と技術）

2003年10月10日	第1版第1刷発行
2014年12月30日	第2版第1刷発行
2017年3月10日	第2刷発行
2018年3月30日	第3刷発行
2019年10月10日	第4刷発行
2021年3月10日	第5刷発行
2022年2月20日	第6刷発行
2023年11月20日	第7刷発行

- ■ 監　修　本間生夫　ほんま　いくお
- ■ 編　集　田中一正　たなか　かずまさ
  　　　　　柿崎藤泰　かきざき　ふじやす
- ■ 発行者　吉田富生
- ■ 発行所　株式会社メジカルビュー社
  　〒162-0845　東京都新宿区市谷本村町2-30
  　電話　03(5228)2050(代表)
  　ホームページ　https://www.medicalview.co.jp

  　営業部　FAX 03(5228)2059
  　　　　　E-mail　eigyo@medicalview.co.jp

  　編集部　FAX 03(5228)2062
  　　　　　E-mail　ed@medicalview.co.jp

- ■ 印刷所　シナノ印刷株式会社

ISBN 978-4-7583-1495-4　C3347

©MEDICAL VIEW, 2014.　Printed in Japan

・本書に掲載された著作物の複写・複製・転載・翻訳・データベースへの取り込みおよび送信（送信可能化権を含む）・上映・譲渡に関する許諾権は，(株)メジカルビュー社が保有しています．

・ JCOPY〈出版者著作権管理機構 委託出版物〉
本書の無断複製は著作権法上での例外を除き禁じられています．複製される場合は，そのつど事前に，出版者著作権管理機構（電話 03-5244-5088，FAX 03-5244-5089，e-mail：info@jcopy.or.jp）の許諾を得てください．

・本書をコピー，スキャン，デジタルデータ化するなどの複製を無許諾で行う行為は，著作権法上での限られた例外（「私的使用のための複製」など）を除き禁じられています．大学，病院，企業などにおいて，研究活動，診察を含み業務上使用する目的で上記の行為を行うことは私的使用には該当せず違法です．また私的使用のためであっても，代行業者等の第三者に依頼して上記の行為を行うことは違法となります．